"十三五"国家重点图书出版规划项目
国家科学技术学术著作出版基金资助出版

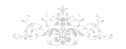

# 中医名词

## 考证 与 规范

### 第五卷

### 针灸、推拿养生康复、总索引

|主编|

黄 涛 王旭东

|副主编|

吴子建 李 辰

上海科学技术出版社

## 图书在版编目（ＣＩＰ）数据

针灸、推拿养生康复、总索引 / 朱建平总主编 ；黄涛，王旭东主编. -- 上海：上海科学技术出版社，2020.12
（中医名词考证与规范 ；第五卷）
ISBN 978-7-5478-5125-8

Ⅰ．①针… Ⅱ．①朱… ②黄… ③王… Ⅲ．①针灸学—研究②推拿—研究 Ⅳ．①R24

中国版本图书馆CIP数据核字(2020)第239598号

## 内 容 提 要

　　"中医名词考证与规范"是科技部科技基础性工作专项重点项目"中医药基础学科名词术语规范研究"核心研究成果之一。中医药历史悠久，因其名词术语的历史性、人文性，以及定性描述和抽象概念用具体名词表述等特点，使得规范工作历来较为艰难。本书分为603篇专论，对1 200余条中医重点、疑难名词术语进行深入考证研究，从溯源考证、科学内涵诠释等方面提出规范的正名。每篇专论以主要名词为标题，依次分为规范名、定名依据、同义词、源流考释、文献辑录、参考文献等内容。"中医名词考证与规范"不仅对中医名词术语中英文进行了统一与规范，还追本溯源，对每个名词的定名依据进行了系统的文献梳理与翔实的考证，是中医药学科建设中一项十分重要的基础性工作。

　　本卷为《针灸、推拿养生康复、总索引》分册，考证规范名词57篇，其中针灸46篇，推拿养生康复11篇，所收名词包括针刺、灸法、推拿、养生及康复等方面的基本名词，由中国中医科学院、南京中医药大学等单位参加考证。本卷可供从事中医学、针灸推拿学等学科教学、科研和医疗工作者参考使用。

**中医名词考证与规范　第五卷　针灸、推拿养生康复、总索引**

主　编　黄　涛　王旭东

上海世纪出版（集团）有限公司
上海科学技术出版社 出版、发行
（上海钦州南路 71 号　邮政编码 200235　www.sstp.cn）
当纳利（上海）信息技术有限公司印刷
开本 889×1194　1/16　印张 22
字数 500 千字
2020 年 12 月第 1 版　2020 年 12 月第 1 次印刷
ISBN 978‑7‑5478‑5125‑8/R·2204
定价：258.00 元

# 编委会

## / 主 编 /
黄 涛 王旭东

## / 副主编 /
吴子建 李 辰

## / 编 委 /
（按姓氏拼音排序）

陈泽林 范崇峰 黄 涛 李 辰 林 弛 刘 涛 逯 阳 王旭东 吴子建
杨金生 郑美凤

## / 撰稿人 /
（按姓氏拼音排序）

卞雅莉 曹 韵 曹云蕾 陈泽林 丁云晴 范崇峰 范逸品 胡锦华 黄 涛
李 辰 林 弛 刘 涛 逯 阳 罗菊芬 蒙秀东 沈 劼 王 敏 王惠珠
王旭东 王莹莹 王宇航 吴墨政 吴子建 谢周煜 杨 莉 杨柳青 杨金生
姚梦凡 于莉英 郑美凤

# 丛书编委会

## / 主　审 /
王永炎　余瀛鳌　张伯礼

## / 总主编 /
朱建平

## / 副总主编 /
蔡永敏　黄　涛

## / 编　委 /
（按姓氏拼音排序）

| | | | | | | | | | |
|---|---|---|---|---|---|---|---|---|---|
| 白红霞 | 蔡永敏 | 陈玉飞 | 陈昱良 | 崔利宏 | 丁吉善 | 杜　松 | 高　驰 | 高　丽 | 高宏杰 |
| 高新颜 | 郭凤鹏 | 郭文静 | 何　娟 | 贺亚静 | 洪　梅 | 侯酉娟 | 黄　涛 | 黄　鑫 | 焦河玲 |
| 金芳芳 | 李　辰 | 李琳珂 | 刘　涛 | 刘寨华 | 唐学敏 | 佟　琳 | 王梦婷 | 王旭东 | 魏小萌 |
| 吴文清 | 吴子建 | 许　霞 | 臧文华 | 张华敏 | 张慧珍 | 赵　黎 | 周兴兰 | 朱建平 | |

## / 撰稿人 /
（按姓氏拼音排序）

| | | | | | | | |
|---|---|---|---|---|---|---|---|
| 安　欢 | 白红霞 | 卞雅莉 | 邴守兰 | 蔡永敏 | 陈　星（男） | 陈　星（女） | 陈雪梅 |
| 陈玉飞 | 陈昱良 | 崔利宏 | 丁吉善 | 董　娴 | 杜　松 | 范崇峰 | 范逸品 | 范中华 | 方晗语 |
| 高　驰 | 高　丽 | 高宏杰 | 高新颜 | 郭凤鹏 | 郭文静 | 何　娟 | 贺亚静 | 洪　梅 | 侯酉娟 |
| 胡锦华 | 黄　涛 | 黄　鑫 | 贾润霞 | 焦河玲 | 金芳芳 | 郎　朗 | 李　辰 | 李　瑶 | 李金霞 |
| 李琳珂 | 李云娇 | 林　弛 | 刘　涛 | 刘碧原 | 刘思鸿 | 刘先利 | 刘寨华 | 娄丽霞 | 卢　静 |
| 卢红蓉 | 逯　阳 | 路雪婧 | 栾依含 | 罗菊芬 | 麦月瑶 | 蒙秀东 | 南淑玲 | 潘金花 | 秦彩英 |
| 邱　功 | 任嘉惠 | 申　力 | 沈　劼 | 盛　倩 | 石景洋 | 宋姗姗 | 唐　增 | 唐学敏 | 佟　琳 |
| 王　缙 | 王　森 | 王　丽 | 王　遥 | 王梦婷 | 王旭东 | 王一童 | 魏小萌 | 吴文清 | 吴亚兰 |
| 吴子建 | 邢铭瑞 | 徐变玲 | 许　霞 | 许继文 | 杨　莉 | 易思豆 | 于莉英 | 余　波 | 袁颖超 |
| 臧文华 | 张　倩 | 张华敏 | 张慧珍 | 张来林 | 张肖瑾 | 赵　军 | 赵　黎 | 赵　艳 | 赵凯维 |
| 周兴兰 | 朱建平 | 朱凌凌 | 宗文静 | | | | |

## / 学术秘书 /
吴文清　高新颜

# 前 言

中医药学是中国古代科学中唯一全面系统流传至今而且充满活力的一门传统科学。目前,中医病证名词术语首次纳入世界卫生组织《国际疾病分类》(ICD-11),充分表明中医药学已得到世界医学共同体的一致认可。中医药学正式进入世界医学学科门类系统,必将造福于更多国家和地区人民的大卫生大健康事业。

人类健康需要中医药。为满足人类不断增长的健康需求,中医药需要现代化、产业化、国际化,中医药现代化、产业化、国际化需要标准化,而中医药标准化的基础是中医药名词规范化。由此可见,规范的中医药名词术语是中医药学术发展和学术交流的需要,是中医药现代化、产业化和国际化的需要,是中医基础研究的基础,它关系到全学科、全行业的发展。尤其是2001年我国加入世界贸易组织以后,这项工作显得尤为迫切。

为了适应中医药名词规范的需要,2000年8月国家成立了全国科学技术名词审定委员会中医药学名词审定委员会,挂靠中国中医研究院(中国中医科学院前身)。全国科学技术名词审定委员会是经国务院授权,代表国家进行科技名词审定、公布和管理的权威性机构。因而,经中医药学名词审定委员会所审定的中医药学名词术语将对中医药学科及行业具有权威性和约束力,全国各科研、教学、生产、经营,以及新闻出版单位都要遵照使用。

中医药名词的规范化是一项十分严肃的工作,既关系到中医药行业的发展,又关系到对外交流及其国际学术影响力。因此,中医药名词的规范化既要考虑到传统的应用习惯,又要考虑到名词的科学性、语言文字的规范性,以及名词的简明性和国际性的发展趋势,须有一定的前瞻性。这就需要对中医药名词进行深入的考证、广泛的论证,对每一个名词的确定都要做到有理有据。

由于中医学科具有科学和人文的双重属性以及历史等原因,中医药名词术语长期以来一直存在一义多词、多义一词等现象,其中一药多名,或同名异药等问题,不仅给学术发展和学术交流带来不良影响,而且也给中医临床、中药司药和科研工作带来诸多不便,有时造成混乱,甚至出现医疗事故。特别是随着药物资源不断开发,中药品种不断增多,中药名称繁乱、彼此混称、张冠李戴、名实混淆现象越来越严重,因此在2000年我们承担国家科技部科技基础性工作专项资金"中医药基本名词术语规范化研究"项目,完成中医药基本名词5 283条规范、审定的同时,就组织力量,对 500 余条常用中药名进行考证,主要内容包括定名依据、源流考释、附录、文献通考、参考文献等 5 部分,共 425 万字,名为《中药名考证与规范》,在国家科学技术学术著作出版基金的资助下,2006 年集结由中医古籍出版社出版。该书与同类著作比较具有考证系统性、定名规范性、编排条理性、文献实用性等特点。该书出版后,受到专家、学者的好评,2010 年获得中华中医药学会学术著作二等奖。这既是对我们工作的肯定,也是激励。

按照全国科学技术名词审定委员会中医药学名词审定委员会的审定计划,我们继 2000 年后,又于 2004、2008 年先后承担国家科技部项目"中医内妇儿科名词术语规范与审定""中医外科、肛肠科、皮肤科、骨伤科、眼科、耳鼻喉科术语规范审定",在第一个项目基础上扩大临床各科名词收词量,进行规范研究。三个项目核心成果,先后由全国科学技术名词审定委员会审定、公布,科学出版社相继出版《中医药学名词》(2005)、《中医药学名词:内科学、妇科学、儿科学》(2011)、《中医药学名词:外科学、皮肤科学、肛肠科学、眼科学、耳鼻喉科学、骨伤科学》(2014),供社会各界使用。

一路下来,可谓连续精心运作名词规范、推广诸事,无暇顾及对中药名之外其他中医名词进行集中系统的考证研究,直到 2012 年我们承担国家科技部科技基础性工作专项重点项目"中医药基础学科名词术语规范研究"。该项目在第一个项目基础上,扩大除临床学科之外的其他学科名词术语收词量,对中医学科、理论、诊断、治疗、中药、方剂、针灸、推拿、养生、康复、医史文献学科名词术语的中文名及拼音、英文名、注释进行规范、审定。同时,建立中英文名词数据库、同义词数据库,对重点中医名词(包括中药学术语而不包括单味中药名)进行溯源考证,给出科学的内涵诠释,提出规范的正名,为名词术语规范工作提供坚实的支撑。

本次中医名词考证,旨在总结以往中药名考证经验的基础上,针对全国科学技术名词审定委员会公布的三本《中医药学名词》,提出意见并加以改进、完善。因此,本项目组制订了"《中医名词考证与规范》撰写通则(附样稿)",组织中国中医科学院、河南中医药大学、安徽中医药大学、南阳理工学院、贵州中医药大学、北京中医药大学、南京中医药大学、成都中医药大学等 21 个单位 100 多人参加考证、撰写,查阅大量而广泛的古今文献,多次讨论、审稿,历尽辛劳,认真细致深入探析,最终完成 603 篇 1 200 余条名词的考证文章,包括基础、临床各科 16 部分,结集出版,名为《中医名词考证与规范》。这些文章以主要名词为标题,相关名词随文给出,内容依次为规范名、定名依据、同义词、源流考释、文献辑录、参考文献。

环顾当今,本书是中医药名词术语数量最多、规模最大、涉及学科最广的考证巨著,具有名词考证的科学性、规范依据的充分性、文章编排的条理性、参考文献的可靠性等特点。

1. 名词考证的科学性　本书溯源寻根,以中医名词内涵为准则,从近千种中医药文献中找到最早出现的同名词或异名词;对历史上出现的与此名词相关的同名异义、异名同义及其内涵演变的过程,分析甄别研究;603 篇专论对 1 200 多个中医名词进行如此大规模系统全面的文献考证,尚属首次。其中 60 多篇相关中医名词考证论文在《中华中医药杂志》及其"术语研究"专栏、《中国科技术语》及其"中医药术语"专栏、《中国针灸》《中华医史杂志》等核心期刊上发表。经过考证,提出建议修订规范中文名外,还提出修订规范名定义性注释,建议《中医药学名词》修改其注释的有13条,如"砭石,古代利用楔状石器医疗的工具",建议修改为"又称'砭针'。一种石制医疗工具,由锥形或楔形的石块制成,用于割刺、温熨、按摩体表以治疗病痛,或作排脓放血之用"。多数考证结果支持原有的规范中文名及定义性注释,还有部分考证为新规范的名词提供学术支撑。

2. 规范依据的充分性　中医药名词术语规范工作遵循全国科学技术名词审定委员会制订科技名词定名原则与规范化要求,既坚持协调一致的原则,又要遵从科学性、系统性、简明性、国际性和约定俗成的原则,同时还要符合我国语言文字的特点以及规范文字的要求。经过考证,从该名词的概念内涵、最早的文献记载,引征古今代表性著作讨论该名词出现及其内涵演变的历史,引用国家标准、行业标准、药典、全国科学技术名词审定委员会审定公布的科技名词,《中国大百科全书》《中国医学百科全书》《主题词表》《中医大辞典》《中药大辞典》等工具书,高校规划教材,以及有说服力的论著等其他文献,反映现代学术界的认识以至共识,提出中医药名词规范的充分依据,使中医药名词的规范建立在充分的考证依据之上,建议对已公布的《中医药学名词》提出修订规范的中文名有11个,如"肥疮"修改为"黄癞痢","妊娠禁忌[药]"修改为"妊娠药忌","补气养血"修改为"补益气血"等。

3. 文章编排的条理性　以《〈中医名词考证与规范〉撰写通则》为依据,按规范名、定名依据、同义词、源流考释、文献辑录、参考文献顺序排列,各项定位明确,条理清晰。

4. 参考文献的可靠性　通过对古今有关文献的全面整理,为今后中医名词术语及其相关研究提供可靠的文献依据。本次中医名词考证及规范,遵从所言必有依据,其依据必有文献出处,出处必须可靠的原则,以翔实的文献支撑考证,以严谨的考证提出充分的依据,从而为名词的规范奠定科学的基础。所以,本书每篇考证文章所及名词必有文献依据(文献辑录),所有文献必有详细出处(每篇均详列参考文献),近千种古今相关文献,包括医经、基础理论、伤寒金匮、诊法、针灸按摩、本草(中药)、方书、临床各科、养生康复、医史、综合性医书等古医籍,又有古代经典、史书、类书、诗集、文字、训诂等非医药类著作,以及现代国际标准、国家标准、行业标准、药典、全国科学技术名词审定委员会审定公布的科技名词,《中国大百科全书》《中国医学百科全书》《主题词表》《中医大辞典》《中药大辞典》等工具书,高校规划教材,代表性论著等,从而为今后研究中医及其中医名词工作提供翔实的文献依据,增强了本书的文献价值、实用价值及资料的可靠性。书末附中医名词汉语拼音索引,方便查寻。

本书是中医药名词术语规范化的主要文献依据,对促进中医学的发展、中医药学术交流以及中医药的现代化、产业化和国际化均有重要意义;同时由于考证全面,资料翔实,对中医药学的科研、教学、临床以及管理、贸易,都有很高的学术及实用价值。本书不仅可供中医中药医史文献的科研、教学人员参阅,而且可供中医临床及中医药管理、产业贸易从业者参考使用。

本书是在全国科学技术名词审定委员会中医药学名词审定委员会指导下完成的。中国工程院院士、全国科学技术名词审定委员会中医药学名词审定委员会主任委员、中国中医科学院名誉院长王永炎,国务院古籍整理出版规划小组成员、全国名中医、全国中医药学名词审定委员会顾问、中国中医科学院资深研究员余瀛鳌，中国工程院院士、全国科学技术名词审定委员会常委、天津中医药大学校长张伯礼担任本书主审。除了本项目各学科专家交叉审稿、统稿之外，陕西中医药大学图书馆馆长、杂志社社长邢玉瑞等参加统稿。本书为"十三五"国家重点图书出版规划项目，2019 年获得国家科学技术学术著作出版基金的资助，2020 年获得上海市促进文化创意产业发展财政扶持资金资助。上海科学技术出版社本书编辑团队较早跟踪本研究工作，并在早期就介入，参与讨论、审稿等。在此，对有关部门和专家的大力支持深表感谢。

中国中医科学院

2020 年 5 月于北京

# 凡 例

本书603篇专论对1 200余条中医重点、疑难名词术语进行深入考证研究,从溯源考证、科学内涵诠释等方面提出规范的正名。每篇专论以主要名词为标题,依次分为规范名、定名依据、同义词、源流考释、文献辑录、参考文献等内容,其他相关名词随文给出。全书5卷,第一卷总论、中医基础理论卷,第二卷诊断、治法卷,第三卷中药、方剂卷,第四卷内科、妇科、儿科、外科、皮肤科、肛肠科、五官科、骨伤科卷,第五卷针灸、推拿养生康复卷,共16个部分,每个部分的条目按照笔画顺序排列。每卷末附有本卷中医名词汉语拼音索引,第5卷末附有全书5卷总索引,方便读者查询。

## 一、规范名

内容包括"汉文名""英文名""注释",以全国科学技术名词审定委员会审定公布的《中医药学名词》《中医药学名词:内科学、妇科学、儿科学》《中医药学名词:外科学、皮肤科学、肛肠科学、眼科学、耳鼻喉科学、骨伤科学》为准,一般不改动;经过考证,确认已公布的中文名、英文名、注释有错误,且有充分依据的,可以修订,供全国科学技术名词审定委员会修订时参考。

## 二、定名依据

(1) 该名词的概念内涵,指出最早或较早记载的文献。

(2) 该名词出现及其内涵演变的历史,引征古今代表性著作。

(3) 引用国家标准、行业标准、药典、全国科学技术名词审定委员会审定公布的科技名词,参考《中国大百科全书》《中国医学百科全书》《主题词表》《中医大辞典》《中药大辞典》等工具书,中医药高等院校规划教材,以及有说服力的论著等其他文献。

(4) 根据定名原则(中文规定性、单义性、科学性、系统性、简明性、民族性、约定俗成、协调性等)用自述方式分条列出,一般表述为:"××"一词或该概念最早见于×代《××××》,一般不引用文献原文。个别文献不能确定"最早"时,表述为"见于"或其他类似表述。

## 三、同义词

简称:与规范名等值的同义词,以全国科学技术名词审定委员会审定公布的为准。

全称:与规范名等值的同义词,以全国科学技术名词审定委员会审定公布的为准。

又称:目前允许使用的非规范同义词,以全国科学技术名词审定委员会审定公布的为准。

俗称：非学术用语，现被废弃的同义词。

曾称：古今曾有的旧名，现被废弃的同义词。

以上某一小项如无，则可以或缺。如5项均缺，则在"三、同义词"项下写"未见"。

个别[同义词]下列的[下位词]是指该名词下位词的同义词。

## 四、源流考释

（1）溯源寻根，以内涵为准，找到最早出现的同名词或异名词。

（2）历史上出现的与此名词相关的同名异义、同义异名及其内涵演变的过程，并分析甄别研究。大致按时代顺序叙述。

（3）"源流考释"正文中引用的文献标注文献角码，角码格式例为"[1]78"（"1"为该文献在"参考文献"中的序码，"78"为所引用内容在该文献所在的页码），且上标，即"[1]78"。

"源流考释"角码顺次以文献在文中出现的先后编排，同一书名使用相同角码。

## 五、文献辑录

（1）引征"源流考释"中所涉及的主要文献原文，以反映该名词的完整语境。辑录文献大体按朝代时间顺序排列，不加串解。

（2）辑录的文献加角码，角码序号与"源流考释"中相应文献角码保持一致。辑录同一种文献但引用其多处内容时，使用相同的角码。

## 六、参考文献

（1）提供文中所引用的原文的准确出处。

（2）参考文献以"[1]、[2]、[3]……"序号排列。

（3）参考文献序号与"源流考释"角码保持一致。

（4）在同一专科/专题中，一般要求同一文献只采用同一种版本。但由于作者分布全国各地，又遭2020年新冠疫情影响，故未强求版本的统一。

# 总目录

# ◎ 目 录 ◎

## 第五卷　针灸、推拿养生康复、总索引

# 针　灸

# 十二刺

shí èr cì

## 一、规范名

【汉文名】十二刺。

【英文名】 twelve needling techniques。

【注释】偶刺、报刺、恢刺、齐刺、扬刺、直针刺、输刺、短刺、浮刺、阴刺、傍针刺、赞刺等十二种刺法的合称。

## 二、定名依据

十二刺最早见于《灵枢·官针》："凡刺有十二节,以应十二经。"正因为刺有十二节的说法,故有些工具书将"十二刺"称为"十二节刺"的简称或又称。近现代规范确立后,在各版的高等中医药教材及工具书中,大多均以十二刺为正名。如《中医大辞典》:"《内经》刺法分类,又称十二节刺。《灵枢·官针》:'凡刺有十二节,以应十二经。'指针刺方法可分为十二节要,以适应治疗十二经的不同病症。计分偶刺、报刺、恢刺、齐刺、扬刺、直针刺、输刺。"

## 三、同义词

【曾称】"十二节刺"(《内经》)。

## 四、源流考释

十二刺是偶刺、报刺、恢刺、齐刺、扬刺、直针刺、输刺、短刺、浮刺、傍针刺、阴刺、赞刺等十二种刺法的合称。十二刺的方法最早见于《灵枢·官针》[1]22,所谓官针,即是当年官方所制定的标准化的一些针刺方法,可想而知,这是远古时期人们长期使用针刺的经验总结。十二刺的方法沿用到后世,虽然其合称十二刺之名未变,但其下位词名称却在不同的时代中有所变迁。

## 偶刺

在《灵枢·官针》中记载"偶刺者,以手直心若背,直痛所,一刺前,一刺后,以治心痹,刺此者,傍针之也"[1]22。《针灸甲乙经》[2]65《针灸素难要旨》[3]47《针灸大成》[4]810 均沿用此说。《黄帝内经太素》[5]659 解释说:"病心痹者,心背痛。傍刺之,故曰偶刺。傍刺者,恶伤心也。"张介宾进一步注解,"偶,两也。前后各一,故曰偶刺。直,当也。以手直心若背,谓前心后心,当其痛所,各用一针治之。然须斜针以刺其旁,恐中心则死也。"

在现代中医药标准类著作中,多认为偶刺法又称阴阳刺,"一刺胸,一刺背,前后阴阳相偶也"。与《难经·六十七难》"阴病行阳,阳病行阴,故令募在阴,俞在阳"的俞募配穴法如出一理,如《简明中医辞典》[6]7《中医大辞典》[7]13《中医辞海》[8]112《中医名词术语精华辞典》[9]15 等。

## 报刺

在《灵枢》中记载为"报刺者,刺痛无常处也。上下行者,直内无拔针,以左手随病所按之,乃出针,复刺之也"[1]22。张介宾释之:"报刺,重刺也。痛无常处,则或上或下,随病所在,即直内其针,留而勿拔,乃以左手按之,再得痛处,乃出前针而复刺之也。"[10]677 有些工具书以重刺或复刺释之,如《中医辞海》《中医大辞典》《中国针灸学辞典》等均认为"报作复解,刺而复刺,故名报刺"。这种方法与现代的一些激痛点刺激方法有类似之处。

## 恢刺

在《灵枢》中记载为"恢刺者,直刺傍之,举之前后,恢筋急,以治筋痹也"。《黄帝内经太素》说:"恢,宽也。筋痹病者,以针直刺,傍举之前后,以宽筋急之病,故曰恢刺也。"《类经评注》：“筋急者，不刺筋而刺其旁，必数举其针或前或后以恢其气，则筋痹可舒也。”[10]677

现代中医类工具书认为，恢刺法“为一针多用的刺法，类似近代的多向透刺法”[9]313。《中国医学大辞典》说，所谓恢刺，是“举针前后恢荡之也”。《中国针灸学词典》的释义比较全面：“古刺法名。十二刺之一。又称多向刺或放射刺。”《灵枢·官针》：“恢刺者，直刺傍之，举之前后，恢筋急，以治筋痹也。”恢廓，在《重编国语辞典》中解释为“广大”“扩张”[11]11。恢刺之法可以治疗筋肉挛急之痹痛，将针直刺在拘急筋肉傍侧，提起针改换方向，或前或后地提插运针，以舒缓筋急的症状，因使恢廓通畅，故名恢刺。

### 齐刺

在《灵枢》中就有别名，“齐刺者，直入一，傍入二，以治寒气小深者；或曰三刺，三刺者，治痹气小深者也”。《针灸素难要旨》将寒气“小深”写作“少深”：“四曰齐刺者，直入一，傍入二，以治寒气少深者。”《黄帝内经太素》解释三刺为参刺，“参”是“叁”的异体字，“寒气病者，刺之直一傍二，深浅齐同，故曰齐刺。直一傍二，故曰参刺”。张介宾在《类经评注》中释为：“齐者，三针齐用也，故又曰三刺。以一针直入其中，二针夹入其旁，治寒痹稍深之法也。”

现代中医类工具书中以齐刺为规范名，“三刺”为又称。《中国医学大辞典》释为：“正中刺之也”“刺法名。十二刺之一。又称三刺。《灵枢·官针》：‘齐刺者，直入一，傍入二，以治寒气小深者。或曰三刺，三刺者，治痹气小深者也。’指治疗痹证，寒邪稽留范围较小而又较深的针刺方法。其法当病处直下一针，左右两旁各下一针，三针齐下，故名齐刺，或三刺。”[9]338

### 扬刺

在《灵枢》中记载：“扬刺者，正内一，傍内四，而浮之，以治寒气之搏大者也。”[1]22《黄帝内经太素》说：“寒气博大之病，正一傍四，内针浮而留之使温，故曰阳刺。有作‘极刺’，错也。”[5]659《类经评注》也说：“扬，散也。中外共五

针而用在浮泛，故能祛散博大之寒气。”[10]677

现代中医药类工具书认为扬刺与齐刺同为多针刺法，后世的皮肤针或梅花针与该刺法有关。如《中国医学大辞典》释扬刺为“浮举其针而扬之也”。《中医名词术语精华辞典》：“刺法名。十二刺之一。《灵枢·官针》：‘扬刺者，正内一，傍内四，而浮之，以治寒气之博大者也’，指治疗痹证寒邪稽留范围较大的针刺方法。其法正中刺一针，四傍各刺一针，均浅刺，以扬散浮浅之邪，故名扬刺。与齐刺同属多针同刺法。”

### 直针刺

在《灵枢》中记载：“直针刺者，引皮乃刺之，以治寒气之浅者也。”[1]22《难经·七十一难》中对这一操作有更具体的描写：“曰：《经》言，刺荣无伤卫，刺卫无伤荣，何谓也？然：针阳者，卧针而刺之。”[12]36《黄帝内经太素》：“寒气病者，可引其皮，不当其穴，然后当穴刺而补已，出针放皮闭门，不令气泄。下针时直，故曰直刺也。”《类经评注》：“直者，直入无避也。引起其皮而刺之，则所用不深，故但治寒气之浅者。”

由此，直针刺应当是今日“平刺”，又称“横刺”或“沿皮刺”的前身。但《中国医学大辞典》中释直针为“针直下也”。《中医名词术语精华辞典》定义：“针刺进针时，针体和穴位皮肤约呈垂直刺入的刺法。适用于肌肉丰厚处的穴位。《灵枢·九针十二原》：‘正指直刺。’”《中国针灸学词典》：“指进针时针体与穴位皮肤表面呈90°角左右刺入的方法。主要用于肌肉丰厚处的穴位。《灵枢·九针十二原》：‘正指直刺，针无左右。’”肌肉丰厚处，多指股、臀等部位，并不是平刺的适应部位。此解释应有误。

### 输刺

十二刺中的输刺虽然与九刺中的输刺名称一样，但内涵却不同，在《灵枢》中记载：“输刺者，直入直出，稀发针而深之，以治气盛而热者也。”[1]22《黄帝内经太素》：“输，委输也，言能输泻其邪，非上文荣输之谓。直入直出，用其锐

也。稀发针，留之久也。久而且深，故可以去盛热之气。"《类经评注》："输，委输也，言能输泻其邪，非上文荥输之谓。直入直出，用其锐也。稀发针，留之久也。久而且深，故可以去盛热之气。"

《中国医学大辞典》中注释输刺："针刺如转输也。"《中医名词术语精华辞典》："刺法名。出《灵枢·官针》。十二刺之一：'输刺者，直入直出，稀发针而深之，以治气盛而热者也。'指采用直入直出的提插法，针数少而刺得深，以治实证。"《中国针灸学词典》也说："古刺法名，十二刺之一。《灵枢·官针》：'输刺者，直入直出，稀发针而深之，以治气盛而热者也。'这是指采用直入直出的提插法，针数少而刺得深，以治实证。因其输泻邪热实邪，故名输刺。"

### 短刺

《灵枢·官针》："短刺者，刺骨痹，稍摇而深之，致针骨所，以上下摩骨也。"《黄帝内经太素》："骨痛病者，刺之至骨，摇针摩骨，使病浅而即愈，故曰短刺也。"张介宾解释"短"字，"短者，入之渐也。故稍摇而深，致针骨所，以摩骨痹。摩，迫切也"。《中国医学大辞典》认为该刺法是"用短针深入至骨也"。

对此，现代工具书中也有不同的说法。《中医名词术语精华辞典》："刺法名。十二刺之一。短，指接近。《灵枢·官针》：'短刺者，刺骨痹，稍摇而深之，致针骨所，以上下摩骨也。'指治疗骨痹的针刺方法。其法进针后稍许摇动针柄，逐渐深入至骨旁，然后短促提插，故名短刺。以治深部病痛。"而《黄帝内经词典》则定义为"渐渐刺入的一种针法。一说即用短针刺。《灵枢·官针》：'短刺者，刺骨痹，稍摇而深之，至针骨所，以上下摩骨也。'"

### 浮刺

《灵枢》中说："浮刺者，傍入而浮之，以治肌急而寒者也。"[1]22《黄帝内经太素》："肌急寒病者，傍入浮之，故曰浮刺也。"而张介宾进一步解释，"浮，轻浮也。旁入其针而浮举之，故可治肌

肤之寒。此与上文毛刺义大同"。《中国医学大辞典》认为，浮刺"与扬刺略同，旁入而浮浅之刺也"。

《中医名词术语精华辞典》定义该刺："针灸学术语。系十二节刺法之一。适用于因寒邪而致的肌肉挛急等病证。其方法是在患部邻近处斜刺，进针浅而上浮。《灵枢·官针》：'浮刺者，傍入而浮之，以治肌急而寒者也。'"

### 阴刺

《灵枢》中说："阴刺者，刺阴寒也。率，统也。言治寒厥者，于足踝后少阴经左右皆刺之。"[1]22《黄帝内经太素》："少阴，踝后足少阴脉也。病寒厥者，卒刺于阴，故曰阴刺也。"《类经评注》："阴刺者，刺阴寒也。率，统也。言治寒厥者，于足踝后少阴经左右皆刺之。"

现代类书的释义有所不同。《中医名词术语精华辞典》："刺法名。十二刺之一。《灵枢·官针》：'阴刺者，左右率刺之，以治寒厥；中寒厥，足踝后少阴也。'指左右配穴的针刺法，临床应用很广。例如下肢寒厥的病证，可同时针刺左右两侧的足少阴经。"[9]434《中医名词术语选释》："十二刺法的一种。用于治疗寒厥。刺法是针刺两侧足内踝后足少阴肾经的太溪穴。"[13]296《中国医学大辞典》："（一）刺少阴经也。《灵枢·官针》：阴刺者，左右率刺之，以治寒厥中寒厥足踝后少阴也。（二）卒刺之也。《素问·长刺节论》：'阴刺入一，傍四处，治寒热'（一说据《灵枢·官针》曰：'阳刺，正纳一，旁纳四。阴当作阳，方合入一傍四之义'）。"[14]581《中国针灸学词典》："古刺法名，十二刺之一。《灵枢·官针》：'阴刺者，左右率刺之，以治寒厥，中寒厥，足踝后少阴也。'这是左右配穴的针刺法，如取足内踝后足少阴经的原穴太溪（左右均取），以治寒厥。因其刺阴经之穴而治阴寒之病，故名阴刺。"[15]

### 傍针刺

现代工具书都谓《针灸甲乙经》作傍刺，如《中医名词术语精华辞典》中说："刺法名。十二

刺之一。《灵枢·官针》:'傍针刺者,直刺傍刺各一,以治留痹久居者也。'其法是在患处正中刺一针,旁边刺一针的两针同用刺法,以加强效果,治疗顽固的痹痛。此法《针灸甲乙经》称傍刺。"[9]1014

《灵枢·官针》中称:"傍针刺者,直刺傍刺各一,以治留痹久居者也。"[1]22《黄帝内经太素》:"留痹久居病者,直一刺之,傍更一刺,故曰傍刺也。"张介宾谓:"旁针刺者,一正一旁也。正者刺其经,旁者刺其络,故可以刺久居之留痹。"[10]678

《中国针灸学词典》释曰:"古刺法名,是十二刺之一。《灵枢·官针》:'傍针刺者,直刺,傍刺各一,以治留痹久居者也。'指正中刺一针,旁边又加一针的两针同用刺法。用以治疗顽固的局部痹痛。因其正傍配合而刺,故名傍针刺。"目前在临床中,该刺法常被用来治疗各种关节疼痛[16]425[17]245[18]22。

**赞刺**

十二刺的最后一刺为赞刺:"赞刺者,直入直出,数发针而浅之,出血,是谓治痈肿也。"[1]22《黄帝内经太素》解释说,"痈肿未成病者浅刺,数发于气,出□相助以愈于病,故曰赞刺。赞,助也。"[5]662《类经评注》:"赞,助也。数发针而浅之,以后助前,故可使之出血而治痈肿。"[10]678

《中医名词术语精华辞典》定义为:"刺法名。十二刺之一。是连续分散浅刺出血的刺法。用以治疗痈肿。"并认为目前临床上多用三棱针散刺出血。[9]1155《中国针灸学词典》:"古刺法名……本法刺针要垂直浅刺,多针放血。多用于治疗局部红肿的外科病症,如临床上用三棱针散刺出血,治疗下肢丹毒。它与九刺中的络刺、五刺中的豹纹刺同是放血刺法。"[15]

与九刺不同,十二刺中所论多为各种刺法,以治疗不同的疾病。因此,在《中医药学名词》修订中将其定义为十二种刺法的合称,并增加了每种刺法的具体名称及操作,将其作为十二刺的下位词。

十二刺:twelve needing techniques;偶刺、报刺、恢刺、齐刺、扬刺、直针刺、输刺、短刺、浮刺、阴刺、傍针刺、赞刺等十二种刺法的合称。

偶刺:paired puncture;十二刺之一,又称"阴阳刺",人体前后同时选取穴位的针刺方法。

报刺:successive trigger needling;十二刺之一,重复刺激的针刺方法。

恢刺:lateral needling for relaxation;十二刺之一,又称"多向刺",向不同方向多方向针刺的方法。

齐刺:triple needling;十二刺之一,又称"三刺""集合刺",直刺一针,旁入二针的针刺方法。

扬刺:central-square needling;十二刺之一,又称"阳刺",正中刺一针,旁边刺四针而浅的针刺方法。

直针刺:straight needling;十二刺之一,将针处皮肤提起,然后将针刺入皮下的针刺方法。

输刺:deep needling;十二刺之一,采用直入直出的提插法,针少而刺深的针刺方法。

短刺:short thrusting,short;十二刺之一,进针后稍加摇动,渐深刺致骨的针刺方法。

浮刺:superficial needling;十二刺之一,进针浮浅,当肌肉处斜向刺入的针刺方法。

阴刺:yin needling;十二刺之一,左右均选取穴位进行治疗的针刺方法。

傍针刺:straight and side needling;十二刺之一,又称"傍刺",正中刺一针,旁边又加一针,两旁都刺的针刺方法。

赞刺:repeated shallow needling;十二刺之一,垂直浅刺,多针放血的针刺方法。

**五、文献辑录**

**偶刺**

《灵枢·官针》:"一曰偶刺。偶刺者,以手直心若背,直痛所。一刺前,一刺后,以治心痹。"[1]22

《黄帝内经太素》:"病心痹者,心背痛。傍刺之,故曰偶刺。傍刺者,恶伤心也。"[5]659

《类经评注》:"偶,两也。前后各一,故曰偶刺。直,当也。以手直心若背,谓前心后心,当其痛所,各用一针治之。然须斜针以刺其旁,恐中心则死也。"[10]677

《中医名词术语精华辞典》:"刺法名,十二刺之一,又称阴阳刺……指治疗心气闭塞,如心胸痛一类疾病的针刺方法。其法用手按其胸背,当痛处所在,前后相对各刺一针。刺时必须斜针刺入,以防伤及内脏。因此法一前一后相对针刺,前胸属阴后背属阳,故又名阴阳刺。后世所称的前后配穴法即源于此。"[9]938

《中医名词术语选释》:"十二刺法的一种。用于治疗心痹(心胸痛)。方法是在疼痛的前胸和后背相对应的部位用手按住,前后各斜刺一针。但要注意防止直刺和深刺,以免伤及内脏。"[13]297

《简明中医辞典》:"古刺法名。十二节刺之一……指内脏有病时,以手按其前(胸)后(背),在其压痛处进针。因此法一前一后各刺一针,故名。用于治疗心痹等症。针宜斜刺,以免刺伤内脏。"[6]906

《中医大辞典》:"古刺法名。十二刺之一。又称阴阳刺……指治疗心气闭塞,如心胸痛一类疾病的针刺方法。其法用手按其胸背,当痛处所在,前后相对各刺一针。刺时必须斜针刺入,以防伤及内脏。因此法一前一后相对针刺,前胸属阴后背属阳,故又名阴阳刺。后世所称的前后配穴法即源于此。"[7]1596

《中医词释》:"古'十二刺'之一。偶为双数,一般指前后相对的配穴法,也称阴阳刺。偶刺法是用手直接按在胸和背相对应的疼痛部位,一针刺在前胸,一针在后背,用以治疗胸痹病。"[19]526

《中医辞海》:"针灸治法。为《内经》刺法名称。出《灵枢·官针》……此法以手直对胸部和背部当病痛所在处,一针刺前,一针刺后,以治疗心痹之症。然必须斜刺,以防伤及内脏。由于这种针刺法是前后相对配偶,故称'偶刺'。而前(腹)为阴,后(背)为阳,又称阴阳刺。如膻

中透中庭治疗心绞痛较好。可配胸椎旁的俞穴,有压痛反应者,配之更好。俞募穴相配即是此义。"[8]1341

《中国针灸辞典》:"《内经》刺法名,十二刺之一。又称阴阳刺……指治疗心气闭塞一类的疾病时,用手直对胸部和背部,当痛处所在的前、后背相对各刺一针。刺时必须斜刺,以防伤及内脏。因其刺法是前后对偶,故名偶刺。又因前胸属阴,后背属阳,故又名阴阳刺。后世的前后配穴法即来源于此,临床上对内脏病痛取俞、募穴相配,也属此类。"[20]449

《中医药常用名词术语辞典》:"针法。出《灵枢·官针》。直对病痛所在,一刺前,一刺后,于胸背部斜刺,因前后对偶,故称偶刺。"[21]351

《中国医学大辞典》:"一刺胸,一刺背,前后阴阳相偶也。"[14]1272

《黄帝内经词典》:"针刺方法之一。指取双穴,前后相对的配穴方法。主要是指在前胸和上腹部的胸背对应取穴。"[22]706

《中国针灸学词典》:"古刺法。十二节刺法之一。出《灵枢·官针》……即直对病痛所在,一刺前,一刺后,于胸脘部及背部进行斜刺。由于这种刺法是前后对偶,因称。"[15]7

### 报刺

《灵枢·官针》:"二曰报刺,报刺者,刺痛无常处也。上下行者,直内无拔针,以左手随病所按之,乃出针,复刺之也。"[1]22

《黄帝内经太素》:"刺痛无常处之病,出针复刺,故曰报也。"[5]659

《类经评注》:"报刺,重刺也。痛无常处,则或上或下,随病所在,即直内其针,留而勿拔,乃以左手按之,再得痛处,乃出前针而复刺之也。"[10]677

《中医名词术语精华辞典》:"刺法名。十二刺之一。指治疗游走性疼痛一类病证的针刺方法。其法直刺痛处,并予留针,再按到痛处后拔前针再刺。报作复,刺而复刺,故名报刺。"[9]428

《中医名词术语选释》:"十二刺法的一种。用于治疗没有固定部位的疼痛。刺法是找到疼

处,即直刺一针,并留针不拔,而以左手循按局部,找到另一个疼处后,先将前针拔出,再在第二个疼处刺针。"[13]297

《简明中医辞典》:"古刺法。十二节刺之一……指直刺痛处,并予留针,再循按其局部,找到另一个痛处后,出前针复刺之。刺而复刺,故称报刺。用于治疗没有固定部位的疼痛。"[6]500

《中医大辞典》:"古刺法名。十二刺之一……指治疗游走性疼痛一类病证的针刺方法。其法直刺痛处,并予留针,再以左手按其周围痛处乃出针再刺。报作复解,刺而复刺,故名报刺。"[7]826

《中医词释》:"古刺法。十二节刺之一。报意为相应,报刺就是随着痛处所在而相应针刺的方法。即在治疗没有固定的部位的疼痛或游走不定的病证时,可直刺痛处和病位,并且不要立即出针,用左手随着痛的移动处按着,然后将针拔出,再相应地针刺新的痛处。"[19]264

《中医辞海》:"针灸术语。古刺法。十二节刺之一……指直刺痛处,并予留针,再循按其局部,找到另一个痛处后,出前针复刺的刺法。用于治疗没有固定部位的疼痛。刺而复刺,故称报刺。"[8]112

《中国针灸辞典》:"《内经》刺法名。十二刺之一,又称阴阳刺……指治疗疼痛无固定部位,表现为上下游走不定的病证时,用针直刺痛处,进针后不可立即拔针,再用左手随着疼痛的所在部位按压,然后将针拔出,再刺另一痛处。报作复解,刺而复刺,故名报刺。"[20]21

《中医药常用名词术语辞典》:"针法。出《灵枢·官针》。属十二刺。刺而复刺。治疗游走性病痛,当其痛处下针,施行手法后,询问患者针处是否痛止,另在其他痛处下针。"[21]176

《黄帝内经词典》:"针刺法之一。重复针刺。"[22]374

《中国针灸学词典》:"古刺法名。十二刺之一……指对游走性的病痛,可当其痛处下针,进针后不可立即拔针,再用左手随着疼痛的所在

按其痛处,然后将针拔出,重刺另一处。'报'作'复'解,刺而复刺,故名报刺。"[15]7

### 恢刺

《灵枢·官针》:"二曰恢刺,恢刺者,直刺傍之,举之前后,恢筋急,以治筋痹也。"[1]22

《黄帝内经太素》:"恢,宽也。筋痹病者,以针直刺,傍举之前后,以宽筋急之病,故曰恢刺也。"[5]660

《类经评注》:"恢,恢廓也。筋急者,不刺筋而刺其旁,必数举其针或前或后以恢其气,则筋痹可舒也。"[10]677

《中医名词术语精华辞典》:"刺法名。十二刺之一……指治疗筋肉挛急痹痛一类病症的针刺方法。其法将针直刺在拘急筋肉之傍侧,并或前或后提插运针,以舒通经络,恢复拘急,因使恢廓通畅。为一针多用的刺法,类似近代的多向透刺法。"[9]780

《中医名词术语选释》:"十二刺法的一种。用于治疗筋痹(即肌肉痉挛、疼痛等)。刺法是将针直刺在病痛的肌肉一侧,并上下前后左右摇动针体,以促使肌肉弛缓(《灵枢·官针》)。"[12]297

《简明中医辞典》:"古刺法名。十二节刺之一……指在疼痛拘急的筋肉附近斜针刺入,并提插针体以缓解拘挛。用于治疗筋痹。"[6]759

《中医大辞典》:"古刺法名。十二刺之一……指治疗筋肉挛急痹痛一类病症的针刺方法。其法将针直刺在拘急筋肉之傍侧,并或前或后提插运针,以舒通经络,恢复拘急。因使恢廓通畅,故名恢刺。"[7]1310

《中医词释》:"'十二刺'之一。恢,恢廓,宽畅的意思。恢刺的方法就是直刺在筋的旁边,前后提插捻转,以宽畅筋腱的挛急,用以治疗筋痹证。"[19]443

《中医辞海》:"中医治法。十二刺之一。治疗筋肉挛急、痹痛,将针刺在病痛之旁,提针至皮下,向多个方向刺入,范围广,可疏通经气,故名。"[8]863

《中国针灸辞典》:"《内经》刺法名。十二刺

之一。又称多向刺或放射刺……指治疗肌肉挛急痹痛一类的病症时，将针直刺在拘急筋肉的旁侧，并或前或后提插运针，以舒缓筋急的症状。因使恢廓通畅，故名恢刺。"[20]260

《中医药常用名词术语辞典》："针法。出《灵枢·官针》。属十二刺。将针从病灶旁刺入，提起针更换针刺方向。以舒缓拘急，治疗筋肉拘急痹痛。"[21]291

《中国医学大辞典》："举针前后恢荡之也。"[14]978

《黄帝内经词典》："刺法名。其法将针刺于筋肉拘挛疼痛部位旁，摇大针孔并提插针体。"[22]590

《中国针灸学词典》："古刺法名。十二刺之一。又称多向刺或放射刺……恢是宽廓、扩大的意思。指治疗筋肉挛急之痹痛，将针直刺在拘急筋肉傍侧，提起针改换方向，或前或后地提插运针，以舒缓筋急的症状，因使恢廓通畅，故名恢刺。"[15]7

### 齐刺

《灵枢·官针》："四曰齐刺，齐刺者，直入一，傍入二，以治寒气小深者；或曰三刺，三刺者，治痹气小深者也。"[1]22

《类经评注》："齐者，三针齐用也，故又曰三刺。以一针直入其中，二针夹入其旁，治寒痹稍深之法也。"[10]678

《中医名词术语精华辞典》："刺法名。十二刺之一。又称三刺……指治疗痹证，寒邪稽留范围较小而又较深的针刺方法。其法当病处直下一针，左右两旁各下一针，三针齐下，故名齐刺，或三刺。"[9]338

《中医名词术语选释》："十二刺法的一种。用于治疗部位较小和较深的寒气。刺法是在患处中央刺一针，两旁刺入二针（《灵枢·官针》）。"[13]298

《简明中医辞典》："古刺法。十二节刺之一，或称三刺……指在患处正中刺一针，两傍各刺一针，三针齐下，故名。用于治疗范围较小病

位较深的寒痹。"[6]416

《中医大辞典》："古刺法名。十二刺之一。又称三刺……指治疗痹证，寒邪稽留范围较小而又较深的针刺方法。其法当病处直下一针，左右两旁各下一针，三针齐下，故名齐刺，或三刺。"[7]684

《中医词释》："'十二刺'之一。一齐刺进之意。即当中刺一针，左右两旁各刺一针。用于治疗范围较小，病位较深的寒痹。"[19]228

《中医辞海》："针灸术语。《内经》十二节刺法之一。是在病所正中刺入一针，在两傍刺入二针，因三针齐用，又称三刺，治疗寒痹邪小而较深的方法……《针灸甲乙经》齐刺者，直入一，傍入二，以论寒热，气小深者，或曰叁刺，叁刺者，治痹气小深者也。"[8]1287

《中国针灸辞典》："《内经》刺法名，十二刺之一……指直刺一针，傍入二针，以治疗寒气稽留部位较小而较深的痹症。因其三针齐用，故也称三刺。又三针集合，也称集合刺。"[20]468

《中医药常用名词术语辞典》："针法。出《灵枢·官针》。属十二刺。直刺一针，旁入二针。用以治疗寒气稽留、部位较小而较深的痹证。"[21]147

《中国医学大辞典》："正中刺之也。"[14]449

《黄帝内经词典》："十二节刺之一，又称三刺。是在患处正中刺一针，两傍各刺一针，三针齐下，故名。"[22]319

《中国针灸学词典》："古刺法名，为十二刺之一……指直刺一针，傍入二针，以治疗寒气稽留部位较小而较深的痹证。"[15]7

### 扬刺

《灵枢·官针》："五曰扬刺，扬刺者，正内一，傍内四，而浮之，以治寒气之搏大者也。"[1]22

《黄帝内经太素》："寒气博大之病，正一傍四，内针浮而留之使温，故曰阳刺。有作'极刺'，错也。"[6]660

《类经评注》："扬，散也。中外共五针而用在浮泛，故能祛散博大之寒气。"[10]678

《中医名词术语精华辞典》："刺法名。十二刺之一……指治疗痹证寒邪稽留范围较大的针刺方法。其法正中刺一针,四傍各刺一针,均浅刺,以扬散浮浅之邪,故名扬刺。与齐刺同属多针同刺法。"[9]313

《中医名词术语选释》："十二刺法的一种。用于治疗范围较大和病位较浅的寒气。刺法是在患病局部中央刺一针,四围再浅刺四针(《灵枢·官针》)。"[13]298

《简明中医辞典》："古刺法。十二节刺之一……即在患处正中浅刺一针,左右上下各浅刺一针,因刺时浮扬于浅表,故名。用于治疗范围较大病位较浅的寒痹。"[6]349

《中医大辞典》："古刺法。十二刺之一……指治疗痹证寒邪稽留范围较大的针刺方法。其法正中刺一针,四傍各刺一针,均用浅刺法。这种刺法扬散浮浅,故名扬刺。近代的皮肤针疗法,即是扬刺法的演变。"[7]594

《中医词释》："古代'十二刺'之五。扬是轻扬的意思,是指浅刺法。扬刺法即在当中刺进一针,周围刺进四针,皆用浅刺。用于治疗寒邪侵犯范围较大而又较为表浅的病证。"[19]180

《中医辞海》："针灸治法。十二刺之一。出《内经》。指正入一针,旁入四针而浅,可以治疗寒气稽留面积广大而浅的病症。这种刺法扬散浮浅,故名扬刺。近代所用之梅花针,即衍生于此法。"[8]1143

《中国针灸辞典》："古刺法名。十二刺之一……指正入一针,旁入四针而浅,可以治疗寒气稽留面积较大而浅的病症。这种刺法扬散浮浅,故名扬刺。近代所用之梅花针,即衍于此法。"[20]870

《中医药常用名词术语辞典》："针法。出《灵枢·官针》。属十二刺法。在穴位正中先刺一针,后在其上下左右各浅刺一针,刺的部位较为分散,故名。"[21]127

《中国医学大辞典》："浮举其针而扬之也。"[14]494

《黄帝内经词典》："十二节刺之一。即在患处正中浅刺一针,左右上下各浅刺一针,因刺时浮扬于浅表,故名。"[22]281

《中国针灸学词典》："古刺法名。十二刺之一……指正中刺一针,旁边刺四针而浅,可治疗寒气稽留面积广大而浅的病症。近代所用的梅花针,即衍生于这种多针浅刺法。"[15]7

### 直针刺

《灵枢·官针》："六曰直针刺,直针刺者,引皮乃刺之,以治寒气之浅者也。"[1]22

《黄帝内经太素》："寒气病者,可引其皮,不当其穴,然后当穴刺而补已,出针放皮闭门,不令气泄。下针时直,故曰直刺也。"[5]660

《类经评注》："直者,直入无避也。引起其皮而刺之,则所用不深,故但治寒气之浅者。"[10]678

《中医名词术语精华辞典》："刺法名。十二刺之一……指治疗寒邪痹证稽留于肌表的针刺方法。其法用挟持押手,将患处皮肤提起,然后将针沿皮刺入,针可直入无避,故名直针刺。近代多称为沿皮刺或横刺。"[9]591

《中医名词术语选释》："十二刺法的一种。用于治疗病位较浅的寒气。刺法是提起皮肤,刺入皮下,不用深刺(《灵枢·官针》)。"[13]298

《简明中医辞典》："古刺法。十二节刺之一……指直接在病处沿皮针刺的刺法。针刺时先将穴位局部皮肤捏起,然后针刺入皮下。用以治疗病位较浅的痹证。"[6]592

《中医大辞典》："古刺法名。十二刺之一……指治疗寒邪痹证稽留于肌表的针刺方法。其法用夹持押手,将患处皮肤提起,然后将针沿皮刺入,针可直入无避,故名直针刺。近代所用的沿皮刺,即源于此。"[7]1000

《中医辞海》："中医治法。古刺法名。《内经》十二刺之一……指将针处皮肤提起,然后将针刺入皮下,以治寒气较浅的痹证。所谓'直针刺',并非将针垂直而刺,而是沿皮卧针直刺的方法。近代所用沿皮刺,即源于此。"[8]389

《中国针灸学辞典》："《内经》刺法名。十二刺之一……指将针处皮肤提起,然后将针刺入皮下,以治疗寒气较浅的痹证。因针直入无避,故名直针刺。近代所用沿皮刺,即源于此。"[20]956

《中医药常用名词术语辞典》:"针法。出《灵枢·官针》。属十二刺。将针处皮肤提起,然后将针沿皮下刺入。近代多称为横刺、沿皮刺。"[21]210

《中国医学大辞典》:"刺在皮毛也。"[14]801

《黄帝内经词典》:"疑为'亘针刺'(横刺)之误。《灵枢·官针》:'直针刺者,引皮乃刺之,以治寒气之浅者也。'(按:若云端直而刺,则与'输刺'之'直入直出'无异,且无用'引皮乃刺'律上下文意,疑'直'为'亘'之形近误。亘,从二从月,象月之弦横斜。亘针刺即今之横刺)。"[22]441

《中国针灸学词典》:"古刺法名。十二刺之一。出《灵枢·官针》……指将针处皮肤提起,然后将针刺入皮下,以治疗浅在的病症,近代多称作沿皮刺或横刺。"[15]7

### 输刺

《灵枢·官针》:"七曰输针,输刺者,直入直出,稀发针而深之,以治气盛而热者也。"[1]22

《黄帝内经太素》:"气盛热病者,直入直出,希发于针,以刺于输,故曰输刺也。"[5]660

《类经评注》:"输,委输也,言能输泻其邪,非上文荥输之谓。直入直出,用其锐也。稀发针,留之久也。久而且深,故可以去盛热之气。"[10]677

《中医名词术语精华辞典》:"刺法名。出《灵枢·官针》。十二刺之一……指采用直入直出的提插法,针数少而刺得深,以治实证。"[9]1076

《中医名词术语选释》:"十二刺的一种方法。用于治疗气盛而有热的病症。其方法是将针直入直出地进行深刺,取穴宜少(《灵枢·官针》)。"[13]296

《简明中医辞典》:"古刺法。十二节刺之一……指针直入直出地进行深刺,取穴宜少,用以治疗实热之症。"[6]1036

《中医大辞典》:"古刺法名。十二刺之一……指治疗气盛有热的病证,以少取穴,直入直出而深刺的方法,以输泻邪热而名输刺。"[7]1828

《中医词释》:"十二刺之七。即将针直入直出,取穴要少,用以治疗气盛而发热的病证,用以泻热。"[19]598

《中医辞海》:"针灸治法。古刺法。十二节刺之一……指针直入直出地进行深刺,取穴宜少,用以治疗实热之证。"[8]299

《中国针灸辞典》:"《内经》刺法名。十二刺之一……指垂直刺入,垂直提出,取穴宜少,而针入深,以治疗气盛而热的病证。因其输泻热邪,故名输刺。"[20]606

《中医药常用名词术语辞典》:"针法。出《灵枢·官针》。属十二刺。采用直入直出的提插法,针数少而深刺。以治气盛而热的病证。"[21]411

《中国医学大辞典》:"针刺如转输也。"[14]1450

《黄帝内经词典》:"十二节刺之一。指治疗实热证时,用直入直出并少取穴位而深刺的方法。"[22]805

《中国针灸学词典》:"古刺法名。十二刺之一……这是指采用直入直出的提插法,针数少而刺得深,以治实证。因其输泻邪热实邪,故名输刺。"[15]7

### 短刺

《灵枢经·官针》:"八曰短刺,短刺者,刺骨痹,稍摇而深之,致针骨所,以上下摩骨也。"[1]22

《黄帝内经太素》:"骨痛病者,刺之至骨,摇针摩骨,使病浅而即愈,故曰短刺也。"[5]660

《类经评注》:"短者,入之渐也。故稍摇而深,致针骨所,以摩骨痹。摩,迫切也。"[10]678

《中医名词术语精华辞典》:"刺法名。十二刺之一。短,指接近……指治疗骨痹的针刺方法。其法进针后稍许摇动针柄,逐渐深入至骨旁,然后短促提插,故名短刺。以治深部病痛。"[9]1010

《中医名词术语选释》:"十二刺法的一种。用于治疗'骨痹'。刺法是稍摇动地将针刺入,深达骨部,并进行提插手法(《灵枢·官针》)。"[13]298

《简明中医辞典》:"古刺法。十二节刺之一……指进针时稍加摇动,逐渐深入至骨,然后在近骨骼处上下进行短促提插的一种刺法。用于治疗骨痹。"[6]978

《中医大辞典》："古刺法名。十二刺之一……指治疗骨痹的针刺方法。其法进针后稍许摇动针柄，逐渐深入至骨所，然后短促提插。故名短刺。"[7]1732

《中医词释》："古刺法'十二刺'之一。出自《灵枢·官针》。短有接近之意，是指针刺接近骨面的刺法，用以治疗骨痹。即进针时稍稍摇动，逐渐向深刺，使针尖达到骨面的附近，上下提插，用以按摩骨部。"[8]569

《中国针灸辞典》："《内经》刺法名。十二刺之一……指进针时边进针边摇动针柄，缓慢刺入，使针尖迫近骨部，然后上下提插，有如摩擦的样子，以治疗骨痹的方法。因其致针骨所，短促提插，故名短刺。"[20]129

《简明中医语词辞典》："十二节刺之一。进针时稍加摇动，逐渐深入至骨，并进行提插手法。用于治疗骨痹。《灵枢·官针》：'八曰短刺。短刺者，刺骨痹，稍摇而深之，致针骨所，以上下摩骨也。'张介宾注：'短者，入之渐也。'"[23]688

《中医药常用名词术语辞典》："针法。出《灵枢·官针》。属十二刺。将针深刺至近骨处，施行手法，治疗骨痹等深部病痛。"[21]382

《中国医学大辞典》："用短针深入至骨也。"[14]1406

《黄帝内经词典》："渐渐刺入的一种针法。一说即用短针刺。"[22]762

《中国针灸学词典》："古刺法名，十二刺之一。短是接近的意思，即深刺致骨，以治疗深部的病痛。"[15]7

### 浮刺

《灵枢·官针》："九曰浮刺，浮刺者，傍入而浮之，以治肌急而寒者也。"[1]22

《黄帝内经太素》："肌急寒病者，傍入浮之，故曰浮刺也。"[5]661

《类经评注》："浮，轻浮也。旁入其针而浮举之，故可治肌肤之寒。此与上文毛刺义大同。"[10]678

《中医名词术语精华辞典》："针灸学术语。系十二节刺法之一。适用于因寒邪而致的肌肉挛急等病证。其方法是在患部邻近处斜刺，进针浅而上浮。"[9]887

《中医名词术语选释》："十二刺法的一种。用于治疗寒性的肌肉痉挛。刺法是从患处的侧旁进行浅刺（《灵枢·官针》）。"[13]298

《简明中医辞典》："古刺法名。十二节刺之一。浮，是浅的意思。指在患部侧旁斜针浅刺的刺法，故名浮刺。用于治疗因寒邪所致肌肉拘急的疾病。"[6]854

《中医大辞典》："古刺法名。十二刺之一……指治疗肌肉挛急而属于寒的一类病症的针刺方法。其法斜针浅刺，故名浮刺。"[7]1495

《中医词释》："'十二刺'之一。浮刺就是浅刺。即从旁刺入浅层的肌表，用以治疗肌肉挛急而属寒的病证。"[19]483

《中医辞海》："针灸术语。古刺法。《内经》十二刺之一……指从旁斜向刺入，而且要浮浅，以治疗肌肉因寒而拘急的病症。因其针刺浮浅，故名浮刺。近代所使用的皮内针即是由此演变而来。"[8]1148

《中国针灸辞典》："《内经》刺法名。十二刺之一……指从肌肉处斜向刺入，部位浮浅，用以治疗因寒而致的肌肉拘急的病症。因其针刺浮浅，故名浮刺。"[20]186

《中医药常用名词术语辞典》："针法。出《灵枢·官针》。斜针浅刺。以治肌急而寒等症。"[21]329

《中国医学大辞典》："与扬刺略同，旁入而浮浅之刺也。"[14]1054

《黄帝内经词典》："十二节刺法之一。适用于因寒邪而致的肌肉挛急等病证。其方法是在患部邻近处斜刺，进针浅而上浮。"[22]667

《中国针灸学词典》："古刺法名。是十二刺之一。浮是浮浅，当肌肉处斜向刺入，以治疗肌肉寒急等症。近代临床上应用的斜刺法与此相仿。"[15]7

**阴刺**

《灵枢·官针》："十曰阴刺，阴刺者，左右率刺之，以治寒厥；中寒厥，足踝后少阴也。"[1]22

《黄帝内经太素》："少阴，踝后足少阴脉也。病寒厥者，卒刺于阴，故曰阴刺也。"[5]661

《类经评注》："阴刺者，刺阴寒也。率，统也。言治寒厥者，于足踝后少阴经左右皆刺之。"[10]678

《中国针灸辞典》："言阴刺以治寒厥，为中寒也。足踝后少阴，是申言寒厥专刺踝后太溪也。"[20]130

《中医名词术语精华辞典》："刺法名。十二刺之一……指左右配穴的针刺法，临床应用很广。例如下肢寒厥的病证，可同时针刺左右两侧的足少阴经。"[9]434

《中医名词术语选释》："十二刺法的一种。用于治疗寒厥。刺法是针刺两侧足内踝后足少阴肾经的太溪穴（《灵枢·官针》）。"[13]296

《简明中医辞典》："古刺法。十二节刺之一……指一种治疗寒厥的左右配穴针刺法。阴，指下肢内侧。如下肢寒厥，可针刺两侧足内踝后少阴经穴。"[6]457

《中医大辞典》："古刺法。十二节刺之一……指左右配穴的刺法。用于治疗寒厥，如下肢寒厥，可针刺两侧足内踝后少阴经穴。"[7]741

《中医词释》："古刺法。十二刺之一。阴刺指刺阴经穴位。刺法是左右并刺。用以治疗'寒厥'。"[19]230,231

《中医辞海》："针灸术语。十二刺之一。出《灵枢·官针》……指左右都刺，如取足内踝后足少阴经的原穴太溪，以治寒厥。因其刺阴经之穴而治阴寒之病，故名阴刺。"[8]1363

《中国针灸辞典》："《内经》刺法名，十二刺之一……指取足少阴肾经在踝后的太溪穴治疗阴邪盛极而致的寒厥证的方法。施术时左右两侧都刺。因其刺阴经之穴而治阴寒之病，故名阴刺。"[20]825

《中医药常用名词术语辞典》："针法。出《灵枢·官针》。属十二刺。左右两侧穴位同用

的刺法。如下肢寒厥，可取双侧足少阴肾经太溪穴，以治阴寒。"[21]158

《中国医学大辞典》："（一）刺少阴经也。《灵枢·官针》：阴刺者，左右率刺之，以治寒厥中寒厥足踝后少阴也。（二）卒刺之也。《素问·长刺节论》：阴刺入一，傍四处，治寒热（一说据《灵枢·官针》曰：阳刺，正纳一，旁纳四。阴当作阳，方合入一傍四之义）。"[14]581

《黄帝内经词典》："古刺法。十二节刺之一，指一种治疗寒厥的左右配穴针刺法。"[22]340

《中国针灸学词典》："古刺法名，十二刺之一……这是左右配穴的针刺法，如取足内踝后足少阴经的原穴太溪（左右均取），以治寒厥。因其刺阴经之穴而治阴寒之病，故名阴刺。"[15]7

**傍针刺**

《灵枢·官针》："十一曰傍针刺，傍针刺者，直刺傍刺各一，以治留痹久居者也。"[1]22

《黄帝内经太素》："留痹久居病者，直一刺之，傍更一刺，故曰傍刺也。"[5]661

《类经评注》："旁针刺者，一正一旁也。正者刺其经，旁者刺其络，故可以刺久居之留痹。"[10]678

《中医名词术语精华辞典》："刺法名。十二刺之一……其法是在患处正中刺一针，旁边刺一针的两针同用刺法，以加强效果，治疗顽固的痹痛。此法《针灸甲乙经》称傍刺。"[9]1014

《中医名词术语选释》："十二刺法的一种。用于治疗慢性风湿。刺法是在患部直刺和旁刺各一针（《灵枢·官针》）。"[13]298

《简明中医辞典》："古刺法。十二节刺之一……指在患处正中刺一针，旁边又斜刺一针的刺法。用于治疗慢性风湿痹痛。"[7]982

《中医大辞典》："古刺法名。十二刺之一……指治疗顽痹的针刺方法。其法在患处正中刺一针，旁边刺一针。因其正、傍同刺，故名傍针刺。"[7]1740

《中医词释》："古刺法'十二刺'之一。是指直刺一针后，再旁刺一针。用以治疗久治不愈的痹证。参见《灵枢·官针》。"[19]568

《中医辞海》:"针灸治法。《内经》十二节刺之一。指取发病之经的穴位刺入一针,再从傍络穴刺入一针,一正一傍,以治邪气久居不散的留痹症(慢性风湿痹痛症)。"[8]112

《中国针灸辞典》:"《内经》刺法名,十二刺之一……指正入一针,旁入一针,用以加强作用,治邪气久居之留痹。因其正、旁配合而刺,故名傍针刺。"[20]19

《中医药常用名词术语辞典》:"针法。出《灵枢·官针》。属十二刺。先直刺一针,再在近傍斜向加刺二针,以治疗顽固的局部痹痛。"[21]384

《黄帝内经词典》:"针刺方法之一。"[22]766

《中国针灸学词典》:"古刺法名,是十二刺之一……指正中刺一针,旁边又加一针的两针同用刺法。用以治疗顽固的局部痹痛。因其正傍配合而刺,故名傍针刺。"[15]7

**赞刺**

《灵枢·官针》:"十二曰赞刺,赞刺者,直入直出,数发针而浅之,出血是谓治痈肿也。"[1]22

《黄帝内经太素》:"痈肿未成病者浅刺,数发于气,出□相助以愈于病,故曰赞刺。赞,助也。"[5]662

《类经评注》:"赞,助也。数发针而浅之,以后助前,故可使之出血而治痈肿。"[10]678

《中医名词术语精华辞典》:"刺法名。十二刺之一。是连续分散浅刺出血的刺法。用以治疗痈肿……目前临床上多用三棱针散刺出血。"[9]1155

《中医名词术语选释》:"十二刺法的一种。用于治疗痈肿。刺法是在患处将针直入直出,反复多次地浅刺,使患部出血(《灵枢·官针》)。"[13]298

《简明中医辞典》:"古刺法。十二节刺之一……指在患处直入直出反复多次地浅刺出血的刺法。用于治疗痈肿、流火等外科病症。"[6]1110

《中医大辞典》:"古刺法名。十二刺之一……指治疗痈肿的针刺方法。其法在患处将针直入直出,反复多次地浅刺,使之出血。以其反复浅刺,后刺赞助前刺,故名赞刺。"[7]1953

《中医词释》:"古刺法。十二节刺之一。赞,

赞助,帮助的意思。赞刺是用快速针刺法直入直出,在患处多次针刺而刺的较浅的刺法。是用以帮助治疗痈肿,使其易于消散的方法。"[19]646

《中医辞海》:"针灸治法。为《内经》十二节刺法之一。出《灵枢·官针》……此法是针直入直出,多针而浅刺出血,以治疗痈肿、丹毒等症。赞,助也。因这种针法可以助其痈肿消散,故称'赞刺'。"[8]112

《中国针灸辞典》:"《内经》刺法名。十二刺之一……指直入直出,多针而浅刺出血,以治疗痈肿、丹毒等症的方法。赞作助解,因本法可以助痈肿消散,故名赞刺。"[20]860

《中医药常用名词术语辞典》:"针法。出《灵枢·官针》。属十二刺。多针浅刺出血的刺法。"[21]438

《中国医学大辞典》:"赞助痈肿外散之刺法也。"[14]1550

《中国针灸学词典》:"古刺法名。是十二刺之一。本法刺针要垂直浅刺,多针放血。多用于治疗局部红肿的外科病症,如临床上用三棱针散刺出血,治疗下肢丹毒。它与九刺中的络刺、五刺中的豹纹刺同是放血刺法。"[15]7

《中医名词术语精华辞典》:"古刺法名。又称十二节刺。指针刺方法可分为十二种,以适应治疗十二经的不同病症。即偶刺、报刺、恢刺、齐刺、扬刺、直针刺、输刺、短刺、浮刺。"[9]15

《简明中医辞典》:"十二节刺的简称。"[6]7

《中医大辞典》:"《内经》刺法分类。又称十二节刺。指针刺方法可分为十二节要,以适应治疗十二经的不同病症。计分偶刺、报刺、恢刺、齐刺、扬刺、直针刺、输刺"。[7]13

## 参考文献

[1] 未著撰人.灵枢经[M].北京:人民卫生出版社,1963:22.

[2] [晋]皇甫谧.针灸甲乙经[M]//黄龙祥主编.针灸名著集成.北京:华夏出版社,1996:65,66.

[3] [明]高武.针灸素难要旨[M].上海:上海卫生出版

社,1958：47,48.

[4] [明]杨继洲.针灸大成[M]//黄龙祥主编.针灸名著集成.北京：华夏出版社,1996：810.

[5] [隋]杨上善.黄帝内经太素[M].萧延平校正；王洪图,李云点校.北京：科学技术文献出版社,2000：659,660.

[6] 《中医辞典》编委会.简明中医辞典[M].北京：中国中医药出版社,2001：7,349,350,416,457,500,592,759,854,906,978,982,1036,1110.

[7] 李经纬,余瀛鳌,欧永欣,等.中医大辞典[M].北京：人民卫生出版社,1995：13,594,684,741,826,827,1000,1310,1495,1596,1732,1740,1828,1953.

[8] 袁钟,图娅,彭泽邦,等.中医辞海[M].北京：中国医药科技出版社,1999：112,113,152,299,389,552,863,1143,1148,1287,1341,1363.

[9] 李经纬,余瀛鳌,蔡景峰.中医名词术语精华辞典[M].天津：天津科学技术出版社,1996：15,313,338,428,434,591,780,938,1010,1014,1076,1155.

[10] [明]张介宾.类经评注：下册[M].郭教礼,张西相主编.西安：陕西科学技术出版社,1996：677.

[11] "教育部重编国语辞典编辑委员会".重编国语辞典[M].台北：商务印书馆,1981：11.

[12] [汉]秦越人.难经[M].北京：科学技术文献出版社,1996：36.

[13] 中医研究院,广东中医学院.中医名词术语选释[M].北京：人民卫生出版社,1973：296-298.

[14] 谢观.中国医学大词典[M].北京：中国中医药出版

社,1994：449,494,581,671,801,978,1054,1272,1406,1450,1550.

[15] 高忻洙.中国针灸学词典[M].2版.南京：江苏科学技术出版社.2010：7.

[16] 赵因,王桂玲.傍针刺治疗坐骨神经痛随机对照研究[J].中国针灸,2011,31(5)：425-428.

[17] 刘川.傍针刺法治疗坐骨结节滑囊炎疗效观察[J].中国实用医药,2014,(27)：245,246.

[18] 刘文元.傍针刺结合悬吊复位治疗腰椎间盘突出症[J].针灸临床杂志,2000,16(11)：22-24.

[19] 徐元贞,曹健生,赵法新,等.中医词释[M].郑州：河南科学技术出版社,1983：180,228,230,231,264,329,330,443,483,526,568,569,598,646.

[20] 高希言.中国针灸辞典[M].郑州：河南科学技术出版社,2002：19,21,129,130,186,260,449,468,606,825,826,860,870,956.

[21] 李振吉.中医药常用名词术语辞典[M].北京：中国中医药出版社,2001：127,147,158,159,176,210,291,329,351,382,384,411,438.

[22] 郭霭春.黄帝内经词典[M].天津：天津科学技术出版社,2000：281,340,374,590,667,678,706,707,762,805.

[23] 达美君.简明中医语词辞典[M].上海：上海科学技术出版社,2004：688.

（丁云晴　黄　涛）

5 · 002

# 十二经水

shí èr jīng shuǐ

## 一、规范名

【汉文名】十二经水。

【英文名】water-flow of twelve channels。

【注释】古代中国自然界十二条长而大的水系,与人体的十二经脉相应,包括清水、渭水、海水、湖水、汝水、渑水、淮水、漯水、江水、河水、济水、漳水。

## 二、定名依据

十二经水最早见于《内经》,具体条文可见于

《灵枢·经水》《灵枢·经别》《灵枢·邪客》等篇。

后世文献均收录十二经水之名,但释义有所不同。现代高等中医药学教材及工具书如《中国针灸学辞典》等均收录该词,2005年出版的《中医药学名词》未收录。

## 三、同义词

【曾称】"经水"(《内经》)。

## 四、源流考释

虽然十二经水出自《内经》[1]39,但在《内经》

之前,古人早就有以自然界与人体相对应的思想。如在古代文献中,"脉"又写作"脈",其本意指河水的支流,与水有关。马王堆出土的《足臂十一脉灸经》[2]113 还写作"温",是古河水名,后改为脈。张家山汉墓出土的《六痛》[3]96 还有"脉者,渎也"的描述。《管子·水地》[4]285 谓:"水者,地之血气,如筋脉之通流者也。"则是将河渠中流动的水比作人体经脉的血流。

因此,在《灵枢》的"经别""邪客"中都提到过,人与天相合,"余闻人之合于天道也,内有五藏,以应五音,五色五时五味五位也;外有六府,以应六律,六律建阴阳诸经而合之十二月、十二辰、十二节、十二经水、十二时,十二经脉者,此五藏六府之所以应天道也""地有十二经水,人有十二经脉"。[1]41,42

十二经脉与自然界的水系相对应的关系,见于《灵枢·经水》,"足太阳外合清水,内属于膀胱,而通水道焉。足少阳外合于渭水,内属于胆。足阳明外合于海水,内属于胃。足太阴外合于湖水,内属于脾。足少阴外合于汝水,内属于肾。足厥阴外合于渑水,内属于肝。手太阳外合于淮水,内属于小肠,而水道出焉。手少阳外合于漯水,内属于三焦。手阳明外合于江水,内属于大肠。手太阴外合于河水,内属于肺。手少阴外合济水,内属于心。手心主外合于漳水,内属于心包"。[1]39

《类经》[5]297 中详细解释了这十二个水系,如下表。

**《类经》中对十二经水释义**

| 经脉名 | 特点 | 水系 | 现今 | 地点 | 文献 |
|---|---|---|---|---|---|
| 足太阳膀胱经 | 多血少气 | 清水 | 大小清河 | 山东 | 《舆地图志》曰:大清河即济水之故道,自兖州府东北流出长清等县,由利津等界入海。小清河一名漯水,源发济南府趵突泉,经章丘,受漯河之水,由新城入海。<br>禹贡曰:浮于济漯达于河者,必此河也 |
| 足少阳胆经 | 少血多气 | 渭水 | 渭河 | 陕西 | 按地志:渭水出陇西郡渭源县西南鸟鼠山,至同州入河。今俱隶陕西省,渭源属临洮府,同州属西安府 |
| 足阳明胃经 | 多气多血 | 海水 | 四海 | | 东曰渤海,南曰涨海,西曰青海,北曰瀚海 |
| 足太阴脾经 | 多血少气 | 湖水 | 五湖 | 东南 | 《周礼·职方氏》:扬州泽薮曰具区。<br>谓彭蠡、洞庭、巢湖、太湖、鉴湖也 |
| 足少阴肾经 | 少血多气 | 汝水 | 汝河 | 河南 | 汝水源出汝州天息山,由西平、上蔡、汝阳等地入淮 |
| 足厥阴肝经 | 多血少气 | 渑水 | | 河南 | 渑水即涧水,源出新安东北白石山,由渑池、新安之间入洛,而洛入于河也 |
| 手太阳小肠经 | 多血少气 | 淮水 | 淮河 | 河南唐县 | 淮水出唐州桐柏山,绕徐扬之界,东入于海 |
| 手少阳三焦经 | 少血多气 | 漯水 | 漯河 | 山东 | 漯水源出章丘长白山,入小清河归海 |
| 手阳明大肠经 | 多血多气 | 江水 | 长江 | 四川 | 江源出西蜀之岷山 |
| 手太阴肺经 | 多气少血 | 河水 | 黄河 | | 有两源,一出葱岭,一出于阗,合流东注蒲昌海,潜行地中,南出积石以入中国。<br>一说黄河源出星宿海,在中国西南直四川马湖府之正西三千余里,云南丽江府之西北一千五百余里,合诸source流自西而东,行二十日至昆仑,绕昆仑之西南,折而东北,又折而西北,又转而东北,又行二十余日,历云中、九原,至大宁始入中国,是为四渎之宗。 |
| 手少阴心经 | 少血多气 | 济水 | 济河 | 河南 | 江源初发王屋山下曰沇水,既见而伏,复出为济。济截河而流,不混其清,故又曰清济。流虽微而独尊,故居四渎之一 |
| 手厥阴心包经 | 多血少气 | 漳水 | 漳河 | 山西 | 漳水有二:一出上党沾大黾谷,曰清漳;一出上党长子发鸠山,曰浊漳。皆入于河,今俱隶山西省。沾县即乐平县,属太原府。长子县属潞安府 |

十二经水在近现代标准类书中均有收录,如《中国针灸学辞典》释义为"古代中国自然界

十二条长而大的水系,与人体的十二经脉相应,包括清水、渭水、海水、湖水、汝水、渑水、淮水、

漯水、江水、河水、济水、漳水。"《中医大辞典》[7]16"指十二条河流：清水、渭水、海水、湖水、汝水、渑水、淮水、漯水、江水、河水、济水、漳水……"[6]8《中医辞海》采用了《类经》中的解释，指出十二经水中不仅有河流，也有湖泊、海等，释义更为详尽："……按中医天人相关思想，人体十二经脉之运行气血阴阳，犹如当时域内十二条大的河流一样。且各有其具体所合……十二经水反映出中医学天人相应思想对早期经络学说的渗透和建构导向。"[8]34 但《中医大辞典》等简单将十二经水释为河流，未免有些不妥。

朱鹏等总结了十二经水与经脉的配伍情况[9]251，认为《类经》所言的水系与其所认识有所不同。如清水并不在山东，而在河南。《水经注》言"清水出河内修武县之北黑山"[10]183。修武县是指现在的河南修武县。海水也并非指大海之水，而是指"当时陆地上的一条河流而已。应该指今北运河、永定河、大清河、子牙河、南运河于天津汇合所成，最终流入渤海"[11]2216；湖水也不是《类经》中的五湖之水，而是河南灵宝西的阳平河。在《山海经·中次六经》："夸父之山……湖水出焉，而北流注于河。"[12]112 汝水，出河南梁县勉乡天息山，即是今河南嵩县的伏牛山，为淮水支流；渑水，源出淄博市东北临淄东，西北流至博兴东南入时水（今小清河）；淮水，源出河南桐柏山，东流经河南、安徽，原在江苏北部独流入海；漯水，据《水经·漯水》所言，应为今永定河，又作漯川解，为古代黄河下游主要支津之一；江水，所述岷山在蜀郡氏道县，江水即今之长江；济水，在北方是和黄河并列的大水流，它发源于今河南济源，向南流至温县入黄河；河水，即黄河；漳水，古代分为清、浊漳水，其实它们都发源于今山西境内，下游经今河北曲周南面向东北流。

《汉英双解针灸大辞典》[13]378 中将其译为The Water-Flow of the Twelve Meridians，并释为"出《灵枢·经水》。指当时大地上的泾、渭、海、湖、汝、渑、淮、漯、江、河、济、漳等十二条水流。用以比喻十二经脉气血运行的情况"，表明以河流比喻气血运行。

总之，将十二经水释义为河流，有所不妥。因此，《中医药学名词》在修订时将本词条收录，并释义为"古代中国自然界十二条长而大的水系，与人体的十二经脉相应，包括清水、渭水、海水、湖水、汝水、渑水、淮水、漯水、江水、河水、济水、漳水。"英译为 water-flow of twelve channels，避开了 river。

## 五、文献辑录

《灵枢·经别》："余闻人之合于天道也，内有五藏，以应五音、五色、五时、五味、五位也；外有六府，以应六律，六律建阴阳诸经而合之十二月、十二辰、十二节、十二经水、十二时，十二经脉者，此五藏六府之所以应天道也。"[1]39

"经水"："黄帝问于岐伯曰：经脉十二者，外合于十二经水，而内属于五藏六府。夫十二经水者，其有大小、深浅、广狭、远近各不同，五藏六府之高下、大小、受谷之多少亦不等，相应奈何？夫经水者，受水而行之；五藏者，合神气魂魄而藏之；六府者，受谷而行之，受气而扬之；经脉者，受血而营之。合而以治奈何？刺之深浅，灸之壮数，可得闻乎？

岐伯答曰：善哉问也！天至高，不可度，地至广，不可量，此之谓也。且夫人生于天地之间，六合之内，此天之高，地之广也，非人力之所能度量而至也。若夫八尺之士，皮肉在此，外可度量切循而得之，其死可解剖而视之，其藏之坚脆，府之大小，谷之多少，脉之长短，血之清浊，气之多少，十二经之多血少气，与其少血多气，与其皆多血气，与其皆少血气，皆有大数。其治以针艾，各调其经气，固其常有合乎？

黄帝曰：余闻之，快于耳，不解于心，愿卒闻之。岐伯答曰：此人之所以参天地而应阴阳也，不可不察。足太阳外合清水，内属于膀胱，而通水道焉。足少阳外合于渭水，内属于胆。足阳明外合于海水，内属于胃。足太阴外合于湖水，内属于脾。足少阴外合于汝水，内属于肾。足厥阴外合于渑水，内属于肝。手太阳外合于淮水，内属于小肠，而水道出焉。手少阳外合于漯水，内属于三焦。手阳明外合于江水，内属于大肠。手太阴外合于河水，内属于肺。手少阴外合济水，内属于心。手心主外合于漳水，内属于心包。凡此五藏六府十二经水者，外有源泉而内有所禀，此皆内外相贯，如环无端，人经亦然。故天为阳，地为阴，腰以上为天，腰以下为地。故海以北者为阴，湖以北者为阴中之阴，漳以南者为阳，河以北至漳者为阳中之阴；漯以南至江者为阳中之太阳，此一隅之阴阳也，所以人与天地相参也。"

"黄帝曰：夫经水之应经脉也，其远近浅深，水血之多少，各不同，合而以刺之奈何？岐伯答曰：足阳明，五脏六腑之海也，其脉大，血多气盛，热壮，刺此者不深勿散，不留不泻也。"[1]41

"邪客"："黄帝问于伯高曰：愿闻人之肢节以应天地奈何？伯高答曰：天圆地方，人头圆足方以应之。天有日月，人有两目。地有九州，人有九窍。天有风雨，人有喜怒。天有雷电，人有声音。天有四时，人有四肢。天有五音，人有五藏。天有六律，人有六府。天有冬夏，人有寒热。天有十日，人有手十指。辰有十二，人有足十指、茎、垂以应之；女子不足二节，以抱人形。天有阴阳，人有夫妻。岁有三百六十五日，人有三百六十五节。地有高山，人有肩膝。地有深谷，人有腋腘。地有十二经水，人有十二经脉。地有泉脉，人有卫气。地有草蓂，人有毫毛。天有昼夜，人有卧起。天有列星，人有牙齿。地有小山，人有小节。地有山石，人有高骨。地有林木，人有募筋。地有聚邑，人有腘肉。岁有十二月，人有十二节。地有四时不生草，人有无子。此人与天地相应者也。"[1]126

《类经·经络类》："黄帝问于岐伯曰：经脉十二者，外合于十二经水，而内属于五脏六腑。夫十二经水者，其有大小、深浅、广狭、远近各不同，五脏六腑之高下小大，受谷之多少亦不等，

相应奈何？（人有经脉十二，手足之三阴三阳也。天地有经水十二，清、渭、海、湖、汝、渑、淮、漯、江、河、济、漳也。经脉有高下小大不同，经水有广狭远近不同，故人与天地皆相应也）。大经水者，受水而行之；五脏者，合神气魂魄而藏之；六腑者，受谷而行之，受气而扬之；经脉者，受血而营之。合而以治奈何？刺之深浅，灸之壮数，可得闻乎？（经水者，受水而行于地也。人之五脏者，所以藏精、神、魂、魄者也。六腑者，所以受水谷，化其精微之气，而布扬于内外者也。经脉犹江河也，血犹水也，江河受水而经营于天下，经脉受血而运行于周身，合经水之道以施治，则其源流远近固自不同，而刺之浅深，灸之壮数，亦当有所辨也）。岐伯答曰：善哉问也。天至高不可度，地至广不可量，此之谓也。且夫人生于天地之间，六合之内，此天之高、地之广也，非人力之所能度量而至也。若夫八尺之士，皮肉在此，外可度量切循而得之，其死可解剖而视之，其脏之坚脆，腑之大小，谷之多少，脉之长短，血之清浊，气之多少，十二经之多血少气，与其少血多气，与其皆多血气，与其皆少血气，皆有大数。其治以针艾，各调其经气，固其常有合乎！（天至高，地至广，难以测度。人生天地六合之间，虽气数亦与天地相合，似难测识；然而八尺之士，有形可据，其生也可度量其外，其死也可剖视其内。故如脏之坚脆，则见于'本藏'篇；腑之大小，谷之多少，则见于'平人绝谷'篇；脉之长短，则见于'脉度'篇；血之清浊，则见于'根结'篇；十二经血气多少各有大数，则见于'血气形志'等篇。此其针艾浅深多寡，故各有所宜如下文也）。黄帝曰：余闻之，快于耳，不解于心，愿卒闻之。岐伯答曰：此人之所以参天地而应阴阳也，不可不察（人与天地相参，所以为三也，应阴阳义如下文）。

足太阳外合于清水，内属于膀胱，而通水道焉（此下以经脉配经水，盖欲因其象，以辨血气之盛衰也。足太阳经内属膀胱，是经多血少气，故外合于清水。按清水即大小清河。《舆地图

出长清等县，由利津等界入海。小清河一名漯水，源发济南府趵突泉，经章丘，受漯河之水，由新城入海。禹贡曰浮于济漯达于河者，必此河也。今俱属山东省济南府）。足少阳外合于渭水，内属于胆（足少阳经内属于胆，常少血多气，故外合于渭水。按地志：渭水出陇西郡渭源县西南乌鼠山，至同州入河。今俱隶陕西省，渭源属临洮府，同州属西安府）。足阳明外合于海水，内属于胃（足阳明经内属于胃，常多气多血，为五脏六腑之海，故外合于海水。按海包地外，地在海中，海水周流，实一而已。今云四海者，以东西南北而分言之也。故东曰渤海，南曰涨海，西曰青海，北曰瀚海）。足太阴外合于湖水，内属于脾（足太阴经内属于脾，常多气少血，九针论云多血少气，故外合于湖水。湖即五湖，谓彭蠡、洞庭、巢湖、太湖、鉴湖也。五湖皆在东南，《周礼·职方氏》：扬州泽薮曰具区）。足少阴外合于汝水，内属于肾（足少阴经内属于肾，常少血多气，故外合于汝水。按汝水源出汝州天息山，由西平、上蔡、汝阳等县入淮，今属河南省汝宁府）。足厥阴外合于渑水，内属于肝（足厥阴经内属于肝，常多血少气，故外合于渑水。按渑水即涧水，源出新安县东北白石山，由渑池、新安之间入洛，而洛入于河也，今属河南省河南府。渑音免）。

手太阳外合淮水，内属小肠，而水道出焉（手太阳经内属小肠，常多血少气，故外合于淮水。按淮水出唐州桐柏山，绕徐扬之界，东入于海，今属河南省南阳府，改名唐县）。

手少阳外合于漯水，内属于三焦（手少阳经内属三焦，常少血多气，故外合于漯水。按漯水源出章丘长白山，入小清河归海，今属山东省济南府。详见前足太阳经条下。漯音磊，又太合切）。

手阳明外合于江水，内属于大肠（手阳明经内属大肠，常多气多血，故外合于江水。按江源出西蜀之岷山，今属四川省成都府茂州，其长万里，至吴地入海，此即所以限南北也）。

手太阴外合于河水，内属于肺（手太阴经内属于肺，常多气少血，肺为脏腑之盖，其经最高而朝百脉，故外合于河水。按河有两源，一出葱岭，一出于阗，合流东注蒲昌海，潜行地中，南出积石以入中国。一说黄河源出星宿海，在中国西南直四川马湖府之正西三千余里，云南丽江府之西北一千五百余里，合诸流自西而东，行二十日至昆仑，绕昆仑之西南，折而东北，又折而西北，又转而东北，又行二十余日，历云中、九原，至大宁始入中国，是为四渎之宗）。

手少阴外合于济水，内属于心（手少阴经内属于心，常少血多气，故外合于济水。按江源初发王屋山下曰 水，既见而伏，复出为济。济截河而流，不混其清，故又曰清济。流虽微而独尊，故居四渎之一。今属河南省怀庆府济源县）。

手心主外合于漳水，内属于心包（手厥阴经内属心主，常多血少气，故外合于漳水。按漳水有二：一出上党沾县大龟谷，曰清漳；一出上党长子县发鸠山，曰浊漳。皆入于河，今俱隶山西省。沾县即乐平县，属太原府。长子县属潞安府。以上经水、经脉俱有图）。"[7]16

《中医名词术语精华辞典》："古时中国版图上的清、渭、海、湖、汝、渑、淮、漯、江、河、济、漳等十二条河流。中医学用以比喻人体十二经脉气血的运行，犹水之在地。出《灵枢·经水》。"[14]5

《中医大辞典》："指十二条河流：清水、渭水、海水、湖水、汝水、渑水、淮水、漯水、江水、河水、济水、漳水。"[7]16

《中医辞海》："基础理论名词。出《灵枢·经水》……按中医天人相关思想，人体十二经脉之运行气血阴阳，犹如当时域内十二条大的河流一样。且各有其具体所合，如下：足太阳外合于清水（山东）；足少阳外合于渭水（陕西）；足阳明外合于海水（东海）；足太阴外合于湖水（五湖，一作漳水、在山西）；足少阴外合于汝水（河南）；足厥阴外合于渑水（河南）；手太阳外合于淮水（河南、安徽）；手少阴外合于漯水（山东）；手阳明外合于江水（长江）；手太阴外合于河水

（黄河）；手少阳外合于济水（山东）；手厥阴外合于漳水（山西）。十二经水反映出中医学天人相应思想对早期经络学说的渗透和建构导向。"[2]54

《中国针灸辞典》："出自《灵枢·经水》。指当时我国版图上的清、渭、海、湖、汝、渑、淮、漯、江、河、济、漳等十二条河流。《管子·水地篇》：'水者，地之血气，如筋脉之流通者也。'是说水之在地，如血气之在人体，水之流于大小河川，犹如人体之血气通流于经脉一样。用以比喻十二经脉气血运行的情况。"[15]572

《中国针灸学辞典》："指大地上的十二条长而大的水流，用以譬喻人体的十二经脉。"[6]8

《汉英双解针灸大辞典》："The Water-Flow of the Twelve Meridians shi er jing shui。出《灵枢·经水》。指当时大地上的泾、渭、海、湖、汝、渑、淮、漯、江、河、济、漳等十二条水流。用以比喻十二经脉气血运行的情况。"[13]378

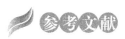

**参考文献**

［1］未著撰人.灵枢经[M].人民卫生出版社,1963：39,41,42.

［2］马继兴.马王堆古医书考释[M].长沙：湖南科学技术出版社,1992：173.

［3］高大伦.张家山汉简《脉书》校释[M].成都：成都出版社,1992：96.

［4］［唐］房玄龄.管子[M].［明］刘绩补注,刘晓艺校点.上海：上海古籍出版社,2013：283.

［5］［明］张介宾.类经[M].北京：人民卫生出版社,1965：297-300.

［6］高忻洙.中国针灸学词典[M].南京：江苏科学技术出版社,2010：8.

［7］李经纬,余瀛鳌,欧永欣.中医大辞典[M].北京：人民卫生出版社,1995：16.

［8］袁钟,图娅,彭泽邦,等.中医辞海：上册[M].北京：中国医药科技出版社,1999：34.

［9］朱鹏,古继红.探讨经水配伍经脉的医学价值[J].光明中医,2009,24(2)：251-253.

［10］［魏］郦道元.水经注[M].史念林,曾楚雄,季益静等注.北京：华夏出版社,2007：4,140,183,215,351,628.

［11］史为乐.中国历史地名大辞典[M].北京：中国社会科学出版社,2005：1088,2216,2441,2442,2602,2814.

［12］未著撰人.山海经[M].史礼心,李军注.北京：华夏出版社,2005：112.

［13］石学敏,张孟辰.汉英双解针灸大辞典[M].北京：华夏出版社,1998：378.

［14］李经纬,余瀛鳌,蔡景峰.中医名词术语精华辞典[M].天津：天津科学技术出版社,1996：5.

［15］高希言.中国针灸辞典[M].郑州：河南科学技术出版社,2002：572.

（黄　涛）

5·003

# 八会穴

bā huì xué

## 一、规范名

【汉文名】八会穴。

【英文名】eight influential acupoint。

【注释】脏、腑、气、血、筋、脉、骨、髓之气所聚会的八个特定穴，即脏会章门，腑会中脘，气会膻中，血会膈俞，筋会阳陵泉，脉会太渊，骨会大杼，髓会悬钟。

## 二、定名依据

八会穴的概念最早见于《难经》，八个腧穴名称与现代有所差别，但其实质内容并无明显不同。规范名出现后，后世文献多采纳《难经》的观点，对八会的概念上并无异议，只是在个别会穴的名称及位置认定有所分歧。

近现代中医教材中都将八会穴列为特定穴

的一种,《针灸学》:"'会'即聚会之意,八会穴即脏腑气血筋脉骨髓聚会的八个腧穴,故称八会穴,分布于躯干部和四肢部。"

在中医类标准书中,八会的解释大同小异,简称各有不同。如《中医词释》认为简称为"会穴",而《中医名词术语精华辞典》等则简称为"八会"。2005年出版的《中医药学名词》将其列为规范名。

## 三、同义词

【曾称】"八会"(《难经》);"会穴"(《中医词释》)。

## 四、源流考释

八会的概念最早见于《难经·四十五难》:"《经》言八会者,何也?"[1]25 此处《经》言,当指比《内》《难》时期更早些的文献,由于文献的缺失,具体时间及内容已不可考。

在"四十五难"中详细论述了八会:"腑会太仓,脏会季胁,筋会阳陵泉,髓会绝骨,血会鬲俞,骨会大杼,脉会太渊,气会三焦外,一筋直两乳内也。热病在内者,取其会之气穴也。"[1]25 但这八会,具体指的是哪些部位,哪几个穴,历代医家有不同的意见。

腑会太仓,高武的《针灸素难要旨》:"滑氏曰:太仓一名中脘,在脐上四寸,六府取禀于胃,故为府会。"[2]38 黄元御的《难经悬解》也说:"太仓,胃也,地当任脉之中脘,胃为六腑之长,故腑会于此。"[3]67 可见,腑会太仓,实为腑会中脘。

脏会季胁,《针灸素难要旨》认为季胁是指章门穴:"季胁章门穴也,在大横外直脐季胁端,为脾之募,五藏取禀于脾,故为藏会。"[2]38 《难经悬解》说:"季胁,足厥阴之章门,脾之募也,脾为五藏之长,故藏会于此。"[3]67

筋会阳陵泉,阳陵泉位居膝旁,而《素问·脉要精微论》说:"膝为筋之府",主屈伸之键,若"屈伸不解,行则偻附,筋将惫矣"。[4]100 大筋之会即在于膝,故云:"诸筋皆会于阳之陵泉。"依

此而定阳陵泉为筋会,其理可通[5]2972。《针灸素难要旨》:"足少阳之筋结于膝外廉,阳陵泉也,在膝下一寸外廉陷中。又胆与肝为配,肝者筋之合,故为筋会。"[2]38 《难经悬解》:"阳陵泉,足少阳穴,肝胆主筋,故筋会于此。"[3]67

髓会绝骨,《针灸素难要旨》:"绝骨一名阳辅,在足外踝上四寸辅骨前绝骨端如前三分,诸髓皆属于骨,故为髓会。"《难经悬解》:"绝骨,外踝上光骨,当足少阳之悬钟。"又有解释说,髓会绝骨当为枕骨之误,明代高武就提出过该观点,《针灸聚英》中提及"髓会绝骨……则当会枕骨,绝骨误也。"[6]618 后世及现代的一些医者也赞同该观点[7]322[8]75,其理由一是临床上少用该穴治疗相关疾病,二是枕骨为髓会从理论上更合理,因为"枕骨"穴为足少阳胆经第十一穴,其名最早见于《素问·气穴论》[4]293 至《针灸甲乙经》[9]36 称其为"窍阴",《圣济总录》[10]3168 称"首窍阴",《针灸资生经》[11]244 称"头窍阴"。《医经理解》[12]18 释头窍阴穴为"一名枕骨,在完骨上,枕骨下,摇动有空,是髓之会,故谓是阴精所窍也"。《针方六集》亦载:"足太阳、手少阳之会……《难经》曰髓会绝骨,非悬钟也,当作枕骨,乃此穴之谓。"[13]1104 《经穴释义汇解》[14]6 引用《医经理解》的观点。

血会膈俞,有些文献作鬲俞。《针灸素难要旨》:"鬲俞在背第七椎下,去脊两旁各一寸半,足太阳脉气所发也。太阳多血,又血乃水之象,故为血会。"《难经悬解》:"膈俞,足太阳穴。"[15]20

骨会大杼,元代滑寿的《难经本义》:"骨者髓所养,髓从脑下注于大杼,渗入脊心下贯尾骶,渗诸骨节。"[16]68 《针灸素难要旨》:"大杼在项后第一椎下,去脊两旁各一寸""四明陈氏注:骨会大杼,骨者髓所养,髓自脑下注于大杼,大杼渗入脊心,下贯尾,渗诸骨节,故骨节之气,皆会于此,亦通。古益袁氏曰:人能健步,以髓会绝骨也;肩能任重,以骨会大杼也。"但张景岳在《类经图翼》中有不同的观点,"大椎为骨会,骨病者可灸之"[17]270,第九卷八会穴中亦说:"大椎,督脉穴,肩脊之骨

会于此，故曰'骨会'。肩能任重，以骨会大椎也。"[17]314 这一观点得到部分后世医者的赞同[18]466[19]46[20]29，并认为从腧穴特性角度来看，大杼穴为骨会缺乏较充分的理论基础，而大椎穴的生理位置和解剖结构，皆能胜任"骨会"之功[21]12。提到出现上述意见矛盾的原因，有学者分析认为，可能与古代同义字的混用有关[22]608，如《难经古义》有"骨会大杼。督脉大椎穴（非背部第二行大杼穴杼古脊骨名故杼椎皆通用）。"[23]40《经穴汇解》也说"骨会大杼。似指大椎……椎骨又名杼骨，后人遂混称大椎，为大杼、大全等。大杼一名百劳。"[24]268《类经》："大椎（一名百劳）。"

脉会太渊，《针灸素难要旨》："太渊在掌后陷中动脉，即所谓寸口者，脉之大会也。"《难经悬解》："太渊，手太阴穴。"

气会三焦外，《难经》原文注释说，在"一筋直两乳内"。《针灸素难要旨》认为即膻中穴，"为气海者也，在玉堂下一寸六分""谢氏曰：三焦当作上焦。"《难经悬解》："当任脉之膻中，宗气在此，三焦之上原也。"

在《针灸大成》中有八会的篇目，采用的即是《难经》中的说法。《针经指南》中虽有相关八穴交会条，但其实讲述的是八脉交会穴。《针灸问对》中有"八会歌"，但第一句便是"八脉始终连八会"，看来是将八会穴与八脉交会穴弄混了。弄混的原因，有学者认为可能与简称有关[25]747。

近现代中医教材中都将八会穴列为特定穴的一种，如《针灸学》教材中就说："'会'即聚会之意，八会穴即脏腑气血筋脉骨髓聚会的八个腧穴，故称八会穴，分布于躯干部和四肢部。"[31]104

在中医类标准书中，八会的解释大同小异，简称各有不同。如《中医词释》认为简称为"会穴"，而《中医名词术语精华辞典》等则简称为"八会"。2005年出版的《中医药学名词》中只收录了八会穴为规范名，在修订版中，以八会、会穴为曾用过的简称，以腑会、脏会等8个术语为其下位词："脏、腑、气、血、筋、脉、骨、髓之气所聚会的八个特定穴。即脏会章门，腑会中脘，气会膻中，血会膈

俞，筋会阳陵泉，脉会太渊，骨会大杼，髓会悬钟。"

气会：influential point of qi；全身气的会聚之处，在膻中穴。

脉会：influential point of vessels，全身血之气的会聚之处，在太渊穴。

骨会：influential point of bones；全身骨之气的会聚之处，在大杼穴。

筋会：influential point of tendons；全身筋之气的会聚之处，在阳陵泉穴。

脏会：influential point of Zang organs；全身脏之气的会聚之处，在章门穴。

腑会：influential point of Fu organs；全身腑之气的会聚之处，在中脘穴。

髓会：influential point of marrows；全身髓之气的会聚之处，在绝骨穴。

血会：influential point of blood；全身血之气的会聚之处，在膈俞穴。

## 五、文献辑录

《难经·四十五难》："曰：《经》言八会者，何也？然：腑会太仓，脏会季胁，筋会阳陵泉，髓会绝骨，血会膈俞，骨会大杼，脉会太渊，气会三焦外，一筋直两乳内也。热病在内者，取其会之气穴也。"[1]25

《针灸素难要旨》："滑氏曰：太仓一名中脘，在脐上四寸，六府取禀于胃，故为府会。季胁章门穴也，在大横外直脐季肋端，为脾之募，五脏取禀于脾，故为脏会。足少阳之筋结于膝外廉，阳陵泉也，在膝下一寸外廉陷中。又胆与肝为配，肝者筋之合，故为筋会。绝骨一名阳辅，在足外踝上四寸辅骨前绝骨端如前三分，诸髓皆属于骨，故为髓会。膈俞在背第七椎下，去脊两旁各一寸半，足太阳脉气所发也。太阳多血，又血乃水之象，故为血会。大杼在项后第一椎下，去脊两旁各一寸，太渊在掌后陷中动脉，即所谓寸口者，脉之大会也。气会三焦外一筋直两乳内，即膻中，为气海者也，在玉堂下一寸六分。热病在内者，各视其所属而取之会也。谢氏曰：

三焦当作上焦。四明陈氏曰：髓会绝骨，髓属于肾，肾主骨，于足少阳无所关。脑为髓海，脑有枕骨穴，则当会枕骨，绝骨误也。血会膈俞，血者心所统，肝所藏，膈俞在七椎下两旁，上则心俞，下则肝俞，故为血会。骨会大杼，骨者髓所养，髓自脑下注于大杼，大杼渗入脊心，下贯尾，渗诸骨节，故骨节之气，皆会于此，亦通。古益袁氏曰：人能健步，以髓会绝骨也；肩能任重，以骨会大杼也。"[2]38

《针灸问对》："（热病在内者，各随其所属而取之会也）八脉始终连八会，府会太仓中脘内；藏会季肋是章门，骨杼血膈（骨会大杼。血会膈俞）都在背；七气会三焦在膻中，筋会阳陵居膝外；髓会绝骨脉太渊（脉会太渊），学者当知其所在。"[26]292

《难经悬解》："太仓，胃也，地当任脉之中脘，胃为六府之长，故府会于此。季肋，足厥阴之章门，脾之募也，脾为五藏之长，故藏会于此。阳陵泉，足少阳穴，肝胆主筋，故筋会于此。绝骨，外踝上光骨，当足少阳之悬钟。膈俞，足太阳穴。大杼，亦足太阳穴，在大椎上。太渊，手太阴穴，三焦，上焦地在外一筋直两乳之内，当任脉之膻中，宗气在此，三焦之上原也。热病在内者，取其所会之气穴，以泻其热也。"[3]67

《简明中医辞典》："指与脏、腑、气、血、筋、脉、骨、髓八者有较密切关系的八个穴位。即脏会章门、腑会中脘、气会膻中、血会膈俞、筋会阳陵泉、脉会太渊、骨会大杼、髓会绝骨。""指腑、脏、筋、髓、血、骨、脉、气等的精气所会聚的八个穴位。"[27]18

《中医词释》："简称会穴。前人把全身八个有着特殊生理功能的穴位总称'八会穴'。即'气会膻中、血会膈俞、骨会大杼、筋会阳陵泉、髓会绝骨、脉会太渊、脏会章门、腑会太仓（中脘）'。"[28]11

《中医辞海》："基础理论名词。指与脏、腑、气、血、筋、脉、骨、髓八者有较为密切关系的八个穴位。"[29]69

《中国百科大辞典》："经穴分类名。指脏、腑、气、血、筋、脉、骨、髓等精气所会聚的八个穴位。

即：腑会中脘，脏会章门，筋会阳陵泉，髓会绝骨，血会膈俞，骨会大杼，脉会太渊，气会膻中。"[30]1006

《针灸学》："'会'即聚会之意，八会穴即脏腑气血筋脉骨髓聚会的八个腧穴，故称八会穴，分布于躯干部和四肢部。"[31]104

## 参考文献

[1] [汉]秦越人.难经[M].北京：科学技术文献出版社，1963：25.

[2] [明]高武.针灸素难要旨[M].上海：上海卫生出版社，1958：38.

[3] [清]黄元御.难经悬解[M].上海：上海中医书局，1931：67.

[4] 未著撰人.黄帝内经素问[M].北京：人民卫生出版社，1963：100，293.

[5] 贾琪.浅谈"筋会阳陵"[J].时珍国医国药，2008，19（12）：2972，2973.

[6] [明]高武.针灸节要聚英[M]//黄龙祥主编.针灸名著集成.北京：华夏出版社，1996：618.

[7] 郭铁，张庆萍.八会穴"髓会"之异议[J].中国针灸，2010，30（4）：322-324.

[8] 荆波雯.浅谈八会穴之"髓会"与"髓会穴组"[J].针灸临床杂志，2013，29（6）：75，76.

[9] [晋]皇甫谧.针灸甲乙经[M]//黄龙祥主编.针灸名著集成.北京：华夏出版社，1996：36.

[10] [宋]赵佶.圣济总录：下册[M].北京：人民卫生出版社，1962：3168.

[11] [宋]王执中.针灸资生经[M]//黄龙祥主编.针灸名著集成.北京：华夏出版社，1996：244.

[12] [清]程知述.精校医经理解：卷三—五[M].王孟英校.影印本.上海：上海原昌印书馆，1922：18.

[13] [明]吴昆.针方六集[M]//黄龙祥主编.针灸名著集成.北京：华夏出版社，1996：1104.

[14] 张晟星，戚淦.经穴释义汇解[M].上海：上海翻译出版公司，1984：6.

[15] 孙晶，李岩，李瑞超，等.血会膈俞之刍议[J].四川中医，2014，32（5）：20，21.

[16] [元]滑寿.难经本义[M].王自强校.南京：江苏科学技术出版社，1987：68.

[17] [明]张介宾.类经图翼[M].北京：人民卫生出版社，1965：270，314.

[18] 何爱华.骨会大椎辨[J].陕西中医，1989，19（10）：466，467.

[19] 郑其伟.程莘农八会穴的理论基础与临床运用[J].江西中医药，1982，32（2）：46-50.

[20] 李瑞超，李岩，焦召华，等.骨会大杼之刍议[J].针灸

临床杂志,2013,29(11):29,30.

[21] 邓陈英,刘建武,魏鹏辉,等."骨会"大杼之辨析[J].江西中医药,2015,(6):12,13,27.

[22] 宋直昇,王拥军,施杞.骨会——大椎考[J].上海针灸杂志,2013,32(7):608-610.

[23] [日]滕万卿.难经古义[M].影印本.上海:上海中医书局,1930:40.

[24] 原昌克.经穴汇解[M].北京:学苑出版社,2008:286.

[25] 赵京生.八脉交会穴概念术语考[J].中国针灸,2012,32(8):747-751.

[26] [明]汪机.针灸问对[M].李磊校注.太原:山西科学技术出版社,2012:292.

[27] 《中医辞典》编委会.简明中医辞典[M].北京:中国

中医药出版社,2001:18.

[28] 徐元贞,曹健生,赵法新,等.中医词释[M].郑州:河南科学技术出版社,1983:11.

[29] 袁钟,图娅,彭泽邦,等.中医辞海:上册[M].北京:中国医药科技出版社,1999:69.

[30] 中国百科大辞典编委会.中国百科大辞典[M].北京:华夏出版社,1990:1006.

[31] 汪安宁.针灸学[M].北京:中国中医药出版社,2002:104.

（丁云晴　黄　涛）

5·004

# 八脉交会穴

bā mài jiāo huì xué

## 一、规范名

【汉文名】八脉交会穴。

【英文名】eight confluence acupoint。

【注释】奇经八脉与十二经脉经气相通的八个特定穴,即公孙、内关、后溪、申脉、足临泣、外关、列缺、照海。

## 二、定名依据

八脉交会穴的概念最早出现于《针经指南》,当时名为流注八穴或交经八穴。规范名八脉交会穴出现在《针灸大全》,其中有"八脉交会八穴歌",此歌诀内容来自1388年刘纯的《医经小学》,但在《医经小学》中,这一歌诀名为"经脉交会八穴",其小字注明同前,即来自《针经》《针灸指南》)。歌诀内容被后世许多文献引用,但赋予的名称各不相同,如"窦氏八穴"(《针灸聚英》)、"八法交会八脉""八法交会八穴"(《针灸大成》)。直到现代,针灸学高等教材中的相关内容也并无变化,在现代中医类工具书中也以八脉交会穴为规范名,如《中医药学名词》《中医名词术语精华辞典》与《中医大辞典》等。

## 三、同义词

【曾称】"流注八穴""交经八穴"(《针经指南》);"经脉交会八穴"(《医经小学》);"窦太师针灸法流注八穴"(《普济方》);"窦文真公八法流注"(《针灸大全》);"窦氏八穴"(《针灸聚英》);"八法""八法交会""八法交会八脉"(《针灸大成》)。

## 四、源流考释

八脉交会穴是指奇经八脉与十二经脉经气相通的八个特定穴,即公孙、内关、后溪、申脉、足临泣、外关、列缺、照海。

奇经八脉的概念出现在《难经·二十七难》中,"曰:脉有奇经八脉者,不拘于十二经,何也?然:有阳维,有阴维,有阳跷,有阴跷,有冲,有督,有任,有带之脉。凡此八脉者,皆不拘于经,故曰奇经八脉也。"[1]17

八穴有文字记载的,始见于窦汉卿的《针经指南》[2]374,不过,书中所用的名称为流注八穴或交经八穴,其来源于一位王姓人家所藏的秘籍。窦氏得到了这一经验之后,屡试不爽,并将这一理论发扬光大。其在书中写道，"针道之要也……近日得之于铜台碑字王氏家，其本悉如旧家所藏……予复试此，此一一精捷，疾莫不瘳，苟诊视之，明俾上下合而攻之，如会王师，擒微奸，捕细盗，虽有不获者，寡矣。"窦氏使用这八穴治疗疾病可谓得心应手，在《针经指南》中，他便列举了公孙穴主治二十七证，内关主治二十五症，临泣主治二十五症，外关主治二十七症，后溪主治二十四症，申脉主治二十五症，照海主治二十九症。指出了这八穴之间的相互配合关系，如公孙合内关，临泣合外关，后溪合申脉，列缺合照海，但在定八穴所在时还特别注明，虽然公孙合内关，但内关独会；临泣合外关，但外关亦独会。此处独会何意？后世医家并未给出明确的解释，查窦氏的原文可约略了解，公孙所治疗的二十七种病症当中，"公孙悉主之"，但治疗时还需要"先取公孙，后取内关"，临泣与外关穴亦如是。但在提及内关穴所治疗的二十五种病症时，却只注明，上述病症"内关悉主之"，并不需要配合公孙，外关穴亦如是。这说明，在《针经指南》中，八脉交会穴的概念与相互的配伍，尚在雏形。一是并未与奇经八脉相联系起来，二是也并不强调两两的组合。令人奇怪的是，窦氏在提及这八穴时使用的名称是流注八穴和交经八穴。赵京生认为，从八脉交会穴的实际意义上讲，称之为交经八穴更为贴切[3]747，但在"流注八穴"等内容中却并未反映出流注与交经的内容。

王飞等结合《针经指南》中的另一篇《标幽赋》认为，其中的"更穷四根三结，根据标本而刺无不痊；但用八法五门，分主客而针无不效。八脉始终连八会，本是纪纲；十二经络十二原，是为枢要"。[4]34 说明窦氏其实已经将奇经八脉与八穴结合起来。倘此说成立，其"流注"二字的注解也当着落于较窦氏著作稍早些的金代阎明广所著的《子午流注针经》[5]1，可能是受后者影响，八穴后来才演变出飞腾八法等方法。

1329 年刊行的《扁鹊神应针灸玉龙经》[6]446

中，几乎完全收录了《针经指南》中的"定八穴所在……"1388 年的《医经小学》中将八脉交会穴的相关内容称为"经脉交会八穴"，1390 年的《普济方》称为"窦太师针灸法流注八穴"，1439 年的《针灸大全》统称为"窦文真公八法流注"，1529 年《针灸聚英》中称"窦氏八穴"，1601 年的《针灸大成》中称为"八法交会八脉"，1742 年的《刺灸心法要诀》[7]929 再度使用了"八脉交会八穴"的名称，一直到今天。

现代通用的规范名称八脉交会穴在《针灸大全》[8]521 中称为"八脉交会八穴歌"，但其内容却来自稍早些的《医经小学》[9]46："公孙冲脉胃心胸，内关阴维下总同。临泣胆经连带脉，阳维目锐外关逢。后溪督脉内颈还，申脉阳跷络亦通。列缺任脉行肺系，阴跷照海膈喉咙。"这 8 句歌赋一直为后世各种文献所引用，直到今天的针灸学高等教材中，还照录不误。

在徐凤的《针灸大全》中，除了记载有"八脉交会八穴歌"，还有"八脉配八卦歌"："干属公孙艮内关，巽临震位外关还。离居列缺坤照海，后溪兑坎申脉间。补泻浮沉分逆顺，得时呼吸不为难。祖传秘诀神针法，万病如拈立便安"，和"八穴相配合歌"："公孙偏与内关合，列缺能消照海疴。临泣外关分主客，后溪申脉正相合。左针右病知高下，以意通经广按摩。补泻迎随分逆顺，五门八法是真科。"

《医经小学》将奇经八脉的 8 条经脉正式而明确地与窦氏八穴结合起来，而在《针灸大全》中，八穴与八卦也进行了相配，八穴之间也进行了两两相合的配伍。

《针灸聚英》中，强调了两两配合的重要性："先刺主证之穴，随病左右上下所在取之，仍循扪道引，按法祛除。如病未已，必求合穴；未已则求之，须要停针待气，使上下相接，快然无其所苦，而后出针。"[10]374 说明在使用八脉交会穴进行针刺时，要讲究顺序，先刺主穴，再刺合穴，此处的合穴指与之相合即相配伍之穴，才能达到"快然无其所苦"的境界。

《针灸大成》中将这种配伍进一步发挥，分配男女角色，如"公孙二穴，父，通冲脉；内关二穴，母，通阴维脉。合于心、胸、胃"。并与八卦相联系，创制"灵龟八法歌"："坎一联申脉，照海坤二五，震三属外关，巽四临泣数，干六是公孙，兑七后溪府，艮八系内关，离九列缺主。按灵龟飞腾图有二，人莫适从，今取其效验者录之耳。"又制"八法交会歌"："内关相应是公孙，外关、临泣总相同，列缺交经通照海，后溪、申脉亦相从"[11]886。有关灵龟八法与飞腾八法的考证，详见另文。

从明代开始，八脉交会穴的名称与概念基本定型，清代的《刺灸心法要诀》《针灸易学》等均是以此为母本，进行注解与阐释，继而在临床上加以应用。

在现代针灸学教材及工具类书中，均以八脉交会穴为规范名，如《中医名词术语精华辞典》[12]15与《中医大辞典》[13]37："经穴分类名。见《针经指南》。又称流注八穴、交经八穴等。是四肢上与奇经八脉脉气相通的八个穴位。即脾经的公孙（通冲脉），心包经的内关（通阴维脉），小肠经的后溪（通督脉），膀胱经的申脉。"

因此，通过对以上文献的分析与梳理，《中医药学名词》将八脉交会穴收录为规范名，并释义为"奇经八脉与十二经脉经气相通的八个特定穴。即公孙、内关、后溪、申脉、足临泣、外关、列缺、照海"。在古代文献出现过的诸名称，作为其曾用名。

## 五、文献辑录

《难经·二十七难》："曰：脉有奇经八脉者，不拘于十二经，何也？

然：有阳维，有阴维，有阳跷，有阴跷，有冲，有督，有任，有带之脉。凡此八脉者，皆不拘于经，故曰奇经八脉也。"[1]17

《扁鹊神应针灸玉龙经》："定八穴所在……"[6]446

《针经指南》：《标幽赋》"更穷四根三结，根据标本而刺无不痊；但用八法五门，分主客而

针无不效。八脉始终连八会，本是纪纲；十二经络十二原，是为枢要。"

"流注八穴序：交经八穴者，针道之要也……近目得之丁铜台碑字工氏家，其本悉如旧家所藏……予复试此，此一一精捷，疾莫不瘳，苟诊视之，明俾上下合而攻之，如会王师，擒微奸，捕细盗，虽有不获者，寡矣。"

"定八穴所在：公孙二穴，足太阴脾之经。在足大趾内侧本节后，一寸陷中。令病患坐蜷两足底，相对取之。合内关穴。内关二穴，手厥阴心包之经，在手掌后二寸。令病患稳坐，抑手取之。独会。临泣二穴，足少阳胆之经，在足小趾次趾本节后一寸陷中。一云：去侠溪一寸五分。令病患垂足取之。亦合于外关。外关二穴，手少阳三焦经，在手腕后二寸，别起心主。令病患稳坐，覆手取之。独会。后溪二穴，手太阳小肠之经，在手小指外侧本节后陷中。令病患稳坐，覆手取之。合申脉。申脉二穴，足太阳膀胱经，在足外踝下赤白肉陷中。令病患垂脚坐取之，侧卧取亦得。合于后溪穴。照海二穴，足少阴肾之经，在足内踝下赤白肉际陷中。令病患稳坐，足底相对取之。合列缺。列缺二穴，手太阴肺之经，在手腕后一寸半。两手相叉指头尽处，筋骨罅间取之是。合照海。

公孙穴主治二十七证：……先取照海，后取列缺。上法先刺主证之穴，随病左右上下所在取之，仍循扪导引，按法祛除，如病未已，必求合穴，未已，则求之须要停针待气，使上下相接，快然失其所苦，而后出针。"[2]374

《医经小学》："经脉交会八穴一首……公孙冲脉胃心胸，内关阴维下总同。临泣胆经连带脉，阳维目锐外关逢。后溪督脉内眦颈，申脉阳跷络亦通。列缺任脉行肺系，阴跷照海膈喉咙。"[9]46

《针灸大全》："窦文真公八法流注，论经脉有奇经八脉……《难经》云：脉有奇经八脉者，不拘于十二经，何谓也？然，有阳维，有阴维，有阳跷，有，络有十五。凡二十七气相随上下，何独不拘于经也？然，圣人图设沟渠，通利水道，以备不

然。天雨降下，沟渠溢满，当此之时，需妄行，圣人不能复图也。此络脉满溢，诸经不能复拘也。既不拘于十二经络皆从何起何继，详见下文。

奇经八脉周身交会歌：

督脉起自下极，并与脊里上风府，过脑额鼻入交，为阳脉海都纲要。任脉起于中极底，脉并少阴之肾经，与任督本于会阴，三脉并起而异行。阳跷起足跟之底，循外踝上入风池。

阴跷内踝循喉嗌，本是阴阳脉别支。诸阴会起阴维脉，发足少阴筑宾郄。诸阳会起阳维脉，太阳之郄金门是。带脉周回季胁间，会于维道足少阳。所谓奇经之八脉维系诸经乃顺常。

八脉交会八穴歌：

公孙冲脉胃心胸，内关阴维下总同。临泣胆经连带脉，阳维目锐外关逢。后溪督脉内颈还，申脉阳跷络亦通。列缺任脉行肺系，阴跷照海膈喉咙。

八脉配八卦歌：

干属公孙艮内关，巽临震位外关还。离居列缺坤照海，后溪兑坎申脉间。补泻浮沉分逆顺，得时呼吸不为难。祖传秘诀神针法，万病如拈立便安。

八穴相配合歌：

公孙偏与内关合，列缺能消照海疴。临泣外关分主客，后溪申脉正相合。左针右病知高下，以意通经广按摩。补泻迎随分逆顺，五门八法是真科。"[8]521

《针灸聚英》："或云：少室隐者之所传。刘氏曰：八穴用为辅治，非拘于法取者也。""公孙二穴（足太阴脾，通冲脉，合于心胸。主治二十七证）……""先刺主证之穴，随病左右上下所在取之，仍循扪道引，按法祛除。如病未已，必求合穴。未已则求之，须要停针待气，使上下相接快然无其所苦，而后出针。按：此八穴，治法溥博，亦许学士所谓广络原野，冀获一兔者也。"[10]374

《针灸大成》："八法交会八脉：

公孙二穴，父，通冲脉；内关二穴，母，通阴维脉。合于心、胸、胃。

后溪二穴，夫，通督脉；申脉二穴，妻，通阳跷脉。合于目内眦、颈项、耳、肩膊、小肠、膀胱。

临泣二穴，男，通带脉；外关二穴，女，通阳维脉。合于目锐眦、耳后、颊、颈、肩。

列缺二穴，主，通任脉；照海二穴，客，通阴跷脉。合于肺系、咽喉、胸膈。"

"八法歌：

坎一联申脉，照海坤二五，震三属外关，巽四临泣数，乾六是公孙，兑七后溪府，艮八系内关，离九列缺主。

按：灵龟飞腾图有二，人莫适从，今取其效验者录之耳。"

"八法交会歌：

内关相应是公孙，外关临泣总相同，列缺交经通照海，后溪、申脉亦相从。"[11]886

《刺灸心法要诀》："八脉交会八穴歌：

公孙冲脉胃心胸，内关阴维下总同，临泣胆经连带脉，阳维目锐外关逢，后溪督脉内眦颈，申脉阳跷络亦通，列缺任脉行肺系，阴跷照海膈喉咙。

注：公孙二穴，是足太阴脾经穴也，通于冲脉，内关二穴，此二穴是手厥阴心包络穴也，四穴通于阴维脉。四经会合循行之处，在胃心胸之间，故主治胃与心胸之病也。

临泣二穴，是足少阳胆经穴也，通于带脉；外关二穴，此二穴是手少阳三焦经穴也，四穴通于阳维脉。

四经会合联系之处，在于目锐、耳后、颊、颈、肩之间，故主治目锐、耳后、颊、颈、肩之病也。

后溪二穴，是手太阳小肠经穴也，通于督脉；申脉二穴，此二穴是足太阳膀胱经穴也，四穴通于阳跷脉。四经会合别络之处，在于目内、颈、项、耳、肩、膊、小肠、膀胱之间，故主治目内、颈、项、耳、肩、膊、小肠、膀胱之病也。

列缺二穴，是手太阴肺经穴也，通于任脉；照海二穴，此二穴是足少阴肾经穴也，四穴通于阴跷脉。四经会合系络之处，在于肺系、咽喉、胸膈之间，故主治肺系、咽喉、胸膈之病也。"[7]929

《针灸易学》："论奇经八脉……《难经》云：

脉有奇经八脉者,何谓也? 答曰:脉有阳维、阴维、阳跷、阴跷、冲、任、督、带……气血相随上下,如瀹济漯,决汝汉,排淮泗之水,治十二经,即禹疏九河也。至于天雨过多,名河暴涨溢出,沟渠皆盈,此所谓病入奇经也。若以十二经调治,则不应矣。宜以奇经八脉主穴治之,即今疏通沟渠之谓也。"[14]20

《中医大辞典》:"经穴分类名。见《针经指南》。又称流注八穴、交经八穴等。是四肢上与奇经八脉脉气相通的八个穴位。即脾经的公孙(通冲脉),心包经的内关(通阴维脉),小肠经的后溪(通督脉),膀胱经的申脉。"[13]37

《运动解剖学、运动医学大辞典》:"是奇经八脉与十二经脉之气相通的8个腧穴。均位于肘膝以下。主治奇经八脉和十二经脉病证。通常采用上下配穴法,如后溪配申脉治疗颈项和肩胛部软组织伤病。"[15]457

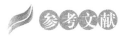

## 参考文献

[1] [汉]秦越人.难经[M].北京:科学技术文献出版社,1996:17.
[2] [元]窦汉卿.针经指南[M]//黄龙祥主编.针灸名著集成.北京:华夏出版社,1996:374,375.
[3] 赵京生.八脉交会穴概念术语考[J].中国针灸,2012,(8):747-751.
[4] 王飞,李鼎,徐平.窦汉卿针灸学术研究[J].上海中医药大学学报,1999,(4):34-36.
[5] [血]阎明广.子午流注针经[M].上海:上海中医学院出版社,1986:1.
[6] [元]王国瑞.扁鹊神应针灸玉龙经[M]//黄龙祥主编.针灸名著集成.北京:华夏出版社,1996:446.
[7] [清]吴谦.刺灸心法要诀[M].闫志安校.北京:中国中医药出版社,1994:929.
[8] [明]徐凤.针灸大全[M]//黄龙祥主编.针灸名著集成.北京:华夏出版社,1996:521.
[9] [明]刘纯.医经小学[M].郑红斌,钟海平,裘伟国校注.北京:中国中医药出版社,2015:46.
[10] [明]高武.针灸聚英[M]//黄龙祥主编.针灸名著集成.北京:华夏出版社,1996:374,375.
[11] [明]杨继洲.针灸大成[M]//黄龙祥主编.针灸名著集成.北京:华夏出版社,1996:886.
[12] 李经纬,余瀛鳌,蔡景峰.中医名词术语精华辞典[M].天津:天津科学技术出版社,1996:15-16.
[13] 李经纬,余瀛鳌,欧永欣,等.中医大辞典[K].北京:人民卫生出版社,1995:37.
[14] [清]李守先.针灸易学[M].董晋宝点校.北京:人民卫生出版社,1990:20,21.
[15] 《运动解剖学、运动医学大辞典》编辑委员会.运动解剖学、运动医学大辞典[M].北京:人民体育出版社,2000:457.

(黄 涛)

5·005

# 九 针

jiǔ zhēn

## 一、规范名

【汉文名】九针。

【英文名】nine types of needles。

【注释】古代针具合称,由九种针具组成。

## 二、定名依据

九针之名,最早见于《内经》,在《灵枢》和《素问》的"九针十二原""异法方宜论""三部九候论""八正神明论""离合真邪论""针解""根结""官针""外揣""禁服""行针""官能""九针论"等篇章中均可见到。

在现代辞书类著作中,均以九针为规范名,如《中医大辞典》《简明中医辞典》认为九针是"古代九种针具,即镵针、圆针、鍉针、锋针、铍针、圆利针、毫针、长针和大针。《灵枢·官针》:'九针之宜,各有所为,长短大小,各有所施也,不得其用,病弗能移'。说明九针的形状和用途各有不同"。《中医名词术语精华辞典》定义为"针具名。为九种针具的总称。出《内经》。即镵针、员针、锃针、锋针、铍针、员利针、毫针、长针和大针"。

## 三、同义词

未见。

## 四、源流考释

传说伏羲是创制针刺技术的鼻祖,晋代皇甫谧在《帝王世纪》中曾说:伏羲制九针。另外,宋代罗泌的《路史》也记载:伏羲制砭。这里的"砭"一般认为是用以治病的石针[1]90。有学者认为在《内经》之前的文献中并无九针之名,是因为当时是以石代针,《周礼》中记述的医师(或疡医)的职责和治疗手段中,也没有提到针术,但其中提到的"副",即今"刮"字,义为剖割,是用砭石(砭刀)所制[2]30。"九针的产生,取法于自然界的一般规律,并与前人所创立的天地数理相应"[3]77。在《内经》中,九针被多次提及,说明其在当时应用的普遍性。

九针之名,当分而述之。九,在古代为至多,至极之意。九针者,虽然有"9"之具体数目,其实代表着那个时代的所有针具的总称。"黄帝曰:以针应九之数,奈何? 岐伯曰:夫圣人之起,天地之数也,一而九之,故以立九野,九而九之,九九八十一,以起黄钟数焉,以针应数也"[4]145。在《灵枢·九针十二原》中,提到了九针的名称、分类和功能,"九针之名,各不同形:一曰镵针,长一寸六分;二曰员针,长一寸六分;三曰锃针,长三寸半;四曰锋针,长一寸六分;五曰铍针,长四寸,广二分半;六曰员利针,长一寸六分;七曰毫针,长三寸六分;八曰长针,长七

寸;九曰大针,长四寸。镵针者,头大末锐,去泻阳气。员针者,针如卵形,揩摩分间,不得伤肌肉,以泻分气。锃针者,锋如黍粟之锐,主按脉勿陷,以致其气。锋针者,刃三隅,以发痼疾。铍针者,末如剑锋,以取大脓。员利针者,大如氂,且员且锐,中身微大,以取暴气。毫针者,尖如蚊虻喙,静以徐往,微以久留之而养,以取痛痹。长针者,锋利身薄,可以取远痹。大针者,尖如梃,其锋微员,以泻机关之水也。九针毕矣。"[4]1《灵枢·刺节真邪》:"黄帝曰:官针奈何? 岐伯曰:刺痈者,用铍针;刺大者,用锋针;刺小者,用员利针;刺热者,用镵针;刺寒者,用毫针也。"[4]146

在《素问·异法方宜论》中,提到了九针的来源:"南方者,天地所长养,阳之所盛处也,其地下,水土弱,雾露之所聚也,其民嗜酸而食胕,故其民皆致理而赤色,其病挛痹,其治宜微针,故九针者,亦从南方来。"[5]81

在《九针论》中表述了针的长短形状和在自然界中的取类比象,"黄帝曰:针之长短有数乎? 岐伯曰:一曰镵针者,取法于巾针,去末寸半,卒锐之,长一寸六分,主热在头身也。二曰员针,取法于絮针,筒其身而卵其锋,长一寸六分,主治分肉间气。三曰锃针,取法于黍粟之锐,长三寸半,主按脉取气,令邪出。四曰锋针,取法于絮针,筒其身,锋其末,长一寸六分,主痈热出血。五曰铍针,取法于剑锋,广二分半,长四寸,主大痈脓,两热争者也。六曰员利针,取法于氂,针微大其末,反小其身,令可深内也,长一寸六分,主取痈痹者也。七曰毫针,取法于毫毛,长一寸六分,主寒热痛痹在络者也。八曰长针,取法于綦针,长七寸,主取深邪远痹者也。九曰大针,取法于锋针,其锋微员,长四寸,主取大气不出关节者也。针形毕矣,此九针大小长短法也。"[4]146

九　针

| 九针 | 长度及形状 | 功用 | 法象 | 主治 |
|---|---|---|---|---|
| 镵针 | 一寸六分,头大末锐 | 去泻阳气,刺热 | 一以法天,取法于絮针 | 主热在头身 |
| 员针 | 其身而卵其锋,长一寸六分,长三寸半 | 主按脉取气,令邪出 | 取法于黍粟之锐 | 主治分肉间气 |

| 九针 | 长度及形状 | 功 用 | 法 象 | 主 治 |
|---|---|---|---|---|
| 锋针 | 筒其身,锋其末,长一寸六分 | \ | 取法于絮针 | 主痈热出血 |
| 铍针 | 广二分半,长四寸 | \ | 取法于剑锋 | 主大痈脓,两热争者 |
| 员利针 | 针微大其末,反小其身,长一寸六分 | 令可深内也 | 取法于氂 | 主取痈痹者 |
| 毫针 | 长一寸六分 | \ | 取法于毫毛 | 主寒热痛痹在络者 |
| 长针 | 长七寸 | \ | 取法于綦针 | 主取深邪远痹者 |
| 大针 | 其锋微员,长四寸 | \ | 取法于锋针 | 主取大气不出关节者 |

但其实在《内经》当中,九针还有另外一种含义,即代指所有的针法。如《灵枢·九针十二原》就指出:"虚实之要,九针最妙,补泻之时,以针为之。"《素问·异法方宜论》中的"九针者,亦从南方来",从南方来者,不仅有针具,也有针法。《素问·三部九候论》中:"黄帝问曰:余闻九针于夫子,众多博大,不可胜数。"[57]129 所闻九针者,也是指的九针之法。《灵枢·针解》:"黄帝问曰:愿闻九针之解,虚实之道……九针之名,各不同形者,针穷其所当补泻也。"[5]282《素问·根结》讲得更好,"九针之玄,要在终始,故能知终始,一言而毕,不知终始,针道咸绝。"[4]16 因此,这些篇章中的九针,所指的并不是针具,而是针道,针法。

那么,九针之道,又是什么呢?《灵枢·官针》中指出,"凡刺之要,官针最妙。九针之宜,各有所为,长短大小,各有所施也,不得其用,病弗能移。疾浅针深,内伤良肉,皮肤为痈;病深针浅,病气不泻,支(反)为大脓。病小针大,气泻太甚,疾必为害;病大针小,气不泄泻,亦复为败。失针之宜,大者泻,小者不移,已言其过,请言其所施。"[4]21《灵枢·官能》进一步指出:"用针之理,必知形气之所在,左右上下,阴阳表里,血气多少,行之逆顺,出入之合。谋伐有过。知解结,知补虚泻实,上下气门,明通于四海,审其所在,寒热淋露,以输异处,审于调气,明于经隧,左右支络,尽知其会。寒与热争,能合而调之,虚与实邻,知决而通之,左右不调,把而行之,明于逆顺,乃知可治。阴阳不奇,故知起时,

害于本末,察其寒热,得邪所在,万刺不殆,知官九针,刺道毕矣。"[4]131

在《素问·针解》中也说,九针有虚实之道,也就是讲述九针的针法,可以进行补虚泻实,"黄帝问曰:愿闻九针之解,虚实之道……九针之名,各不同形者,针穷其所当补泻也。"[5]28

因此单论九针这个术语的内涵,在《内经》时期已然论述得十分全面,后世著作只是对其进行了进一步的分析和解释,并无太多的创新。

《针灸甲乙经·针道外揣纵舍》中,提及九针,不是指的九种针具而是指的针法:"黄帝问曰:夫九针少则无内,大则无外,恍惚无穷,流溢无极,余知其合于天道人事四时之变也,余愿浑求为一可乎?岐伯对曰:夫唯道焉,非道何可大小浅深离合为一乎哉。故远者司外揣内,近者司内揣外。是谓阴阳之极,天地之盖。"[6]71

而《黄帝内经太素·九针》中,九针既为针具——生人之器,也是针法:"九针虽小,生人之器也,圣人用之,理于百姓,孰为小道?故大之无外,小之无内,细入无间,令人久寿者,其惟九针乎。"[7]258

《备急千金要方》序中,与皇甫谧所说的"伏羲制九针"的观点不同,认为是"黄帝受命,创制九针"[8]1;《太平圣惠方·叙为医》也持相同观点,"神农尝之百草,黄帝立以九针"。[9]1 九针与自然相应,各有功能,"人九窍三百六十五络应九野。故一针皮,二针肉,三针脉,四针筋,五针骨,六针调阴阳,七针益精,八针除风,九针通九窍。"

《圣济总录·治法》中所论，也是针具兼有针法，与砭石相对而言，"夫痈疽之气息者，宜针开除去之，气盛血聚者，宜石而泻之，若然则砭石九针之用，各有所利，善治血脉之变，痈肿之病者，当审轻重而制之。"[10]185

九针之中，大针之用多以火针，于是，在《针灸神书·琼瑶神书人部》中，便将大针直接改为燔针，并详述了九针的临床功用，"一镵针平半寸，长一寸六分，其头大，末锐。其病热在头身，宜此……九燔针一名焠针，长四寸，风虚合于骨解皮肤之间者。这九针，上按着五星，下按着四时。五星者，金木水火土是也。四时者，春夏秋冬是也。这针，又按着皮、肉、脉、筋、五音、阴阳、齿、风、窍九针也。这针各有攻病之能。一镵针，破头风、面部风痛。二员针，开内外，疗病眼疾。三锓针，经络引气。四锋针，破瘤，开痈。五喙针，疗咽喉肿痛。六员利针，治头风、眼疾。七毫针，调阴补阳。八长针，疗筋骨疼痛。九燔针，补男子女人下元虚冷。"[11]70

金元后的各个针灸歌赋中也对九针的用途进行了总结，《针经指南·针经标幽赋》："观夫九针之法，毫针最微，七星可应，众穴主持。"[12]370《子午流注针经·流注指微针赋》："调虚实之要，九针最妙，各有所宜。热在头身宜镵针；肉分气满宜员针；脉气虚渺宜锓针；泻热出血，发泄痼疾宜锋针；破痈肿出脓血宜铍针；调阴阳去暴痹宜员利针；治经络中病痹宜毫针；痹深居骨节腰脊腠理之间宜长针；虚风舍于骨节皮肤之间宜大针。"[13]4

《针灸大成·穴有奇正策》称九针之法，始于岐伯，"盖天地之数，阳主生，阴主杀，而九为老阳之数，则期以生人，而不至于杀人者，固圣人取数之意也。"[14]846 九针之形与用，都与四时阴阳，天人合一。

《奇效良方·针灸门（附论）》认为九针既有针，也有法。"《针经》云：必欲治病，莫如用针。巧运神机之妙，攻开圣理之深。外取砭针，能蠲邪而扶正，中含水火，善回阳以倒阴。又云：观

夫九针之法，毫针最微。然是一寸六分，包含妙理，虽细拟于毫发，洞贯多歧，可平五脏之寒热，能调六腑之虚实。是以岐伯分九针。"但更多地认为九针指的是针法，"病在经络，故宜用九针。凡后世所用针法，亦自南方来也"。[15]426

《类经·针刺类》中论述了九针与砭石的关系，"古者以砭石为针，用为外治之法，自黄帝始造九针以代石，故不曰九针而曰砭石。然制有小大，必随病所宜，各适其用也"。

在《内经》之中，虽然列出了九针的大小、长短、形状，但从出土的文物来看，不同年代的针具还是有所不同[16]120。

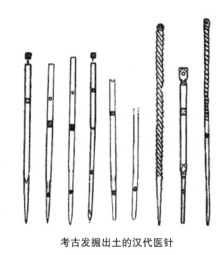

考古发掘出土的汉代医针

宋代慕优墓出土的铜针

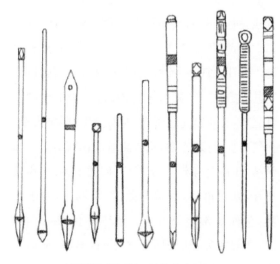

明清传世九针（一）（摘自叶又新）

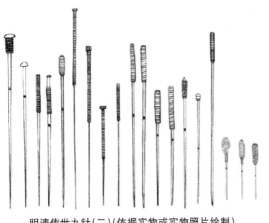

明清传世九针(二)(依据实物或实物照片绘制)

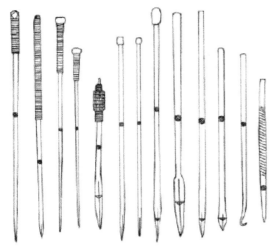

明清传世九针(三)(依据实物或实物照片绘制)

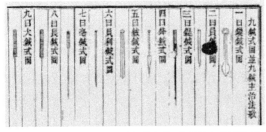

清代《医宗金鉴》九针图(摘自黄龙祥《中国针灸史图鉴》)

古代文献中记载有针具的制作之法,《针灸问答·制备针灸法》:"《素问》九针论,其文皆繁称远引,后人莫测其倪。容园曾于沪上访问针师刘云阶辈,佥谓古针虽有九种,某等屡造,总不如法,用亦不灵,后得真传,只用毫针及三棱针两种。毫针医百病,有手法。三棱针不去锋,便出血,无手法。毫针去锋,遇筋筋躲,逢骨骨顶,取其不伤人也。"[17]171 明《古今医统大全》中明确指出,三棱针就是古代的锋针[18]5,三棱针的考证见另文。

中华人民共和国成立后,中国中医科学院的前身中国中医研究院的科研人员根据《内经》的文献记载,结合历代 12 种医籍中有代表性的九针图,参考考古出土的各种针具实物,复原出了古九针[19]1。师怀堂根据古九针,进行改进,发明了新九针。贺普仁等也对火针进行改进,创造出新的火针针具与针法[20]20,火针一词考证见另文。

后人在古代圆利针的基础上结合现代医学解剖知识和针灸"合谷刺法"创立圆利针法,为软组织损伤这一疼痛性疾病开辟一个全新的治疗领域。也有人认为针刀医学,也是铍针疗法的现代应用与发展。镵针作为浅刺的工具目前临床已不采用,而被皮肤针或丛针所取代。[21]77

下表所示的,是不同时期九针治疗范围及治疗部位的变化。

不同时期九针的治疗范围及刺激部位的变化[22]27

| 针 具 | 文 献 出 处 | 时 期 | | 适 应 证 | 刺 激 部 位 |
|---|---|---|---|---|---|
| 镵针 | 《灵枢·热病》 | 《内经》 | | 热病 | 五十九刺 |
| | 《素问·刺疟》 | | | 胕髓病,胻酸痛,按之不可 | 绝骨出血 |
| 圆针 | 《医心方》 | 隋唐 | | 瘰疬 | 病处 |
| 锝针 | 《灵枢·热病》 | 《内经》 | | 热病头痛 | 五十九刺之第三针 |
| 锋针 | 《灵枢·热病》 | 《内经》 | | 热病面青脑痛 | 第四针 |
| | 《备急千金要方·用针略例》 | 隋唐 | | 积 | \ |
| | 《医心方·针例法》 | 金元 | | 大瘕积 | 病处 |
| | 《脾胃论》 | | | 头痛或头重 | 三里、气冲出血 |

| 针　具 | 文　献　出　处 | 时　期 | 适　应　证 | 刺　激　部　位 |
|---|---|---|---|---|
| 铍针 | 《灵枢·终始》 | 《内经》 | 重舌 | 刺舌柱 |
| | 《灵枢·四时气》 | 晋 | 水 | 环谷下三寸 |
| | 《肘后方·治卒喉咽诸病方》 | | 喉痹 | 手大指爪甲角后半分中 |
| 圆利针 | 《灵枢·厥病》 | 《内经》 | 足髀不可举 | 枢合中 |
| | 《灵枢·杂病》 | 宋 | 膝中痛 | 犊鼻 |
| | 《灵枢·热病》 | 元 | 热病嗌干多饮 | 第六针 |
| | 《素问·通评虚实论》 | | 腹暴满，按之不下 | 取手太阳经络者，胃之募也，少阴俞去脊椎三寸旁五 |
| | 《医心方·针例法》 | | 小积及寒疝诸痹及风 | \ |
| | 《针经摘英集》 | | 闪著腰痛，错出气腰痛及本脏气虚 | 气海、复溜 |
| 毫针 | 《灵枢·卫气》 | 《内经》 | 气在胫者 | 气街、承山、踝上以下 |
| | 《素问·缪刺论》 | | 邪客于足少阳之络，枢中痛，髀不可举 | 枢中 |
| 长针 | 《灵枢·癫狂》 | 《内经》 | 内闭不得溲 | 足少阴、太阳 |
| | 《针经摘英集》 | 元 | 大便不通 | 气海 |
| | | | 转胞小便不通 | 关元 |
| | | | 五噎、黄瘅、醋心、多睡、呕吐不止 | 天突、通关 |
| | | | 腰胯疼痛不得转侧 | 环跳 |
| 大针 | 《灵枢·厥病》 | 《内经》 | 蛟蛔心肠痛 | 以手聚按而坚持之，无令得移 |

现代的标准类书中，以九针为规范名，仅释义其为针具名，并未体现出针法之意。如《中医名词术语精华辞典》："针具名。为九种针具的总称。出《黄帝内经》。即镵针、员针、锃针、锋针、铍针、员利针、毫针、长针和大针。"[23]19《中医大辞典》[24]47《简明中医辞典》[25]25："古代九种针具，即镵针、圆针、锃针、锋针、铍针、圆利针、毫针、长针和大针。《灵枢·官针》：'九针之宜，各有所为，长短大小，各有所施也，不得其用，病弗能移'。说明九针的形状和用途各有不同。"《中医名词术语选释》："指古代医生应用的九种不同形状和用法的针。其名称是：镵针，员针，锃针，锋针，铍针，员利针，毫针，长针，大针。"[26]294

综上所述，结合对《内经》及古代文献的梳理，在修订《中医药学名词》时，对九针的释义中删去了对针法之意的表述，仅释义为"古代针具合称，由九种针具组成，包括镵针、圆针、锃针、锋针、铍针、圆利针、毫针、长针、大针"。

## 五、文献辑录

《灵枢·九针十二原》："虚实之要，九针最妙，补泻之时，以针为之。"[4]1 "九针之名，各不同形：一曰镵针，长一寸六分；二曰员针，长一寸六分；三曰锃针，长三寸半；四曰锋针，长一寸六分；五曰铍针，长四寸，广二分半；六曰员利针，长一寸六分；七曰毫针，长三寸六分；八曰长针，长七寸；九曰大针，长四寸。镵针者，头大末锐，去泻阳气。员针者，针如卵形，揩摩分间，不得伤肌肉，以泻分气。锃针者，锋如黍粟之锐，主按脉勿陷，以致其气。锋针者，刃三隅，以发痼疾。铍针者，末如剑锋，以取大脓。员利针者，大如氂，且员且锐，中身微大，以取暴气。毫针者，尖如蚊虻喙，静以徐往，微以久留之而养，以取痛痹。长针者，锋利身薄，可以取远痹。大针者，尖如梃，其锋微员，以泻机关之水也。九针毕矣。"[4]2

"根结"："岐伯曰：天地相感，寒暖相移，阴阳之道，孰少孰多？阴道偶，阳道奇，发于春夏，阴气少，阳气多，阴阳不调，何补何泻？发于秋冬，阳气少，阴气多，阴气盛而阳气衰，故茎叶枯槁，湿雨下归，阴阳相移，何泻何补？奇邪离经，不可胜数，不知根结，五藏六府，折关败枢，开合而走,阴阳大失,不可复取。九针之玄,要在终始,故能知终始,一言而毕,不知终始,针道咸绝。"[4]16

"官针":"凡刺之要,官针最妙。九针之宜,各有所为,长短大小,各有所施也,不得其用,病弗能移。疾浅针深,内伤良肉,皮肤为痈;病深针浅,病气不泻,支(反)为大脓。病小针大,气泻太甚,疾必为害;病大针小,气不泄泻,亦复为败。失针之宜,大者泻,小者不移,已言其过,请言其所施。"[4]21

"外揣":"黄帝曰:余闻九针九篇,余亲授其调,颇得其意。夫九针者,始于一而终于九,然未得其要道也。夫九针者,小之则无内,大之则无外,深不可为下,高不可为盖,恍惚无穷,流溢无极,余知其合于天道人事四时之变也,然余愿杂之毫毛,浑束为一,可乎?岐伯曰:明乎哉问也,非独针道焉,夫治国亦然。"[4]87

"禁服":"雷公问于黄帝曰:细子得受业,通于九针六十篇,旦暮勤服之,近者编绝,久者简垢,然尚讽诵弗置,未尽解于意矣,外揣言浑束为一,未知所谓也。夫大则无外,小则无内,大小无极,高下无度,束之奈何?士之才力,或有厚薄,智虑褊浅,不能博大深奥,自强于学若细子,细子恐其散于后世,绝于子孙,敢问约之奈何?"[4]94

"行针":"黄帝问于岐伯曰:余闻九针于夫子,而行之于百姓,百姓之血气各不同形,或神动而气先针行,或气与针相逢,或针已出气独行,或数刺乃知,或发针而气逆,或数刺病益剧,凡此六者,各不同形,愿闻其方。"[4]123

"官能":"黄帝问于岐伯曰:余闻九针于夫子,众多矣不可胜数。余推而论之,以为一纪。余司诵之,子听其理,非则语余,请其正道,令可久传,后世无患,得其人乃传,非其人勿言。岐伯稽首再拜曰:请听圣王之道。黄帝曰:用针之理,必知形气之所在,左右上下,阴阳表里,血气多少,行之逆顺,出入之合。谋伐有过。知解结,知补虚泻实,上下气门,明通于四海,审其所

在,寒热淋露,以输异处,审于调气,明于经隧,左右肢络,尽知其会。寒与热争,能合而调之,虚与实邻,知决而通之,左右不调,把而行之,明于逆顺,乃知可治,阴阳不奇,故知起时,审于本末,察其寒热,得邪所在,万刺不殆,知官九针,刺道毕矣。"[4]131

"九针论":"黄帝曰:余闻九针于夫子,众多博大矣,余犹不能寤,敢问九针焉生?何因而有名?岐伯曰:九针者,天地之大数也,始于一而终于九。故曰:一以法天,二以法地,三以法人,四以法时,五以法音,六以法律,七以法星,八以法风,九以法野。黄帝曰:以针应九之数,奈何?岐伯曰:夫圣人之起,天地之数也,一而九之,故以立九野,九而九之,九九八十一,以起黄钟数焉,以针应数也。一者天也,天者阳也,五藏之应天者肺,肺者五藏六府之盖也,皮者肺之合也,人之阳也。故为之治针,必以大其头而锐其末,令无得深入而阳气出。二者地也,人之所以应土者肉也。故为之治针,必筩其身而员其末,令无得伤肉分,伤则气得竭。三者人也,人之所以成生者血脉也。故为之治针,必大其身而员其末,令可以按脉勿陷,以致其气,令邪气独出。四者时也,时者四时八风之客于经络之中,为瘤病者也。故为之治针,必筩其身而锋其末,令可以泻热出血,而瘤病竭。五者音也,音者冬夏之分,分于子午,阴与阳别,寒与热争,两气相搏,合为痈脓者也,故为之治针,必令其末如剑锋,可以取大脓。六者律也,律者调阴阳四时而合十二经脉,虚邪客于经络而为暴痹者也。故为之治针,必令尖如氂,且员且锐,中身微大,以取暴气。七者星也,星者人之七窍,邪之所客于经,而为痛痹,舍于经络者也。故为之治针,令尖如蚊喙,静以徐往,微以久留,正气因之,真邪俱往,出针而养者也。八者风也,风者人之股肱八节也,八正之虚风,八风伤人,内舍于骨解腰脊节腠理之间,为深痹也。故为之治针,必长其身,锋其末,可以取深邪远痹。九者野也,野者人之节解皮肤之间也,淫邪流溢于身,如风水之

状,而溜不能过于机关大节者也。故为之治针,令尖如梃,其锋微员,以取大气之不能过于关节者也。

黄帝曰:针之长短有数乎?岐伯曰:一曰针者,取法于巾针,去末寸半,卒锐之,长一寸六分,主热在头身也。二曰员针,取法于絮针,筒其身而卵其锋,长一寸六分,主治分肉间气。三曰锃针,取法于黍粟之锐,长三寸半,主按脉取气,令邪出。四曰锋针,取法于絮针,筒其身锋其末,长一寸六分,主痈热出血。五曰铍针,取法于剑锋,广二分半,长四寸,主大痈脓,两热争者也。六曰员利针,取法于氂,针微大其末,反小其身,令可深内也,长一寸六分,主取痈痹者也。七曰毫针,取法于毫毛,长一寸六分,主寒热痛痹在络者也。八曰长针,取法于綦针,长七寸,主取深邪远痹者也。九曰大针,取法于锋针,其锋微员,长四寸,主取大气不出关节者也,针形毕矣。此九针大小长短法也。"[4]145

《素问·异法方宜论》:"南方者,天地所长养,阳之所盛处也,其地下,水土弱,雾露之所聚也,其民嗜酸而食胕,故其民皆致理而赤色,其病挛痹,其治宜微针。故九针者,亦从南方来。"[5]81

"三部九候论":"黄帝问曰:余闻九针于夫子,众多博大,不可胜数。余愿闻要道,以属子孙,传之后世,着之骨髓,藏之肝肺,歃血而受,不敢妄泄,令合天道,必有终始,上应天光星辰历纪,下副四时五行,贵贱更立,冬阴夏阳,以人应之奈何?愿闻其方。岐伯对曰:妙乎哉问也!此天地之至数。"[5]129

"八正神明论":"帝曰:何谓神?岐伯曰:请言神,神乎神,耳不闻,目明心开而志先,慧然独悟,口弗能言,俱视独见,适若昏,昭然独明,若风吹云,故曰神。三部九候为之原,九针之论不必存也。"[5]168

"离合真邪论":"黄帝问曰:余闻九针九篇,夫子乃因而九之,九九八十一篇,余尽通其意矣。经言气之盛衰,左右顷移,以上调下,以左调右,有余不足,补泻于荥输,余知之矣。此皆荣卫之顷移,虚实之所生,非邪气从外入于经也。余愿闻邪气之在经也,其病人何如?取之奈何?"[5]169

"针解":"黄帝问曰:愿闻九针之解,虚实之道。岐伯对曰:刺虚则实之者,针下热也,气实乃热也。满而泄之者,针下寒也,气虚乃寒也。菀陈则除之者,出恶血也。邪胜则虚之者,出针勿按;徐而疾则实者,徐出针而疾按之;疾而徐则虚者,疾出针而徐按之;言实与虚者,寒温气多少也。若无若有者,疾不可知也。察后与先者,知病先后也。为虚与实者,工勿失其法。若得若失者,离其法也。虚实之要,九针最妙者,为其各有所宜也。补泻之时者,与气开阖相合也。九针之名,各不同形者,针穷其所当补泻也。"[5]282

《针灸甲乙经·针道外揣纵舍》:"黄帝问曰:夫九针少则无内,大则无外,恍惚无穷,流溢无极,余知其合于天道人事四时之变也,余愿浑求为一可乎?岐伯对曰:夫唯道焉,非道何可?大、小、浅、深、离合为一乎哉。故远者,司外揣内,近者,司内揣外,是谓阴阳之极,天地之盖。

问曰:持针纵舍奈何?对曰:必先明知十二经之本末,皮肤之寒热,脉之盛衰滑涩。其脉滑而盛者,病日进;虚而细者,久以持,大以涩者,为痛痹;阴阳如一者,病难治。察其本末上下,有热者病常在;其热已衰者,其病亦去矣。因持其尺,察其肉之坚脆、大小、滑涩、寒热、燥湿。因视目之五色,以知五脏而决死生。视其血脉,察其五色,以知寒热痛痹。

问曰:持针纵舍,余未得其意也?对曰:持针之道,欲端以正,安以静,先知虚实,而行疾徐。左手持骨,右手循之,无与肉裹。泻欲端正,补必闭肤。转针导气,邪气不得淫溢,真气以居。

问曰:扞皮开腠理奈何?曰:因其分肉,左别其肤。微内而徐端之,适神不散,邪气得去也。"[6]71

"人迎脉口诊"："雷公问于黄帝曰：细子得之受业，通九针六十篇，旦暮勤服之，近者编绝，远者简垢，然尚讽诵弗置，未尽解于意矣。南方来者，九针之道有八十篇，其简之书，远年者编有断绝，其近年者简生尘垢，言其深妙，学久日勤，未能达其意也。"[7]258

《黄帝内经太素·知要道》："平按：此篇自篇首至末，见《灵枢》卷七第四十五《外揣》篇，又见《甲乙经》卷五第七。黄帝曰：余闻《九针》九篇，余亲受其调，颇得其意。夫九针者，始于一而终于九，然未得其要道也（九篇，谓《九针》章别即为篇，非是一部总有九篇也。调，谓一同指归。要道，谓浑一之妙也）。夫九针者，小之则无内（九针之道，小之有内，则内者为小，针道非小也。故知针道小者，小之穷也），大之则无外（针道之大有外，者为大，针道非大也。故知针道大者，大之极也），深不可为下（针道之深，更有下者，则针道非深。故知针道深者，深之深），高不可为盖（针道之高，更有高者，则针道有盖。故知针道高者，高之高。平按：《甲乙》无深不可为下二句）。恍惚无穷，流溢亡极，余知其合于天道人事四时之变也（穷之更妙，故不可穷也。极之愈巧，故亡极也。天道人事四时之变既然，余知针道与之同者也）。"[7]316

"官能"："审于本末，察其寒热，得邪所在，万刺不殆，知官九针，刺道毕矣（妙通标本，则知寒热二邪所在，故无危殆，是为官主九针之道。二十也）。"[7]339

"九针所象"："黄帝曰：余闻九针于夫子，众多博大矣，余犹不能寤。敢问九针焉生？何因有名？（九针法于三才，故曰博大）岐伯曰：九针者，天地之大数，始于一而终于九，故曰一以法天，二以法地，三以法人，四以法四时，五以法五音，六以法六律，七以法七星，八以法八风，九以法九野（此言其博大也）。黄帝曰：以针应九之数，奈何？岐伯曰：夫圣人之起，天地之数也。一而九之，故以立九野；九而九之，九九八十一，以起黄钟数焉，以针应数（黄钟即起于一也之）。

一者，天也。天，阳也。五脏之应天者，肺也；肺者，五脏六腑之盖也。皮者，肺之合，人之阳也，故为之治针，必以大其头而锐其末，令无得深入而阳气出。二者，地也。地者，土也，人之所以应。土者，肉也，故为之治针必筒其身而员其末，令无伤肉分，伤则气竭。三者，人也。人之所以成生者，血脉也。故为之治针，必大其身而员其末，令可以按脉勿陷，以致其气，令邪气独出。四者，时也。时者，四时八风之客于经络之中为瘤病者也，故为之治针必筒其身而锋其末，令可以泻热出血而瘤病竭（以下言九针有法象也。此一名镵针，卒锐之者，令其易入，大其头使不得深也；二者员针，员其末如鸡卵也；三者鍉针，员其末者，末如黍粟之锐也；四者锋针，筒其身如筒之员也；锋其末者，针末三隅利也）。五者，音也。音者，冬夏之分，分于子午，阴与阳别，寒与热争，两气相薄，合为痈脓者也。故为之治针，必令其末如剑锋，可以取大脓（名曰铍针）。六者，律也。律者，调阴阳四时而合十二经脉。虚邪客于经络而为暴痹者也。故为之治针，必令尖如整，且员且兑，中身微大，以取暴气（名曰员利针也。氂，毛也。毛形且员且兑，中身微大也）。七者，星也。星者，人之七窍。邪客于经，而为痛痹，舍于经络者也。故为之治针，令尖如蚊虻喙，静以徐往，微以久留，正气因之，真邪俱往，出针而养者也（喙，诩秽反，口喙也，名曰豪针。养者，久留也）。八者，风也。风者，人之股肱八节也。八正之虚风，八风伤人。内舍于骨解腰脊节腠理之间，为深痹者也。故为之治针，必长其身，锋其末，可以取深邪远痹（名曰长针。锋，利也）。九者，野也。野者，人之节解皮膜之间也。淫邪流溢于身，如风水之状，而留不能过于机关大节者也。故为之治针，令尖如梃，其锋微员，以取大气之不能过于关节者也（名曰大针也。大节，十二大节也。梃，当为筳，小破竹也）。黄帝曰：针之长短有法乎？岐伯曰：一曰镵针者，取法于布针。去末半寸，卒兑之。长一寸六分，主热在头身也。二曰员针。取法于絮针，筒其身而卵其锋，长一寸六分，主治分间气。三曰锓针，取法于黍粟之兑，长三寸半，主按脉取气，令邪出。四曰锋针，取法于絮针，筒其身，锋其末，长一寸六分，主痈热出血。五曰铍针。取法于剑锋，广二分半，长四寸。主大痈脓，两热争也。六曰员利针，取法于氂，微大其末，反小其本，令可深内也，长一寸六分。主取痈暴痹者。七曰毫针，取法于毫毛，长一寸六分。主寒痛痹在络者也。八曰长针，取法于綦针，长七寸，主取深邪远痹者。九曰大针。取法于锋针，其针锋微员，长四寸，主取大气不出关节者。针形毕矣。此九针小大长短之法也（此言九针之状，并言所疗之病。镜，仕咸反。锓，钉奚反，针形也。铍，披眉反。綦，奇眉反也）。九针之名，各不同形：一曰镜针，二曰员针，三曰锓针，四曰锋针，五曰铍针，六曰员利针，七曰毫针，八曰长针，九曰大针。镜针者，头大末兑，主泻阳气；员针者，针如卵形，揩摩分间，令不得伤肌肉，以泻分气；锓针者，锋如黍粟之兑，主按脉勿陷，以致其气；锋针者，刃参隅（参，音三也），以发痼疾；铍针者，末如剑峰，以取大脓；员利针者，尖如氂，且员且兑，中身微大，以取暴气；毫针者，尖如蚊虻喙，静以徐往，微以久留之而养，以取痛痹；长针者，锋利身抟（音团），可以取远痹；大针，尖如梃，其锋微员，以泻机关之水。九针毕（此言九针用法）。"

"疽痈逆顺刺"："九针虽小，生人之器也，圣人用之，理于百姓，孰为小道？故大之无外，小之无内，细入无间，令人久寿者，其惟九针乎。"[7]385

《备急千金要方·序》："夫清浊剖判，上下攸分，三才肇基，五行俶落，万物淳朴，无得而称。燧人氏出，观斗极以定方名，始有火化。伏羲氏作，因之而画八卦、立庖厨，滋味既兴，痾瘵萌起。大圣神农氏悯黎元之多疾，遂尝百药以救疗之，犹未尽善。黄帝受命，创制九针，与方士岐伯、雷公之伦，备论经脉，旁通问难，详究义理，以为经论，故后世可得依而畅焉。"[8]1

《太平圣惠方·叙·为医》："夫清浊形分，阴阳位设，四时序矣，万物生矣。滋味既兴，疾恙斯作。神农尝之百草，黄帝立以九针。岐伯雷公，备论诊脉。华佗扁鹊，广著群书。分弦钩毛石之功，定君臣佐使之用。人九窍三百六十五络应九野，故一针皮，二针肉，三针脉，四针筋，五针骨，六针调阴阳，七针益精，八针除风，九针通九窍。"[9]1

《圣济总录·治法》："其病挛痹，其治宜微针，形乐志苦，病主于脉，治以灸刺，明九针之用，经络补泻之法也。""夫痈疽之气息者，宜针开除去之，气盛血聚者，宜石而泻之，若然则砭石九针之用，各有所利，善治血脉之变，痈肿之病者，当审轻重而制之。"[10]185

《针灸神书·琼瑶神书人部》："一镜针……平半寸，长一寸六分，其头大，末锐。其病热在头身，宜此。二员针……其身圆，锋如卵形，长一寸六分。肉分气满，宜此。三锓针……锋如黍粟之锐，长三寸五分。脉气虚少，宜此。四锋针……刃三隅，长一寸六分。泻热出血，发泄痼病，宜此。五铍针……一名破针，末如剑锋，广二寸半，长四寸。破痈肿，出脓血。六员利针……尖如毫，且员且利，中身微大，长一寸六分。调阴阳，去暴癖。七毫针……法象毫，尖如蚊虻喙，长三寸六分。调经络，去疾病。八长针……锋加利，长七寸，痹深居骨解腰脊凑之间者。九燔针……一名焠针，长四寸，风虚合于骨解皮肤之间者。这九针，上按着五星，下按着四时。五星者，金木水火土是也。四时者，春夏秋冬是也。这针，又按着皮、肉、脉、筋、五音、阴阳、齿、风、窍九针也。这针各有攻病之能。一镜针，破头风、面部风痛。二员针，开内外，疗病眼疾。三锓针，经络引气。四锋针，破瘤，开痈。五喙针，疗咽喉肿痛。六员利针，治头风、眼疾。七毫针，调阴补阳。八长针，疗筋骨疼痛。九燔针，补男子女人下元虚冷。"[11]70

《针经指南·针经标幽赋》："观夫九针之法，毫针最微，七星可应，众穴主持……左手重而多按,欲令气散;右手轻而徐入,不痛之因。"[12]370

《子午流注针经·流注指微针赋》:"调虚实之要,九针最妙,各有所宜。热在头身宜镵针;内分气满宜员针;脉气虚渺宜锭针;泻热出血,发泄痼疾宜锋针;破痈肿出脓血宜铍针;调阴阳去暴痹宜员利针;治经络中病痹宜毫针;痹深居骨节腰脊腠理之间宜长针;虚风舍于骨节皮肤之间宜大针。"[13]3

《岭南卫生方·汪南容治冷热瘴疟脉证方论》:"按《黄帝内经》九针从南方来。'刺热论'曰:病虽未发,见赤色者刺,名曰治未病。然则南方挑草子之法不可废也。但南人未知辨赤色之道。士大夫不幸而染热瘴,亦只得求南人之针法以刺之。"[27]18

《针灸大成·穴有奇正策》:"问:九针之法,始于岐伯,其数必有取矣……盖天地之数,阳主生,阴主杀,而九为老阳之数,则期以生人,而不至于杀人者,固圣人取数之意也。今以九针言之,燥热侵头身,则法乎天,以为镵针,头大而末锐焉。气满于肉分,则法乎地,以为圆针,身圆而末锋焉。锋如黍米之锐者为锭针,主按脉取气法乎人也。刃有三隅之象者为锋针,主泻导痈血,法四时也。铍针以法音,而末如剑锋者,非所以破痈脓乎?利针以法律,而支似毫毛者,非所以调阴阳乎?法乎星则为毫针,尖如蚊虻,可以和经络,却诸疾也。法乎风则为长针,形体锋利,可以去深邪,疗痹痿也。至于燔针之刺,则其尖如梃,而所以主取大气不出关节者,要亦取法于野而已矣。所谓九针之数,此非其可考者耶!"[14]846

《针灸聚英·回阳九针歌》:"哑门劳宫三阴交,涌泉太溪中脘接。环跳三里合谷并,此是回阳九针穴。"[28]252

《奇效良方·针灸门(附论)》:"《针经》云:必欲治病,莫如用针。巧运神机之妙,攻开圣理之深。外取砭针,能蠲邪而扶正,中含水火,善回阳以倒阴。又云:观夫九针之法,毫针最微。然是一寸六分,包含妙理,虽细拟于毫发,洞贯

多歧,可平五脏之寒热,能调六腑之虚实。"[15]426

《类经·针刺类》:"岐伯曰:九针者,天地之大数也,始于一而终于九(一九详义,又见脉色类五)。故曰:一以法天,二以法地,三以法人,四以法时,五以法音,六以法律,七以法星,八以法风,九以法野。黄帝曰:以针应九之数奈何?岐伯曰:夫圣人之起天地之数也,一而九之,故以立九野。九而九之,九九八十一,以起黄钟数焉,以针应数也(自一至九,九九八十一而黄钟之数起焉;黄钟为万事之本,故针数亦应之而用变无穷也。黄钟详义见《附翼》二卷)。一者天也,天者阳也,五脏之应天者肺,肺者五脏六腑之盖也,皮者肺之合也,人之阳也。故为之治针,必以大其头而锐其末,令无得深入而阳气出(此下皆详明九针之义。一者法天,法于阳也。人之五脏,惟肺最高而复于脏腑之上,其象应天,其合皮毛,亦属乎阳。故治镵针,必大其头、锋其末,盖所用在浅,但欲出其阳邪耳)。二者地也,人之所以应土者,肉。故为之治针,必筒其身而圆其末,令无得伤肉分,伤则气得竭(二者法地,地之应人者在肉。故治圆针,必筒其身、圆其末,针如卵形,以利导于分肉间。盖恐过伤肌肉以竭脾气,故用不在锐,而主治分间之邪气也。筒音筒)。三者人也,人之所以成生者,血脉也。故为之治针,必大其身而圆其末,令可按脉勿陷,以致其气,令邪气独出(三者法人,人之生成在于血脉。故治锭针,必大其身、圆其末,用在按脉致气以出其邪,而不欲其过深,陷于血脉之分也)。四者时也,时者四时八风之客于经络之中,为瘤病者也。故为之治针,必筒其身而锋其末,令可以泻热出血而痼病竭(四者法时,应在时气瘤邪而为病也。瘤者,留也。故治针必筒其身、锋其末,因其直壮而锐,故可以泻热出血而取壅瘤之疾)。五者音也,音者冬夏之分,分于子午,阴与阳别,寒与热争,两气相抟,合为痈脓者也。故为之治针,必令其末如剑锋,可以取大脓(五以法音,音者合五行而应天干,故有冬夏子午之分。治以铍针,必令其

37

末如剑锋，用在治寒热，取大脓，以平阴阳之气也）。六者律也，律者调阴阳四时而合十二经脉，虚邪客于经络而为暴痹者也。故为之治针，必令尖如氂，且圆且锐，中身微大，以取暴气（六以法律，律应四时十二支而合于人之十二经脉。今虚邪客于经络而为暴痹者，治以圆利针，必令尖如氂，且圆且锐，中身微大，其用在利，故可以取诸经暴痹之气。痹义详疾病六十七）。七者星也，星者人之七窍，邪之所客于经，而为痛痹，舍于经络者也。故为之治针，令尖如蚊虻喙，静以徐往，微以久留，正气因之，真邪俱往，出针而养者也（七以法星，而合于人之七窍。举七窍之大者言，则通身空窍皆所主也。治以毫针，令尖如蚊虻喙，盖用在微细徐缓，渐散其邪，以养真气，故可以取寒热痛痹，浮浅之在络者）。八者风也，风者人之股肱八节也，八正之虚风，八风伤人，内舍于骨解腰脊节腠理之间为深痹也。故为之治针，必长其身、锋其末，可以取深邪远痹（八以法风，而合于人之股肱八节，言八节则通身骨节皆其属也。凡虚风之深入者，必内舍于骨解腰脊节凑之间，故欲取深邪远痹者，必为大针以治之也）。九者野也，野者人之节解皮肤之间也。淫邪流溢于身，如风水之状，而溜不能过于机关大节者也。故为之治针，令尖如梃，其锋微圆，以取大气之不能过于关节者也（九以法野，野以应人之周身。凡淫邪流溢于肌体，为风为水，不能过于关节而壅滞为病者，必用大针以利机关之大气，大气通则淫邪行矣。尖如梃者，言其粗且巨也。身形应九野，详经络类三十五，仍有图在《图翼》四卷。黄帝曰：针之长短有数乎？（此下复明九针大小之数也）岐伯曰：一曰镵针者，取法于巾针，去末寸半卒锐之，长一寸六分，主热在头身也（镵，锐也。卒，尾也。此针身大，其近末约寸半许而渐锐之，共长一寸六分，主泻去阳气，故治热在头身。按：巾针、絮针、綦针等制，必古针名也，未详其议）。二曰圆针，取法于絮针，筒其身而卵其锋，长一寸六分，主治分间气（筒，如竹筒也。卵，圆如卵锐也。

此针直其身、圆其末，故但治分间之气，而不使伤其肌肉也）。三曰鍉针，取法于黍粟之锐，长三寸半，主按脉取气令邪出（黍粟之锐，圆而微尖也。此云按脉取气，前文曰按脉勿陷以致其气，盖利于用补者）。四曰锋针，取法于絮针，筒其身，锋其末，长一寸六分，主痈热出血（上文《九针十二原》篇云：刃三隅，以发痼疾。盖三棱者也。本篇言筒其身者，似或有误）。五曰铍针，取法于剑锋，广二分半，长四寸，主大痈脓、两热争者也（取法剑锋，言阔大也。两热争者，言寒热不调，两气相搏也）。六曰圆利针，取法于牦针，微大其末，反小其身，令可深内也，长一寸六分，主取痈痹者也（毛之强者曰牦，取法于氂者，用其细健，可稍深也）。七曰毫针，取法于毫毛，长一寸六分，主寒热痛痹在络者也。八曰长针，取法于綦针，长七寸，主取深邪远痹者也。九曰大针，取法于锋针，其锋微圆，长四寸，主取大气不出关节者也（以上九针，有图在《图翼》四卷）。针形毕矣，此九针大小长短法也（按以上九针之用，凡所取者皆言有余之实邪，则针不宜于治虚也，从可知矣）。"[29]630

"九针之义应天人（《素问·针解》）帝曰：余闻九针，上应天地四时阴阳，愿闻其方，令可传于后世以为常也。岐伯曰：夫一天二地三人四时五音六律七星八风九野，身形亦应之，针各有所宜，故曰九针（九针之法，各有所宜也）。人皮应天（包复万物，天之象也），人肉应地（厚静藏物，地之象也），人脉应人（动静有期，盛衰有变，位于天地之中，人之象也），人筋应时（时主周岁，筋束周身，应其象也），人声应音（音以声生，备五行也），人阴阳合气应律（人有六阴六阳以合天气，律之象也），人齿面目应星（森罗布列，星之象也），人出入气应风（呼吸出入，风之象也），人九窍三百六十五络应野（形体周遍，野之象也）。故一针皮，二针肉，三针脉，四针筋，五针骨，六针调阴阳，七针益精，八针除风，九针通九窍，除三百六十五节气，此之谓各有所主也（此结上文九针之用，各有所宜也）。人心意应八风(此下复明上文不尽之义也。人之心意多变，天之八风无常，故相应也)，人气应天(气属阳而运行不息，故应天)，人发齿耳目五声应五音六律(发之多，齿之列，耳之聪，目之明，五声之抑扬清浊，皆纷纭不乱，各有条理，故应五音六律)，人阴阳脉血气应地(人阴阳脉血气之行于肉中，亦犹经水之在土也，故应于地)。"[29]634

"经络类"："九针之玄，要在终始，故能知终始，一言而毕，不知终始，针道咸绝。"[29]288

"论治类"："南方者，天地所长养，阳之所盛处也(天之阳在南，故万物长养，而在时则应夏)。其地下，水土弱，雾露之所聚也(南方低下而湿，故水土弱而多雾露)。其民嗜酸而食胕(胕，腐也。物之腐者，如豉鲊曲酱之属是也。嗜音示。胕音父)，故其民皆致理而赤色，其病挛痹(嗜酸者收，食胕者湿，故其民致理而挛痹。挛痹者，湿热盛而病在筋骨也。南方属火，故其色赤致密也。挛，闾员切，又去声。痹音秘)。其治宜微针，故九针者亦从南方来(病在经络，故宜用九针。凡后世所用针法，亦自南方来也)。"[29]341

"针刺类"："古者以砭石为针，用为外治之法，自黄帝始造九针以代石，故不曰九针而曰砭石。然制有小大，必随病所宜，各适其用也。"[29]648

《针灸问对·卷之上》："或曰，九针之所主，皆外伤欤？抑亦有内伤欤？《经》曰，一曰镵针，头大末锐，令无得深入，主病在皮肤无常者。二曰员针，筒身员末，主无伤肉分，主病在分肉间者。三曰锃针，大其身，员其末，主病在血脉。按脉取气，令邪出也。四曰锋针，筒其身，锋其末两三隅，主四时八风，客于经络为痼病者，令可以泄热出血而发痼病也。五曰铍针，末如剑锋，主寒与热争，两气相搏，合为痈脓，可以取大脓也。六曰员利针，令尖如牦，且员且锐，微大其末，反小其身，主虚邪客于经络而为暴痹，令可深内以取之也。七曰毫针，尖如蚊虻喙，长一寸六分，静以徐往，微以久留，主邪客经络，而为

寒热痛痹者也。八曰长针，锋利身薄，主深邪远痹，八风内舍于骨解腰脊骨腠间也。九曰大针，大如梃尖，微员，主淫邪流溢于节解皮肤之间，以写机关之水也。九针长短大小各有所施，不得其用，疾弗能移。病浅针深，内伤良肉。病深针浅，病气不写。病小针大，气写大甚。病大针小，气不泄泄。机按，今之针士，决痈用锋针铍针。其他诸病，无分皮肤肌肉血脉筋骨，皆用毫针，余者置而不用，甚有背于经旨矣。于此而知九针所主，多系外邪薄凑为病，用针施泻，深中病情。使今之人而有是病，针亦在所必用。若夫病邪大甚，元气已伤，决非针之所能济矣。假如痨瘵阴虚火动，法当滋阴降火，针能滋阴否乎？痿症肺热叶焦，法当清金补水，针能补水否乎？《经》曰，阴阳形气俱不足，勿取以针，而调以甘药是也。知此则病之可针不可针。亦可以类推矣。"[30]5

《景岳全书·外科钤(上)》："上古有砭石之制，《内经》有九针之别，制虽不同，而去病之意则一也。"[31]572

《针方六集·序》："良医者，兆人司命，任不啻与九鼎争昂，然必针药并诣其极，始为无忝。隆古圣神，即尝百草而示人以药，复作九针而喻人以刺，亦以人命至重，拯救之术，不得不详且悉也。"[32]1027

《刺灸心法要诀·九针原始歌》："九针因何而有名，原于大地大数生，始于一而终于九，天地人时音律星，风野九九八十一，针应其数起黄钟，皮肉筋脉声阴阳，齿气九窍关节通。"[34]921

《针灸问答·制备针灸法》："《素问》九针论，其文皆繁称远引，后人莫测其倪。容园曾于沪上访问针师刘云阶辈，金谓古针虽有九种，某等屡造，总不如法，用亦不灵，后得真传，只用毫针及三棱针两种。毫针医百病，有手法。三棱针不去锋，便出血，无手法。毫针去锋，遇筋筋躲，逢骨骨顶，取其不伤人也。"[17]171

《中医名词术语选释》："指古代医生应用的九种不同形状和用法的针。其名称是：① 镵

针；② 员针；③ 锃针；④ 锋针；⑤ 铍针；⑥ 员利针；⑦ 毫针；⑧ 长针；⑨ 大针。"[26]294

《中医名词术语精华辞典》："针具名。为九种针具的总称。出《黄帝内经》。即镵针、员针、锃针、锋针、铍针、员利针、毫针、长针和大针。"[23]19

《中医大辞典》："古代九种针具，即镵针、圆针、锃针、锋针、铍针、圆利针、毫针、长针和大针。《灵枢·官针》：九针之宜，各有所为，长短大小，各有所施也，不得其用，病弗能移。说明九针的形状和用途各有不同。"[24]47

《伏羲制九针》："传说伏羲是创制针刺技术的鼻祖，晋代皇甫谧在《帝王世纪》中曾说：伏羲制九针。另外，宋代罗泌的《路史》也记载：伏羲制砭。这里的'砭'一般认为是用以治病的石针。"[1]90

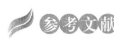

## 参考文献

［1］ 甄雪燕，梁永宣.伏羲制九针[J].中国卫生人才，2012（7）：90.

［2］ 李戎.砭石、九针说源[J].医古文知识，2001（2）：30-32.

［3］ 王俊平，李树娟，杜元灏.《灵枢经》之九针浅析[J].中华电子针灸杂志，2016，5（2）：77-79.

［4］ 未著撰人.灵枢经[M].北京：人民卫生出版社，1963：1，2，16，21，87，94，127，131，145，146.

［5］ 未著撰人.黄帝内经素问[M].北京：人民卫生出版社，1963：81，129，168，169，282.

［6］ [晋]皇甫谧.针灸甲乙经[M]//黄龙祥主编.针灸名著集成.北京：华夏出版社，1996：71，72.

［7］ [隋]杨上善.黄帝内经太素[M].北京：人民卫生出版社，1965：258，316，339，385.

［8］ [唐]孙思邈.备急千金要方[M].魏启亮，郭瑞华校.北京：中医古籍出版社，1999：1.

［9］ [宋]王怀隐.太平圣惠方：上[M].北京：人民卫生出版社，1958：1.

［10］ [宋]赵佶.圣济总录：上册[M].北京：人民卫生出版社，1962：185.

［11］ [宋]琼瑶真人.针灸神书[M].陆寿康校.北京：中医古籍出版社，1999：70，71.

［12］ [元]窦汉卿.针经指南[M]//黄龙祥主编.针灸名著集成.北京：华夏出版社，1996：370.

［13］ [金]阎明广.子午流注针经[M].上海：上海中医学院出版社，1986：3，4.

［14］ [明]杨继洲.针灸大成[M]//黄龙祥主编.针灸名著集成.北京：华夏出版社，1996：846.

［15］ [明]董宿辑录.[明]方贤续补.奇效良方[M].可嘉校注.北京：中国中医药出版社，1995：426.

［16］ 伍秋鹏.从考古发掘和明清传世实物看九针的形制演变[J].成都中医药大学学报，2016，39（1）：120-124.

［17］ 谭志光.针灸问答[M].杨克卫点校.北京：学苑出版社，2016：171.

［18］ [明]徐春甫.古今医统大全[M].崔仲平，王耀廷主校.北京：人民卫生出版社，1991：5.

［19］ 马继兴，丁鉴塘，郑金生.复原古九针的初步研究[G]//世界针灸学会联合会成立暨第一届世界针灸学术大会.中国中医科学院针灸研究所会议论文集.北京：世界针灸学会联合会成立暨第一届世界针灸学术大会，1987：1.

［20］ 贺普仁.火针的机理及临床应用[J].中国中医药现代远程教育，2004，2（10）：20-24.

［21］ 王俊平，李树娟，杜元灏.《灵枢经》之九针浅析[J].中华电子针灸杂志，2016，5（2）：77-79.

［22］ 黄涛.针灸方的演变及选穴规律分析[D].北京：中国中医科学院博士学位论文，2003：27.

［23］ 李经纬，余瀛鳌，蔡景峰.中医名词术语精华辞典[M].天津：天津科学技术出版社，1996：19.

［24］ 李经纬，余瀛鳌，欧永欣，等.中医大辞典[M].北京：人民卫生出版社，1995：47.

［25］ 《中医辞典》编委会.简明中医辞典[M].北京：中国中医药出版社，2001：25.

［26］ 中医研究院，广东中医学院.中医名词术语选释[M].北京：人民卫生出版社，1973：294.

［27］ [宋]李璆，张致远.[元]释继洪纂修.岭南卫生方[M].张效霞校注.北京：中医古籍出版社，2012：18.

［28］ [明]高武.针灸聚英[M].上海：上海科学技术出版社，1961：252.

［29］ [明]张介宾.类经[M].北京：人民卫生出版社，1965：288，341，630，648.

［30］ [明]汪机.针灸问对[M].李磊校注.太原：山西科学技术出版社，2012：5-10，242-244.

［31］ [明]张介宾.景岳全书[M].北京：中国中医药出版社，1994：572.

［32］ [明]吴昆.针方六集[M]//黄龙祥主编.针灸名著集成.北京：华夏出版社，1996：1027.

［33］ [清]吴谦.刺灸心法要诀[M]//医宗金鉴.闫志安校.北京：中国中医药出版社，1994：921.

（黄 涛 范逸品 杨柳青）

# 九 刺

jiǔ cì

## 一、规范名

【汉文名】九刺。

【英文名】nine techniques of needling。

【注释】输刺、远道刺、经刺、络刺、分刺、大泻刺、毛刺、巨刺、焠刺九种刺法的合称。

## 二、定名依据

"九刺"最早见于《内经》,之后一直沿用此名。历代文献中均对此进行诠释、扩展,在一些文献中又称其为"九变刺"。

我国2005年出版的全国科学技术名词审定委员会审定公布的《中医药学名词》及近现代的高等中医药教材及中医工具书如《针灸学》《中医大辞典》《中国针灸大辞典》等,均以"九刺"为规范名。

## 三、同义词

【曾称】"九变刺"(《内经》)。

## 四、源流考释

在《灵枢·官针》中,先论及九针:"九针之宜,各有所为,长短大小,各有所施也,不得其用,病弗能移。疾浅针深,内伤良肉,皮肤为痈;病深针浅,病气不泻,支为大脓。病小针大,气泻太甚,疾必为害;病大针小,气不泄泻,亦复为败。失针之宜。大者泻,小者不移。已言其过,请言其所施。"[1]21 说明九针针具使用不当,不仅不能治愈疾病,还有可能造成危害。

后有"九刺"之说:"凡刺有九,以应九变。"[1]21 也称为"九变刺",说明这是对远古以来以九针针刺及取穴方法的一个总结。

九刺之中,其实并不全是讲刺激方法,大多

与如何选择刺激部位有关。如九刺之中的第一刺输刺,张介宾注俞、输、腧三字皆通用,"一曰俞刺。俞刺者,刺诸经荥俞脏俞也"[2]627,是指当五脏有病时的选穴方法。由于输刺突出针刺本输穴的作用,所以称"输刺"。清末周树冬释为"是乃外取手足之荥腧,内取腰背之藏俞,内外同取之刺法也。如手太阴肺经罹患时,在手可取鱼际(荥)或太渊(腧),在背可取肺俞。其余藏府可以类推。病在上者取之下,远道刺法疾可罢。头面府病刺府腧,手足上下义无二"[3]5。在《内经》当中,甚至就在《灵枢·官针》篇中,输刺之名就重复了两次,但其内容各不相同。

远道刺中也涉及选穴问题:"二曰远道刺,远道刺者,病在上,取之下,刺腑俞也。"所谓腑俞,是指刺诸阳经肘膝以下的本输穴(主要是合穴和下合穴),这是一种六腑有病时的治疗方法。《黄帝内经太素》解释说,"足三阳从头至足,故足三阳头之有病,取足之阳腑经之输,故曰远道也。"明张景岳亦谓:"腑俞,谓足太阳膀胱经、足阳明胃经、足少阳胆经。十二经中,惟此三经最远,可以因下取上,故曰远道刺。"[4]657

在九刺中的经刺,是"刺大经之结络经分也",与《灵枢·经脉》中的"不盛不虚,以经取之,名曰经刺"[1]32 有所不同。《黄帝内经太素》解释说,九刺中的经刺是指刺在"大经分间,经之结络,故曰经刺,非正经刺也"。张景岳进一步解释:"刺结络者,因其结聚而直取之,所谓解结也。"是刺经脉所过有郁血、硬结、压痛等结聚现象的地方的一种方法。由于它是直接刺在经脉上,所以称"经刺",用于治疗经脉病变。近代"经络触诊法"和触诊所获得的阳性反应区(点)为刺激部位的治疗方法,均可视为是本法的发展[5]1。

络刺的刺激部位在络脉上:"四曰络刺,络刺者,刺小络之血脉也。"指刺体表瘀血的细小络脉的一种方法,用于治疗络脉病变。由于刺在络脉上,所以称"络刺"。《黄帝内经太素》释为:"黄帝曰:愿闻奇邪而不在经者。岐伯曰:血络是也。邪在血络奇邪之中,故曰奇邪也。"并举了络刺治疗的例子,"所以上齿龋者,取之鼻及鼽骨之前,有络见者,刺去其血"。目前所用的浅刺放血法治疗血热病都属于本法范围。三棱针疗法以及刺络(放血)拔罐法[6]10[7]655,就是在络刺基础上与拔罐疗法结合应用的一种方法。

分刺是指刺深部肌肉或肌肉间隙的一种方法,用于治疗肌肉病变:"五曰分刺,分刺者,刺分肉之间。"由于古人将深部近骨处的肌肉间界限分明处称为分肉,也有说法认为是骨肉之间的空隙,所以称"分刺"。《针灸大成》中提到,"病在筋,筋挛节痛,不可以行,名曰筋痹,刺筋上为故,刺分肉间,不可中骨也,病起筋炅,病已止。"[8]803《古今医统大全》中,也说"取分肉间,无中其经,无伤其络,卫气得复,邪气乃索。"[9]456为了加强针感效应,目前临床上常用这种刺法,如《中医词释》中"将针刺入肌肉的间隙处,以治疗肌肉的酸痛麻木等症"。[10]112

大泻刺则既提到了刺激的部位,即痈肿处,又提到了刺激所用的工具铍针:"六曰大泻刺,大泻刺者,刺大脓以铍针。"铍针之形,"取法于剑,令末如剑锋,广二分半,长四寸,可以取大脓出血"[11]65。《黄帝内经太素》中省去了"泻"字,"六曰大刺。大刺者,刺大脓以铍针也。"高武解释道,"以小治小者其功小,以大治大者多害,故其以成脓血者,其惟砭石铍针之所取也。"[12]45

毛刺,指在有病处的皮肤表面进行浅刺的一种方法,用于治皮肤病变:"七曰毛刺,毛刺者,刺浮痹皮肤。"由于这种刺法浅刺于皮毛,所以称"毛刺"。《黄帝内经太素》:"刺于皮肤,泄多伤,比拔毛。"目前临床所用的浅刺法即源于此[13]51,常用的皮肤针包括梅花针、七星针和滚筒针等,也是由毛刺演变而来的,详细考证见皮肤针条。

巨刺,从另一角度来说,也是取穴的方法,即"左取右,右取左"。《太素》有"痛在于左而右脉病者,则巨刺之。病在左经,是右经病也,故刺右经为巨刺也",认为病的表现在左,但实质病的根本在右。《内经》中有关左右交叉取穴法的记载有两种:一种是刺经,称巨刺,用于治疗身形有病而脉象异常者;另一种是刺络,称缪刺,用于治疗身形有病而脉象正常者。徐凤的《针灸大全》进一步解释:"巨刺者,刺经脉也。痛在左而右脉病者,则巨刺之,左痛刺右,右痛刺左,中其经也。缪刺左盛则右病,右盛则左病。亦有移易者,右痛未已而左脉先病。如此者,必巨刺之,中其经,非络脉也。故络病,其经与经脉缪处,故曰缪刺。此刺法之相同,但一中经,一中络之异耳。"[14]508

九刺中的最后一刺为焠刺,强调的不是取穴而是刺激的工具与方法:"焠刺者,刺燔针则取痹。"《内经》中有关刺燔针、燔针劫刺的记载还有很多,详细的考证在火针条。《针灸甲乙经》中论述了何时要用燔针:"经筋之病,寒则反折筋急,热则筋弛纵不收,阴痿不用。阳急则反折,阴急则俯不伸。焠刺者,刺寒急也。热则筋纵不收,无用燔针。"[11]65目前临床中,火针还广泛应用于治疗一些关节痹痛,甚至肿瘤等疾病。有关火针的考证,见另文。

在近现代的各种针灸学教材和标准工具书中,除《中医词释》外,均收录了九刺之名及下位的九个词条,很少使用九变刺之名。因此,在《中医药学名词》修订时收录"九刺"为规范名,并在修订版中增加了具体的九刺内容,作为其下位词:

输刺:shu-point needling;九刺之一,治疗脏腑疾病可取有关经脉的荥穴和输穴,以及背部相关的背俞穴的针刺方法。

远道刺:distant needling;九刺之一,治疗身体上部疾病时,可取下肢部的阳经的俞穴的针刺方法。

经刺:needling applied on disorder;九刺之

一,刺经脉所过部位中硬结、瘀血等气血瘀滞,有结聚现象的地方的针刺方法。

络刺:collateral needling;九刺之一,浅刺络脉出血的针刺方法。

分刺:needling apply to muscle space, needling on interspace of muscles;九刺之一,针刺直达肌肉的间隙处的针刺方法。

大泻刺:evacuation needling major needling;九刺之一,切开引流,排脓放血,泻水的针刺方法。

毛刺:shallow needling;九刺之一,浅刺皮如拔毛状的针刺方法。

巨刺:contralateral needling;九刺之一,又称"经刺""矩刺",一侧有病,选取对侧经穴的针刺方法。

焠刺:heat needling, red-hot needling heated needling insertion;九刺之一,将针烧红,迅入速出的针刺方法。

## 五、文献辑录

《灵枢·官针》:"凡刺有九,以应九变。一曰输刺;输刺者,刺诸经荥输藏腧也。二曰远道刺;远道刺者,病在上,取之下,刺府腧也。三曰经刺;经刺者,刺大经之结络经分也。四曰络刺;络刺者,刺小络之血脉也。五曰分刺;分刺者,刺分肉之间也。六曰大泻刺;大泻刺者,刺大脓以铍针也。七曰毛刺;毛刺者,刺浮痹皮肤也。八曰巨刺;巨刺者,左取右,右取左。九曰焠刺;焠刺者,刺燔针则取痹也。"[1]21 "为此诸病,盛者泻之……不盛不虚,以经取之,名曰经刺。"[1]32

《针灸甲乙经》卷五:"邪客于经也,左盛则右病,右盛则左病,亦有易且移者,左痛未已而右脉先病,如此者,必巨刺之,必中其经,非络脉也。故络病者,其痛与经脉缪处,故曰缪刺(巨刺者刺其经,缪刺者刺其络)。"[11]65

《扁鹊神应针灸玉龙经》:"交经缪刺,左有病而右畔取;泻络远针,头有病而脚上针。""手足大病,左因右侵凌,右因左攻击。黄帝云:是动则病

经气,更取所生者,病血络更然,故上下、前后、左右、腹背,交经平刺也。""巨刺与缪刺各异,微针与妙刺相通。""巨、微、妙、毫针之刺;缪,交平而刺;巨,随气色而针之,故不同也。"[16]479

《黄帝内经太素》卷二十二:"大经分间,经之结络,故曰经刺,非正经刺也。""七曰毛刺。毛刺者,刺浮痹于皮肤也。刺于皮肤,泄多伤,比拔毛。"[4]658 "痛在于左而右脉病者,则巨刺之。病在左经,是右经病也,故刺右经为巨刺也。"[4]733 "足三阳从头至足,故足三阳头之有病,取足之阳腑经之输,故曰远道也。"[4]657

《类经》卷五十:"一曰输刺,输刺者,刺诸经荥输脏俞也。诸经荥输,凡井荥经合之类皆腧也。脏俞,背间之脏腑俞也。本经输、腧、俞三字皆通用。""三曰经刺,经刺者,刺大经之结络经分也。刺结络者,因其结聚而直取之,所谓解结也。"[2]627 "盛则泻之,虚则补之,紧痛则取之分肉,代则取血络且饮药,陷下则灸之,不盛不虚,以经取之,名曰经刺。紧痛为痛痹,故当取分肉。"[2]704

《景岳全书·经筋》:"经筋之病,寒则反折筋急,热则筋弛纵不收,阴痿不用。阳急则反折,阴急则俯不伸。焠刺者,刺寒急也。热则筋纵不收,无用燔针。"[17]315

《针灸大成·长刺节论》:"病风且寒且热,炅汗出,一日数过,先刺诸分理络脉,汗出且寒且热,三日一刺,百日而已。"[8]803

《古今医统大全》卷之七:"帝曰:刺微奈何?岐伯曰:取分肉间,无中其经,无伤其络,卫气得复,邪气乃索。"[9]456

《针灸素难要旨》卷二:"以小治小者其功小,以大治大者多害,故其以成脓血者,其惟砭石铍针之所取也。"[12]45

《针灸大全》:"巨刺与缪刺各异。巨刺者,刺经脉也。痛在左而右脉病者,则巨刺之,左痛刺右,右痛刺左,中其经也。缪刺左盛则右病,右盛则左病。亦有移易者,右痛未已而左脉先病。如此者,必巨刺之,中其经,非络脉也。故络病,其经与经脉缪处,故曰缪刺。此刺法之相

43

同,但一中经,一中络之异耳。"[14]508

《针灸学释难》:"九刺的内容主要是讲如何选穴和用穴,其中所说的'输刺'是种选穴方法。'输刺者,刺诸经荥输、藏输也'。可见这里的'输'是'荥输'、'藏输'之输,即腧穴之腧。荥输,可理解为井、荥、输、经、合各穴;藏输,可理解为位于背部的脏腑背俞穴。这也就是脏腑有病,选取有关经脉的五输穴或脏腑的背俞穴。"[15]104

《金针梅花诗抄》:"是乃外取手足之荥腧,内取腰背之藏俞,内外同取之刺法也。如手太阴肺经罹患时,在手可取鱼际(荥)或太渊(腧),在背可取肺俞。其余藏府可以类推。"[3]5

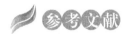

## 参考文献

[1] 未著撰人.灵枢经[M].北京:人民卫生出版社,1963:21,32.

[2] [明]张介宾.类经[M].北京:人民卫生出版社,1965:627.

[3] [清]周树冬.金针梅花诗抄[M].合肥:安徽科学技术出版社,1982:5.

[4] [隋]杨上善.黄帝内经太素[M].萧延平校正,王洪图,李云点校.北京:科学技术文献出版社,2000:657,658,733.

[5] 萧力维.颈源性头痛颈部阳性反应点短刺临床研究[D].北京:中国中医科学院,2013:1-57.

[6] 孙建军,朱恒燕.络刺临床应用举隅[J].中国民间疗法,2005,13(9):10,11.

[7] 王寅.刺络拔罐法临床应用体会[J].现代中西医结合杂志,2009,18(6):655,656.

[8] [明]杨继洲.针灸大成[M]//黄龙祥主编.针灸名著集成.北京:华夏出版社,1996:803.

[9] [明]徐春甫.古今医统大全:上册[M].北京:人民卫生出版社,1991:456.

[10] 徐元贞,曹健生,赵法新,等.中医词释[M].郑州:河南科学技术出版社,1983:112.

[11] [晋]皇甫谧.针灸甲乙经[M]//黄龙祥主编.针灸名著集成.北京:华夏出版社,1996:65.

[12] [明]高武.针灸素难要旨[M].上海:上海卫生出版社,1958:45.

[13] 徐立群.《内经》浅刺法临床运用体会[J].针灸临床杂志,2003,19(8):51,52.

[14] [明]徐凤.针灸大全[M]//黄龙祥主编.针灸名著集成.北京:华夏出版社,1996:508.

[15] 李鼎.针灸学释难[M].上海:上海中医学院出版社,1986:104.

[16] [元]王国瑞.扁鹊神应针灸玉龙经[M]//黄龙祥.针灸名著集成[M].北京:华夏出版社,1996:429.

[17] [明]张介宾.景岳全书[M].赵立勋主校.北京:人民卫生出版社,1991:315.

(黄 涛 丁云晴)

5·007

# 三棱针

sān léng zhēn

## 一、规范名

【汉文名】三棱针。

【英文名】three edged needle。

【注释】针身呈三棱形,尖端三面有利刃的一种针具。

## 二、定名依据

三棱针的规范名最早见于李东垣的《脾胃论》,在规范名出现之前,《内经》中便有锋针的记载,锋针出现后,只在唐时的《备急千金要方》中提及,《古今医统大全》中明确提出锋针为今世的三棱针所替代了。现代的统编教材及各大中医辞典中,都明确指出现在的三棱针即过去的锋针。锋针之名,除在提及九针或《内经》的刺法时外,很少使用。在国家中医药管理局所发布的指南中,也以三棱针为规范名称。

因此,《中医药学名词》便以三棱针为规范

名,作为针具的一种。

## 三、同义词

【曾称】"锋针"(《内经》)。

## 四、源流考释

在近世汉墓出土文献中,屡有石制的砭具出土,可能用于刺破出血,应当为砭刺法即三棱针刺法的雏形。

三棱针的原型锋针见于《灵枢·九针十二原》:"锋针者,刃三隅以发痼疾。"[1]45 其外形就是三棱形。"九针论"记载了锋针的来源:"四曰锋针,取法于絮针,刃其身,锋其末,长一寸六分,主痈热出血。"在"官针"篇中又描述了锋针的作用,"病在五脏痼居者,取以锋针",杨上善注解说锋针可"以发痼居之疾,泻于井荥分输,取以四时也"[2]623。

具体锋针的操作方法可以参见"官针"中所提到的九刺、十二刺和五刺法:"四曰络刺,络刺者,刺小络之血脉也。""十二曰赞刺,赞刺者,直入直出,数发针而浅之,出血是谓治痈肿也。""二曰豹文刺,豹文刺者,左右前后针之,中脉为故,以取经络之血者,此心之应也。"[1]45 所谓的络刺、赞刺和豹文刺均是刺破血络出血,正是锋针之所宜,用来治疗痈肿、泻热,去除心火。

锋针之名,一直使用到唐,如在唐孙思邈的《备急千金要方》中还提到以锋针当火针用:"火针亦用锋针,以油火烧之,务在猛热,不热即于人有损也。隔日一报,三报之后,当脓水大出为佳。"[3]518 但其作用与刺破皮肤或患处出脓血的初衷基本一致。

目前可以查阅到的文献中,三棱针之名最早见于李东垣的《脾胃论》中:"三里、气街,以三棱针出血;若汗不减不止者,于三里穴下三寸上廉穴出血。"[4]39 而且,在之后的文献中,凡论及三棱针处,均引自东垣的论述,如《医学纲目·诸见血门》:"〔垣〕治血衄不愈。以三棱针于气冲上出血,立愈。"[5]325《原机启微》论倒睫赤烂:

"东垣曰:夫眼生倒睫拳毛者,两目紧急,皮缩之所致也。盖内复热,则阴气外行,当去其内热并火邪,眼皮缓则眼毛立出,翳膜亦退,用手法攀出内睑向外,速以三棱针刺出血。"[6]40

直到明《古今医统大全》中才明确指出,三棱针就是古代的锋针。《针灸大成》中把锋针与九针中的其他几针加以比较:"八曰长针,取法于綦针,锋利身薄,长七寸。九曰大针,取法于锋针,尖如挺,其锋微圆,长四寸。"[7]850 在一些文献中还绘有图形,《焦氏喉科枕秘·灸刺各法》:"五种针式图(图缺)平半寸,长一寸六分,头大末锐,病在皮肤刺热者用此,今名箭头针是也。其两三隅长一寸六分,发痼疾,刺大者用此,今之所谓三棱针是也。"[8]80

在明清时期,三棱针的使用非常普遍,不仅仅在内科疾病中,更多用在喉科、五官口齿科、眼科中。如《神应经·咽喉部》:"咽喉肿闭甚者:以细三棱针,藏于笔管中,戏言以没药点肿痹处,乃刺之。否则病患恐惧,不能愈疾。"[9]56《寿世保元》:"一治小儿重舌、木舌。乃舌下生舌也。用三棱针于舌下紫脉刺之即愈。"[10]599《铜人腧穴针灸图经》:"牙龈肿处,张口以三棱针出脓血。"[11]185《原机启微》:"此谓目疾出血最急,于初起热痛暴发,或久病郁甚,非三棱针宣泄不可。"[6]40

在当代的《中医名词术语精华辞典》[12]27 和《中医大辞典》中定义三棱针为:"医用针具之一。① 眼科手术器械。亦名锋针。长约四寸,钢铁制作,胞睑生疮、椒疮等用以刺刮剔洗。见《眼科菁华录》。② 针具名。《古今医统》:'锋针……泻热出血宜此。今之所谓三棱者是也。'"《中国百科大辞典》也解释三棱针为:"针具名。用于点刺放血的针具。一般用不锈钢制成,针柄较粗呈圆柱形,针身呈三棱形,针尖锋利,三面有刃。本针取法于古代九针之一的'锋针'。"在高等医学统编教材中,并未定义三棱针,而定义三棱针疗法为"用之刺破人体一定部位,入出少量血液,达到治疗疾病的方法。古人称为'刺血络''刺络',现代称之为'放血疗法'"。

由于本词条在针具项下，主要表述三棱针，因此，以锋针为曾用名，只定义其形状，"针身呈三棱形，尖端三面有利刃的针具"，而将刺络、放血等功能性作用置于三棱针疗法或刺络放血词条项下。本考证纠正了以往认为三棱针最早见于《古今医统大全》的观点，提出该词最早由见于李东垣的《脾胃论》，而《古今医统大全》只不过第一次明确指出古之锋针即今之三棱针。

## 五、文献辑录

《灵枢·九针十二原》："锋针者，刃三隅以发痼疾。"[1]3

"官针"："病在五脏固居者，取以锋针，泻于井荥分俞，取以四时。""四曰络刺，络刺者，刺小络之血脉也。""十二曰赞刺，赞刺者，直入直出，数发针而浅之，出血是谓治痈肿也。""二曰豹文刺，豹文刺者，左右前后针之，中脉为故，以取经络之血者，此心之应也。"[1]45

"九针论"："四曰锋针，取法于絮针，其身，锋其末，长一寸六分，主痈热出血。"[1]128

《黄帝内经太素·卷二十二》："病在五脏固居者，取以锋针，泻于井荥分输，取以四时。锋针之状，刃三隅，以发固居之疾，泻于井荥分输，取以四时也。"[2]623

《备急千金要方·用针略例》："火针亦用锋针，以油火烧之，务在猛热，不热即于人有损也。隔日一报，三报之后，当脓水大出为佳。"[3]518

《脾胃论》"黄芪人参汤"："三里、气街，以三棱针出血；若汗不减不止者，于三里穴下三寸上廉穴出血。"[4]39

《子午流注针经·卷下》："饮食不下咽喉痛，三棱针刺血为功。"[13]77

《丹溪治法心要》"诸目疾"（第九十一）："针法，以三棱针于少商穴刺之，出血立愈。"[14]160

《卫生宝鉴》"北方脚气治验"："以三棱针数刺其肿上，血突出高二尺余，渐渐如线流于地，约半升许，其色紫黑，顷时肿消痛减。"[15]288

《原机启微》"论目疾宜出血最急"："按：此谓目疾出血最急，于初起热痛暴发，或久病郁甚，非三棱针宣泄不可。""东垣曰：夫眼生倒睫拳毛者，两目紧急，皮缩之所致也。盖内复热，则阴气外行，当去其内热并火邪，眼皮缓则眼毛立出，翳膜亦退，用手法攀出内睑向外，速以三棱针刺出血。"[6]40

《普济方·针灸》"咽喉肿痛"："喉中闭塞，水粒不下，穴少商，以三棱针，刺微出血，泄诸阳脏热，次针阳谷二穴而愈。治喉肿，胸胁支满，穴尺泽，灸百壮。"[18]327

《神应经·穴法图》"咽喉肿闭甚者，以细三棱针，藏于笔管中，戏言以没药点肿痹处，乃刺之。否则病患恐惧，不能愈疾。"[9]56

《古今医统大全·腰痛门》："治法当攀出内睑向外，速以三棱针乱刺出血，以左手大指甲迎其针锋。"[16]1216

《寿世保元·初生杂症论》："一治小儿重舌、木舌，乃舌下生舌也，用三棱针于舌下紫脉刺之即愈。"[10]599

《类经图翼·卷十》："左金津，右玉液，在舌下两旁紫脉上。主治消渴口疮，舌肿喉痹，三棱针出血。"[19]324

《医学纲目·眩》："余以三棱针约二十处刺之，其血紫黑，如露珠之状。少顷，头目便觉清利，诸症悉减。""〔垣〕治血衄不愈。以三棱针于气冲上出血，立愈。"[5]325

《针灸大成》"中指取寸"："镵针：其锋如黍粟之锐，长三寸五分，脉气虚少用此。锋针：其刃三隅，长一寸六分，发痈疾刺大者用此，今之所谓三棱针是也。""八曰长针，取法于綦针，锋利身薄，长七寸。九曰大针，取法于锋针，尖如挺，其锋微圆，长四寸。""凡初中风跌倒，卒暴昏沉，痰涎壅滞，不省人事，牙关紧闭，药水不下，急以三棱针，刺手十指十二井穴，当去恶血。又治一切暴死恶候，不省人事，及绞肠痧，乃起死回生。"[7]850

《景岳全书》"眼目"："以上诸穴，皆可用针，或以三棱针出血。凡近目之穴，皆禁灸。"[20]325

《丹台玉案》"疔疮门"（附癣疮、疮）："上为末，以葱汁为丸，如绿豆大。先以三棱针刺破疮，将此丸以颓簪脚捺入，须臾大痛，变作黄水而出。解急饮，治一切疔疮。"[21]321

《医宗金鉴》"头部主病针灸要穴歌"："一云宜三棱针出血，以泻诸阳之热气。"[22]786

"手部主病针灸要穴歌"："〖注〗尺泽穴，主治咳唾脓血，喉痹，肺积息贲，及绞肠痧痛，伤寒汗不出，小儿急慢惊风等证。刺三分，或三棱针出血，禁灸。"[22]790

《医碥》"寒热"："即以三棱针于巅前发际刺二十余，出紫血约二合许，实时头目清利，诸苦皆去，后不复作。"[23]54

《续名医类案》"麻木"："遂于两手指甲傍，各以三棱针一刺之，微见血如黍粘许，则痹自息矣。"[24]63

《经穴汇解》奇穴部第十一："按《大全》曰：在舌理中。《奇效良方》曰：在舌下中央脉上，是穴治消渴。用三棱针出血。""《外台》甄权曰：大拇指甲，外畔当角，是以反掌言之，与古说不合，《外》恐写讹。《圣济》曰：唐刺史成君绰，忽颔肿大如升，喉中闭塞，水粒不下三日。甄权以三棱针刺之。"[25]239

《杂病广要·头痛》："因视其手足有血络皆紫黑，遂用三棱针，尽刺出其血如墨汁者数盏。"[26]1096

《重楼玉钥·督脉穴》："一曰治酒齄风，用三棱针出血效。"[27]23

《异授眼科》第五十三问："痘之余毒，用三棱针四围拨破，出血为度，将金针蘸清净膏点漏处（方见四十二问），宜点珍珠虎液膏，服白薇散。"[17]368

《厘正按摩要术》"喉痛"："其吐也，捣皂角浸水，以水灌入即吐，或新汲水磨雄黄灌入亦吐，或鸡鹅翎蘸桐油一二滴，入百沸水，以箸敲水，即用鸡鹅翎入喉探吐；其针也，用三棱针于喉肿处刺血出。"[28]151

《铜人腧穴针灸图经》："牙龈肿处，张口以三棱针出脓血。"[11]185

《喉科指掌·咽喉看治法总要》："凡针身、首、四肢之穴必用细针，惟十指五穴，可用三棱针针之，以血多为妙。"[29]4

《焦氏喉科枕秘》"灸刺各法"："五种针式图（图缺）：半半寸，长一寸六分，头人木锐。病在皮肤刺热者用此，今名箭头针是也。其两三隅长一寸六分。发痫疾，刺大者用此。今之所谓三棱针是也。"[8]80

《贺氏针灸三通法·强通法》："速刺法：这种刺法，施术时先用左手拇食中三指捏着应刺的穴位，右手持三棱针或毫针可速刺入0.5～1分深，立即敏捷地将针退出，然后用手挤压局部使血液尽快流出。"[32]125

《针灸学》："用之刺破人体一定部位，入出少量血液，达到治疗疾病的方法。古人称为'刺血络''刺络'，现代称之为'放血疗法'。"[33]162

《中医名词术语精华辞典》："医用针具之一。① 眼科手术器械。亦名锋针。长约四寸，钢铁制作，胞睑生疮、椒疮等用以刺刮劙洗。见《眼科菁华录》。② 针具名。《古今医统》：'锋针……泻热出血宜此。今之所谓三棱者是也。'"[12]27

《简明中医辞典》："针具名。与九针之锋针同。现用不锈钢制成，针身呈圆柱状，针尖呈三角形，三面有刃。临床用于点刺放血，治热病、瘀血等症。"[34]33

《中医大辞典》："① 眼科手术器械。见《眼科菁华录》。亦名锋针。长约四寸，钢铁制作。胞睑生疮、椒疮、粟疮等用以刺刮劙洗。② 针刺工具，用于放血。"[35]63

《中医辞海》："① 眼科手术器械。见《眼科菁华录》。又名锋针。长约4寸，钢铁制作……可用于胞睑生疮、椒疮、粟疮等，以刺刮劙洗。② 针灸器具。来源于古九针中的锋针，现临床应用者用不锈钢制成。"[36]148

《中国针灸辞典》："针具名。出自古代的锋针，近代用不锈钢制成，针柄呈圆柱状，针身呈三角形而有刃，针长约6厘米。临床上用以刺破浅表静脉，使放出少量血液来治病，多用于热病、炎症、中暑、昏迷等。"[37]522

《中国百科大辞典》："针具名。用于点刺放血的针具。一般用不锈钢制成，针柄较粗呈圆柱形，针身呈三棱形，针尖锋利，三面有刃。本针取法于古代九针之一的'锋针'。"[38]1011

《中国针灸学辞典》："针具名。古代九针中称锋针。现用不锈钢制成，针身呈圆柱状，针尖呈三角形，三面有刃，临床用于点刺放血。多用于热病、瘀血等症。对体弱、血虚及孕妇等应慎用；有出血倾向的患者不宜使用。"[39]678

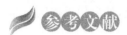 参考文献

[1] 未著撰人.灵枢经[M].北京：人民卫生出版社，1963：3，45，128.

[2] [唐]杨上善.黄帝内经太素[M].萧延平校正.北京：科学技术文献出版社，2000：623.

[3] [唐]孙思邈.备急千金要方[M].北京：人民卫生出版社，1982：518.

[4] [金]李东垣.脾胃论[M].北京：中国中医药出版社，2007：39.

[5] [明]楼英.医学纲目[M].北京：中国中医药出版社，1996：325.

[6] [元]倪维德.[明]薛己校补.原机启微[M].上海：上海科技卫生出版社，1958：40.

[7] [明]杨继洲.针灸大成[M]//黄龙祥主编.针灸名著集成.北京：华夏出版社，1996：850.

[8] [清]金德鉴.焦氏喉科枕秘[M].上海：上海科技卫生出版社，1958：80.

[9] [明]陈会撰，刘瑾补辑.[元]王国瑞撰.神应经[M].李宁点校.北京：中医古籍出版社，1990：56.

[10] [明]龚廷贤.寿世保元[M].王均宁，等点校.天津：天津科学技术出版社，1999：599.

[11] [宋]王惟一.铜人腧穴针灸图经[M]//黄龙祥主编.针灸名著集成.北京：华夏出版社，1996：185.

[12] 李经纬，余瀛鳌，蔡景峰.中医名词术语精华辞典[M].天津：天津科学技术出版社，1996：27.

[13] [金]阎明广.子午流注针经[M].上海：上海中医学院出版社，1986：77.

[14] [元]朱震亨.丹溪治法心要[M].张奇文，等校注.济南：山东科学技术出版社，1985：160.

[15] [元]罗天益.卫生宝鉴[M].北京：中国中医药出版社，2007：288.

[16] [明]徐春甫.古今医统大全：中[M].合肥：安徽科学技术出版社，1995：1216.

[17] [明]无名氏.异授眼科[M]//徐又芳编.中医五官科名著集成.北京：华夏出版社，1997：368.

[18] [明]朱橚.普济方：第10册（针灸）[M].北京：人民卫生出版社，1983：327.

[19] [明]张介宾.类经图翼[M].北京：人民卫生出版社，1965：324.

[20] [明]张介宾.景岳全书[M].北京：中国中医药出版社，1994：325.

[21] [明]孙文胤.丹台玉案[M].北京：中国中医药出版社，2016：321.

[22] [明]吴谦.医宗金鉴[M].石学文，等点校.沈阳：辽宁科学技术出版社，1997：786，790.

[23] [清]何梦瑶.医碥[M].北京：中国中医药出版社，2009：54.

[24] [清]魏之琇.续名医类案[M].北京：人民卫生出版社，1957：63.

[25] [日]原昌克.经穴汇解[M].北京：中医古籍出版社，2015：239，240.

[26] [日]丹波元坚.杂病广要[M].北京：人民卫生出版社，1983：1096.

[27] [清]郑梅涧.重楼玉钥[M].谢路山点校.沈阳：辽宁科学技术出版社，1997：23.

[28] [清]张振鋆.厘正按摩要术[M].盛维忠，李桂荣校注.北京：中国中医药出版社，1995：151.

[29] [清]张宗良.喉科指掌（点校本）[M].熊大经点校.北京：人民卫生出版社，1989：4.

[30] 《针灸技术操作规范第4部分：三棱针》项目组.中华人民共和国国家标准（GB/T 21709.4－2008）针灸技术操作规范第4部分：三棱针[J].中国针灸，2009，29（2）：154.

[31] 中医药学名词审定委员会.中医药学名词[M].北京：科学出版社，2005：375.

[32] 崔芮，盛丽.贺氏针灸三通法[M].北京：中国医药科技出版社，1995：125.

[33] 石学敏.针灸学[M].北京：中国中医药出版社，2007：162.

[34] 《中医辞典》编委会.简明中医辞典[M].北京：中国中医药出版社，2001：33.

[35] 李经纬，余瀛鳌，欧永欣，等.中医大辞典[M].北京：人民卫生出版社，1995：63.

[36] 袁钟，图娅，彭泽邦，等.中医辞海：上册[M].北京：中国医药科技出版社，1999：148.

[37] 高希言.中国针灸辞典[M].郑州：河南科学技术出版社，2002：522.

[38] 中国百科大辞典编委会.中国百科大辞典[M].北京：华夏出版社，1990：1011.

[39] 高忻洙.中国针灸学词典[M].南京：江苏科学技术出版社，2010：678.

（黄　涛　丁云晴）

# 干针疗法

## 一、规范名

【汉文名】干针疗法。

【英文名】dry needling。

【释义】单纯针刺的方法,与"水针疗法"相对而言。

## 二、定名依据

在古代针灸文献中,未发现有"干针"这一名称。在我国许多地方性的语言中,都有"扎干针"的表述,是进行针灸治疗的口语化表达。

规范名"干针"最早见于1959年的《北京医学院学报》,在文中其实表达的是毫针针刺。20世纪70年代,针刺麻醉中出现"干针得气留针",提出干针即单纯针刺的概念。"干针"在针刺麻醉手术中的普遍使用,使得这一词条也进入了一些辞书当中,如《汉英双解针灸大辞典》。

## 三、同义词

【简称】"干针"(《北京医学院学报》)。

## 四、源流考释

干针疗法是指单纯针刺的方法,与"水针疗法"相对而言。

在古代针灸文献中,未发现有"干针"这一说法。黄龙祥在其《针灸学术史大纲》中提到过"气针"与"血针"这样两种说法,是流行于我国三国时期到唐代的针刺方法,所谓"气针"是指用毫针刺穴不出血的针法[1]53。明代针灸文献就有其雏形,"无论从工具,刺激的方法,还是治疗的病症来说,已有与现在干针完全一致的记载。"[2]88

中国许多地区的口语当中,凡是单纯进行

针刺,不见血、不带注射用水或者不加其他治疗方法如电疗等的针具,都称干针,加上动词形成动宾结构,称为扎干针或打干针[3]179。如山东牟平的胶辽官话中就认为干针是"针灸用的针"。新疆鄯善、吐鲁番地区及乌鲁木齐的中原官话或兰银官话中,进行针灸治疗就叫"扎干针","腰疼吃药不见效,还不如扎干针好。牙疼咧,就让大夫给扎上个干针就好咧"。而南方的江苏盐城的江淮官话中,针灸就称"针干针","这个病顶好针干针"。云南大理的西南官话、广东海康的闽语、广东信宜的粤语,把做针灸治疗称为"打干针"。

1938年,英国曼彻斯特大学的 John Kellgren首次应用将现代神经生理学的概念与针刺技术结合起来,发明了针刺注射疗法(湿针)。即通过触诊,发现肌肉敏感压痛点,再将镇痛水剂注射于肌痛部位,减轻患者痛感[4]567。后来发现,不用药物,仅用针也可达到止痛效果。1947年 Paulett J D首次报道了单独使用注射针头与痛点局部注射0.9%氯化钠溶液或普鲁卡因均能治疗腰痛,疗效与注射药物无直接联系,并正式提出干针(dry needling)的概念[5]272。

中华人民共和国成立后,国家积极挖掘散落于民间的针灸疗法。河南伊阳县中医任秀举根据多年的临床经验,首创"干针局部刺入疗法",治疗甲状腺肿,疗效较高,既好学,又方便,不用药,少花钱,群众乐于接受,被西学中人员广泛学习采用。1959年,北京医学院的傅正恺和谭媚芳在《北京医学院学报》上发表了题为《干针疗法治疗甲状腺机能亢进的初步观察》[6]193,其针刺方法为"慢性毒性甲状腺肿,两侧各刺一针,大者每边上下也可各刺二针","在两侧尺泽下一寸,各刺一针,中刺激",表明所谓的干针疗法,其实就是毫针刺法,此处的干针,就是普通的毫针。1960年"干针局部刺入疗法"又被收入河南医学院编的《地方性甲状腺肿的防治》一书[7]28。

"用干针刺激斜方肌上靠近肩胛骨的一个靶点,原在颈侧面的放射性痛即行消失。这种与针灸相似的现象人们早已知道(梅尔扎克,1975)……特拉维尔(Travel)及伦兹勒(Rinzler)(1952)以及从事这方面研究工作的其他学者们,记录了大量与肌筋膜病疼痛有关的靶点。"1982年,英国医生桑普森·利普顿在推介到中国的一本有关激痛点《怎样治疗慢性疼痛》的书中提出,"有趣的是,肌筋膜病的靶点与针灸穴位相吻合""刺激靶点的方法有以下几种:干针刺、注射高渗盐水、压迫、电刺激"[8]5,其中的"干针刺"就是在西方流行的 dry needling。

进入20世纪70年代,针刺麻醉在全国范围内广泛展开。在1973年裘法祖所编著的《一般外科学》[9]115 中就记载了"干针得气留针"的方法。由上海第二医学院附属第九人民医院所创,属于单纯针刺,即"根据经络的理论,按照循经取穴的原则,在针刺穴位使病人有得气感后即可留针,一般留针30分钟,开始手术。在手术过程中医务人员可以随时检查针刺'得气'感,如无'得气'感则随时加以校正,使之重新又有"[3]506。这里的所谓干针,同样也是普通的毫针针刺。金观源在2004年的著作《临床针灸学》[10]108 中试图对其早前做过的针麻手术进行原理解释,其中所用的术语,正是"干针"。"如干针时已有明显的酸胀感觉,通电后该感觉可以更强",此处"干针"正是指未通电时的单纯毫针刺。

"干针"在针刺麻醉手术中的普遍使用,使得这一词条也进入了种类辞书当中。如1998年石学敏《汉英双解针灸大辞典》[11]123 中这样解释"干针":"A term in acupuncture, referring to needling with a filiform needle alone, as opposed to electrical acupuncture, solution-injected acupuncture and other forms of acupuncture used in acupuncture anesthesia. This is what we call 'using the filiform needle for inducing the arrival of qi and retaining the needle for anesthesia.'"一是突出了"干针"属于毫针刺法,二是强调应用于针刺麻醉中。之后高希言的《中国针灸辞典》[12]196 和《实用汉英针灸辞典》[13]92 以及高忻洙的《中国针灸词典》[14]98 等都沿用了这一解释,认为"干针"就是指单纯的针刺,"在针麻方面与电针、水针等相对而言"。

1999年,袁钟等《中医辞海》解释为:"针灸治法。指单纯的针刺,与现代临床常用的电热针、水针相对而言。"[15]155 这一解释,扩大了"干针"使用的范畴,从针刺麻醉拓展到了整个的临床领域。

同时,干针也是蒙医学中针灸系列方法之一,表示单纯针刺。如在《内蒙古卫生年鉴》中就明确提出"(内蒙古)拥有火针、温针、干针、灸法、整骨、各类手法、敷法、拔罐、刮痧、药浴等许多非药物疗法,服务成本非常低"。[16]72

西方干针针刺的理论基础与传统的针灸经络系统有所不同,根据美国物理治疗协会(APTA)的定义,"干针是指用毫针刺激入皮肤下的肌筋膜激痛点、肌肉、结缔组织以治疗神经肌肉性疼痛与运动损伤的一种治疗方法"[17][18]。其理论基础不是传统经络腧穴理论,而是基于肌肉解剖与功能的激痛点理论。许多干针疗法的推行者们认为,西方的干针针刺是科学针刺,而遵循经络腧穴理论的传统针刺则不够"科学"。近年来,不断有各类按照西方生物医学的科研设计进行的研究报告,"证实"腧穴、经络等的无差异化,实行针灸研究的去经络化。而真正在临床一线进行针灸实践的针灸师们,则认为"干针"只不过是没有在经络理论指导下的针刺疗法而已[19]1。彭增福等更从基本定义、基础理论、临床实践等方面对干针与传统针刺进行类比,认为干针疗法只是针灸疗法的一部分。比如"干针"又称之为"肌肉刺激疗法",其操作主要在肌肉层进行，为了尽可能灭活所有激痛点，一般主张扇形针刺进行扫散，这与传统针刺的"合谷刺"有许多相似之处[20]663。

从激痛点的角度来思考这一问题，激痛点又称为扳机点，主要是指按压时出现的局部敏感痛点，甚至可引起放射样的疼痛。据统计，全身共存在 255 个激痛点，92.2%的激痛点（235/255）与腧穴在解剖部位上相对应[21]349。考虑到针灸学上以痛为腧和阿是穴的概念，腧穴与激痛点之间存在包含与被包含的关系，而激痛点概念提出的根本原因是中西文化的差异[22]914。

因此，综上所述，在进行《中医药学名词》的修订工作时，课题组将干针疗法作为规范名收录，简称为干针，释义为"单纯针刺的方法，与'水针疗法'相对而言"。

### 五、文献辑录

《Low back pain》："dry needling."[5]272

《地方性甲状腺肿的防治》："干针局部刺入疗法。"[7]28

《怎样治疗慢性疼痛》："有趣的是，肌筋膜病的靶点与针灸穴位相吻合。""刺激靶点的方法有以下几种：干针刺、注射高渗盐水、压迫、电刺激。"[8]5

《中医辞海》："针灸治法。指单纯的针刺，与现代临床常用的电热针、水针相对而言。"[15]155

《中国针灸学术史大纲》："这一时期，针刺除了分'白针''火针'外，还有'气针''血针'之分：少商二穴者木也，在手大指端内侧去爪甲角如韭叶，白肉际宛宛中是也。手太阴脉之所出，为井也。针入一分。主不能食，腹中气满，吃食无味。留三呼，泻五吸，宜针不宜灸，以三棱针刺之，令血出，胜气针。所以胜气针者，此脉胀腮之候，腮中有气，人不能食。故刺出血，以宣诸脏腠也（《太平圣惠方·针经》卷九十九），据《外台秘要·明堂》引甄权之文，可知以上文字出自《甄权针经》。所谓'气针'是指用毫针刺穴

不出血的针法。"[1]53

《中国针灸辞典》："针灸疗法名。指单纯的针刺，在针麻方面与电针、水针等相对而言。如称'干针得气留针麻醉'。"[12]100

《实用汉英针灸辞典》："指单纯的针刺，在针麻中与电针、水针相对而言。In acupuncture anesthesia，simple acupuncture is named in comparison with electro-acupuncture and hydro-acupuncture."[13]92

《临床针灸反射学》："如干针时已有明显的酸胀感觉，通电后该感觉可以更强。"[10]108

《内蒙古卫生年鉴》："（内蒙古）拥有火针、温针、干针、灸法、整骨、各类手法、敷法、拔罐、刮痧、药浴等许多非药物疗法，服务成本非常低。"[16]72

《中国针灸学词典》："指针刺麻醉中单纯针刺的方法，即与电针、水针等相对而言。如称'干针得气留针麻醉'。"[14]98

《象思维与经络实质》："无论从工具，刺激的方法，还是治疗的病症来说，已有与现在干针完全一致的记载。"[2]88

《北美解剖针刺疗法历史研究初探》："1938年，英国曼彻斯特大学的 John Kellgren 医生首次在西方应用现代神经生理学的概念结合针刺这一古老技术，发明针刺注射疗法（湿针），通过触诊，发现肌肉敏感压痛点，再将镇痛水剂注射于肌痛部位，减轻患者痛感。同时，Kellgren 医生发现八位案例的针刺痛觉感传现象。"[4]567

《"去经络化"的针灸》："……dry needling is still in the scope of acupuncture……"[19]1

《论干针疗法是针灸学的一部分》："干针的操作，主要在肌肉层进行，因此又称之为肌内刺激疗法。为了尽可能灭活所有激痛点，一般主张扇形针刺，进行扫散。这与传统针刺的'合谷刺'有许多相似之处，而这种散刺的方法，早在元代，就有人主张对于阿是穴采用斜刺的方法。这说明，干针的具体刺法，也属于传统针刺，只不过，干针的刺法简单，远不如传统刺法内容的

丰富。"[20]663

《针灸研究的反思：干针立法事件的警示》："通过对干针疗法的不断完善和总结，西方逐渐形成了以人体解剖和生理学为基础，通过激痛点刺激治疗肌筋膜痛症的特殊针刺疗法。"[22]914

 参考文献

[1] 黄龙祥.中国针灸学术史大纲[J].北京：华夏出版社，2001：53.

[2] 中国科协学会学术部.象思维与经络实质[M].北京：中国科学技术出版社，2011：88.

[3] 中国复旦大学，日本京都外国语大学.汉语方言大词典：第一卷[M].北京：中华书局.1999：179,506.

[4] 刘东.北美解剖针刺疗法历史研究初探[J].世界中医药，2012,7(6)：567.

[5] Paulett J D. Low back pain[J]. Lancet, 1947, 250(6469)：272-276.

[6] 傅正恺，谭媚芳.干针疗法治疗甲状腺机能亢进的初步观察[J].北京医学院学报，1959,(3)：193,194.

[7] 河南医学院.地方性甲状腺肿的防治[M].北京：人民卫生出版社，1960：28.

[8] 利普顿著；江启元，魏曙明译.怎样治疗慢性疼痛[M].济南：山东科学技术出版社，1982：5.

[9] 裘法祖.一般外科手术学[M].北京：人民卫生出版社，1973：115.

[10] 金观源，相嘉嘉，金雷.临床针灸反射学[M].北京：北京科学技术出版社，2004：108.

[11] 石学敏，张孟辰.汉英双解针灸大辞典[M].北京：华夏出版社，1998：123.

[12] 高希言.中国针灸辞典[M].郑州：河南科学技术出版社，2002：196.

[13] 高希言，饶洪.实用汉英针灸辞典[M].北京：中国医药科技出版社，2004：92.

[14] 高忻洙，胡玲.中国针灸学词典[M].南京：江苏科学技术出版社，2010：98.

[15] 袁钟，图娅，彭泽邦，等.中医辞海[M].北京：中国医药科技出版社，1999：155.

[16] 《内蒙古卫生年鉴》编辑委员会.内蒙古卫生年鉴[M].呼和浩特：内蒙古人民出版社；2009：72.

[17] American Physical Therapy Association. Description of Dry Needling In Clinical Practice: An Educational Resource Paper[OL]. (2013-12)[2016-06-08].

[18] http://www.apta.org/StateIssues/DryNeedling/ClinicalPracticeResourcePaper/.

[19] 金观源，金雷，金霞.干针——"去经络化"的针灸[J]. World Journal of Acupuncture-Moxibustion (WJAM), 2016,26(2)：1-5.

[20] 彭增福，许能贵，卞兆祥，等.论干针疗法是针灸学的一部分[J].中国针灸，2017(37)6：663-667.

[21] 彭增福.西方针刺疗法之激痛点与传统针灸腧穴的比较[J].中国针灸，2008,28(5)：349-352.

[22] 崔翔，刘坤，何勋，等.针灸研究的反思：干针立法事件的警示[J].中华中医药杂志，2017,32(3)：914-917.

（黄　涛）

5 · 009

# 子午流注法

zǐ wǔ liú zhù fǎ

## 一、规范名

【汉文名】子午流注法。

【英文名】 acupoint selection by midday-midnight flowing of qi-blood; midnight-noon ebb-flow acupoint selection.

【注释】以日时干支推算人体气血流注盛衰的时间，据此选配各经五输穴进行针刺治疗疾病的方法。

## 二、定名依据

子午流注的概念最早出现在《内经》，约成书于公元1153—1163年间的《子午流注针经》是现存最早的子午流注专著，其下位词纳甲法首见于《子午流注针经》，纳子法首见于《针灸大全》。

"子午流注"一词出现后，其基本词干无变化，所区别者，有子午流注法与子午流注针法的不同。如《简明中医辞典》："古代关于针灸取穴方法的一种学说。它认为人体的气血在经脉中循行时，随着时间的变化而有盛衰开阖的不同，因而主张以十二经的五输穴为基础，配合日、时的天干、地支变易，来决定某天某时治病应取的穴位。这种学说从总体来看，认识到人体经脉气血的变化受到自然界日、时变异的一定影响，有它合理的因素，但采取了机械的治疗公式，有待今后在科学研究和临床实践中加以整理提高。"《中国历史大辞典》则认为，"又称子午流注针法。中医针灸取穴的一种学说和方法。认为人体的气血在经脉中循行，随时间的变化而有盛衰开阖的不同。因以十二经脉肘膝以下的六十六个经穴为基础，根据出井、流荥、注俞、行经、入合的气血流注，配合阴阳、五行、天干、地支等来逐日按时选取针刺之穴。金何若愚撰、阎明广注的《子午流注针经》为此法专书"。但因为本术语与取穴更接近，并不是针刺方法。因此，《中医药学名词》选择以子午流注法为规范名。

### 三、同义词

【又称】"子午流注针法"（《中国历史大辞典》）。

### 四、源流考释

子午流注法是指以日时干支推算人体气血流注盛衰的时间，据此选配各经五输穴进行针刺治疗疾病的方法。

子午流注的概念源于《内经》，甚至更早，比如在《内经》中反复记载的《揆度》《奇恒》《上经》《下经》等上古医籍中所论及的"气之通天""病之变化""以四时度死生"，等等，均为子午流注理论的萌芽。

《内经》和《难经》详细论及了五输穴及各经脉气的开合、出入，奠定了其理论基础与依据。

如《灵枢·本输》中有"春取络脉诸荥大经分肉之间，甚者深取之，间者浅取之。夏取诸俞孙络肌肉皮肤之上。秋取诸合，余如春法。冬取诸井诸俞之分，欲深而留之。此四时之序，气之所处，病之所舍，脏之所宜。转筋者，立而取之，可令遂已。痿厥者，张而刺之，可令立快也"[1]6，就表达了因四季的不同，而分别选取不同的五输穴进行治疗的观念。《难经·七十四难》："春刺井者，邪在肝；夏刺荥者，邪在心；季夏刺俞者，邪在脾；秋刺经者，邪在肺；冬刺合者，邪在肾……四时有数，而并系于春夏秋冬者也。针之要妙，在于秋毫者也。"[2]37《难经·六十三难》解释说："五脏六腑荥合，皆以井为始者，何也？然：井者，东方春也，万物之始生。诸蚑行喘息，蜎飞蠕动，当生之物，莫不以春生。故岁数始于春，日数始于甲，故以井为始也。"[2]33

宋金元时期，运气学说大盛，子午流注理论亦得以成熟，代表作为何若愚所著《子午流注针经》。《子午流注针经》："详夫阴日血引，值阳气流，贾氏云：阳日气先脉外，血后脉内；阴日血先脉外，气后脉内。交贯而行于五脏五腑之中，各注井荥俞经合五穴，共五十穴。惟三焦受十经血气，次传包络，又各注五穴，通前十二经，共六十穴，才合得《十六难》内六十首也。越人言：三部九候，各有头首也。及《素问》言六十首，今世不传。既言不传，其文不载六十首字也，故圣人留此六十首法。令后人穿凿也。余以所过为原六穴，即便是阴阳二气出入门户也。则阳脉出行二十五度，阴脉入行二十五度，则皆会此六穴中出入也。其五脏五腑收血化精处，便是逐经原气也。其余精者，助其三焦，受十经精气，则以养心包络，始十二经血气遍行也。"[3]9 其主要理论是建立了一条人体气血随时辰阴阳变化而有盛衰开阖的规律，气血应时至某处，该处穴位逢时则为开为盛；气血过时，该处穴位过时则为阖为衰。其中，子午属十二地支，以十二时辰合之，子时为夜半、阴阳交替、阴极阳生之时，午时为日中阴阳交替、阳极阴生之时，故子午代表阴阳的对立依存消长与转化,是时辰符号,又是变化界线;流注为流动灌注之意,喻人体气血按经络系统做循环无端之运动,如同江河水流不息,汇聚成海又灌渗各方。

王国瑞在《扁鹊神应玉龙经》中总结说,"天有十干,地支十二,以干加支,常遗其二,二一合化,五运六气,是以甲、乙、丙、丁、戊、己、庚、辛,一而不重壬癸,壬癸乃重其位。阴阳不质,五行质气,气质既形,胎生墓死。所以甲犹草木,原因壬癸,气行于天,质具于地。质气之分,阴质阳气,故阳主变化,阴主专静而莫自制。是以阳腑示原,阴脏隐秘。然夫自子至巳,六阳化合;自午至亥,六阴变化。惟壬得一,癸二从之,为阴阳动静之枢纽,气数欲兆之时。故气运一周,一会于壬癸,交结挥持,莫为违纪,故子午流注针诀,甲始于戌,而壬亥为终,壬子、癸丑为终始之地。一顺一逆,一纵一横,一起一止,一变一互,一合一化,一君一臣,一佐一使,一生一克,一母一子,一夫一妇,交神合气,变化无穷。所以一岁总六十穴,月日时刻,一刻备六十穴,岁明月日如之,其何以然哉?日月三十日则一会;于河图,一穴居北,而括万极。此皇极先天之数所由起,五行五气所由化合,子午流注针法之心要也,神之变化渊乎哉。诗曰:甲胆乙肝丙小肠,丁心戊胃己脾乡,庚是大肠辛是肺,壬属膀胱癸肾详。"[4]441

象数派易学虽始于汉,但却是在宋明理学家们的推动下,在政府的提倡下才大行于世的。宋明之际易理象数之学自邵雍至朱熹至元明风行数百年,其影响竟如陈亮《宋明理学》云"家置其书、人习其法",及朱熹《朱子语录》"只今《易传》一书散布天下,家置而人有之"之境。在那个时代,针灸学理论受其影响,几乎成了必然的趋势。象数易兴于汉,颓于晋唐,兴盛于宋明,衰于清,子午流注亦萌芽于秦汉,滞于晋唐,鼎盛于宋明,衰于清。[5]219

宋明时期,象数之学风行,子午流注法也大行于世。纳甲法首见金代阎明广《子午流注针经》("纳甲"一词用于针灸要晚至明代刘纯《医经小学》),是子午流注针法中的主要方法。具体取穴原则以十天干按五行(甲乙→木、丙丁→火、戊己→土、庚辛→金、壬癸→水)配十二经脉(三焦、心包同属相火也配入丙丁→火),十二地支配十二时,五输配五行,按患者就诊的日、时干支,结合人体经脉气血流注和五行相生规律选穴治疗。纳子法首见明代徐凤《针灸大全》。方法有两种:一是以十二经脉配十二时辰,一个时辰主一经,治疗时该时辰所主经脉各穴皆可选用;二是在上法基础上,取各经五输穴分配五行,按五行相生关系,取本经五输穴按补母泻子原则定穴施治。养子时刻注穴法首见《子午流注针经》。取穴原则略同纳甲法,区别仅在纳甲法认为人体在一日中完成五穴流注,而养子时刻注穴法则认为一时辰完成五穴流注,一日完成六十穴流注。

杨继洲在《针灸大成》[6]880中对子午流注法收录甚详,如收录南北朝徐文伯氏的子午流注逐日按时定穴歌,并记载其取穴之法:"论子午流注法(徐氏):子午流注者,谓刚柔相配,阴阳相合,气血循环,时穴开阖也。何以子午言之?曰:子时一刻,乃一阳之生;至午时一刻,乃一阴之生,故以子午分之而得乎中也。流者,往也。注者,住也。天干有十,经有十二:甲胆、乙肝、丙小肠、丁心、戊胃、己脾、庚大肠、辛肺、壬膀胱、癸肾,余两经,三焦、包络也。三焦乃阳气之父,包络乃阴血之母,此二经虽寄于壬癸,亦分派于十干,每经之中,有井、荥、俞、经、合,以配金、水、木、火、土,是故阴井木而阳井金,阴荥火而阳荥水,阴俞土而阳俞木,阴经金而阳经火,阴合水而阳合土。经中有返本还元者,乃十二经出入之门也。阳经有原,遇俞穴并过之;阴经无原,以俞穴即代之,是以甲出丘墟,乙太冲之例。又按《千金》云,六阴经亦有原穴,乙中都,丁通里,己公孙,辛列缺,癸水泉,包络内关是也。故阳日气先行,而血后随也。阴日血先行,而气后随也。得时为之开,失时为之阖,阳干注腑，甲、丙、戊、庚、壬而重见者气纳于三焦；阴干注脏，乙、丁、己、辛、癸，而重见者血纳包络。如甲日甲戌时，以开胆井，至戊寅时正当胃俞，而又井过胆原，重见甲申时，气纳三焦，荥穴属水，甲属木，是以水生木，谓甲合还元化本。又如乙日乙酉时，以开肝井，至己丑时当脾之俞，并过肝原，重见乙未时，血纳包络荥穴属火，乙属木，是以木生火也。余仿此。具以子午相生，阴阳相济也。阳日无阴时，阴日无阳时，故甲与己合，乙与庚合，丙与辛合，丁与壬合，戊与癸合也。何谓甲与己合？曰：中央戊己属土，畏东方甲乙之木所克，戊乃阳为兄，己属阴为妹，戊兄遂将己妹嫁与木家，与甲为妻，庶得阴阳和合而不相伤，所以甲与己合。余皆然。子午之法，尽于此矣。"清代之后，随着道光帝废止针灸的命令，子午流注法也随之衰微。在现代的针灸著作中，也少有提及，或仅将其作为附属。如五版针灸教材即在附篇提及子午流注法。在许多现代针灸类书中，还直指这种方法机械成分较多。如《简明中医辞典》[7]99："古代关于针灸取穴方法的一种学说。它认为人体的气血在经脉中循行时，随着时间的变化而有盛衰开阖的不同，因而主张以十二经的五输穴为基础，配合日、时的天干、地支变易，来决定某天某时治病应取的穴位。这种学说从总体来看，认识到人体经脉气血的变化受到自然界日、时变异的一定影响，有它合理的因素，但采取了机械的治疗公式，有待今后在科学研究和临床实践中加以整理提高。"《中医词释》中也说："是针灸按孔穴开合时间选穴的一种古代学说……但机械的以干支和日时配合，并赋以阴阳属性，从而硬性确定十二经五腧穴的开合时间，是否确有科学道理，应该进一步研究或批判的继承的。"

但近年来，临床中对此研究与应用颇多，并进行了大量的临床与实验研究，认为借鉴时间生物学和时间医学的研究方法，应用现代科学技术，发掘传统子午流注理论的科学实质，是子午流注针法实验研究的基本思路，其结果必将

极大地促进针灸学的发展。[8]816[9]229

因此，《中医药学名词》中收录子午流注法为规范名，将子午流注针法为曾用名，以纳子法（earthly branch-prescription of acupoint selection；hour-prescription of acupoints 又称纳支法，以地支为主的子午流注法）和纳甲法（heavenly stem-prescription of point selection；day-prescription of acupoints 又称纳干法，以天干为主的子午流注法）为下位词。

## 五、文献辑录

《灵枢·本输》："黄帝问于岐伯曰：凡刺之道，必通十二经络之所终始，络脉之所别处，五俞之所留，六腑之所与合，四时之所出入，五脏之所溜处，阔数之度，浅深之状，高下所至。愿闻其解。""春取络脉诸荥大经分肉之间，甚者深取之，间者浅取之。夏取诸俞孙络肌肉皮肤之上。秋取诸合，余如春法。冬取诸井诸俞之分，欲深而留之。此四时之序，气之所处，病之所舍，脏之所宜。转筋者，立而取之，可令遂已。痿厥者，张而刺之，可令立快也。"[1]6

《难经·六十三难》："六十三难曰：《十变》言，五脏六腑荥合，皆以井为始者，何也？然：井者，东方春也，万物之始生。诸蚑行喘息，蜎飞蠕动，当生之物，莫不以春生。故岁数始于春，日数始于甲，故以井为始也。"[2]33

"六十四难"："《十变》又言，阴井木，阳井金；阴荥火，阳荥水；阴俞土，阳俞木；阴经金，阳经火；阴合水，阳合土。阴阳皆不同，其意何也？然：是刚柔之事也。阴井乙木，阳井庚金。阳井庚，庚者，乙之刚也；阴井乙，乙者，庚之柔也。乙为木，故言阴井木也；庚为金，故言阳井金也。余皆仿此。"[2]34

六十五难："《经》言所出为井，所入为合，其法奈何？然：所出为井，井者，东方春也，万物之始生，故言所出为井也；所入为合，合者，北方冬也，阳气入藏，故言所入为合也。"[2]34

"六十八难"："五脏六腑，皆有井荥俞经合，

皆何所主？然：《经》言所出为井，所流为荥，所注为俞，所行为经，所入为合。井主心下满，荥主身热，俞主体重节痛，经主喘咳寒热，合主逆气而泄。此五脏六腑井荥俞经合所主病也。"[2]35

"七十难"："春夏者，阳气在上，人气亦在上，故当浅取之；秋冬者，阳气在下，人气亦在下，故当深取之。"[2]36

"七十二难"："《经》言能知迎随之气，可令调之；调气之方，必须在阴阳。"[2]36

"七十四难"："春刺井者，邪在肝；夏刺荥者，邪在心；季夏刺俞者，邪在脾；秋刺经者，邪在肺；冬刺合者，邪在肾……四时有数，而并系于春夏秋冬者也。针之要妙，在于秋毫者也。"[2]37

《子午流注针经·卷上》："详夫阴日血引，值阳气流……贾氏云：阳日气先脉外，血后脉内；阴日血先脉外，气后脉内。交贯而行于五脏五腑之中，各注井荥俞经合五穴，共五十穴。惟三焦受十经血气，次传包络，又各注五穴，通前十二经，共六十穴，才合得《十六难》内六十首也。越人言：三部九候，各有头首也。及《素问》言六十首，今世不传。既言不传，其文不载六十首字也。故圣人留此六十首法，令后人穿凿也。余以所过为原六穴，即便是阴阳二气出入门户也。则阳脉出行二十五度，阴脉入行二十五度，则皆会此六穴中出入也。其五脏五腑收血化精合处，便是逐经原气也。其余精者，助其三焦，受十经精气，则以养心包络，始十二经血气遍行也。"[3]9

《扁鹊神应玉龙经·子午流注心要秘诀》："天有十干，地支十二，以干加支，常遗其二，二一合化，五运六气。是以甲、乙、丙、丁、戊、己、庚、辛，一而不重壬癸，壬癸乃重其位。阴阳不质，五行质气，气质既形，胎生墓死。所以甲犹草木，原因壬癸。气行于天，质具于地。质气之分，阴质阳气，故阳主变化，阴主专静而莫自制。是以阳腑示原，阴脏隐秘。然夫自子至巳，六阳化合；自午至亥，六阴变化。惟壬得一，癸二从之，为阴阳动静之枢纽，气数欲兆之时。故气运一周，一会于壬癸，交结挥持，莫违其纪。故子午流注针诀，甲始于戌，而壬亥为终，壬子、癸丑为终始之地。一顺一逆，一纵一横，一起一止，一变一互，一合一化，一君一臣，一佐一使，一生一克，一母一子，一夫一妇，交神合气，变化无穷。所以一岁总六十穴，月日时刻，一刻备六十穴，岁明月日如之，其何以然哉？日月三十日则一会于；于河图，一穴居北，而括万极。此皇极先天之数所由起，五行五气所由化合，子午流注针法之心要也。神之变化渊乎哉。

诗曰：

甲胆乙肝丙小肠，丁心戊胃己脾乡，

庚是大肠辛是肺，壬属膀胱癸肾详。

地支十二属：

十二经行十二时，子原是胆丑肝之，

肺居寅位大肠卯，辰胃流传巳在脾，

午字便随心脏定，未支须向小肠宜，

申膀酉肾戌包络，惟有三焦亥上推。

阴阳经络所属：

手之三阴：肺（太阴）、心（少阴）、心包（厥阴）。

足之三阴：脾（太阴）、肾（少阴）、肝（厥阴）。

手之三阳：小肠（太阳）、三焦（少阳）、大肠（阳明）。

足之三阳：膀胱（太阳）、胆（少阳）、胃（阳明）。

直年司天歌：

子午少阴居，心肾共相宜。

卯酉阳明胃，大肠当共知。

寅申少阳胆，三焦自有期。

巳亥厥阴肝，心包脉细微。

辰戌行太阳，膀胱及小肠。

丑未太阴土，脾肺是其乡。"[4]441

《针经指南》："古法流注……《经》云：其气始从中焦注手太阴阳明，阳明注足阳明太阴；太阴注手少阴太阳，太阳注足太阳太阴；少阴注手心主少阳,少阳注足少阳厥阴;厥阴注还于手太阴。如环无端,周流不息,昼夜行流,与天同度。此法如气血所王之经络,于一经中井荥俞经合,迎随而补泻之。所用东方实而西方虚,泻南方而补北方是也。"[10]380

《针灸问对·卷下》:"十二经纳支干歌:
肺寅大卯胃辰宫,脾巳心午小未中。
申膀酉肾心包戌,亥三子胆丑肝通。
此是经脉流注序,君当记取在心胸。
甲胆乙肝丙小肠,丁心戊胃己脾乡。
庚属大肠辛属肺,壬属膀胱癸肾藏。
三焦亦向壬中寄,包络同归入癸方。"[11]291

《类经图翼》:"井荥阴阳配合五行刚柔……'灵枢本输'篇曰:肺出于少商为井木,心出于中冲为井木,肝出于大敦为井木,脾出于隐白为井木,肾出于涌泉为井木,此五藏之井皆始于木也。又曰:膀胱出于至阴为井金,胆出于窍阴为井金,胃出于厉兑为井金,三焦出于关冲为井金,小肠出于少泽为井金,大肠出于商阳为井金,此六府之井皆始于金也。此《灵枢》发各经金木之理,而未悉五行生合之义;及六十四难经乃始分析五行刚柔,而滑伯仁又详注阴井木生阴荥火,阴荥火生阴腧土,阴腧土生阴经金,阴经金生阴合水,阳井金生阳荥水,阳荥水生阳腧木,阳腧木生阳经火,阳经火生阳合土也。又如阴井乙木,阳井庚金,是乙与庚合也;阴荥丁火,阳荥壬水,是丁与壬合也;阳腧甲木,阴腧己土,是甲与己合也;阳经丙火,阴经辛金,是丙与辛合也;阳合戊土,阴合癸水,是戊与癸合也。庚为阳金,故曰阳井庚者,乙之刚也;乙为阴木,故曰阴井乙者,庚之柔也。此其生发象四时,潮宗合河海,上下有相生之义,阴阳有相配之理,盖其上法天时,中合人事,而下应地理者乎!"[12]136

《医学入门》:"流注开阖……人每日一身周流六十六穴,每时周流五穴。除六原穴,乃过经之所……相生相合者为开,则刺之;相克者为阖,则不刺……阳生阴死,阴生阳死。如甲木死于午,生于亥;乙木死于亥,生于午;丙火生于

寅,死于酉;丁火生于酉,死于寅;戊土生于寅,死于酉;己土生于酉,死于寅;庚金生于巳,死于子;辛金生于子,死于巳;壬水生于申,死于卯;癸水生于卯,死于申。凡值生我、我生及相合者,乃气血生旺之时,故可辨虚实刺之。克我、我克及阖闭时穴,气血正直衰绝,非气行未至,则气行已过,误刺妄引邪气,坏乱真气,实实虚虚,其祸非小。"[13]111

《针灸大成·卷五》:"徐氏子午流注逐日按时定穴歌:
甲日戌时胆窍阴,丙子时中前谷荥,
戊寅陷谷阳明俞,返本丘墟木在寅,
庚辰经注阳溪穴,壬午膀胱委中寻,
甲申时纳三焦水,荥合天干取液门。

乙日酉时肝大敦,丁亥时荥少府心,
己丑太白太冲穴,辛卯经渠是肺经,
癸巳肾宫阴谷合,乙未劳宫火穴荥。

丙日申时少泽当,戊戌内庭治胀康,
庚子时在三间俞,本原腕骨可祛黄,
壬寅经火昆仑上,甲辰阳陵泉合长,
丙午时受三焦木,中渚之中仔细详。

丁日未时心少冲,己酉大都脾土逢,
辛亥太渊神门穴,癸丑复溜肾水通,
乙卯肝经曲泉合,丁巳包络大陵中。

戊日午时厉兑先,庚申荥穴二间迁,
壬戌膀胱寻束骨,冲阳土穴必还原,
甲子胆经阳辅是,丙寅小海穴安然,
戊辰气纳三焦脉,经穴支沟刺必痊。

己日巳时隐白始,辛未时中鱼际取,
癸酉太溪太白原,乙亥中封内踝比,
丁丑时合少海心,己卯间使包络止。

庚日辰时商阳居,壬午膀胱通谷之,

甲申临泣为俞木，合谷金原返本归，

丙戌小肠阳谷火，戊子时居三里宜，

庚寅气纳三焦合，天井之中不用疑。

辛日卯时少商本，癸巳然谷何须忖，

乙未太冲原太渊，丁酉心经灵道引，

己亥脾合阴陵泉，辛丑曲泽包络准。

壬日寅时起至阴，甲辰胆脉侠溪荥，

丙午小肠后溪俞，返求京骨本原寻，

三焦寄有阳池穴，返本还原似的亲，

戊申时注解溪胃，大肠庚戌曲池真，

壬子气纳三焦寄，井穴关冲一片金，

关冲属金壬属水，子母相生恩义深。

癸日亥时井涌泉，乙丑行间穴必然，

丁卯俞穴神门是，本寻肾水太溪原，

包络大陵原并过，己巳商丘内踝边，

辛未肺经合尺泽，癸酉中冲包络连，

子午截时安定穴，留传后学莫忘言。"[6]876

"论子午流注法（徐氏）……子午流注者，谓刚柔相配，阴阳相合，气血循环，时穴开阖也。何以子午言之？曰：子时一刻，乃一阳之生；至午时一刻，乃一阴之生，故以子午分之而得乎中也。流者，往也。注者，住也。天干有十，经有十二：甲胆、乙肝、丙小肠、丁心、戊胃、己脾、庚大肠、辛肺、壬膀胱、癸肾，余两经，三焦、包络也。三焦乃阳气之父，包络乃阴血之母，此二经虽寄于壬癸，亦分派于十干，每经之中，有井、荥、俞、经、合，以配金、水、木、火、土，是故阴井木而阳井金，阴荥火而阳荥水，阴俞土而阳俞木，阴经金而阳经火，阴合水而阳合土。经中有返本还元者，乃十二经出入之门也。阳经有原，遇俞穴并过之；阴经无原，以俞穴即代之，是以甲出丘墟，乙太冲之例。又按《千金》云，六阴经亦有原穴，乙中都，丁通里，己公孙，辛列缺，癸水泉，包络内关是也。故阳日气先行，而血后随也。阴日血先行，而气后随也。得时为之开，失

时为之阖，阳干注腑，甲、丙、戊、庚、壬而重见者气纳于三焦；阴干注脏，乙、丁、己、辛、癸，而重见者血纳包络。如甲日甲戌时，以开胆井，至戊寅时正当胃俞，而又并过胆原，重见甲申时，气纳三焦，荥穴属水，甲属木，是以水生木，谓甲合还元化本。又如乙日乙酉时，以开肝井，至己丑时当脾之俞，并过肝原，重见乙未时，血纳包络荥穴属火，乙属木，是以木生火也。余仿此。具以子午相生，阴阳相济也。阳日无阴时，阴日无阳时，故甲与己合，乙与庚合，丙与辛合，丁与壬合，戊与癸合也。何谓甲与己合？曰：中央戊己属土，畏东方甲乙之木所克，戊乃阳为兄，己属阴为妹，戊兄遂将己妹嫁与木家，与甲为妻，庶得阴阳和合，而不相伤，所以甲与己合。余皆然。子午之法，尽于此矣。"[6]880

"流注时日……阳日阳时阳穴，阴日阴时阴穴，阳以阴为阖，阴以阳为阖，阖者闭也。闭则以本时天干，与某穴相合者针之。

阳日遇阴时，阴日遇阳时，则前穴已闭，取其合穴针之。合者，甲与己合化土，乙与庚合化金，丙与辛合化水，丁与壬合化木，戊与癸合化火，五门十变，此之谓也。

其所以然者，阳日注腑，则气先至而后血行；阴日注脏，则血先至而气后行。顺阴阳者，所以顺气血也。

阳日六腑值日者引气，阴日六脏值日者引血。

或曰：阳日阳时已过，阴日阴时已过，遇有急疾奈何？曰：夫妻子母互用，必适其病为贵耳。

妻闭则针其夫，夫闭则针其妻，子闭针其母，母闭针其子。必穴与病相宜，乃可针也。

噫！用穴则先主而后客，用时则弃主而从宾。

假如甲日胆经为主，他穴为客，针必先主后客，其甲戌等时主穴不开，则针客穴。

按日起时，循经寻穴，时上有穴，穴上有时，分明实落，不必数上衍数，此所以宁守子午，而

舍尔灵龟也。

灵龟八法，专为奇经八穴而设……但子午法，其理易明，其穴亦肘膝内穴，岂能逃子午之流注哉！"[6]880

《中医名词术语选释》："是针灸取穴的一种古代学说。以十二经中的'五俞'穴（共66个穴位）为基础，配合日、时的天干、地支变易，推算经脉气血盛衰开阖情况，决定出某天、某时用什么穴位。所用的穴位在临床上虽有一定效果，从总的方面说，其中包含有形而上学的内容，且又采取机械的治疗公式，因而必须用批判的态度予以对待。"[14]303

《简明中医辞典》："古代关于针灸取穴方法的一种学说。它认为人体的气血在经脉中循行时，随着时间的变化而有盛衰开阖的不同，因而主张以十二经的五输穴为基础，配合日、时的天干、地支变易，来决定某天某时治病应取的穴位。这种学说从总体来看，认识到人体经脉气血的变化受到自然界日、时变异的一定影响，有它合理的因素，但采取了机械的治疗公式，有待今后在科学研究和临床实践中加以整理提高。"[7]99

《中医大辞典》："古代关于针灸取穴方法的一种学说。它认为人体的气血在经脉中循行时，随着时间的变化而有盛衰开阖的不同；因而主张以十二经的五输穴为基础，配合日、时的天干、地支变易，来决定某天某时治病应取的穴位。这种学说从总体来看，认识到人体经脉气血的变化受到自然界日、时变异的一定影响，有它合理的因素。但有些内容尚待今后在科学研究和临床实践中加以整理提高。"[15]173

《中医词释》："是针灸按孔穴开合时间选穴的一种古代学说。'子午'是十二个时辰的概括，'流注'是指气血对孔穴的流注。'子午流注'即气血按一定时间流注某些孔穴的意思。这种学说源于《灵枢·本输》，五代时徐文伯衍发其义著《论子午流注法》和《子午流注逐日按时定穴歌》，载于杨继洲的《针灸大成》。以后遂

为历代针灸家所沿用。其内容完全以阴阳五行学说为依据，配合以记载日时的天干地支的阴阳五行属性，来推断十二经五腧穴各穴的开穴时间（即气血流注旺盛时间正当流注日或时的穴为开，反之为合）。推断逐日流注某经孔穴的方法，称为'十二经纳午法'。推断逐日按时流注某经孔穴的方法称为'十二经纳子法'。这种学说在针灸临床应用上有两种方法。一种是'按时取穴法'，即在实施针灸时，先查明干支日时，查阅流注总表，开流注孔穴，然后再针灸某病证的有关孔穴。这样可增加疗效。另一种是'定时取穴法'，即欲选某经某穴，必待该穴的开穴日时在该穴针灸。这样，针感强烈，疗效更为显著。一般对开穴多用泻法，对合穴多用补法。至于配穴，则是按十二经五行的生克关系和'实则泻其子，虚则补其母'的原则组方。这种学说采用的六十六个五腧穴，都是在肘、膝以下针感明显的重要孔穴。所以临床上疗效较好。说气血在某经某些孔穴不同时间的流注盛衰不一样，也是有道理的。但机械的以干支和日时配合，并赋以阴阳属性，从而硬性确定十二经五腧穴的开合时间，是否确有科学道理，应该进一步研究或批判的继承的。"[16]38

《中医辞海》："基础理论名词。见《针灸大全》。子午流注理论的起源可追溯至《内经》成书时期，在《内经》中反复记载的《揆度》《奇恒》《上经》《下经》等上古医籍中所论及的'气之通天''病之变化''以四时度死生'，等等，均为子午流注理论的萌芽。《内经》《难经》详细论及了五输穴及各经脉气的开合、出入，奠定了其理论基础与依据。宋金元运气学说大盛，子午流注理论亦得以成熟，金代何若愚著《子午流注针经》为此期代表著作。子午为十二地支中第1和第7位数，以十二时辰合之，子时为夜半，阴阳交替、阴极阳生之时，午时为日中阴阳交替，阳极阴生之时，故子午代表阴阳的对立依存消长与转化，是时辰符号，又是变化界线；流注为流动灌注之意，喻人体气血按经络系统做循环无端

之运动，如同江河水流不息，汇聚成海又灌渗各方。而将二者配合，就建立了一条人体气血随时辰阴阳变化而有盛衰开阖的规律。气血应时至某处，该处穴位逢时则为开为盛；气血过时，该处穴位过时则为阖为衰。所以在临床治疗选穴和选择时间上，要掌握子午流注规律，泻则乘其盛，补则随其衰，以达到条畅经气、调和气血、变理阴阳的整体治疗目的。《针灸大全》卷五：'夫子午流注者，刚柔相配，阴阳相合，气血循环，时穴开阖也。何以子午言之？曰：子时一刻乃一阳之生；至午时一刻，乃一阴之生。故以子午分之而得乎中也。流者往也，注者住也。'即为此意。子午流注是中医学理论体系中萌发较早的、具有时间医学内涵的一种学说。"[17]403

《中国历史大辞典》："又称子午流注针法。中医针灸取穴的一种学说和方法。认为人体的气血在经脉中循行，随时间的变化而有盛衰开阖的不同。因以十二经脉肘膝以下的六十六个经穴为基础，根据出井、流荥、注俞、行经、入合的气血流注，配合阴阳、五行、天干、地支等来逐日按时选取针刺之穴。金何若愚撰、阎明广注的《子午流注针经》为此法专书。"[18]229

《中国针灸辞典》："子午流注针法所依据的理论。子午，代表时间；流注，指气血运行。《针灸大全》卷五：'夫子午流注者，刚柔相配，阴阳相合，气血循环，时穴开阖也。何以子午言之？曰：子时一刻，乃一阳之生；至午时一刻，乃一阴之生。故以子午分之而得乎中也。流者往也，注者住也。'这一理论是《内经》'人与天地相应'思想的发展。《灵枢·顺气一日分为四时》：'朝则为春，日中为夏，日入为秋，夜半为冬'；《灵枢·卫气行》说：'谨候其时，病可与期'；《素问·八正神明论》指出：'先知日之寒温，月之虚盛，以候气之浮沉而调之于身'；也即'因天时而调血气'。近人因将生理、病理中的许多时间节律现象均归属于子午流注理论范围。"[19]991

《中国百科大辞典》："针灸治疗配穴的一种方法。是以十二经脉肘膝以下的66个五腧穴为

基础，根据井、荥、输、经，合的气血流注、盛衰开阖的道理，配合阴阳、五行、天干、地支等，作为逐日按时取穴的依据。本法强调'择时'与'选穴'两方面；择时就是依据气血流注的盛衰时间为主体，选穴则优选十二经疗效最佳的五腧穴，二者结合，则为子午流注针法的中心内容。具体运用时，可分为二种，一为按天干开穴，又称纳干法；一为按地支开穴，又称纳支法。本法古时多用，目前正在积极整理研究中。"[20]1010

《中医药常用名词术语辞典》："运气。见《针灸大全·论子午流注之法》。气血的循行随昼夜的时间而变化。子午指夜半和正午。旧时计时法，以夜间十一时至一时为子时，以白昼十一时至一时为午时。故子午为昼夜之代称。流注指气血的运行。机体的气血循行，周流出入，如水之流，随着时间的变化，输注不同的经脉、穴位。子，为阳之始；午，为阴之始。子午流注是择时取穴的理论基础。"[21]31

《中国针灸学辞典》："子午流注针法所依据的理论。子午，代表时间；流注：指气血循行。认为人体的气血循行，是从子时到午时，从午时到子时，随着时间的不同而出现周期性的盛衰开阖，开时气血就盛，阖时气血就衰。根据这种理论，按时取穴，如顺水行舟，获得更好疗效。参见子午流注针法条。"[22]28

《中医名词术语精华辞典》："按时配穴法。系以日时干支推算人体气血流注盛衰的时间，据此选配各经五输穴进行针刺治疗。见《子午流注针经》。子午，表示昼夜时间的变化；流注，表示气血的运行。气血循经运行随着时间变化而有盛有衰，气血盛时穴'开'；气血衰时穴'阖'。《针灸大全》载《子午流注逐日按时定穴歌》，对开穴有具体记载。总的原则：阳日、阳时取阳经五输穴；阴日、阴时取阴经五输穴。日时干支逢单为阳，逢双为阴。十天干配合脏腑和经脉，即甲胆、乙肝、丙小肠、丁心、戊胃、己脾、庚大肠、辛肺、壬膀胱、癸肾，三焦、心包络并入壬、癸。例如甲日甲戌时开取胆经井穴足窍阴；

丙子时开小肠经荥穴前谷；戊寅时开胃经输穴陷谷,同时取胆经原穴丘墟,称为返本还原；庚辰时开大肠经经穴阳溪；壬午时开膀胱经合穴委中,甲申时则开三焦经荥穴液门,称为气纳三焦。又如乙日乙酉时开取肝经井穴大敦；丁亥时开心经荥穴少府；己丑时开脾经输穴太白,同时取肝经原穴太冲；辛卯时开肺经经穴经渠；癸巳时开肾经合穴阴谷；乙未时则开心包经荥穴劳宫,称为血归包络。阳日阴时或阴日阳时无开穴(闭、阖),则可取其相合日干的开穴,如甲日与己日通用,乙与庚、丙与辛、丁与壬、戊与癸等,称做夫妻互用。若相合日均无开穴,可取十二经的子母补泻穴,称为子母互用。本法以日期的天干为主,因称纳甲(干)法；以时辰地支为主的子母补泻配穴则称纳子(支)法。"[23]31

《论子午流注针法之知常与达变》："开穴即时值经气流注之穴,纳支法、养子时刻法在每日的各个时辰均有开穴,纳甲法则存在着在某个时辰没有开穴(即闭穴,除去合日互用开穴,阎明广纳甲法有 12 个,徐凤法有 8 个)。"[24]153

《子午流注与时间医学的比较研究》："子午流注针法的形成大约在宋金时期。成书于公元1153—1163 年间的《子午流注针经》是可考最早的子午流注专著。元《针经指南》《扁鹊神应针灸玉龙经》《针灸杂说》中对子午流注均有专门的介绍；至明《针灸大全》《针灸聚英》《针灸大成》等医著对子午流注极其重视,在发展宋金元子午流注理论的基础上进行了系统总结；明代后期,'纳子''纳甲'概念明确提出,完备的子午流注针法体系最终确立；清至今,子午流注学说继续得到发扬光大。"[25]1307

《子午流注针法的实验研究评述》："子午流注针法是根据时间的变化而按时选取经脉穴位的方法。它强调时间因素对针灸效应的影响,认为人体经脉的气血流注随着时间的不同而有着盛衰开阖的变化,把握时间,按时取穴,可以获得更好的疗效。因而把经脉穴位通过阴阳五行和日时干支结合在一起,以阴阳五行的生克

变化来按时推算人体气血的流注开阖和所相应的经脉穴位。按时取穴的独特思想,繁琐复杂的推算方式,构成了传统针灸学中一个最玄奥的应用体系,……"[8]816

《子午流注针法的临床应用与作用机制研究》："子午流注针法由金代何若愚所撰《子午流注针经》首载,其思想基础与学术源泉主要来自《内经》,它与'天人相应''五运六气''气血流注'等理论的联系极为密切。子午流注针法是一种以时间为主要条件的自然疗法,在临床治疗中被广为应用……"[9]229

### 参考文献

[1] 未著撰人. 灵枢经[M]. 北京：人民卫生出版社,1963：6.

[2] [战国]秦越人. 难经[M]. 北京：科学技术文献出版社,1996：33 - 37.

[3] 阎明广. 子午流注针经[M]. 上海：上海中医学院出版社,1986：9.

[4] [元]王国瑞. 扁鹊神应针灸玉龙经[M]//黄龙祥主编. 针灸名著集成. 北京：华夏出版社,1996：441.

[5] 戴惠,白纯. 子午流注与中国古代哲学[J]. 中华医史杂志,2000,30(4)：219 - 211.

[6] [明]杨继洲. 针灸大成[M]//黄龙祥主编. 针灸名著集成. 北京：华夏出版社,1996：876,877,880.

[7] 《中医辞典》编委会. 简明中医辞典[M]. 北京：中国中医药出版社.2001：99.

[8] 李磊. 子午流注针法的实验研究评述[J]. 中华中医药杂志,2014,29(3)：816 - 819.

[9] 贾卉,荣培晶,高昕妍,等. 子午流注针法的临床应用与作用机制研究[J]. 针刺研究,2010,35(3)：229 - 231.

[10] [元]窦汉卿. 针经指南[M]//黄龙祥主编. 针灸名著集成. 北京：华夏出版社,1996：380.

[11] [明]汪机. 针灸问对[M]. 李磊校注. 太原：山西科学技术出版社,2012：291.

[12] [明]张介宾. 类经图翼[M]. 北京：人民卫生出版社,1965：136,137.

[13] [明]李梴. 医学入门[M]. 金嫣莉校注. 北京：中国中医药出版社,1995：111.

[14] 中医研究院,广东中医学院. 中医名词术语选释[M]. 北京：人民卫生出版社,1973：303.

[15] 李经纬,余瀛鳌,欧永欣,等. 中医大辞典[M]. 北京：人民卫生出版社,1995：173.

[16] 徐元贞,曹健生,赵法新,等.中医词释[M].郑州:河南科学技术出版社,1983:38,39.

[17] 袁钟,图娅,彭泽邦,等.中医辞海:上册[M].北京:中国医药科技出版社,1999:403.

[18] 郑天挺,吴泽,杨志玖.中国历史大辞典:上卷[M].上海:上海辞书出版社,2000:229.

[19] 高希言.中国针灸辞典[M].郑州:河南科学技术出版社,2002:991,992.

[20] 中国百科大辞典编委会.中国百科大辞典[M].北京:华夏出版社,1990:1010.

[21] 李振吉.中医药常用名词术语辞典[M].北京:中国中医药出版社,2001:31.

[22] 高忻洙.中国针灸学词典[M].南京:江苏科学技术出版社,2010:28.

[23] 李经纬,余瀛鳌,蔡景峰.中医名词术语精华辞典[M].天津:天津科学技术出版社,1996:80.

[24] 苏绪林.论子午流注针法之知常与达变[J].针刺研究,2014,39(2):153-155.

[25] 高少才.子午流注与时间医学的比较研究[J].中国中医药远程教育,2008,11(8):1307-1309.

（刘　涛）

5 · 010

# 开阖补泻

kāi hé bǔ xiè

## 一、规范名

【汉文名】开阖补泻。

【英文名】reinforcing and reducing method by keeping hole opened or closed。

【注释】以出针时是否按压针孔或摇大针孔来进行针刺补泻的操作方法。

## 二、定名依据

"开阖补泻"一词首次出现于金代刘完素所著《(新刊)图解素问要旨论》。

在标准术语出现后,研究者热衷将从纳针到出针协同起效的针刺补泻手法分解开来,反复地论证单独步骤的针刺补泻操作方法与该方法所产生的实效价值,与此同时,不乏质疑本法的实际操作意义的呼声。

《新编简明中医辞典》《针灸学辞典》等工具书皆以"开阖补泻"作为规范名,并用雷同的定义解释本术语,如:"针刺手法名。针刺补泻法之一。是在出针后开、闭针孔,以行补泻的手法。"普通高等教育中医药类教材《针灸学》(新世纪二版)使用"开阖补泻"为规范名,并将本术语定义为"出针后迅速按针孔为补法;出针时摇大针孔而不按为泻法"。《中医药学主题词表》以"开阖补泻"为规范名,仅在英译名方面有所差异。

## 三、同义词

未见。

## 四、源流考释

《内经》中对"开阖补泻"的论述多为"补必闭肤"[1]400"入实者,左手开针空也,入虚者,左手闭针空也"[1]58"邪盛则虚之者,出针勿按"[2]338,另有"泻实者,气盛乃纳针,针与气俱纳,以开其门如利其户;针与气俱出,精气不伤,邪气乃下,外门不闭,以出其疾,摇大其道,如利其路,是谓大泻"[2]382。由此可知,出针后快速按闭针孔为补法;摇大针孔或不按闭针孔为泻法。关于"开阖"的原理,《素问·针解》中曾提及"补泻之时者,与气开阖相合也"[2]338,意指藉由(经)气的运动往复来实现补虚、泻实的目的。

唐代杨上善基于《素问·针解》[2]338,在其著述中分析腠理开闭与气的关系,认为人吸气时,腠理闭气归于肝肾;呼气时,腠理开其处于心肺[3]420。在治疗中,针深刺腠理,气与针具入,此时摇大针孔,出针可将邪气同时带出,为泻实邪之法;而在补虚时,针浅刺腠理,出针时快速按闭针孔,以防邪入正出[3]406,420。

宋至明清各医家皆沿袭《内经》观点,未见新说。《太平圣惠方》《针经指南》《类经》等则秉承"补泻之时,与气开阖相应"的观点[4]3171[5]163[6]50[7]73,余文则偏于撰写应用"开阖"的经验[5]303[7]175[8]478[9]337[10]163[11]195。另有,金代刘完素在其著作《(新刊)图解素问要旨论》中提出"八般补泻:迎随补泻、递顺补泻、转针补泻、开阖补泻、呼吸补泻、从逆补泻、针头补泻、六字气诀补泻"[12]144,书中不仅首次对各种针刺补泻方法进行罗列,更是本术语的标准名词首次现世。

在近现代,无论教材还是辞典中均将"开阖补泻"作为单式针刺补泻保留下来[13]67[14]70[15]238[16]148[17]102[18]473[19]63,如"针刺补泻法之一。于起针时开放孔穴以区分补泻"[13]67。

## 五、文献辑录

《黄帝内经灵枢注评·终始》:"补须一方实,深取之,稀按其痏,以极出其邪气;一方虚,浅刺之,以养其脉,疾按其痏,无使邪气得入。"[1]58

"邪客":"持针之道,欲端以正,安以静,先知虚实而行疾徐,左手执骨,右手循之,无与肉果。泻欲端以正,补必闭肤。辅针导气,邪得淫泆,真气得居。"[1]400

《黄帝内经素问注评·离合真邪论》:"吸则内针,无令气忤,静以久留,无令邪布,吸则转针,以得气为故,候呼引针,呼尽乃去,大气皆出,故命曰泻。""呼尽内针,静以久留,以气至为故,如待所贵,不知日暮,其气以至,适而自护,候吸引针,气不得出,各在其处,推阖其门,令神气存,大气留止,故命曰补。"[2]180

"刺志论":"入实者,左手开针空也,入虚者,左手闭针空也。"[2]335

"针解":"邪胜则虚之者,出针勿按。徐而疾则实者,徐出针而疾按之。疾而徐则虚者,疾出针而徐按之。补泻之时者,与气开阖相合也。"[2]338

"调经论":"泻实者气盛乃内针,针与气俱内,以开其门如利其户,针与气俱出,精气不伤,邪气乃下,外门不闭,以出其疾,摇大其道,如利其路,是谓大泻,必切而出,大气乃屈。"[2]382

《黄帝内经太素》第二十四卷:"候病人吸气,疾引其针,即不得使正气泄,令各在其所虚之处,速闭其门,因名曰补。泻必吸入呼出,欲泻其邪气也;补必呼入吸出,欲闭其正气不令出也。"[3]406

"第二十四卷":"人之吸气,身上有孔闭处,皆入聚于肾肝;呼气之时,有孔开处,气皆从心肺而出,比囊之呼吸也。针开孔时,病人吸气,故针与气俱入内也。针得入已,摇大其穴,因呼出针,故针与邪气俱出,勿伤正气也。"[3]420

《太平圣惠方·针经序》:"又曰:夫言气实者热也,气虚者寒也。针实者以右手持针,左手捻按开针穴以泻之,虚者以左手闭针穴以补之。补泻之时,与气开阖相应,是谓针容一豆,补泻之理也。"[4]3171

《针经指南·针经标幽赋》:"循机扪塞以象土,实应五行而可知。徐注:循者,用手上下循之,使气血往来也。机扪者,针毕以手扪闭其穴,如用土填塞之义。"[5]163

"真言补泻手法·补法":"左手掐穴,右手置针于穴上,令病人咳嗽一声,针入透入腠理;令病人吹气一口,随吹针至分寸。待针头沉紧时,转针头,以手循扪,觉气至,却回针头向下;觉针头沉紧,令病人吸气一口,随吸出,乃闭其穴(谓一手急撚孔是也)。虚羸、气弱、痒麻者,补之。"[5]303

"真言补泻手法·泻法":"左手掐穴,右手置针于穴上,令病人咳嗽一声,针入腠理;复令病人吸气一口,随吸气入针至分寸,觉针沉紧,转针头向病所,觉气至病若觉病退,便转针头向下；以手循扪，觉针沉紧，令病人吹气一口，随吹气一口而徐出其针，则不闭其穴，命之曰泻。丰肥、坚硬、疼痛者，泻之。"[5]303

"真言补泻手法·寒热补泻"："假令补冷，先令病人咳嗽一声，得入腠理；复令病人吹气一口，随吹下针，至六七分，渐进肾肝之部，停针。徐徐良久，复退针一豆许，乃撚针，问病人觉热否？然后针至三四分，及心肺之部。又令病人吸气，内针、撚针，使气下行至病所。却外撚针，使气上行，直达所针穴一二寸，乃吸而外撚捻针出，以手速按其穴，此为补。"[5]308

《(新刊)图解素问要旨论》："八般补泻：迎随补泻、递顺补泻、转针补泻、开阖补泻、呼吸补泻、从逆补泻、针头补泻、六字气诀补泻。"[12]144

《卫生宝鉴》卷二十："泻法：先以左手揣按得穴，以右手置针于穴上，令病人咳嗽一声，捻针入腠理，得穴。令病人吸气一口，针至六分，觉针沉涩，复退至三四分，再觉沉涩，更退针一豆许，仰手转针头向病所，以手循经络，循扪至病所，气至病已，合手回针，引气过针三寸，随呼徐徐出针，勿闭其穴，命之曰泻。补法：先以左手揣按得穴，以右手按之，置针于穴上。令病人咳嗽一声，捻针入腠理，得穴。令病人呼气一口将尽，内针至八分，觉针沉紧，复退一分许，如更觉沉紧，仰手转针头向病所，依前循扪至病所，气至病已，随吸而疾出针，速闭其穴，命之曰补。"[9]337

《针灸问对》卷之上："补泻之时，与气开阖相合也，气当时刻谓之开，已过未至谓之阖，以针为之。"[6]50

《针灸大成》卷二："补者吸之去疾，其穴急扪；泻者呼之去徐，其穴不闭。"[7]73

卷四："补：随其经脉纳而按之，左手闭针穴，徐出针而疾按之。泻：迎其经脉动而伸之，左手开针穴，疾出针而徐入之。"[7]175 "凡起针，左手闭针穴，徐出针而疾按之。泻，迎其经脉，提而动伸之，停针稍久，凡起针，左手开针穴，疾出针而徐按之。"[7]178 "问：补泻之时，与气开阖相应否？答

曰：此法非止推于十干之穴，但凡针入皮肤间，当阳气舒发之分谓之开。针至肉分间，当阴气封固之分谓之阖。然开中有阖，阖中有开，一开一阖之机，不离孔中，交互停针，察其气以为补泻。故《千金》言：卫外为阳部，荣内为阴部。"[7]187

《类经》十四卷："开则邪气去，故实者可泻；闭则神气存，故虚者可补也。"[8]478

十九卷："补泻之时者，与气开阖相合也。气至应时谓之开，已过未至谓之合。补泻之时者，凡诸经脉气昼夜周行五十度，各有所至之时，如经络类营气卫气运行之次二章者是也。故卫气行篇曰：谨候其气之所在而刺之，是谓逢时。此所谓补泻之时也。又若针下气来谓之开。可以迎而泻之；针下气去谓之合，可以随而补之。此皆针与气开合相合之义。"[8]683

《针灸聚英》卷三："补者，随经脉推而内之，左手闭针孔，徐出针而疾按之。泻者，迎经脉动而伸之，左手开针孔，疾出针而徐按之。"[10]163

卷四下："补即慢慢出针，泻即徐徐闭穴。"[10]233

《素问悬解》卷七："邪胜则虚之者，出针勿按，使其邪去而经虚也。徐而疾则实者，徐出针而疾按之，令里气之莫泻也。"[11]195

《针灸学辞典》："开阖补泻：针刺补泻法之一。于起针时开放孔穴以区分补泻。"[13]67

《实用针灸学词典》："开阖补泻：针刺补泻法之一。出《内经》。指以起针时开放或闭阖针孔来区分补泻。"[14]70

《中医药学名词》："reinforcing and reducing method by keeping hole opened or closed 以出针时是否按压针孔或摇大针孔来进行针刺补泻的操作方法。"[15]238

《针灸学》："开阖补泻：出针后迅速按针孔为补法；出针时摇大针孔而不按为泻法。"[16]148

《新编简明中医辞典》："开阖补泻法：针刺手法名。针刺补泻法之一。是在出针后开、闭针孔，以行补泻的手法。"[17]102

《中国中医药学主题词表》："属于针刺补泻

出针较快,针推出体表时,立即以手指按揉针孔,勿使气泄者为补;出针较慢,渐出针渐摇动针柄,使针孔开大,针退出体表后,不按揉针孔,任其气外泄者为泻。"[18]473

《中华人民共和国国家标准针灸学通用术语》:"开阖补泻法 open‐closed reinforcing and reducing method 以出针时是否按压针孔或摇大针孔来进行针刺补泻的操作方法。"[19]63

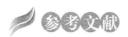 **参考文献**

[1] 未著撰人.黄帝内经灵枢注评[M].中医研究院研究生班点校.北京:中国中医药出版社,2011:58,400.

[2] 未著撰人.黄帝内经素问注评[M].中医研究院研究生班点校.北京:中国中医药出版社,2011:180,335,338,382.

[3] [隋]杨上善.黄帝内经太素[M].北京:人民卫生出版社,1965:406,420.

[4] [宋]王怀隐.太平圣惠方[M].北京:人民卫生出版社,1982:3171.

[5] [金]阎明广,窦杰.子午流注针经 针经指南合注[M].李鼎,等注评.上海:上海科学技术出版社,1998:163,303,304,308.

[6] [明]汪机.针灸问对[M].上海:上海科学技术出版社,1959:50.

[7] [明]杨继洲.针灸大成[M].刘从明,等点校.北京:中医古籍出版社,1998:73,175,178,187.

[8] [明]张介宾.类经评注.[M].郭教礼,张西相,等主编.西安:陕西科学技术出版社,1996:478,683.

[9] [元]罗天益.卫生宝鉴[M].北京:人民卫生出版社,1963:337,338.

[10] [明]高武.针灸聚英[M].高俊雄,等点校.北京:中医古籍出版社,1999:163,233.

[11] [清]黄元御.黄元御医书十一种[M].麻瑞亭,等点校.北京:人民卫生出版社,1990:195.

[12] [金]刘河间.河间医集[M].孙洽熙编校.北京:人民卫生出版社,1998:144.

[13] 安徽中医学院,上海中医学院.针灸学辞典[M].上海:上海科学技术出版社,1987:67.

[14] 高忻洙.实用针灸学词典[M].南京:江苏科学技术出版社,1999:70.

[15] 中医药学名词审定委员会.中医药学名词[M].北京:科学出版社,2005:238.

[16] 石学敏.针灸学[M].北京:中国中医药出版社,2007:148.

[17] 严世芸,李其忠.新编简明中医辞典[M].北京:人民卫生出版社,2007:102.

[18] 中国中医研究院图书情报研究所.中国中医药学主题词表[M].北京:中医古籍出版社,2008:473.

[19] GB/T 30232—2013 中华人民共和国国家标准针灸学通用术语[M].北京:中国标准出版社,2013:63.

(李 辰)

# 五刺

wǔ cì

## 一、规范名

【汉文名】五刺。

【英文名】five needling techniques。

【注释】半刺、豹文刺、关刺、合谷刺、输刺等五种刺法的合称。

## 二、定名依据

"五刺"之名最早见于《灵枢·官针》,之后并无其他的名称。

在现代的中医教材《针灸学》及中医药工具书中均以五刺为规范名,如《中医药名词术语精华辞典》:"刺法分类名。《灵枢·官针》:'凡刺有五,以应五脏。'以针刺深浅部位不同,分别适应五脏病变,有半刺、豹文刺、关刺、合谷刺、输刺等五种。"

## 三、同义词

未见。

针
灸

## 四、源流考释

五刺最早出现在《灵枢·官针》中，与九刺、十二刺并列为《内经》所记载之刺法。所不同的，五刺之应，在于五脏，专门用于治疗五脏不同的疾病。

五刺之一，为半刺。"半刺者，浅内而疾发针，无针伤肉，如拔毛状，以取皮气，此肺之应也"。[1]37 半刺为浅刺法，与九刺中的毛刺极为相似，现代的皮肤针疗法即源于此。《黄帝内经太素》解释为"凡刺不减一分，今言半刺，当是半分，故以拔发爪，欲令浅刺，多则伤皮气也"[2]637。《类经评注》中也认为与毛刺相似："此即前章毛刺之义，浅入而疾发，故可取皮分以应肺。"[3]640

五刺之二，为豹纹刺，指刺络拔罐后的皮肤痕如豹纹样，后世演变为刺络法，或刺络拔罐法。"官针"："豹文刺者，左右前后针之，中脉为故，以取经络之血者，此心之应也。"[1]37《黄帝内经太素》："豹文者，言其多也，主取血脉，所以应心。"[2]359《类经评注》："豹文者，言其多也，主取血脉，所以应心。"[3]640《中国针灸辞典》："《内经》刺法名，五刺之一。《灵枢·官针》：'豹文刺者，左右前后针之，中脉为故，以取经络之血者，此心之应也。'指于患处左右前后均刺，以刺中血络，使之出血，痕若豹之斑纹，故名豹文刺，因心主血脉，故本法应心而用于治疗与心有关的血脉瘀阻等疾患。"[4]98

五刺之三，为关刺。关刺在《内经》中又称岂刺、开刺或渊刺，"关刺者，直刺左右尽筋上，以取筋痹，慎无出血，此肝之应也；或曰渊刺；一曰岂刺"[1]37。《太素》中称开刺，"刺关身之左右，尽至筋上，以去筋痹，故曰关刺，或曰开刺也"[2]637。《类经评注》进一步解释，"关，关节也。左右，四肢也。尽筋，即关节之处也。慎无出血，血以养筋也。肝主筋，刺筋所以应肝，渊刺、岂刺，皆古名也"[3]640。《中医大辞典》："古刺法名，五刺之一。《灵枢·官针》：'关刺者，直刺左右尽筋上，以取筋痹，慎无出血，此肝之应也。

或曰渊刺（《黄帝内经太素》作开刺），一曰岂刺。'指在患处两端尽筋上，即关节的肌腱附着部直刺而避免出血的刺法。以其刺处在关节附近，故名关刺。因肝主筋，故本法应肝而用于治疗与肝有关的筋痹等疾患。"[5]555《中医辞海》释为："针灸术语。《内经》五刺法之一。此法是直针刺入四肢的关节部分，治疗筋痹（针刺于关节附近故称关刺），亦称渊刺，或称岂刺，肝主筋，所以这种刺法与肝相应。"[6]570《针灸甲乙经》中亦有引用《黄帝内经》中关针原文。

在古文字中，关（閞閞關）与开（开）、岂（岂）与渊（渊渊）字形相近，表现的是刺在双侧膝眼处横针而入的形象。

五刺之四，是为合谷刺，也称合刺，鸡足刺。"合谷刺者，左右鸡足，针于分肉之间，以取肌痹，此脾之应也"[1]37。《太素》称为合刺，"刺身左右分肉之间，痛如鸡足之迹，以合分肉间之气，故曰合刺也"[2]359。《类经评注》中称鸡足，"合谷刺者，言三四攒合，如鸡足也。邪在肉间，其气广大，非合刺不可。脾主肌肉，故取肌痹者，所以应脾"[3]640。《灵枢悬解》："合谷者，肉之大会为谷，《素问·气穴论》语。针于分肉之间，合于肉之大会也。"[7]13《中医名词术语精华辞典》注释为："刺法名。五刺之一。又称合刺。《灵枢·官针》：'合谷刺，左右鸡足，针于分肉之间，以取肌痹，此脾之应也。'是指在患部肌肉针刺，斜刺进针后，退回浅部又分别向左右斜刺，形如鸡爪分叉。该法是一种加强刺激的方法，主要用于治疗与脾有关的肌肉痹症等疾患。此外，历代也有人解释为三针或四针同用。"[8]289 属于多向刺法，也是形象化的表述。

五刺之五，是为输刺，与九刺与十二刺中的输刺意义均不同。《灵枢》中"输刺者，直入直出，深内之至骨，以取骨痹，此肾之应也"[1]37。《太素》解释"依于输穴，深内至骨以去骨痹，故曰输刺也"[2]637。《类经评注》："肾主骨，刺深至骨，所以应肾"[3]640。《中医药名词术语精华辞典》注释为："刺法名。出《灵枢·官针》。五刺之一：'输刺者，直入直出，深内（纳）之至骨，以取骨痹。'这是指深刺以治骨痹（包括深部病症），与十二刺之输刺相仿，只是归类有不同。输，是输通的意思。近代临床上所谓输刺法，多指此而言"[8]289。

因此，五刺在《中医药学名词》中作为规范名收录，在修订版中将具体的下位词半刺、豹文刺、关刺、合谷刺及输刺等收录：

半刺：half needling；五刺之一，浅刺皮肤、快速出针的针刺方法。

豹文刺：leopard-spot needling；五刺之一，又称"散刺法"，用针散刺络脉出血的针刺方法。

关刺：joint needling；五刺之一，又称"渊刺"，刺四肢关节附近筋的针刺方法。

输刺：deep needling；五刺之一，深刺以治骨痹的针刺方法。

合谷刺：triple directional needling；五刺之一，又称"合刺""鸡足刺"，将针刺入分肉之间，然后提到皮下，再向左右各斜刺一针，像鸡爪一样的针刺方法。

## 五、文献辑录

### 半刺

《灵枢经》："凡刺有五，以应五藏，一曰半刺，半刺者，浅内而疾发针，无针伤肉，如拔毛状，以取皮气，此肺之应也。"[1]37

《黄帝内经太素》："凡刺有五，以应五脏。一曰半刺，半刺者，浅内而疾发针，毋令针伤多，如拔发爪，以取皮气，此肺之应。凡刺不减一分，今言半刺，当是半分，故以拔发爪，欲令浅刺，多则伤皮气也。"[2]358

《圣济总录》："五刺之法，以应五脏。一曰半刺，浅内而疾发针，无针伤肉如拔毛状，以取皮气，此肺之应也。"[9]1853

《针灸素难要旨》："凡刺有五，以应五脏。一曰半刺，半刺者浅内而疾发针，无针伤肉，如拔毛状，以取皮气，此肺之应也。"[10]47

《医学纲目》："凡刺有五，以应五脏。一曰

半刺，半刺者，浅内而发针，无针伤肉，如拔毛状，以取皮气，此肺之应也。"[11]113

《针灸大成》："凡刺有五，以应五脏。一曰半刺者，浅内而疾发针，无针伤肉，如拔毛状，以取皮气，以应肺也。"[12]809

《类经评注》："凡刺有五，以应五脏。一曰半刺，半刺者，浅内而疾发针，无针伤肉，如拔毛状，以取皮气，此肺之应也（此即前章毛刺之义，浅入而疾发，故可取皮分以应肺）。"[3]640

《中医名词术语精华词典》："刺法名。五刺之一。《灵枢·官针》：'半刺者，浅内而疾发针，无针伤肉，如拔毛状，以取皮气，此肺之应也。'即浅刺及皮，迅速出针的针刺方法。以其所刺极浅，如常法之半，故名半刺。与九刺中的毛刺相仿。近代应用的皮肤针即由此发展而来。"[8]289

《中医名词术语选释》："五刺法的一种。即刺入很浅，并很快拔针，不伤肌肉，如拔毛状。这是古代应用于治肺病的一种针法（《灵枢·官针》）。"[13]298

《简明中医辞典》："古刺法。五刺之一。《灵枢·官针》：'半刺者，浅内而疾发针，无针伤肉，如拔毛状，以取皮气，此肺之应也。'用以治疗感冒发热，咳嗽痰喘等病证。因本法浅刺快出，如常刺深度之一半，故名。"[14]314

《中医大辞典》："古刺法名。五刺之一。《灵枢·官针》：'半刺者，浅内而疾发针，无针伤肉，如拔毛状，以取皮气，此肺之应也。'是指浅刺及皮，并迅速出针的针刺方法。以其所刺极浅，如常法之半，故名半刺。因肺合皮毛，故本法应肺而用于治疗与肺有关的咳嗽痰喘等疾患。"[5]555

《中医词释》："'五刺'之一。半，形容浅。半刺是浅刺皮肤，迅速拔针，不使针伤肌肉，好像拔去毫毛一样，用以疏泄在皮毛的邪气。这是相应肺脏（肺合皮毛）的针刺法。"[15]164

《中医辞海》："针灸术语。刺法之一。出《灵枢·官针》，'半刺者，浅内而疾发针，无针伤

肉,如拔毛状,以取皮气,此肺之应也'。此法浅刺于皮部,急速出针,没有损伤肌肉,好像拔出毫毛一样,是和肺相应的刺法。'半'是形容浅的意思。临床上适用于治疗风寒束表,发热咳嗽喘息等与肺脏有关的疾病,以及某些皮肤病,近代用皮肤针及针刺小儿时多采用此法。与毛刺、浮刺相似。"[13]1037

《中医药常用名词术语辞典》:"针法。出《灵枢·官针》。属五刺法。浅刺疾出的刺法。"[16]172

**豹文刺**

《灵枢经》:"二曰豹文刺,豹文刺者,左右前后针之,中脉为故,以取经络之血者,此心之应也。"[1]37

《黄帝内经太素》:"二曰豹文刺,豹文刺者,刺左右前后针之,中脉为故,以取经络之血者,此心之应也。左右前后针痏,状若豹文,故曰豹文刺也。中经及络,以出血也。"[2]359

《圣济总录》:"二曰豹纹刺,左右前后针之,中脉为故,以取经络之血,此心之应也。"[9]1853

《针灸素难要旨》:"二曰豹文刺,豹文刺者,左右前后针之,中脉为故,以取经络之血者,此心之应也。"[10]47

《医学纲目》:"二曰豹文刺,豹文刺者,左右前后针之,中脉为故,以取经络之血者,此心之应也。"[11]113

《针灸大成》:"二曰豹文刺者,左右前后针之,中脉,以取经络之血,以应心也。"[12]809

《类经评注》:"二曰豹文刺,豹文刺者,左右前后针之,中脉为故,以取经络之血者,此心之应也(豹文者,言其多也,主取血脉,所以应心)。"[3]640

《灵枢悬解》:"二曰豹文刺,豹文刺者,左右前后针之,中脉为故,以取经络之血者,此心之应也。"[7]13

《内经评文》:"二曰豹文刺,豹文刺者,前后左右针之,中脉为故,以取经络之血者,此心之应也。"[17]131

《中医名词术语精华辞典》:"刺法名。五刺

之一。《灵枢·官针》:'豹文刺者,左右前后针之,中脉为故,以取经络之血者,此心之应也。'指于患部前后左右的血脉针刺出血的刺法。以其针时出血,痕若豹纹,故名豹文刺。因心主血脉,故本法应心而用于治疗与心有关的血脉瘀阻等疾患。本法与九刺中的络刺、十二刺中的赞刺,都是指刺络出血法。"[8]289

《中医名词术语选释》:"五刺法的一种。即在患病部位的前后左右多处刺破小血管,排出郁血。这是应用于治疗心病的一种古代针法(《灵枢·官针》)。"[13]298

《简明中医辞典》:"古刺法。五刺之一。《灵枢·官针》:'豹文刺者,左右前后针之,中脉为故,以取经络之血者,此心之应也。'即在患处前后、左右刺中血脉,放出郁血,用来治疗经络瘀阻等病证。因本法出血点较多,犹如豹文,故名。"[15]314

《中医大辞典》:"古刺法名。五刺之一。《灵枢·官针》:'豹文刺者,左右前后针之,中脉为故,以取经络之血者,此心之应也。'指于患部前后左右的血脉针刺出血的刺法。以其针时出血,痕若豹纹,故名豹文刺。因心主血脉,故本法应心而用于治疗与心有关的血脉瘀阻等疾患。"[5]555

《中医词释》:"'五刺'之一。针刺点较多,状如豹皮之斑纹,故称。这种刺法是刺左右前后各部位,以中络放血为止。《灵枢·官能》:'豹文刺者,左右前后针之,中脉为故,以取经络之血者,此心之应也。'"[14]164

《中医辞海》:"古刺法名。《内经》五刺之一。《灵枢·官针》:'豹文刺者,左右前后针之,中脉为故,以取经络之血者,此心之应也。'指于患处左右前后均刺,以刺中血络,使之出血,痕若豹之斑纹,故名豹文刺。因为心主血脉,故本法应心而用于治疗与心有关的血脉瘀阻等疾患。"[6]570

《中国针灸辞典》:"《内经》刺法名,五刺之一。《灵枢·官针》:'豹文刺者,左右前后针之,

中脉为故,以取经络之血者,此心之应也。'指于患处左右前后均刺,以刺中血络,使之出血,痕若豹之斑纹,故名豹文刺,因心主血脉,故本法应心而用于治疗与心有关的血脉瘀阻等疾患。"[4]98

《中医药常用名词术语辞典》:"刺法。出《灵枢·官针》。属五刺。是一种以穴位为中心,进行数刺出血的刺法。因其针刺出血点多,形如豹文,故称。参见散刺法条。"[16]172

《中国针灸学辞典》:"古刺法名。五刺之一。《灵枢·官针》:'豹文刺者,左右前后针之,中脉为故,以取经络之血者,此心之应也。'这是指用三棱针散刺络脉出血的方法,以刺到血脉为目的,出血点多,故名豹文刺。因心主血脉,故本法应心而用于治疗与心有关的血脉瘀阻等疾患。"[18]210

### 关刺

《灵枢经》:"三曰关刺,关刺者,直刺左右尽筋上,以取筋痹,慎无出血,此肝之应也;或曰渊刺;一曰岂刺。"[1]37

《黄帝内经太素》:"三曰关刺,关刺者,直刺左右,尽筋上,以取筋痹,慎无出血,此肝之应也,或曰开刺,一曰岂刺。刺关身之左右,尽至筋上,以去筋痹,故曰关刺,或曰开刺也。"[2]359

《圣济总录》:"三曰关刺,直刺左右尽筋上,以取筋痹,慎无出血,此肝之应也,或曰渊刺。一曰岂刺。"[9]1853

《针灸素难要旨》:"三曰关刺,关刺者直刺左右尽筋上,以取筋痹,慎无出血,此肝之应也,或曰渊刺,一曰岂刺。"[10]47

《医学纲目》:"三曰关刺,关刺者,直刺左右,尽筋上以取筋痹,慎无出血。此肝之应也。或曰渊刺,一曰岂刺。"[11]113

《针灸大成》:"三曰关刺者,直刺左右尽筋上,以取筋痹,慎无出血,以应肝也。"[12]809

《类经》:"三曰关刺,关刺者,直刺左右,尽筋上,以取筋痹,慎无出血,此肝之应也。或曰岂刺(关,关节也。左右,四肢也。尽筋,

即关节之处也。慎无出血,血以养筋也。肝主筋,刺筋所以应肝,渊刺、岂刺,皆古名也)。"[3]640

《灵枢悬解》:"三曰关刺,关刺者,直刺左右尽筋上,以取筋痹,慎无出血,此肝之应也。或曰渊刺,一曰岂刺。"[7]13

《内经评文》:"三曰关刺,关刺者,直刺左右尽筋上,(谓直刺又左右之其深尽筋上也)以取筋痹,慎无出血,此肝之应也,或曰渊刺,一曰岂刺。"[17]131

《中医名词术语精华辞典》:"刺法名。五刺之一。《灵枢·官针》:'关刺者,直刺左右尽筋上,以取筋痹,慎无出血,此肝之应也。或曰渊刺,一曰岂刺。'指在患处两端关节的肌腱附着部直刺并避免出血的刺法。因肝主筋,故本法应肝而用于治疗与肝有关的筋痹等疾患。"[8]289

《中医名词术语选释》:"五刺法的一种。用于治疗筋痹。刺法是直接针在四肢关节周围筋肉的附着部,但应防止出血。这是应用于治疗肝病的一种古代针法。"[13]298

《简明中医辞典》:"古刺法。五刺之一。《灵枢·官针》:'关刺者,直刺左右尽筋上,以取筋痹,慎无出血,此肝之应也,或曰渊刺,一曰岂刺'。是指直刺关节周围筋腱附着部,用以治疗筋痹。因本法刺在关节附近,故名。"[15]314

《中医大辞典》:"古刺法名。五刺之一。《灵枢·官针》:'关刺者,直刺左右尽筋上,以取筋痹,慎无出血,此肝之应也。或曰渊刺(《黄帝内经太素》作开刺),一曰岂刺。'指在患处两端尽筋上,即关节的肌腱附着部直刺而避免出血的刺法。以其刺处在关节附近,故名关刺。因肝主筋,故本法应肝而用于治疗与肝有关的筋痹等疾患。"[5]555

《中医词释》:"古刺法。五刺的一种。关,指关节。关刺是指针刺关节附近的部位。刺法是针刺左右四肢关节附近筋的尽头处。用于治疗筋痹。但要谨慎,不能出血。这是和肝主筋的相应刺法。也称渊刺或岂刺。《灵枢·关针》:'关刺者,直刺左右尽筋上,以取筋痹,慎无

出血,此肝之应也;或曰渊刺,一曰岂刺。'"[14]164

《中医辞海》:"针灸术语。《内经》五刺法之一。此法是直针刺入四肢的关节部分,治疗筋痹(针刺于关节附近故称关刺),亦称渊刺,或称岂刺,肝主筋,所以这种刺法与肝相应。《灵枢·官针》:'关刺者,直刺左右尽筋上,以取筋痹,慎勿出血,此肝之应也。'《针灸甲乙经》:'关刺者,直刺左右尽筋上,以取筋痹,慎出血,此肝之应也。'"[6]570

《中国针灸辞典》:"《内经》刺法名。五刺之一。《灵枢·官针》:'关刺者,直刺左右尽筋上,以取筋痹,慎无出血,此肝之应也。或曰渊刺,一曰岂刺。'指刺左右四肢关节附近筋的近端,即关节的肌腱附着部,直刺不可出血,因其刺处在关节附近,故名关刺。因肝主筋,故本法应肝而用于治疗与肝有关的筋痹等疾患。"[4]98

《简明中医辞典》:"古刺法。五刺之一。《灵枢·官针》:'关刺者,直刺左右尽筋上,以取筋痹,慎无出血,此肝之应也,或曰渊刺,一曰岂刺'。是指直刺关节周围筋腱附着部,用以治疗筋痹。因本法刺在关节附近,故名。"[15]314

《中医药常用名词术语辞典》:"针法。出《灵枢·官针》。属五刺。在关节附近的肌腱上进行针刺。注意不宜伤脉出血。用以治筋痹证。"[16]172

《中国针灸学辞典》:"古刺法名,为五刺之一。《灵枢·官针》:'关刺者,直刺左右尽筋上,以取筋痹,慎无出血,此肝之应也。或曰渊刺,一曰岂刺。'指刺左右四肢关节附近筋的近端,即关节的肌腱附着部,直刺不可出血,因其刺处在关节附近,故名关刺。因肝主筋,故本法应肝而用于治疗与肝有关的筋痹等疾患。"[18]210

## 合谷刺

《灵枢经》:"四曰合谷刺,合谷刺者,左右鸡足,针于分肉之间,以取肌痹,此脾之应也。"[1]37

《黄帝内经太素》:"四曰合刺,合刺者,左右鸡足,针于分肉之间,以取肌痹,此脾之应也……刺身左右分肉之间,痏如鸡足之迹,以合

分肉间之气,故曰合刺也。平按:'合刺'《灵枢》《甲乙》作'合谷刺'"。[2]637

《圣济总录》:"四曰合谷刺,左右鸡足,针于分肉之间,以取肌痹,此脾之应也。"[9]1853

《针灸素难要旨》:"四曰合谷刺,合谷刺者,左右鸡足,针于分肉之间,以取肌痹,此脾之应也。"[10]47

《医学纲目》:"四曰合谷刺,合谷刺者,左右鸡足,针于分肉之间,以取肌痹,此脾之应也。"[11]113

《针灸大成》:"四曰合谷刺者,左右鸡足,针于分肉之间,以取肌痹,以应脾也。"[12]809

《类经评注》:"四曰合谷刺,合谷刺者,左右鸡足,针于分肉之间,以取肌痹,此脾之应也(合谷刺者,言三四攒合,如鸡足也。邪在肉间,其气广大,非合刺不可。脾主肌肉,故取肌痹者,所以应脾)。"[3]640

《灵枢悬解》:"四曰合谷刺,合谷刺者,左右鸡足,针于分肉之间,以取肌痹,此脾之应也。"[7]13

《内经评文》:"四曰合谷刺。合谷刺者,左右鸡足,针于分肉之间,以取肌痹,此脾之应也。"[17]131

《中医名词术语精华辞典》:"刺法名。五刺之一。又称合刺。《灵枢·官针》:'合谷刺,左右鸡足,针于分肉之间,以取肌痹,此脾之应也。'是指在患部肌肉针刺,斜刺进针后,退回浅部又分别向左右斜刺,形如鸡爪分叉。该法是一种加强刺激的方法,主要用于治疗与脾有关的肌肉痹症等疾患。此外,历代也有人解释为三针或四针同用。"[8]289

《中医名词术语选释》:"五刺法的一种。用于治疗'肌痹'。刺法是在患病局部向左、右两侧外方斜刺,直接针在肌肉部分,好像鸡爪的形状。这是应用于脾病的一种古代针法(《灵枢·官针》)。"[13]298

《简明中医辞典》:"古刺法。五刺之一。《灵枢·官针》:'合谷刺者,左右鸡足,针于分肉之间,以取肌痹,此脾之应也。'指针刺直达分肉,然后提至皮下,再向左右斜刺,形如鸡爪的刺法,用以治疗肌肉痹证。古人称肌肉重迭会

合处为'谷',故名。"[15]314

《中医大辞典》："古刺法名。五刺之一。《灵枢·官针》：'合谷刺（《黄帝内经太素》称合刺），左右鸡足，针于分肉之间，以取肌痹，此脾之应也。'是指在患部肌肉进针，而针向左右斜刺形如鸡爪的针刺方法。古人谓'肉之大会为谷'，本法刺入肌肉，且左右合如鸡足，故名合谷刺。因脾主肌肉，故本法应脾而用于治疗与脾有关的肌肉痹证等疾患。"[5]556

《中医词释》："'五刺'之四。合谷刺并非指针刺合谷穴，而是指针刺分肉之间处。即针刺到一定深度后，将针提起到分肉之间，再分别向左右两侧各斜刺一针，使其形状像鸡足的刺法。用于治疗肌痹。这是和脾脏（主肌肉）相应的针刺法。《灵枢·官针》：'合谷刺者，左右鸡足，针于分肉之间，以取肌痹，此脾之应也。'"[14]164

《中医辞海》："针灸手法。古刺法名。五刺之一。此法是将针刺入分肉之间，然后提到皮下，再向左右各斜刺一针，像鸡爪一样，用以治疗肌痹证（肉之大会为谷，针刺肌肉会合处，故称合谷刺）。脾主肌肉，所以这种刺法是与脾相应的。《灵枢·官针》：'合谷刺者，左右鸡足，针于分肉之间，以取肌痹，此脾之应也。'"[14]164

《中国针灸辞典》："《内经》刺法名。五刺之一。《灵枢·官针》：'合谷刺者，左右鸡足针于分肉之间，以取肌痹，此脾之应也。'指针刺四肢分肉之间，针向几方斜刺，如鸡爪状。古人谓：肉之大会为谷，此刺入肌肉，且左右如鸡足，故名合谷刺，因脾主肌肉，故本法应脾而用于治疗与脾有关的肌肉痹证等疾患。"[4]98

《简明中医辞典》："古刺法。五刺之一。《灵枢·官针》：'合谷刺者，左右鸡足，针于分肉之间，以取肌痹，此脾之应也'。指针刺直达分肉，然后提至皮下，再向左右斜刺，形如鸡爪的刺法，用以治疗肌肉痹证。古人称肌肉重迭会合处为'谷'，故名。"[15]314

《中医药常用名词术语辞典》："针法。出《灵枢·官针》。属五刺。将针刺入肌肉较丰厚处，进针后退至浅层，又依次向两旁斜刺。用以治疗肌痹证。"[16]172

《中国针灸学辞典》："古刺法名。五刺之一。《灵枢·官针》：'合谷刺者，左右鸡足，针于分肉之间，以取肌痹，此脾之应也。'指针刺四肢分肉之间后，退回浅部，又分别向两旁斜刺。如鸡爪状，又名鸡足刺。《灵枢·卫气失常》：'重者鸡足取之。'指出这是一种扩大刺激面的方法。"[18]210

**输刺**

《灵枢经》："五曰输刺，输刺者，直入直出，深内之至骨，以取骨痹，此肾之应也。"[1]37

《黄帝内经太素》："五曰输刺，输刺者，直入直出，深内之至骨，以取骨痹，此肾之应也……依于输穴，深内至骨以去骨痹，故曰输刺也。平按：'输刺'《甲乙》作'腧刺'"。[2]637

《针灸素难要旨》："五曰输刺，输刺者，直入直出，深内之至骨，以取骨痹，此肾之应也。"[10]47

《医学纲目》："五曰输刺，输刺者，直入直出，深内之至骨，以取骨痹，此肾之应也。"[11]113

《针灸大成》："五曰输刺者，直入直出，深纳至骨，以取骨痹，以应肾也。"[12]809

《类经评注》："五曰输刺，输刺者，直入直出，深内之至骨，以取骨痹，此肾之应也（输刺义见前章。肾主骨，刺深至骨，所以应肾）。"[3]640

《灵枢悬解》："五曰腧刺，腧刺者，直入直出，深内之至骨，以取骨痹，此肾之应也。合谷者，肉之大会为谷，《素问·气穴论》语。针于分肉之间，合于肉之大会也。"[7]13

《内经评文》："五曰输刺。输刺者，直入直出，深内之至骨，以取骨痹，此肾之应也。"[17]131

《中医名词术语精华辞典》："刺法名。出《灵枢·官针》。五刺之一：'输刺者，直入直出，深内（纳）之至骨，以取骨痹。'这是指深刺以治骨痹（包括深部病症），与十二刺之输刺相仿，只是归类有不同。输，是输通的意思。近代临床上所说输刺法，多指此而言。"[8]289

《中医名词术语选释》："五刺的一种方法。用于治疗骨痹，刺法是将针直入直出，深入至骨。这是应用于治疗肾病的一种古代针法(《灵枢·官针》)。"[13]298

《简明中医辞典》:"古刺法。五刺之一。《灵枢·官针》:'输刺者,直入直出,深内之至骨,以取骨痹。'其法与十二刺之输刺相仿,深刺以治骨痹。"[15]314

《中医大辞典》:"古刺法名。五刺之一。《灵枢·官针》:'输刺者,直入直出,深内之至骨,以取骨痹,此肾之应也。'指直刺深入至骨以治骨痹的方法……盖肾主骨,故本法可应用于治疗与肾有关的骨痹等疾患。"[5]556

《中医词释》:"五刺之五。即针刺要快,直入直出,深进针到骨的附近,用以治疗骨痹。是和肾脏相应的刺法。《灵枢·官针》:'五曰输刺者,直入直出,深内之至骨,以取骨痹,此肾之应也。'"[14]164

《中医辞海》:"针灸治法。古刺法。五刺之一。《灵枢·官针》:'输刺者,直入直出,深内之至骨,以取骨痹。'其法与十二刺之输刺相仿,深刺以治骨痹。"[6]1037

《中国针灸辞典》:"《内经》刺法名五刺之一。《灵枢·官针》:'输刺者,直入直出,深内之至骨,以取骨痹,此肾之应也。'指直刺深入至骨,用以治疗骨痹的方法。因肾主骨,故本法可用于治疗与肾有关的骨痹等疾患。"[4]98

《简明中医辞典》:"古刺法。五刺之一。《灵枢·官针》:'输刺者,直入直出,深内之至骨,以取骨痹。'其法与十二刺之输刺相仿,深刺以治骨痹。"[15]314

《中医药常用名词术语辞典》:"针法。出《灵枢·官针》。属五刺。直进针,直出针,深刺至骨骼,以治骨痹。"[16]172

《中国针灸学辞典》:"古刺法名。五刺之一。《灵枢·官针》:'输刺者,直入直出,深内(纳)之至骨,以取骨痹。'这是指深刺以治骨痹(包括深部病症),与十二刺之输刺相仿,只是归类不同。近代临床所说的输刺法,多指此而言。"[18]210

《中医名词术语精华辞典》:"刺法分类名。《灵枢·官针》:'凡刺有五,以应五脏。'以针刺深浅部位不同,分别适应五脏病变,有半刺、豹文刺、关刺、合谷刺、输刺等五种。"[8]289

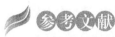

[1] 未著撰者.黄帝内经灵枢经[M].任廷革点校.北京:人民军医出版社,2006:37.

[2] [隋]杨上善.黄帝内经太素[M].萧延平校正,王洪图,李云点校.北京:科学技术文献出版社,2000:359,637.

[3] [明]张介宾.类经评注[M].北京:人民卫生出版社,1965:640.

[4] 高希言.中国针灸辞典[M].郑州:河南科学技术出版社,2002:98.

[5] 李经纬,余瀛鳌,欧永欣,等.中医大辞典[M].北京:人民卫生出版社,1999:555,556.

[6] 袁钟,图娅,彭泽邦.中医辞海:上册[M].北京:中国医药科技出版社,1999:570,1037.

[7] [清]黄元御.灵枢悬解[M]//张暖校注.黄元御读内经.北京:人民军医出版社,2015:13.

[8] 李经纬,余瀛鳌,蔡景峰.中医名词术语精华辞典[M].天津:天津科学技术出版社,1996:289.

[9] [宋]赵佶.圣济总录校注:下册[M].王振国,杨金萍主校.上海:上海科学技术出版社,2016:1853.

[10] [明]高武.针灸素难要旨[M],上海:上海卫生出版社,1958:47.

[11] [明]楼英.医学纲目[M],阿静校注.北京:中国中医药出版社,1996:113.

[12] [明]杨继洲.针灸大成[M]//黄龙祥主编.针灸名著集成.北京:华夏出版社,1996:809.

[13] 中医研究院,广东中医学院.中医名词术语选释[M].北京:人民卫生出版社,1973:298.

[14] 徐元贞,曹健生,赵法新,等.中医词释[M].郑州:河南科学技术出版社,1983:164.

[15] 《中医辞典》编委会.简明中医辞典[M].北京:中国中医药出版社,2001:314.

[16] 李振吉.中医药常用名词术语辞典:[M].北京:中国中医药出版社,2001:172.

[17] [清]周学海.内经评文:灵枢[M]//郑洪新主编.周学海医学全书.北京:中国中医药出版社,1999:131.

[18] 高忻洙.中国针灸学词典[M].南京:江苏科学技术出版社,2010:210.

(黄　涛　丁云晴)

# 五输穴

wǔ shū xué

## 一、规范名

【汉文名】五输穴。

【英文名】five-shu point。

【注释】十二经脉在四肢肘、膝关节以下，经气出、溜、注、经、入之处的名为井、荥、输、经、合的五类特定穴。

## 二、定名依据

五输穴的概念最早见于《内经》，规范名出现后，《针灸甲乙经》等文献写作"五俞"，或"五腧"。但由于腧、输、俞三字古来通假，其实质意义并无不同。

在现代《针灸学》教材及中医类工具书中，均以五输穴为正名，如《简明中医辞典》："又称五俞穴、五腧穴。指十二经脉分布在四肢肘膝关节以下的井、荥、输、经、合五种穴位。"因此，在《中医药学名词》中，收录该术语，以五输穴为规范名，释义为："十二经脉在四肢肘、膝关节以下，经气出、溜、注、经、入之处的名为井、荥、输、经、合的五类特定穴。"

## 三、同义词

【曾称】"五腧穴""五俞穴"（《针灸甲乙经》）。

## 四、源流考释

五输穴的概念最早见于《内经》，《灵枢·九针十二原》："所出为井，所溜为荥，所注为腧，所行为经，所入为合，二十七气所行，皆在五腧也"[1]3。《黄帝内经太素》认为，这是在讲阴阳五行的次弟，并引用《灵枢经》内容，"岐伯答曰：请言其次。次者，井、荥、输、经、合等阴阳五行次

第也。肺出少商，少商者，手大指内侧也，为井""溜于鱼际，鱼际者，手鱼也，为荥""注于太泉，太泉者，鱼后下陷者之中也，为输""行于经渠，经渠者，寸口之中也，动而不居，为经""入于尺泽，尺泽者，肘中之动脉也，为合，手太阴经也"[2]165。

杨上善进一步解释说，"井者，古者以泉源出水之处为井也，掘地得水之后，仍以本为名，故曰井也。人之血气出于四支，故脉出处以为井也。手足三阴皆以木为井，相生至于水之合也；手足三阳皆以金为井，相生至于土之合也。所谓阴脉出阳，至阴而合；阳脉出阴，至土而合也。""脉出少商，溢入鱼际，故为荥也。""输，送致聚也"[2]166《难经·八十一难》曰："五脏输者，三焦行气之所留止。故肺气与三焦之气送致聚于此处，故名为输也。""寸口之中，十二经脉历于渠沽，故曰经渠。居，停也。太阴之脉动于寸口不息，故曰不居。经者，通也，肺气至此常通，故曰经也。""如水出井，以至海为合。脉出指井，至此合于本脏之气，故名为合。"[3]39

五输穴的功用，以《难经》中所言："井主心下满，荥主身热，俞主体重节痛，经主喘咳寒热，合主逆气而泄。"[3]35《黄帝内经太素》注解说，"井，木也。井主心下满，是肝为满也。冬时心下满病，刺其井者，遣其本也。""荥，火也。荥主身热，是心为热也。春时身热之病，刺其荥者，亦遣其本也。""输，土也。输主体重节痛，时闲时甚，是脾为病也。夏时体重节痛，时闲时甚，刺其输者，亦遣其本也。""经，金也。金主喘咳寒热，经血而满，是肺为病也。长夏喘咳寒热，经血而满，刺其经者，亦遣其本也。""病在胃，及以饮食不节得病者，取之于合，合，水也。合主逆气而泄，是肾为病也。秋时饮食不节，逆而

泄,刺其合者,亦遗其本也。"[2]177

五输穴的不同功用,应用于四季,《针灸甲乙经》引用灵枢经:"脏主冬,冬刺井;色主春,春刺荥;时主夏,夏刺腧;音主长夏,长夏刺经;味主秋,秋刺合。是谓五变,以主五腧。曰:诸原安合,以致五输?曰:原独不应五时,以经合之,以应其数,故六六三十六腧。"[4]13《黄帝内经太素》"冬时万物收藏,故五脏主冬也。井,为木也。木,春也。春时万物始生,如井中泉水。冬时万物始萌,如井水深,未出而刺之者,刺井微也。""春时万物初生鲜华,故五色主春。荥,火也。火,夏也。夏时万物荥长,如水流溢。春时万物始生,未荥而刺之者,亦刺荥微也。""夏时万物荥华,四时之胜,故五时主夏。输,土也。土,长夏也。长夏之时,万物盛极,如水致聚。夏时荥未盛极而刺之者,亦刺输微也。""长夏万物荥盛,音律和四时之序,故五音主于长夏。经,金也。金,秋也。秋时万物将衰。长夏之时,万物盛而未衰而刺之者,亦刺经微也。""秋时万物皆熟,众味并盛,故五味主秋也。合,水也。水,冬也。冬时万物收藏,如水之入海。秋时万物收而未藏而刺之者,亦刺合微也。"[2]176

五输穴理论到明清时期,已较成熟,如《针灸大成》总结了前人的各种说法:"项氏曰:所出为井,井象水之泉;所溜为荥,荥象水之陂;所注为俞,俞象水之窬;所行为经,经象水之流;所入为合,合象水之归。皆取水义也。又曰:春刺井,井者东方春也,万物之始生,故言井。冬刺合,合者北方冬也,阳气入藏,故言合。举始终而言,荥、俞、经在其中矣。又曰:诸井肌肉浅薄,泻井当泻荥。滑氏曰:补井当补合。"[5]876

在《医宗金鉴》中,总结出了歌诀,表明五输穴的应用与普及,"十二经井荥俞经合原刺浅深歌:出井流荥注为俞,行经入合脏俞原。春宜针荥夏针俞,秋宜针合冬井间。脏病针俞腑病合,脏腑有病皆针原。凡诸井穴肌肉浅,不宜深针自古传"。[6]925

近现代有针灸学的高等教育之后,五输穴

作为特定穴的一种,在 20 世纪 60 年代之后开始进入教材。如程莘农的《中国针灸学》[7]126 中便专列五输穴,五版教材[8]144 中也将五输穴列入特定穴中。在现代中医类工具书中,以五输穴为规范名。在古汉语中,腧、输、俞三字音义相通,因而在目前大部分辞典、百科全书中,腧穴、输穴、俞穴三词义同,可相互替用。如《腧穴学》释:"腧穴是人体脏腑经络气血输注出入的特殊部位。'腧'通'输'。或从简作'俞';'穴'是空隙的意思。"[9]17 输穴(或腧穴)在同一本书中可能包括有不同的含义。如《实用针灸学辞典》:腧穴,"① 指脏腑、经络之气血输注出入的部位,是针灸治疗的刺激点,又是某些病痛的反应点。""② 五输穴中的输穴……③ 五脏之背腧穴。""输,① 同腧,指腧穴,又专指五腧穴中的输穴。② 指输通或灌注。""输穴,① 即腧穴。② 五输穴之一。"[10]640 虽然明代马莳在《黄帝内经灵枢注证发微》中说"'腧''输''俞'三者,古通用。输者,以其脉气之转输也。俞者,从省。腧,从肉。"[11]11 在临床使用上针灸界还是有其约定俗成的不同[12]31:"腧、输、俞三字相通,应用时各有所指,所谓'腧穴'是指穴位统称;'输穴'是指井、荥、输、经、合中的第三个;'俞穴'是指脏腑之所输注于背部的穴位,即五脏俞和六腑俞的背俞穴。"[13]2 为避免给读者带来不必要的麻烦,确保名词词义的单一性,《中医药学名词》[14]211 将五输穴作规范名,将其异体字腧、俞的名称列为曾称,定义为"十二经脉在四肢肘、膝关节以下,经气出、溜、注、经、入之处的名为井、荥、输、经、合的五类特定穴",在修订版中,为使概念完整,增加了以井穴、荥穴、输穴、经穴及合穴为其下位名词并进行释义。

井[穴]:jing-well point;多位于手指、足趾末端,经气所出的五输穴。

荥[穴]:ying-spring point;多位于掌指或跖趾关节之前方,经气所溜的五输穴。

输[穴]:shu-stream point;多位于掌指或跖趾关节之后方,经气所注的五输穴。

经［穴］：jing-river point；多位于腕踝关节以上，经气所经的五输穴。

合［穴］：he-sea point；多位于肘膝关节附近，经气所入的五输穴。

## 五、文献辑录

《灵枢·九针十二原》："所出为井，所溜为荥，所注为腧，所行为经，所入为合，二十七气所行，皆在五腧也"。[1]3

《难经·六十八难》："井主心下满，荥主身热，俞主体重节痛，经主喘咳寒热，合主逆气而泄。"[3]35

"八十一难"："五脏输者，三焦行气之所留止。故肺气与三焦之气送致聚于此处，故名为输也。""寸口之中，十二经脉历于渠溎，故曰经渠。居，停也。太阴之脉动于寸口不息，故曰不居。经者，通也，肺气至此常通，故曰经也。""如水出井，以至海为合。脉出指井，至此合于本脏之气，故名为合。"[4]39

《针灸甲乙经·五脏变腧》："脏主冬，冬刺井；色主春，春刺荥；时主夏，夏刺腧；音主长夏，长夏刺经；味主秋，秋刺合。是谓五变，以主五输。曰：诸原安合，以致五腧？曰：原独不应五时，以经合之，以应其数，故六六三十六腧。"[4]13

《黄帝内经太素》："次者，井荥输经合等阴阳五行次第也。肺出少商，少商者，手大指内侧也，为井；肺脉从藏而起，出至大指、次指之端；今至大指之端，还入于藏，此依经脉顺行从手逆数之法也。井者，古者以泉源出水之处为井也，掘地得水之后，仍以本为名，故曰井也。人之血气出于四支，故脉出处以为井也。手足三阴皆以木为井，相生至于水之合也；手足三阳皆以金为井，相生至于土之合也。所谓阴脉出阳，至阴而合，阳脉出阴，至土而合也……溜于鱼际，鱼际者，手鱼也，为荥；腕前大节之后，状若鱼形，故曰手鱼也。脉出少商，溢入鱼际，故为荥也。焉迴反。注于太泉，太泉者，鱼后下陷者之中也，为输。输，送致聚也。《八十一难》曰：五藏

输者，三焦行气之所留止。故肺气与三焦之气送致聚于此处，故名为输也……行于经渠，经渠者，寸口之中也，动而不居，为经；寸口之中，十二经脉历于渠溎，故曰经渠。居，停也。太阴之脉动于寸口不息，故曰不居。经者，通也，肺气至此常通，故曰经也……入于尺泽，尺泽者，肘中之动脉也，为合，手太阴经也。如水出井，以至海为合。脉出指井，至此合于本藏之气，故名为合，解余十输，皆放于此。"[2]166

"变输"："冬时万物收藏，故五脏主冬也。井，为木也。木，春也。春时万物始生，如井中泉水。冬时万物始萌，如井水深，未出而刺之者，刺井微也。""春时万物初生鲜华，故五色主春。荥，火也。火，夏也。夏时万物荥长，如水流溢。春时万物始生，未荥而刺之者，亦刺荥微也。""夏时万物荣华，四时之胜，故五时主夏。输，土也。土，长夏也。长夏之时，万物盛极，如水致聚。夏时荣未盛极而刺之者，亦刺输微也。""长夏万物荣盛，音律和四时之序，故五音主于长夏。经，金也。金，秋也。秋时万物将衰。长夏之时，万物盛而未衰而刺之者，亦刺经微也。""秋时万物皆熟，众味并盛，故五味主秋也。合，水也。水，冬也。冬时万物收藏，如水之入海。秋时万物收而未藏而刺之者，亦刺合微也。""井，木也。井主心下满，是肝为满也。冬时心下满病，刺其井者，遣其本也。""荥，火也。荥主身热，是心为热也。春时身热之病，刺其荥者，亦遣其本也。""输，土也。输主体重节痛，时闲时甚，是脾为病也。夏时体重节痛，时闲时甚，刺其输者，亦遣其本也。""经，金也。金主喘咳寒热，经血而满，是肺为病也。长夏喘咳寒热，经血而满，刺其经者，亦遣其本也。""病在胃，及以饮食不节得病者，取之于合，合，水也。合主逆气而泄，是肾为病也。秋时饮食不节，逆而泄，刺其合者，亦遣其本也。"[2]176

《针灸大成·井荥俞原经合歌》："项氏曰：所出为井，井象水之泉；所溜为荥，荥象水之陂；所注为俞，俞象水之窬；所行为经，经象水之流；

所入为合,合象水之归。皆取水义也。又曰:春刺井,井者东方春也,万物之始生,故言井。冬刺合,合者北方冬也,阳气入藏,故言合。举始终而言,荥、俞、经在其中矣。又曰:诸井肌肉浅薄,泻井当泻荥。滑氏曰:补井当补合。”“岐伯曰:春刺井者,邪在肝;夏刺荥者,邪在心;季夏刺俞者,邪在脾;秋刺经者,邪在肺;冬刺合者,邪在肾,故也。帝曰:五脏而系于四时,何以知之? 岐伯曰:五脏一病,辄有五验,假如肝病,色青者肝也,臊臭者肝也,喜酸者肝也,喜呼者肝也,喜泣者肝也。其病众多,不可尽言也。四脏有验,并系于四时者也,针之要妙,在于秋毫。”“四明陈氏曰:春气在毛,夏气在皮,秋气在分肉,冬气在骨髓,是浅深之应也。”[5]876

《黄帝内经灵枢注证发微》:“‘腧’‘输’‘俞’三者,古通用。输者,以其脉气之转输也。俞者,从省。腧,从肉。”[11]11

《医宗金鉴·卷七十九》:“十二经井荥俞经合原刺浅深歌:

出井流荥注为俞,行经入合脏俞原。

春宜针荥夏针俞,秋宜针合冬井间。

脏病针俞腑病合,脏腑有病皆针原。

凡诸井穴肌肉浅,不宜深针自古传。

注:井、荥、俞、经、合、原,十二经穴名也。手足阳经有原穴,手足阴经无原穴,阴之俞穴,即阴之原穴也。所出为井,井者如水之出也;所流为荥,荥者如水之流也;所注为俞,俞者如水之注也;所行为经,经者如水之行也;所入为合,合者如水之会也;原者如水之源也。夫春针荥者,取络脉在分肉间,刺之浅者也。

夏针俞者,取孙络在肌肉皮肤之上也;秋针合者,亦取络脉在分肉间,故如春时之所刺;冬针井者,取络脉孙络之下,比他时所刺,则深而留之,以冬气入脏故也。经原之原,手足阴阳之经,诸病皆宜刺之,但所刺有深有浅,不能枚举。此四时针刺之大旨,自古相传者也。”[6]925

《实用针灸学辞典》:“(腧穴)① 指脏腑、经络之气血输注出入的部位,是针灸治疗的刺激点,又是某些病痛的反应点。”“② 五输穴中的输穴……③ 五脏之背腧穴。”“输,① 同腧,指腧穴,又专指五腧穴中的输穴。② 指输通或灌注。”“输穴,① 即腧穴。② 五输穴之一。”[10]640

《腧穴学》:“腧穴是人体脏腑经络气血输注出入的特殊部位。‘腧’通‘输’。或从简作‘俞’;‘穴’是空隙的意思。”[9]17

《中国针灸学》:“五输穴:十二经脉在肘、膝以下各有井、荥、输、经、合五个输穴,总称五输穴。”[7]126

《针灸学》:“特定穴是指十四经中具有特殊治疗作用,并有特定称号的腧穴。包括四肢肘、膝关节以下的五输穴、原穴、络穴、郄穴、八脉交会穴、下合穴,在胸腹,背腰部的背俞穴、募穴,在四肢躯干部的八会穴以及全身经脉的交会穴。”[8]144

《中医药学名词》:“十二经脉在四肢肘、膝关节以下,经气出、溜、注、经、入之处的名为井、荥、输、经、合的五类特定穴。”[14]211

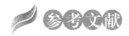

### 参考文献

[1] 未著撰人.灵枢经[M].北京:人民卫生出版社,1963:3.

[2] [隋]杨上善.黄帝内经太素[M].北京:人民卫生出版社,1965:165,166,176.

[3] [汉]秦越人.难经[M].北京:科学技术文献出版社,1996:35,39.

[4] [晋]皇甫谧.针灸甲乙经[M]//黄龙祥主编.针灸名著集成.北京:华夏出版社,1996:13.

[5] [明]杨继洲.针灸大成[M]//黄龙祥主编.针灸名著集成.北京:华夏出版社,1996:876.

[6] [清]吴谦.医宗金鉴[M].闫志安校.北京:中国中医药出版社,1994:925.

[7] 程莘农.中国针灸学[M].北京:人民卫生出版社,1964:126.

[8] 杨甲三.针灸学[M].北京:人民卫生出版社,1989:144.

[9] 罗永芬.腧穴学[M].上海:上海科学技术出版社,1996:17.

[10] 高忻洙.实用针灸学词典[M].南京:江苏科学技术出版社,1996:640.

[11] [明]马莳.黄帝内经灵枢注证发微[M].王洪图,李砚青校.北京:科学技术文献出版社,1998:11.

[12] 黄涛.腧、输、俞应区别使用[J].科技名词术语,2003,5(1):31,32.

[10] 杨甲三.腧穴学[M].上海:上海科学技术出版社,1984:2.

[14] 中医药学名词审定委员会.中医药学名词[M].北京:科学出版社,2005:211.

（黄　涛）

5 · 013

## 火针疗法

huǒ zhēn liáo fǎ

### 一、规范名

【汉文名】火针疗法。

【英文名】 fire needle therapy；puncturing point with hot-red needle。

【注释】用烧灼后的火针刺激腧穴治疗疾病的方法。

### 二、定名依据

"火针疗法"作为一种治疗方法,其内涵是指将针具烧红,然后刺入体表并迅速出针,借以治疗疾病。最早见于战国至两汉时期成书的《内经》,此时尚名"卒针""火焠""焠""淬""焠""焠针""焠刺""淬刺""淬针""燔针""燔针劫刺",元代窦桂芳认为《内经》"九针"中的"大针"即是火针针具,这一观点被后人广泛接受。

东汉末年张仲景的《伤寒杂病论》中有关于"温针"和"烧针"的记载,后人认为即是火针疗法,《金匮玉函经》作为《伤寒论》的另一传本,其中记载有"火针",应该是此名词的最早出处。北宋王怀隐《太平圣惠方》使用"针烙""点烙""烙法",元代齐德之《外科精义》使用"针烙之法",明代高武《针灸素难要旨》中使用"燔刺",《针灸聚英》用"煨针",其后的王肯堂《证治准绳》使用"烧针烙",其后吴昆《针方六集》使用"焠针"。民国王可贤《金针百日通》使用"武针"一名。

自东汉张仲景《金匮玉函经》首用"火针"一名以来,历代著作多有沿用,比如西晋王叔和《脉经》,北周姚僧垣《集验方》,南朝刘宋陈延之《小品方》、南朝齐《刘涓子鬼遗方》,唐代孙思邈《千金要方》,北宋王怀隐《太平圣惠方》,南宋王执中《针灸资生经》,元代窦汉卿《针经指南》,明代高武《针灸聚英》、杨继洲《针灸大成》,清代李学川《针灸逢源》。

我国 1974 年《针灸学》(上海中医学院)、1981 年《针灸学》(成都中医学院)、1982 年《实用针灸学》(李文瑞等)、1988 年《实用针灸大全》(刘汉银)、1997 年国标《中医临床诊疗术语 治法部分》(朱文锋等)、2000 年《针灸学》(孙国杰)、2006 年《中国中医药学术语集成·治则治法与针灸学》(李剑等)等均采用了"火针疗法"一名,说明"火针疗法"作为规范名已取得共识。

我国 2005 年出版的由全国科学技术名词审定委员会审定公布的《中医药学名词》已以"火针疗法"作为规范名,所以"火针疗法"作为规范名也符合术语定名的协调一致原则。

### 三、同义词

【简称】"火针"(《金匮玉函经》)。

【曾称】"大针""焠""淬""焠""焠针""淬针""焠刺""淬刺""燔针""燔针劫刺"(《内经》);"卒针""火焠"(《黄帝内经太素》);"烧针""温针"(《伤寒论》);"烙""针烙""点烙""烙法"(《太

平圣惠方》）；"针烙之法"（《外科精义》）；"燔刺"（《针灸素难要旨》）；"煨针"（《针灸聚英》）；"烧针烙"（《证治准绳》）；"焠针"（《针方六集》）；"武针"（《金针百日通》）；"燔针焠刺"（《简明针灸学》）。

## 四、源流考释

作为一种治疗方法，火针疗法的内涵是：将特制的针具在火上烧红后刺入体表，借以治疗疾病。这一方法的描述最早见于战国至秦汉间成书的《内经》。如《灵枢·寿夭刚柔》："黄帝曰：刺寒痹内热奈何？伯高答曰：刺布衣者，以火焠之。"[1]8 "刺布衣者，以火焠之"，隋代杨上善的《黄帝内经太素》中作"刺布衣者必火焠"[2]357。明代医家张介宾认为"以火焠之"是"近世所用雷火针及艾、蒜、蒸、灸之类"[3]388，笔者不能苟同。所谓"焠刺"是《灵枢经》"九刺"之一[1]10，专门用来治疗痹证和寒性经筋病。《说文解字》："焠，坚刀刃也，从火卒声。"[4]272《重修玉篇》："焠，火入水也。"[5]174 "焠"的本意是"用火将金属加热后，再浸入水中，使其急速冷却以加强硬度"，引申为将针烧热后刺入人体。"焠刺"又可写作为"淬刺"[6]193，简写为"焠"[1]8"淬"[7]32 或"粹"[3]388。《素问·调经论》曰："病在筋，调之筋，病在骨，调之骨，燔针劫刺其下及与急者，病在骨，焠针药熨。"[8]7 "燔针劫刺"句下唐代王冰注曰："调筋法也，筋急则烧针而劫刺之。"[8]7 "焠针药熨"句下唐代王冰注曰："调骨法也，焠针，火针也。"[8]7《内经》其他版本"焠针"又写作"淬针"[9]85"卒针"[2]391。后世医家一致认为"焠针"即是火针，但关于"燔针"与"火针"的关系，后世医家则出现了分歧。一派认为"燔针"接近于现代的"温针"，是将针刺入人体之后，再"以火燔之暖"。这一派以吴昆[10]243 为代表，张介宾[3]244、李学川[11]54 亦赞同。而其他医家则认为"燔针即是火针"，此派医家甚多，包括：杨上善[2]227,228、王冰[8]7、高武[12]2、李时珍[13]187、马莳[14]145、薛雪[15]331、黄元御[16]226、张志聪[17]437、丹

波元简[18]345 等。笔者认同大多数医家观点，理由如下：《说文解字》："燔，蓺也。""蓺，烧也。"[4]271《重修玉篇》："燔，烧也。"[5]174《灵枢经》曰："焠刺者，刺燔针则取痹也。"[1]10 故"燔针"即是"烧针"，也就是"焠刺"。

东汉时期，火针疗法的应用已不限于《内经》时代的痹证和寒性经筋病，还可用于治疗寒性热病，由此导致了一些坏证和变证。张仲景《伤寒论》及《金匮要略》中就有关于误用火针导致患者烦躁、奔豚应该如何应对的条文。此时火针被称为"烧针"[19]33 和"温针"[20]46。

关于"火针"的中医文献最早出处，现被普遍接受的观点是出自唐代孙思邈《备急千金要方》[21]101，2012 年赵京生在《针灸名词术语概念考》中提出的观点是出自西晋王叔和《脉经》[22]301。但笔者通过查阅相关资料，发现《金匮玉函经》中就记载有"火针"[23]289。因此，作为《伤寒论》的古传本，《金匮玉函经》应该被视为"火针"一词的最早出处。

西晋王叔和通过整理编次《伤寒杂病论》，完整继承了仲景学说，在其著作《脉经》中也有对《伤寒杂病论》条文的完整引用。此时"火针"[24]118"温针"[24]119"烧针"[24]119 三词同时存在于《脉经》中。值得注意的是此时关于"火针"的针具及操作方法原书并没有记载。

南北朝时期成书的《集验方》[25]134《小品方》[26]212 与《刘涓子鬼遗方》[27]41 都记载有"火针"，火针的治疗范围扩大到附骨疽、痈。

到了唐代，火针的治疗范围进一步扩大到风眩、神志病、痈疽、瘰疬、黄疸，并出现火针针具及操作方法的介绍。孙思邈十分重视火针，提出"燔针、白针皆须妙解"[28]451，并提醒火针禁忌："巨阙、太仓、上下脘，此之一行有六穴，忌火针也。"[28]447《备急千金要方》记载："火针亦用锋针，以油火烧之，务在猛热，不热即有损于人也。"[28]447 孙氏认为锋针即是火针针具，并指出了操作要点及注意事项："大癥块当停针转动须臾为佳。每针常须看脉，脉好乃下针，脉恶勿乱

下针也。下针一宿发热恶寒,此为中病,勿怪之。"[28]447

到了北宋,火针的治疗范围又扩大到眼外科手术及各种内科病症,火针的操作方法也更加详细,此时火针疗法被称为"烙""针烙""烙法"[29]1907"点烙"[29]1695。王怀隐《太平圣惠方》记载用铍针割眼钩刺后"以火针熨,令断其势"[29]900。王怀隐《太平圣惠方》详细记载了用火针治疗痈疽的方法,赵佶《圣济总录》沿袭之。南宋王执中《针灸资生经》即以火针治疗心痛、喘、脚肿、腰痛、黄疸、腹寒热气。

元代齐德之《外科精义》中称火针为"针烙之法"[30]27,28,窦桂芳在《针灸杂说》中认为"火针"即"九针"中的"大针"[31]177。火针由此成为"九针"之一,此观点对后世影响甚大,元代杜思敬,明代刘党、徐春甫、杨继洲,清代李学川、廖润鸿[32]45皆从之。

明代的医家多是根据文献对火针进行训释并对其操作方法做更为深入的描述,而在火针适宜治疗病证方面并没有更多的创新。对火针论述较多的医家有高武、李时珍、杨继洲、王肯堂、吴昆,其中高武在《针灸素难要旨》中称火针疗法为"燔刺"[33]7,并且在《针灸聚英》一书中单独设"火针"一节,集中论述了火针的操作程序及操作要点、心理准备、禁忌证、适应证、注意事项,还论述了火针的制作方法,火针与"灸法""煨针""气针"的区别[34]158-160。王肯堂《证治准绳》称火针为"烧针烙"[35]1063,1064,吴昆《针方六集》中则称火针为"焠针"[36]513。

由于清代针灸学式微,医家于火针亦无甚创新,只是继承前人观点,并没有发展之。比如李学川《针灸逢源》就部分摘抄了《针灸聚英》中关于火针的论述。[11]64

民国时期医家王可贤在其著作《金针百日通》中提出"文针""武针"二法,其中"文针"相当于现在的毫针针刺法,"武针"就是火针了,他指出:"武针之法甚难,要有将军攻敌之心,方可应用,斯武针命名所由来也。盖武针治病,捷于文

针,有斩关夺隘之功能。"[37]9,10

1959年北京中医学院《简明针灸学》使用了"燔针焠刺"一名[38]16。

其后人多数区日使用"火针刺法"一名,比如1974年上海中医学院《针灸学》[39]303,1981年成都中医学院《针灸学》[40]259,1982年李文瑞等《实用针灸学》[41]248,1988年刘汉银《实用针灸大全》[42]223,1997年国家标准《中医临床诊疗术语·治法部分》[43],2000年孙国杰《针灸学》[44]570,2006年李剑等《中国中医药学术语集成·治则治法与针灸学》[45]66。

"火针"一名使用也较多,比如1961年南京中医学院《针灸学讲义》[46]187、1979年南京中医学院《针灸学》[47]159、1987年刘冠军《针灸学》[48]182、1988年杨甲三《针灸学》[49]502、1998年谷世哲等《针灸学》[50]254、1999年李学武《针灸推拿全书》[51]270、2009年王富春《刺法灸法学》[52]99。

现代有人认为"白针"也是"火针"的曾用名[53]21,并认为最早出于南宋王执中《针灸资生经》[54]34,笔者认为是错误的。按"白针"最早见于北周姚僧垣《集验方》:"宜服五香连翘汤,白针气泻之。"[25]136南朝刘宋陈延之《小品方》亦有记载:"初作便服防己连翘汤,白针气泻之。"[26]212唐代孙思邈《备急千金要方》也有相关记载:"亦须服此五香汤,次白针泻之。"[28]332《备急千金要方》又曰:"所以学者深须解用针,燔针、白针皆须妙解。"[28]451此处孙思邈将"燔针""白针"并提,显然二者所指有别,不可能同指一物。1989年《针灸学辞典》对"白针"进行了详细解释:"白针 指单纯的针刺方法,与温针等对举,又称冷针。"[55]201黄龙祥认为"白针"就是"气针"[56]12,也就是现代一般的毫针刺法。其实,白针是与血针相对而言,所谓白者,是指针后无血出,不进行放血的治疗操作。必须指出的是,"白针"不能视为"火针"的曾用名。

总之,在《内经》中火针疗法被称为"焠""淬""焠针""淬针""焠刺""淬刺""燔针""燔针劫刺""卒针""火焠",《伤寒论》中被称为"烧针"

"温针",《金匮玉函经》首见"火针"一名,是火针疗法的简要称谓。《太平圣惠方》称火针为"烙""针烙""点烙""烙法",齐德之《外科精义》则称"针烙之法",窦桂芳认为九针中的"大针"即是火针,后人从之,高武称火针为"燔刺""煨针",王肯堂《证治准绳》则用"烧针烙",吴昆《针方六集》用"焠针"。"武针"则出自民国医家王可贤,"燔针焠刺"则出现在1949年之后了。

鉴于此,《中医药学名词》将火针疗法作为规范名词收录,以与其他的一些针刺治疗方法并列,协调一致,形成完整有序的概念树,以符合名词术语的规范要求。

## 五、文献辑录

《黄帝素问灵枢经·卷之二》:"黄帝曰:刺寒痹内热奈何?伯高答曰:刺布衣者,以火焠之。刺大人者,以药熨之。"[1]8 "凡刺有九,以应九变。一曰输刺。输刺者,刺诸经荥输脏腧也;二曰远道刺。远道刺者。病在上取之下,刺府输也;三曰经刺。经刺者,刺大经之结络经分也;四曰络刺。络刺者,刺小络之血脉也;五曰分刺。分刺者,刺分肉之间也。六曰人(大)写刺。大写刺者,刺大脓以铍针也;七曰毛刺。毛刺者,刺浮痹皮肤也;八曰巨刺。巨刺者,左取右,右取左;九曰焠刺。焠刺者,刺燔针则取痹也。"[1]10

《黄帝内经灵枢·官针第七》:"九曰焠刺,焠刺者,刺燔针则取痹也。"[6]193

《黄帝内经素问·卷第十七》:"燔针劫刺其下及与急者;病在骨,焠针药熨;病不知所痛,两跷为上;身形有痛,九候莫病,则缪刺之;痛在于左而右脉病者,巨刺之。必谨察其九候,针道备矣。"[8]7

《说文解字·卷十上》:"燔,爇也,从火番声,附表切。""爇,烧也,从火蓺声,春秋传曰:蓺僖负羁。臣铉等按,说文无蓺字,当从火从艸,熱省声,如劣切。"[4]271 "焠,坚刀刃也,从火卒声,七内切。"[4]272

《金匮要略·卷上》:"发汗后,烧针令其汗,针处被寒,核起而赤者,必发贲豚,气从少腹上至心。灸其核上各一壮,与桂枝加桂汤主之。"[19]33

《金匮玉函经·卷第六》:"太阳病,医发其汗,遂发热恶寒,复下之,则心下痞坚,表里俱虚,阴阳气并竭,无阳则阴独,复加火针,因而烦,面色青黄,肤瞤,如此者为难治,今色微黄,手足温者易愈。"[23]289

《脉经·卷七》:"太阳病,医发其汗,遂发热而恶寒,复下之,则心下痞,此表里俱虚。阴阳气并竭,无阳则阴独,复加火针因而烦,面色青黄,肤瞤,如此者为难治。今色微黄,手足温者愈。"[24]118 "伤寒,加温针必惊。""阳脉浮,阴脉弱,则血虚,血虚则筋伤。其脉沉者,荣气微也。其脉浮,而汗出如流珠者,卫气衰也。荣气微,加烧针,血留不行,更发热而躁烦也。"[24]119

《重修玉篇·卷第二十一》:"焠,青对切,坚刀刃也,火入水也,暖也。""燔,扶藩切,烧也。"[5]174

《集验方·卷第七》:"诸漏瘰疬,其药悉主之,并须火针疮上,涂膏。"[25]134 "有气肿病,其状如痈,无头虚肿,色不变,皮上急痛,手才著便觉痛,此由体热当风,复被暴冷凉折之,结成气肿也。宜服五香连翘汤,白针气泻之,傅蒺藜薄,亦用小豆薄,并得消也。"[25]136

《小品方·卷第十》:"初作便服防己连翘汤,白针气泻之,傅练石薄,积日可消。若失时不得治,不可消。已有脓者,亦用此薄,则速溃,脓浅易为火针。诸痈溃后用膏散,依治缓疽法,初作即以小豆薄涂之,亦消也。"[26]212

《刘涓子鬼遗方·卷四》:"痈大坚者未有脓,半坚薄半有脓,当上薄者都有脓,便可破之。所破之法,应在下逆上破之,令脓得易出,用排针,脓深难见,上肉厚而生肉,火针,若外不别有脓,可当其上数按之,内便隐痛者,肉殃,坚者未有脓也。按更痛于前者,内脓已熟也。脓泄去热气,不尔长速,速即不良。"[27]41

《黄帝内经太素·卷第十三》:"焠刺者,刺寒急,热则筋纵,毋用燔针(焠,十内反,谓烧针刺之也。问曰:热病皆有行灸,筋热为病,何以不用火针?答曰:皮内受于热病,脉通而易,故须行灸;筋自受病,通之为难,寒热在于筋,病以痛为输,不依余输也)。"[2]227,228

卷二十二:"黄帝问曰:刺寒痹内热者奈何?伯高曰:刺布衣者必火焠,刺大人者药熨之。"[2]357

卷二十三:"转筋于阳,理其阳,卒针之。转筋于阴,理其阴,皆卒针。"[2]391

《备急千金要方·卷二十二 痈肿毒方》:"又有气肿痛,其状如痈,肿无头,虚肿色不变,但皮急痛不得手近,亦须服此五香汤,次白针泻之,次与蒺藜散敷之。"[28]332

卷二十九"针灸上":"诸小弱者,勿用大针。然气不足宜调以百药。余三针者,正中破痈坚瘤结息肉也,亦治人疾也。火针亦用锋针,以油火烧之,务在猛热,不热即有损于人也。隔日一报,三报之后,当脓水大出为佳。巨阙、太仓、上下脘,此之一行有六穴,忌火针也。大藏块当停针转动须臾为佳。每针常须看脉,脉好乃下针,脉恶勿乱下针也。下针一宿发热恶寒,此为中病,勿怪之。"[28]447

卷第三十"针灸下":"然灸之大法,但其孔穴与针无忌,即下白针若温针讫,乃灸之,此为良医。其脚气一病,最宜针之,若针而不灸,灸而不针,皆非良医也。针灸而药,药不针灸,尤非良医也,但恨下里间知针者鲜耳。所以学者深须解用针,燔针、白针皆须妙解,知针知药,固是良医。"[28]451

《注解伤寒论·卷三》:"太阳伤寒者,加温针必惊也。"[20]46

《太平圣惠方·卷第三十二》:"夫眼,若两眦头有赤脉,及息肉者,宜钩起,以铍针割取令尽。如未全尽,重取之,以尽为度。或以缝衣细针,以线穿取,口衔线头牵起,别以铍针折起,令离乌珠。向日中割之,割了以火针熨令断其势,即不再生。"[29]900

卷第五十五:"夫诸黄者,其黄皆因伤寒为本,五脏互有所伤,热气相侵,致使病人精神恍惚,六腑不和,七神无主,情意改变,或起坐睡卧不安,或狂言妄语,忽喜忽悲,或寒或热。或即多言,或即不语,多饶喜笑,妄见鬼神,四肢沉重,扶举不行,或即潜身便走,气力倍加。如此状候,并是五脏热极,闭塞不通,疗不及时,甚损人命。或有鼻衄不止,口内生疮;或有小便不利,大便不通。有此状证,速宜点烙,及依后方治疗,必得痊平也。"[29]1695

卷第六十一:"痈则皮薄宜针,疽则皮厚宜烙。古法无烙,唯有针刺。烙即火也,亦谓之燔针劫刺,以其有劫病之功也。今用烙法多差殊稳,妙于铍针法,本用铍针。烙法当用火针,如似火筋,磨头令大小如枣核圆滑,用灯焰烧。须臾火作,炬数揾油烧令赤,皆须近下面烙之。一烙不透,即再烙之,令透。若其攻嫩稍广,即须散烙数处,并令透。则气疏达,脓水易出。不假按抑,实者捻发为维,虚者以纸为维。涂引脓膏药维之,兼以膏药贴之。常令开润,勿令急躁。若其人羸瘠,勿顿出脓,徐徐令出。若痈疽广大,脓溃肌骨者,惧一时之痛,不肯四畔多下针烙,唯开三两处而已,欲望其早愈,不亦难乎?常见有开肿者,不原审其浅深,所针烙,或当时无脓,经宿方溃;或下针不出,别处生头;或抑捺嫩动,加益烦疼,遂便痛中加痛,真气转伤。详其所由,是不遇良能也。经云:'夫病浅着针深,则气血伏沉。若病深针浅,则毒气不泄,反为大痛',此之谓也。务求速差,肿内余脓及脓根未尽,便令疮合,后必有再发之理。熟能言之。诸发肿都软而不痛者,即并宜针烙。若发于背者,即须用水角乃得痊矣。"[29]1907

《外科精义·卷上》:"夫疮疽之疾,证候不一;针烙之法,实非小端。盖有浅有深,有迟有速,宜与不宜,不可不辨。盖疽肿皮厚口小,肿多脓水出不快者,宜用针烙。"[30]27,28

《针经指南·附针灸杂说》:"九针各有攻病之能:一镵针,二员针,三鍉针,四锋针,五铍针,六圆利针，七毫针，八长针，九火针。"[31]177

《类经·卷十四》："病在骨者其气深，故必焠针刺之，及用辛热之药熨而散之。按：上节言燔针者，盖纳针之后，以火燔之使暖也。此言焠针者，用火先赤其针而后刺之，不但暖也，寒毒固结，非此不可。但病有浅深，故圣人用分微甚耳。"[3]244

二十一卷："黄帝曰：刺寒痹内热奈何？伯高答曰：刺布衣者以火焠之，刺大人者以药熨之（内热，谓温其经也。布衣血气涩浊，故当以火焠之，即近世所用雷火针及艾蒜蒸灸之类。焠音翠，灼也）。"[3]388

《针灸大成·卷一》："寒痹内热，刺布衣以火焠之，刺大人以药熨之。"[7]32

《针灸素难要旨·九针式》："燔针……一名焠针。长四寸，风虚合于骨解皮肤之间者。"[12]2

《本草纲目·火部第六卷》："时珍曰：火针者，《素问》所谓燔针、焠针也，张仲景谓之烧针，川蜀人谓之煨针。"[13]187

《黄帝内经灵枢注证发微·卷之二》："治之者，用燔针以劫刺之，以知病为刺数，以痛处为腧穴（焠刺，即燔针）。"[14]145

《针灸素难要旨·卷二上》："九曰焠刺。焠刺者，燔刺以取痹也。"[33]7

《针灸聚英·卷三》："《经》曰：焠针者，以麻油满盏，灯草令多如大指许，丛其灯火烧针，频以麻油蘸其针，烧令通红用方有功。若不红者，反损于人，不能去病。烧时令针头低下，恐油热伤手。先令他人烧针，医者临时用之，以免致手热。才觉针红，医即取针。先以针安穴上，自然干，针之亦佳。凡行针点灸相似，以墨记之，使针时无差，穴道差，则无功。火针甚难，须有屠儿心、刽子手，方可行针。先以左手按定其穴，然后针之。切忌太深，深则反伤经络，不可太浅，浅则治病无功，但消息取中也。凡大醉之后，不可行针，不适浅深，有害无利。凡行火针，必先安慰病人，令勿惊心。较之火针及灸，灸则直守艾灼烧过，痛则久也，火针虽则视之畏人，

其针下快疾，一针便去，疼不久也。以此则知灸壮候数满足，疼之久也，火针止是一针，不再则痛过也。凡行火针，一针之后，疾速便去，不可久留。寻即以左手速按针孔上，则疼止，不按则疼甚。凡下针，先以手按穴，令端正，频以眼视无差，方可下针。烧针之人，委令定心烧之，恐视他处，针冷治病无功，亦不入内也。人身诸处皆可行针，面上忌之。凡季夏，大经血盛皆下流两脚，切忌妄行火针于两脚内及足，则溃脓肿疼难退。其如脚气多发于夏，血气湿气，皆聚两脚，或误行火针，则反加肿疼，不能行履也。当夏之时，脚气若发，药治无效，不免灸之，每一穴上但可灸三壮，劫其病退。壮数之年亦不苦，溃肿脓疮亦易平。火针者，宜破痈毒发背，溃脓在内，外皮无头者，但按肿软不坚者以溃脓。阔大者按头尾及中，以点记，宜下三针，决破出脓，一针肿上，不可按之，即以指从两旁捺之，令脓随手而出，或肿大脓多，针时须侧身回避，恐脓射出污身。孙氏曰：凡下火针，须隔一日报之。报之后，当脓水大出，疾则效矣。凡癥块结积之病，甚宜火针，此非万效之功。火针甚妙，于结块之上，须停针慢出，仍转动其针，以发出污滞。凡下火针，经一宿，身上发热恶寒，此为中病，无害事也。火针亦行气，火针惟假火力，无补泻虚实之害，惟怕太深有害，余则无妨。气针者，有浅有深，有补有泻，候气候邪之难，不可误行，恐虚者反泻，实者不宣，又以为害。世之制火针者，皆用马衔铁，思之令喜意也。此针惟是要久受火气，铁熟不生为上，莫如火炉中用废火箸制针为佳也。初制火针，必须一日一夜，不住手以麻油灯火频频蘸烧，如是终一日一夜，方可施用。凡治瘫痪，尤宜火针，易获功效。盖火针大开其孔穴，不塞其门，风邪从此而出。若气针微细，一出其针，针孔即闭，风邪不出，故功不及火针。灸者，亦闭门赶贼，其门若闭，邪无出处故也。若风湿寒三者，在于经络不出者，宜用火针，以外发其邪，针假火力，故功效胜气针也。破痈坚积结瘤等，皆以火针猛热可用。又如川

僧多用煨针,其针大于鞋针,火针,以火烧之可用,即九针之中之大针是也。其针大于气针,故曰大针者,其功能治风,邪入舍于筋骨间不出者宜用之,火针之次也。孙曰:二针者,是锋针、铍针、火针也。火针即煨针也。"[34]158-160

《疡医证治准绳·卷之二》:"火疗发于顶门,或发于面,身热如火,状如汤火烧灼,疮头有黑靥,四边烟焰,又如赤粟米,忌火灸烧针烙。"[35]1063,1064

《针方六集·卷之三》:"病在骨,焠针药熨。"[36]513

《素问吴注·卷十七》:"病在筋,燔针劫刺其下,及与急者;燔,音烦。筋寒而急,则燔针劫刺其下。旧无病在筋三字,僭补者。病在骨,焠针药熨;上文言燔针者,内针之后,以火燔之暖耳,不必赤也。此言焠针者,用火先赤其针而后刺,不但暖也。此治寒痹在骨者也。药熨者,以药之辛热者熨其处也。筋骨病有浅深之殊,故古人治法因以异。"[10]243

《针灸逢源·素问经文》:"燔针者,内针之后以火燔之暖。焠针者,用火先赤其针,而后刺。不但暖也,若寒毒痼结,非此不可,今名火针,即此药熨者。以辛热之药熨而散之。病有浅深,故用分微甚耳。"[11]54

卷三:"火针即焠针。频以麻油蘸其针,灯上烧令通红,用方有效。若不红不能去病,反损于人。烧时令针头低下恐油热伤手。先令他人烧针,医者临时用之,以免手热。先以墨点穴,使针时无差。火针甚难,须有临阵之将心,方可行针。先以左手按穴,右手用针。切忌太深,恐伤经络。太浅不能去病,惟消息取中耳。凡行火针,必先安慰病人,勿令惊惧,与灸略同而疼无几时。一针之后,速便出针不可久留,即以左手速按针孔则能止痛。人身诸处皆可行火针,惟面上忌之。火针不宜针脚气,反加肿痛。宜破痈疽,发背溃脓在内。外面皮无头者,但按毒上软处以溃脓。其阔大者,按头尾及中以墨点记宜下三针,决破出脓。凡针肿上不可按之,

即以手指从两旁捺之,令脓随手而出。或肿大脓多,针时须侧身回避,恐脓射出污身也。"[11]64

《医经原旨·卷六》:"治在燔针者,燔针劫刺,以知为数,以痛为输(燔针,烧针也。动刺,因火气而劫散寒邪也。燔针,焠针。义以知为数,知其气至为度也。以痛为输,即其痛处是穴也)。"[15]331

《素问悬解·卷八》:"病在筋,燔针(烧针)劫刺其下及于急缩不伸者。病在骨,焠针(即燔针也)药熨(药囊温熨),温其内寒。"[16]226

《黄帝内经灵枢集注·卷二》:"燔针、烧针也。劫刺者,如劫夺之势,刺之即去,无迎随出入之法。"[17]437

《素问识·卷七》:"简按玉篇:'火入水谓之焠'。史天官书:'火与水合为焠'。然则焠针,烧针而入水者乎?官针篇云:'焠刺者,刺燔针则取痹也'。王注燔针,则云烧针。注焠针,则云火针。知是燔针焠针,即火针也。"[18]345

《金针百日通》:"武针法……凡用武针之时,先用灯一盏,用绵心子,或灯草心子,或用麻油,或用桐油。总而言之,不用有烟气油为佳。灯燃之后,再审其穴,以墨记好,不致临时错误。以左手按穴,右手持针,醮(蘸)油频频在灯上烧令通红,不红不妙。持针向穴上,令病者咳嗽一声,即时用针,刺入应针之穴。浅者不治病,深者伤脏腑。慎之慎之!不可轻忽。文针有三才法,武针无三才法,只许一咳即入。文针许久留,武针宜速退针,是为异耳。总之武针之法甚难,要有将军攻敌之心,方可应用,斯武针命名所由来也。盖武针治病,捷于文针,有斩关夺隘之功能。名曰武针,岂无故哉?操此一术,可战胜于东西球之医场矣!奚他求哉?俊义案:初学者用针手术未熟,不宜轻试武针。"[37]9,10

《针灸大辞典》:"火针:① 针具名。出《备急千金要方》。又名煨针、燔针。现代所用的火针,多用不锈钢制成,长三至四寸,体粗圆、尖锐利,柄用角质或竹木制作。近有用钨丝制作者,

形同毫针,略较粗长,受热散热较快,不易变形。使用时将针烧红,于选定部位速刺速出。应掌握深浅、部位,凡血管、内脏及关节附近等处禁用。临床多用于痈疽、瘰疬、顽癣和痹症等。②或指大针,见该条。"[21]101

《简明针灸学》:"燔针焠刺法:焠刺的用途有两种:1. 外科排脓破坚;2. 刺燔针以取痹气。在针科方面的用途属第二者,但亦非普遍常用。刺法:将针裹以棉花,湿以麻油,燃烧至红时,左手固定穴位两边皮肤,去棉卒刺之,旋即抽出,随用手指按住针孔。当刺之时,须注意避开较大的血脉。"[38]16

《针灸学》(上海中医学院):"火针疗法:火针,是用特制的粗针,烧热后刺入一定的部位以治疗疾病的方法。"[39]303

《针灸学》(成都中医学院):"火针疗法:火针是用特制的粗针,烧红针体后刺入一定的部位以治疗疾病的方法。"[40]259

《实用针灸学》:"火针疗法:毫针烧红,迅速刺入一定部位以治疗疾病的一种方法,叫做火针疗法,也就是古时候所说的'焠刺'。对于外科瘰疬、痈疽及内科寒痹多用此法。"[41]248

《实用针灸大全》:"火针疗法:火针,是用特制的针烧红后,迅速刺入一定部位,以治疗疾病的一种特殊疗法,即《内经》所讲的'焠刺'。"[42]223

《中医临床诊疗术语 治法部分》:"火针疗法:将针尖烧红后迅速刺入体表,以治疗疾病的一种方法。临床上用于肢体痹病、胃脘痛、胃缓等。"[43]

《针灸学》(孙国杰):"火针疗法,古称'焠针''燔针'。是将特制的粗针,用火烧红后刺入一定的部位以治疗疾病的方法。"[44]570

《中国中医药学术语集成 治则治法与针灸学》:"火针疗法:针灸疗法。用特制的毫针烧热,迅速刺入一定的穴位或部位,以治疗疾病的方法。"[45]66

《针灸学讲义》:"火针:火针古称燔针、焠针,粗细长短不一,质料也有钢、铁、铜、银的不

同,其柄多用竹管或骨管制成。使用方法:用粗毫针在酒精灯上烧热,刺入患部,旋即拔去,多用于肘、肩、股等关节部的风、寒、湿痹或痰核、瘰疬等症。"[46]187

《针灸学》(南京中医学院):"火针……火针疗法古称'焠刺',是用20~22号粗针或缝衣针为工具,在火上烧红后,快速刺入已作常规消毒的人体一定部位,立即出针后,以消毒纱包敷创口。"[47]159

《针灸学》(刘冠军):"火针,是用特制的粗针,烧红后刺入一定部位以治疗疾病的方法。"[48]182

《针灸学》(杨甲三):"火针是用火将针尖烧红迅速刺入穴内,以治疗疾病的一种方法。"[49]502

《针灸学》(谷世喆等):"火针是用火烧红的针尖迅速刺入穴内,以治疗疾病的一种方法。"[50]254

《针灸推拿全书》:"火针刺法是将特制的金属粗针,经火烧红后刺入一定的部位以治疗疾病的方法。"[51]270

《刺法灸法学》:"火针法是将特制的金属针烧红,迅速刺入一定的部位或穴位上,给人以一定的热性刺激,并快速退出以治疗疾病的方法。"[52]99

《火针的机理及临床应用》:"火针疗法是将一种特殊质料制成的粗细针在火上烧红后,迅速刺入人体的一定穴位和部位的治疗方法。古代又称之为燔针、焠刺、白针、烧针和武针。"[53]21

《火针考略》:"火针疗法来源很古,《灵枢经》称为燔针、焠刺,《伤寒论》称烧针,《资生经》称白针,民间川蜀人称煨针,明清以来《针灸聚英》《针灸大成》《针灸集成》俱称火针,故后世亦通称火针。"[54]34

《针灸学辞典》:"白针……指单纯的针刺方法,与温针等对举,又称冷针。《千金方》卷三十:'但其孔穴与针无忌,即下白针,若温针讫,乃灸之。'意指只要是穴位适宜针刺,就可用针法,或是用温针,随后用灸法。"[55]201

《针灸》(黄龙祥等):"血针、火针与气针……

在《灵枢》中针刺工具被总结为九类,而刺法更有'五刺''九刺''十二刺'多种,然而针具针法若统而言之,则不出'血针'——刺络法、火针——燔针法、气针——白针法三大类。在针灸的早期阶段,针刺治病以血针、火针为主。"[56]12

《针灸关键概念术语考论》:"火针,始见于《脉经》。"[22]301

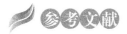

## 参考文献

[1] [战国]佚名.黄帝素问灵枢经:卷2[M]//张元济.四部丛刊初编.上海:上海书店出版社,1989:8,10.

[2] [唐]杨上善.黄帝内经太素[M].北京:人民卫生出版社,1955:227,357,391.

[3] [明]张景岳.类经[M].北京:中国医药科技出版社,2011:244,388.

[4] [汉]许慎撰.[北宋]徐铉增释.说文解字[M]//纪昀.文渊阁四库全书.台北:台湾商务印书馆,1983:271,272.

[5] [梁]顾野王撰.[唐]孙强增补.[宋]陈彭年,等重修.重修玉篇[M]//纪昀.文渊阁四库全书.台北:台湾商务印书馆,1983:174.

[6] 李志.中国文化精华全集:19 医学卷[M].北京:中国国际广播出版社,1992:193.

[7] [明]杨继洲.针灸大成[M].夏魁周校注.北京:中国中医药出版社,1997:32.

[8] [唐]王冰.重广补注黄帝内经素问:卷17[M]//张元济.四部丛刊初编.上海:上海书店出版社,1989:7.

[9] [战国]佚名.黄帝内经[M].北京:中国医药科技出版社,2013:85.

[10] [明]吴昆.内经素问吴注[M].山东中医院中医文献研究室点校.济南:山东科学技术出版社,1984:243.

[11] [清]李学川.针灸逢源:卷2[M].北京:北京中国书店出版社,1987:54,64.

[12] [明]高武.针灸素难要旨[M].上海:上海卫生出版社,1958:2.

[13] [明]李时珍.本草纲目[M].太原:山西科学技术出版社,2014:187.

[14] [明]马莳.黄帝内经灵枢注证发微[M].王洪图,李砚青点校.北京:科学技术文献出版社,1998:145.

[15] [清]薛雪.医经原旨[M].洪丕谟,姜玉珍点校.上海:上海中医学院出版社,1992:331.

[16] [清]黄元御.素问悬解 灵枢悬解 难经悬解[M]//麻瑞亭,等校点.黄元御医书十一种:上.北京:人民卫生出版社,1990:226.

[17] [清]张志聪.黄帝内经灵枢集注[M]//张志聪医学全书.北京:中国中医药出版社,1999:437.

[18] [日]丹波元简,等.素问识 素问绍识 灵枢识 难经疏证[M].北京:人民卫生出版社,1984:345.

[19] [汉]张仲景述.[晋]王叔和集.[宋]林亿等诠次;[明]吴勉学阅.标黠校.金匮要略:卷上[M]//张元济.四部丛刊初编.上海:上海书店出版社,1989:33.

[20] [汉]张仲景著.[晋]王叔和撰次.[宋]成无己注.[明]王济川校正.注解伤寒论:卷3[M]//张元济.四部丛刊初编.上海:上海书店出版社,1989:46.

[21] 程宝书.针灸大辞典[M].北京:北京科学技术出版社,1987:101.

[22] 赵京生.针灸关键概念术语考论[M].北京:人民卫生出版社,2012:301.

[23] 吴忠文.金匮玉函经研究[M].北京:中医古籍出版社,2009:289.

[24] [晋]王叔和.脉经[M].陈婷校注.北京:中国医药科技出版社,2011:118,119.

[25] [北周]姚僧垣.集验方[M].高文铸辑校.天津:天津科学技术出版社,1986:134,136.

[26] [南北朝]陈延之.小品方[M].高文铸辑校注释.北京:中国中医药出版社,1995:212.

[27] [南北朝]龚庆宣.刘涓子鬼遗方[M].北京:中华书局,1985:41.

[28] [唐]孙思邈.备急千金要方[M].鲁兆麟主校.沈阳:辽宁科学技术出版社,1997:332,447,451.

[29] [宋]王怀隐,等.太平圣惠方[M].北京:人民卫生出版社,1958:900,1695,1907.

[30] [元]齐德之.外科精义[M].裴钦豪点校.北京:人民卫生出版社,1990:27,28.

[31] [元]窦桂芳集.黄帝明堂灸经 灸膏肓腧穴法 子午流注针经 针经指南[M].北京:人民卫生出版社,1983:177.

[32] [清]廖润鸿.针灸集成[M].北京:人民卫生出版社,1994:45.

[33] [明]高武.针灸素难要旨[M]//曹炳章.中国医学大成:三十四.上海:上海科学技术出版社,1990:7.

[34] [明]高武.针灸聚英[M].高俊,等点校.北京:中医古籍出版社,1999:158-160.

[35] [明]王肯堂.证治准绳:疡医[M].北京:中国中医药出版社,1997:1063,1064.

[36] [明]吴昆.吴昆医学全书[M].郭君双主编.北京:中国中医药出版社,1999:513.

[37] [民国]王可贤.金针百日通[M].张世镳删订.宁波:东方针灸学社,1934:9,10.

[38] 北京中医学院.简明针灸学[M].北京:人民卫生出版社,1959:16.

[39] 上海中医学院.针灸学[M].北京:人民卫生出版社,1974:303.

[40] 成都中医学院.针灸学[M].成都:四川人民出版社,

1981：259.

[41] 李文瑞,何保仪.实用针灸学[M].北京：人民卫生出版社,1982：248.

[42] 刘汉银.实用针灸大全[M].北京：北京出版社,1988：223.

[43] 朱文锋,等.GB/T 16751.3—1997.中医临床诊疗术语 治法部分[M].北京：中国标准出版社,1997.

[44] 孙国杰.针灸学[M].北京：人民卫生出版社,2000：570.

[45] 李剑,曾召.中国中医药学术语集成：治则治法与针灸学[M].北京：中医古籍出版社,2006：66.

[46] 南京中医学院针灸教研组.针灸学讲义[M].北京：人民卫生出版社,1961：187.

[47] 南京中医学院.针灸学[M].上海：上海科学技术出版社,1979：159.

[48] 刘冠军.针灸学[M].长沙：湖南科学技术出版社,1987：182.

[49] 杨甲三.针灸学[M].北京：人民卫生出版社,1988：

[50] 谷世哲,李瑞.针灸学[M].北京：中国工人出版社,1998：254.

[51] 李学武.针灸推拿全书[M].北京：科学技术文献出版社,1999：270.

[52] 王富春.刺法灸法学[M].上海：上海科学技术出版社,2009：99.

[53] 贺普仁.火针的机理及临床应用[J].中国中医药现代远程教育,2004(10)：21.

[54] 吴重行.火针考略[J].黑龙江中医药,1985(4)：34.

[55] 安徽中医学院,上海中医学院.针灸学辞典[M].上海：上海科学技术出版社,1989：201.

[56] 黄龙祥,黄幼民.针灸[M].北京：人民卫生出版社,2011：12.

502.

（刘　涛）

# 艾炷

ài zhù

## 一、规范名

【汉文名】艾炷。

【英文名】moxa cone。

【注释】由艾绒制成的圆锥形艾团。

## 二、定名依据

艾灸早期的形式是以直接灸为主,将艾绒制成圆锥形状或柱状灸料并置于穴位处进行操作。"艾炷"出现较早,如《隋书·卷六十四·麦铁杖传》："艾炷灸额,瓜蒂喷鼻。"

现代针灸专业相关著作,如《中医大辞典》《中国针灸大词典》《中国灸法大全》《中国灸法学》,以及全国高等中医药院校规划教材《针灸学》等均以"艾炷"作为规范名。同时,已经广泛应用于中医药学文献的标引和检索的《中国中医药学主题词表》也以"艾炷灸疗法"作为正式主题词,这些均说明"艾炷灸"作为针灸疗法的规范名已成为共识。

我国 2005 年出版的全国科学技术名词审定委员会审定公布的《中医药学名词》已以"艾炷"作为规范名。全国科学技术名词审定委员会是经国务院授权,代表国家审定、公布科技名词的权威性机构,经全国自然科学名词审定委员会审定公布的名词具有权威性和约束力,所以"艾炷"作为规范名也符合术语定名的协调一致原则。

## 三、同义词

【曾称】"艾丸"(《备急千金要方》)；"艾团"(《外科证治全生集》)。

## 四、源流考释

"炷"是一个具有多种词性的汉字,既可作为名词,指可燃的柱状物；也可作为动词,表示点燃；还可以作为量词,用于指点着的香,如"一炷香"。"艾炷"即是由艾绒制成的圆锥状（或炷状）灸料，可简称为"炷"，但在早期文献中多做"主"。

在《说文解字》中，"主"意指"灯中火主"[1]159，《康熙字典》中进一步解释，"徐铉曰：'今俗别做炷，非是。然炷与主分相沿已久'"。艾灸疗法早期多以直接灸为主，因此用艾绒制成"炷"状灸疗较为简便，而在施灸过程中，用"炷"作为量词，较为贴切。关于"炷"的大小，一般认为约1厘米，但最小者可如粟米，最大者可如蒜头。

东晋陈延之《小品方·治法门》记载，"黄帝曰：灸不三分，是谓徒痪。解曰：此为作主，欲令根下广三分为适也。减此为不覆孔穴上，不中经脉，火气则不能远达。今江东及岭南地气温（湿），风寒少，当以二分以还，极一分半也，遂人形阔狭耳。婴儿以意作之也"[2]5。对艾炷大小提出了"作炷欲令根下广三分为适"的原则，认为艾炷的大小与施灸部位和患者形体大小相关。后世医籍记载艾炷大小不一，但大体按照《小品》所论原则，并补充丰富，一般均认为艾炷大小主要与患者体质、施灸部位和所治病症等因素相关。

最早记载"艾炷"一词的是《隋书·麦铁杖传》卷六十四："铁杖自以荷恩深重，每怀竭命之志。及辽东之役，请为前锋，顾谓医者吴景贤曰：'大丈夫性命，自有所在，岂能艾炷灸额，瓜蒂喷鼻，治黄不差，而卧床死于儿女手中乎？'"[3]174[4]1511

唐代孙思邈在《备急千金要方》记载了大量的灸治方法，并在卷二十九"灸例第六"中对有关艾炷灸的用法与原则进行了总结性论述，概括了唐以前的施灸方法，如："凡《经》云横三间寸者，则是三灸两间。一寸有三灸，灸有三分。三壮之处即为一寸。黄帝曰：灸不三分，是谓徒冤，炷务大也，小弱，炷乃小作之，以意商量。""凡初生小儿七日以上，周年以还不过七壮，炷如雀屎大。"[5]634 唐代其他著作，如《外台秘要·

明堂灸法七门》所论也类似。

宋代《太平圣惠方》《苏沈良方》[6]139《类证活人书》等多部著作均论述了不同大小的艾炷的应用。如"呃逆者，仲景所谓哕者是也……若服药不瘥者，灸之必愈，其法：妇人屈乳头向下尽处骨间，灸三壮，丈夫及乳小者以一指为率正也，男左女右，艾炷如小豆许"[7]83。《扁鹊心书》："凡灸大人，艾炷须如莲子，底阔三分，灸二十壮后却减一分，务要紧实。若灸四肢及小儿，艾炷如苍耳子大。"[8]23 南宋王执中在《针灸资生经》中讨论"艾炷大小"，记载了"《明堂下经》云：凡灸欲艾炷根下广三分。若不三分，即火气不能远达，病未能愈。则是艾炷欲其大，惟头与四肢欲小尔。至《明堂上经》乃云：艾炷依小竹著头作。其病脉粗细状如细线，但今当脉灸之。雀类大炷，亦能愈疾。又有一途，如腹内疝瘕痃癖块伏梁气等，惟须艾炷"[9]268。《西方子明堂灸经》卷一："承浆……灸四十九壮，停四五日……此灸炷止一分半大。"[9]5"地仓……日灸二七壮，重者七七壮。艾炷如二分，若大令人口转喝。"[9]8

明代杨珣《针灸集书·腧穴治病门类》卷上："华佗治卒疝，阴囊偏大，取足大指去甲五分，内侧白肉际，灸三壮，艾炷如半枣核。"[9]554《针灸大成》卷十在"小儿"篇目下专门注明"针用毫针，艾炷如小麦，或雀粪大"[9]1001。而在张介宾《类经图翼·诸证灸法要穴》中记载的"不孕……一法：灸神阙穴……艾炷须如指大，长五六分许"[11]336，是对大艾炷的较为明确记述。此外，朝鲜著名医书《东医宝鉴》中有"作艾炷法"[12]939，但也是讨论艾炷的大小。

清代程国彭《医学心悟·外科十法》附录"艾灸法"中指出，灸治疗疮的艾炷大小的原则是"凡治痈疽、疔肿、流注，及一切无名肿毒……艾炷大小，看疮毒大小为取裁。若痈疽之大者，以蒜捣饼，敷上灸之"[13]223。《医宗金鉴·刺灸心法要诀》卷八十六："灸疝痛偏坠奇穴法……艾炷如粟米大，灸四壮。"[14]174 均是沿袭了《小品方》的艾炷大小标准。此外，清代亦有称艾炷作

"艾团"者,如《外科全生集·瘰》卷一:"取艾团连灸三壮。"[15]11

考察历代有关艾炷的记述,主要论述了艾炷的大小和用法。对艾炷大小,较早时多以尺寸表述,《小品方》规定一般以底径三分为准,最小为一分半,小儿可再小些。至唐以后,多以日常所见实物的大小来描述,一般是小如黍米、雀矢,大如(小)手指粗而长五六分。艾炷形状,从莲子、苍耳子、"以纸轴艾作炷"等表述,可知较大的艾炷基本为柱状,少有锥形。而且临床使用的艾炷大小应当与患者自身情况密切相关,需要"以意商量"。

近代针灸学专业教材以及部分专著中,记载艾炷的形状多为圆锥形[16]163,制作方法一般是把适量的艾绒放在平面上,用拇、示、中三指一边捏一边旋转,把艾绒捏紧即成规格大小不同的艾炷。现代临床上一般分大、中、小三种艾炷:大艾炷高1厘米,炷底直径1厘米,可燃烧3~5分钟;中艾炷为大艾炷的一半,如枣核大;小艾炷如麦粒样。3种艾炷,其高度同底面的直径应大致相等[17]32。

但是,历史上关于艾炷的制作方法记载较少。宋代闻人耆年《备急灸法·骑竹马灸法》中记有"艾炷及三分阔,以纸轴艾作炷,十分紧实方可用"[18]38,"用纸轴艾令实,切为艾炷,身壁直坐,即安艾炷。难安时,微用津唾占粘之"[18]43。是用纸将艾(绒)卷作紧实的条柱状,再切小段作艾炷。近代也有用艾炷器帮助制作艾炷[19]55。现代,为方便使用,多有将成品艾条切断,做圆柱状艾炷,用于临床温针灸等操作,也有成品艾柱用于直接灸。赵京生认为可以将"艾柱""艾炷"并称[20]304。

### 五、文献辑录

《说文解字》:"镫中火主也。从呈,象形。从、,、亦声。臣铉等曰:今俗别作炷,非是。之庾切。"[1]159

《小品方辑校》:"黄帝曰:灸不三分,是谓徒

痓?解曰:此为作炷欲令根下广三分为适也。减此为不覆孔穴上,不中经脉,火气则不能远达。今江东及岭南地气湿(温),风寒少,当以二分以还,极一分半也,遂人形阔狭耳。婴儿以意作炷也。"[2]5

《中国灸法大全》:"用艾绒制成的圆锥形小体,称为艾炷……古代的艾炷形式分圆锥形、牛角形和纺锤形,现代临床上以圆锥形为常用。古代常用的艾炷大小3分左右,但最小者可如粟米,最大者可如蒜头……现代临床上分大、中、小3种艾炷。大艾炷高1厘米,炷底直径1厘米,可燃烧3~5分钟;中艾炷为大艾炷的一半,如枣核大;小艾炷如麦粒样。3种艾炷,其高度同底面的直径应大致相等。"[17]32

《中国灸法集萃》:"艾炷灸……施灸时所燃烧的用艾绒制成的圆锥形小体,称为艾炷。古代的艾灸,以艾炷灸法为最盛行。关于艾炷的形式古代又分为圆锥形艾炷、牛角形艾炷和纺锤形艾炷。现在临床上常用的为圆锥形艾炷。

圆锥形艾炷的制作方法:一般是把适量的艾绒放在桌面上,用拇、食(示)、中三指一边捏一边旋转,把艾绒捏紧即成规格大小不同的艾炷。有条件的可用艾炷器制成艾炷,艾炷器中,铸有圆锥形空洞,洞下留一小孔,将艾绒放入艾炷器的空洞之中,另用金属(或木制、塑料制)制成下端适于压入洞孔的圆棒,直插孔内紧压,即成圆锥形小体,然后用针从艾炷器背面之小孔中将制成的艾炷顶出备用。总之,艾炷越结实越好,如果松散,则燃烧不均匀。

现代临床上可分大、中、小三种,大艾炷高约1厘米,可燃烧3~5分钟;中艾炷为大艾炷的一般;小艾炷如麦粒样。艾炷无论大小,其高度同它底面的直径大体相等。"[19]55

《针灸关键概念术语考论》:"'艾炷',也有写作'艾柱',即由艾绒制成的柱状灸料,简称'炷(柱)'……艾炷形状,从莲子、'以纸轴艾作炷'等表述,可知较大的艾炷基本为柱状,少有锥形。"[20]304

《中国针灸学词典》:"艾炷……以艾绒搓捏程的圆锥状物称之。供施灸用。出《隋书·麦铁杖传》。艾炷的大小因人和灸治部位而异。《扁鹊心书》:'凡灸大人,艾炷须如莲子,底阔二分,务要坚实;若灸四肢及小儿,艾炷如苍耳子大;灸头面,艾炷如麦粒大。'《医宗金鉴》记载:头面、四肢、胸部,艾炷宜小;背腰以下,艾炷宜大。"[3]174

《隋书·卷六十四·麦铁杖传》:"铁杖自以荷恩深重,每怀竭命之志。及辽东之役,请为前锋,顾谓医者吴景贤曰:'大丈夫性命,自有所在,岂能艾灸灸额,瓜蒂喷鼻,治黄不差,而卧床死于儿女手中乎?'"[4]1511

《针灸学》:"艾炷灸……是将纯净的艾绒,放在平板上,用手搓捏承圆锥形的艾炷,常用的艾炷或如麦粒,或如苍耳子,或如莲子,或如半截橄榄等大小不一。"[16]163

[1] [汉]许慎.说文解字[M].北京:中华书局,1985:159.
[2] [晋]陈延之.小品方辑校[M].天津:天津科学技术出版社,1983:5.
[3] 高忻洙.中国针灸学词典[M].南京:江苏科学技术出版社,2010:174.
[4] [唐]魏征,令狐德棻.隋书[M].北京:中华书局出版社,1973:1511.
[5] 李景荣.备急千金要方校释[M].北京:人民卫生出版社,1998:634.

[6] [宋]沈括,苏轼.苏沈良方[M].杨俊杰,王振国校.上海:上海科学技术出版社,2003:139.
[7] [宋]朱肱.类证活人书[M].上海:商务印书馆,1955:83.
[8] [宋]窦材.扁鹊心书[M].李晓露,于振宣点校.北京:中医古籍出版社,1992:23.
[9] [明]杨继洲.针灸大成[M]//黄龙祥主编.针灸名著集成.北京:华夏出版社,1996:268,554,1001.
[10] [宋]庄绰.西方子明堂灸经 灸膏肓俞穴法[M].李鼎,吴自东校注.上海:上海中医学院出版社,1989:5,8.
[11] [明]张介宾.类经图翼:类经附翼评注[M].王玉生校.西安:陕西科学技术出版社,1996:336.
[12] [朝]许浚.东医宝鉴[M].北京:中国中医药出版社,1995:939.
[13] [清]程国彭.医学心悟[M].闫志安,等校注.北京:中国中医药出版社,1996:223.
[14] [清]吴谦.医宗金鉴:第五分册[M].北京:人民卫生出版社,1973:174.
[15] [清]王洪绪.外科全生集[M].上海:上海卫生出版社,1956:11.
[16] 邱茂良.针灸学[M].上海:上海科学技术出版社,1985:163.
[17] 张奇文.中国灸法大全[M].北京:人民卫生出版社,2004:32.
[18] [宋]闻人耆年.备急灸法[M].北京:人民卫生出版社,1955:38,43.
[19] 田从豁.中国灸法集萃[M].沈阳:辽宁科学技术出版社,1987:55.
[20] 赵京生.针灸关键概念术语考论[M].北京:人民卫生出版社,2012:304.

（吴子建　黄　涛）

5·015

## 平补平泻

píng bǔ píng xiè

### 一、规范名

【汉文名】平补平泻。

【英文名】 reinforcing-reducing method; uniform reinforcing-reducing method.

【注释】得气后均匀地提插、捻转的针刺补泻操作方法。

### 二、定名依据

"平补平泻"首次出现见于明代陈会的《神

应经》，表示先泻后补。在此之前，并不存在本术语。宋代朱肱曾在《类证活人书》"期门穴"中单独论及"平泻"二字，其操作甚简"但下针令病人吸五吸""停针良久""徐徐出针"仅此而已。且在后文中交代，针期门"必泻勿补"，故此处的操作描述中虽未及"平补"却可知，"平泻"法仅泻无补。

自陈会在《神应经》中提出本术语后，并未存在其他名称。后有李学川、廖润鸿、郑梅涧等人皆对本术语作出过转述，说明与陈氏观点雷同，"如患赤目等疾。明见其为邪热所致。可专行泻法。其余诸疾只宜平补平泻。须先泻后补谓之先泻邪气。后补真气。此乃先师不传之秘诀也"。《针灸大成》则提出了另一观点，认为"有平补平泻，谓其阴阳不平而后平也。阳下之曰补，阴上之曰泻。但得内外之气调则已。有大补大泻，惟其阴阳俱有盛衰，内针于天地部内，俱补俱泻，必使经气内外相通，上下相接，盛气乃衰，此名调阴换阳，一名接气通经，一名从本引末"。可见，杨氏之"平"在于平不平之阴阳，"阳下之曰补，阴上之曰泻"，根据阴阳的虚实予以补泻，与文内"大补大泻"相对。此外，《医经小学》所载之"平针法"，常被认为是"平补平泻"的一种操作。

在《针灸学》《中医药学名词》等著作中，将"平补平泻法"定义为"得气后均匀地提插、捻转的针刺补泻操作方法"。在《实用针灸学词典》《针灸学辞典》中关于"平补平泻"的概念则包含刘纯、陈会与杨继洲之"平补平泻（平针法）"，并将杨继洲之方法称为"调和法"。

### 三、同义词

未见。

### 四、源流考释

早在明代以前，《内经》中便已埋下令后世医家对"平补平泻法"各执一词的隐患。《灵枢·五乱》所及，"导气法"目的在于通过导引其

气"徐入徐出"[1]211，应用于非虚非实，经气逆乱的情况，调整人体平衡，而非在损有余补不足，且手法上不存在固定形式，但以保养精气为主。《灵枢·邪客》中则在施开阖、疾徐之后，道"辅针导气，邪得淫泆，真气得居"[1]380，点名导气可达祛邪扶正之效。

时至宋代，朱氏提出"平泻法"[2]25。该法下针后令患者吸气五次、留针后以徐出针的方式结束，以此观之，其操作采用了呼吸与疾徐泻法部分，确为泻法无疑，且为较为轻量的泻法，故以"平"称之。后世医家不断论证此法，但仅有汪氏明确提出"必泻勿补"[3]206。

明代，刘纯在其《医经小学》中提出"平针法"[4]118，本法是结合"三才法"所提，该法在当代被视为"平补平泻法"的一种，从其行文分析，操作包括进针、提插、促得气、出针诸部，并嘱操作三次便可"大抵疼痛实泻。麻痹虚补"。由此可见，虽有补泻但实为进针与行针之法。本术语的标准名词首提者为陈会，其操作特点为"先泻后补"[5]13，陈氏说明了施用情况，指明虚人感邪，针对明显热象可专行泻法，而其他旁症只宜平补平泻，且泻热在前，后补真气。对此，清代医家在后世做出了普遍认同，郑梅涧、李学川等在著述中转录。

清代的杨继洲则提出针对"大补大泻"的"平补平泻"[6]187，多用于阴阳虚实不甚者，补泻同施，仅是程度上相对于明确补法或泻法的"小补小泻"，且在天地人三部具施以同样补泻[6]187。

在当代，《针灸学辞典》《实用针灸学词典》等辞书仍将以上诸法罗列于"平补平泻"词条之下[7]184[8]154，除陈氏、杨氏外，将"导气法"[1]211"平针法"[4]118此类不分补泻的刺法归为一类。但在教材中，已将平补平泻的定义统一为"得气后均匀地提插、捻转的针刺补泻操作方法"[9]148。值得注意的是《中医药学主题词表》中并不存在以"平补平泻"或"平补平泻法"为规范名的词条。以楼百层为代表的研究人员认为古今"平补平泻"属于名同实异[10]46，王富春更将其分为

单式与复式两类，认为当代之平补平泻为单式法，古代不论陈氏、杨氏皆为复式法[11]283。

综上所述，"平补平泻法"之所以在现代呈现出众说纷纭之貌，这与其源庞杂不无关系。但术语的内涵方面古今的确存有差异，就笔者看来，本术语不类其他术语，具有单纯的补或泻，而是杂糅其中，所以本术语的"同名异实"就在于如何进行补泻。"平补平泻"与"平泻法"均属于轻刺激、复式手法的针刺操作，临床中多用于虚实夹杂且虚实不甚者。"平补平泻"，包括两种，一为陈氏法、一为杨氏法。按顺序补泻者即为陈氏法，用于邪热所致的目赤肿痛；量化补泻者即为杨氏法，用于虚实夹杂或虚实不甚者。对于虚实夹杂者，前者主张先以泻法祛邪，后以本法平衡阴阳，直观阐述为"先泻后补"；后者则为轻刺激的补泻同施法，直观阐述为"小补小泻"。"平泻法"与杨氏法类似，属于"小泻"。"平针法"需结合"提插"，此与先前三法均不然，且结合了明代才产生的"三才法"。"导气法"[3]206 在施用形式与目的上与本法类似，但施用阶段不同。更倾向于为辅助补法或泻法操作的助力，促使患者"得气"，与"行气法"雷同，用于治疗前的准备阶段；而平补平泻不论是陈氏、杨氏抑或是朱氏之法皆是具有治疗作用的方法，用于治疗阶段。由此可知，刘氏的"平针法"、《内经》的"导气法"并不在平补平泻之类。虽然历代医家曾提之法存在如此差异，但在当地仍被定名为"平补平泻法"，一来是相对针刺补与泻的效应而言，二来是本术语提出最早，支持者群体庞大，三来本术语涵盖范畴更为广泛，补泻兼而有之。

### 五、文献辑录

《黄帝内经灵枢注评·五乱》："黄帝曰：补泻奈何？岐伯曰：徐入徐出，谓之导气。补泻无形，谓之同精。是非有余不足也，乱气之相逆也。黄帝曰：允乎哉道，明乎哉论，请著之玉版，命曰治乱也。"[1]211

《伤寒类证活人书》卷第二："凡妇人病。法

当针期门，不用行子午法，恐缠脏膜引气上，但下针令病人吸五吸，停针良久，徐徐出针，此是平泻法也。凡针期门，必泻勿补。可肥人二寸，瘦人寸半深。"[2]21

《医经小学》卷之五："先说平针法，含针口内温，按揉令气散，陷穴故教深，持针安穴上，令他嗽一声，随嗽归天部。停针再至人，再停归地部，待气候针沉，气若不来至，指甲切其经，次提针向病，针退天地人。先以揉按令其气散，次掐穴定力，重些最好。右手持针，安于穴上，随令患者嗽一声，左右用针转入天部，皮肤之间也，少时左右进至人部，肌肉之间也，再少时进至地部，筋骨之间也。凡穴当一寸许，如此作三次进之，大抵疼痛实泻，麻痹虚补。《经》云：针法手如握虎，如待贵人。凡取穴手指，前哲又有八法：弹而怒之，迎而夺之，使经气腹满，令邪气散而正气行也；循而扪之，随而济之，抚摩上下，见动脉之处；摄而按之，推而纳之，以手指加力按所针之穴，使邪气泄而易散，病者不知其针；爪而下之，切而散之，方寸既见，其穴端正，使针易入不差，病人亦不知其痛。"[4]118

《神应经·补泻手法·补诀直说》："昔宏纲先生授曰：凡人有疾，皆邪气所凑，虽病人瘦弱，不可专行补法。《经》曰：'邪之所凑，其气必虚。'如患赤目等疾，明见其为邪热所致，可专行泻法。其余诸疾，只宜平补平泻。须先泻后补，谓之先泻其邪，后补真气。此乃先生不传之秘诀也。"[5]13

《针灸大成》卷四："问：刺有大小？答曰：有平补平泻，谓其阴阳不平而后平也。阳下之曰补，阴上之曰泻。但得内外之气调则已。有大补大泻，惟其阴阳俱有盛衰，内针于天地部内，俱补俱泻，必使经气内外相通，上下相接，盛气乃衰，此名：调阴换阳，一名：接气通经，一名：从本引末。审按其道以予之，徐往徐来以去之，其实一义也。"[6]187

《伤寒论辨证广注》卷之十四："凡针期门，必泻勿补。《活人书》云：可肥人二寸，瘦人寸

半。又云：凡妇人病，法当针期门，不可行子午法，恐缠藏膜，引气上，但下针，令病人吸五吸，停针良久，徐徐出针，此是平泻法也。"[3]206

《针灸学辞典》："平补平泻：针刺手法名。① 指先泻后补的针刺方法。② 指调和气血、平衡阴阳的补泻方法。亦称调和法。"[7]184

《实用针灸学词典》："① 与'大补大泻'相对的针刺手法。② 指先泻后补的针刺手法。③ 指不分补泻的针刺方法。又称调和法。"[8]154

《中医药学名词》："平补平泻……得气后均匀地提插、捻转的针刺补泻操作方法。"[12]238

《针灸学》："（平补平泻）进针得气后均匀地提插、捻转后即可出针。"[9]148

《中华人民共和国国家标准针灸学通用术语》："平补平泻法……得气后均匀地提插、捻转的针刺补泻操作方法。"[13]63

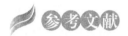 **参考文献**

[1] 未著撰人.黄帝内经灵枢注评[M].中医研究院研究生班编著.北京：中国中医药出版社，2011：211，380.

[2] [宋]朱肱.类证活人书[M].唐迎雪，等点校.天津：天津科学技术出版社，2003：25.

[3] [清]汪琥.伤寒论辨证广注[M].上海：上海卫生出版社，1958：206.

[4] [明]刘纯.医经小学[M].上海：上海科学技术出版社，1985：118，119.

[5] [明]杨继洲.针灸大成[M].刘从明，等点校.北京：中医古籍出版社，1998：187.

[6] [明]陈会.[元]王国瑞.神应经：扁鹊神应针灸玉龙经[M].李宁点校.北京：中医古籍出版社，1990：13.

[7] 安徽中医学院，上海中医学院.针灸学辞典[M].上海：上海科学技术出版社，1987：184.

[8] 高忻洙.实用针灸学词典[M].南京：江苏科学技术出版社，1999：154.

[9] 石学敏.针灸学[M].北京：中国中医药出版社，2007：148.

[10] 楼百层，楼星煌.试论针刺平补平泻法[J].中医杂志，1982（04）：46-48.

[11] 王富春.论平补平泻针法技术[J].中国针灸，2008（04）：283，284.

[12] 中医药学名词审定委员会.中医药学名词[M].北京：科学出版社，2005：238.

[13] GB/T 30232—2013 中华人民共和国国家标准针灸学通用术语[M].北京：中国标准出版社，2013：63.

（李　辰）

# 平　刺

píng cì

## 一、规范名

【汉文名】平刺。

【英文名】horizontal needling insertion。

【注释】针体与皮肤约呈 15°角度刺入的方法。

## 二、定名依据

平刺名称最早见于《扁鹊神应针灸玉龙经》，但此处的平刺法含义与今不同，是指平补平泻法。在《扁鹊神应针灸玉龙经》中与规范名同义的刺法称"沿皮刺"，在此之前，《灵枢·官针》中称"直针刺法"，《难经·七十一难》称"卧针刺法"，《肘后备急方》称"横针法"。《针灸大成》中称"横刺法"，与"横针法"同义；朱琏的《新针灸学》中以"横针"为正名，以"地平刺""皮下刺"为又称。

在 1985 年高等中医药院校五版《针灸学》教材之前，各种针灸学教材及专著均以"横刺"为正名，自五版教材后才以"平刺"为正名，将"沿皮刺""横刺"为又称。各书之中，均以平刺为规范名。2005 年出版的《中医药学名词》收录该词。

中医名词考证与规范　第五卷　针灸、推拿养生康复、总索引

## 三、同义词

【又称】"沿皮刺"(《扁鹊神应针灸玉龙经》);"横刺"(《针灸大成》);"地平刺""皮下刺"(《新针灸学》)。

【曾称】"直针刺"(《内经》);"卧针"(《难经》);"横针"(《肘后备急方》)。

## 四、源流考释

平刺是指针刺时针体与皮肤约呈 15°角度刺入的方法。《内经》时期便有直针刺法,具体操作为"直针刺者,引皮乃刺之,以治寒气之浅者也"[1]22。即将皮肤提起,将针刺向皮下。其名虽为直针,其实是横针。

在《难经·七十一难》中更有具体的描写,"曰:《经》言,刺荣无伤卫,刺卫无伤荣,何谓也?然:针阳者,卧针而刺之"[2]36,即如《灵枢·官针》中所言,是将针躺倒刺入皮下,才能达到"刺荣无伤卫,刺卫无伤荣"的目的。

魏晋时期的《肘后备急方》中又提出横刺之法,"又刺鼻直上入发际一寸,横针也"[3]65。横针之针,是动词,与横刺同义。后世多沿用横刺之名,如《针灸大成》中便指出"风池刺一寸半,透风府穴,此必横刺方透也"[4]835。《普济方·针灸》中也有横刺,"又刺鼻直上入发际一寸,横刺。又刺鼻直上醒悟乃止"。除毫针刺外,也可用三棱针刺,如《医学入门·面风》[5]8452:"外用手法翻内睑向外,以三棱针横刺,用左手爪迎其针锋出血。"清《文堂集验方》[6]219 中"用针横刺舌下总筋之外膜中",可能也是用三棱针刺。

在 1957 年的《针灸学》[7]273 教材中便横针与横刺不分。五版之前,《中国针灸学》(承淡安[8]14、程莘农[9]409)以及各版次的《针灸学》教材均以横刺为正名。如承淡安的《中国针灸学》论述尤详:"横针者,即沿皮进针,针入皮下,不进肌肉,针从锐角进入之谓。大约为 12 度角。横针之穴甚少,仅头盖部与胸骨部数穴用之(十八年前入川,见有几位针医之针长尺许,任何穴位

皆用横针循皮下而进亦有效用)。"朱琏的《新针灸学》也以横针为规范名,但其中提出了两个仅见的曾用名,"地平刺""皮下刺":"横针,(地平刺、皮下刺)针和皮肤约成十度的刺人,应用在头部、胸部……"[10]47

规范名"平刺"首见于《扁鹊神应针灸玉龙经》,"交经缪刺,左有病而右畔取;泻络远针,头有病而脚上针"。[11]432 注解为"手足大病,左因右侵凌,右因左攻击。黄帝云:是动则病经气,更取所生者病血络更然。故上下、前后、左右、腹背,交经平刺也"。此处的平刺,与《医经小学》[12]118 卷五针法歌的含义相同,指进针后以达到得气为主而不分补泻的方法。"先说平针法……掐穴故教深;持针安穴上,令他嗽一声,随嗽归天(浅)部,停针再至入(中);再停归地(深)部,待气候针沉,气若不来至,指甲切其经;次提针向病(病痛部),针退天地人(即浅深中三部)。"承淡安也宗此说,"实者刺激宜乎强,宜乎提,复宜乎远取。不易别其虚实者,则平刺之"。此平刺,便是后世平补平泻法的雏形。

而现代所谓的平刺法,在《扁鹊神应针灸玉龙经》中称为"沿皮刺","眉目疼痛不能当,攒竹沿皮刺不妨。若是目疼亦同治,刺入头维疾自康。攒竹:在眉尖陷中。针二分,沿皮向鱼腰,泻多补少"。其原理为"定刺象木,或斜或正;针刺可曲,可直,可斜,可正,犹木之曲直也"。此处的沿皮刺,便体现了不同角度的针刺。1957年出版的《针灸学》明确指出,"横刺:横针亦名沿皮刺,一般施于穴位浅在部分,进针时使针身与穴位皮肤接触面倾斜十五角度,适用孔穴,如头部的百会、上星、头维、率谷,面部的丝竹空、攒竹、阳白、地仓等。"之后三版[13]229、四版[14]280 的教材中均沿用此说法。直到五版《针灸学》[15]156 才使用规范名,也明确指出横刺、沿皮刺为又称,"平刺……即横刺、沿皮刺。是针身与皮肤表面呈 15 度角左右沿皮刺入。此法适于皮薄肉少的部位,如头部的腧穴等"。

近现代的各种辞典类,均以横刺、平刺和沿

皮刺为规范名,释义相近,但有的称之为针刺角度,有的称之为针刺方法或针刺治法。如《中医辞海》[16]449以平刺为规范名:"针刺治法。又称横刺、沿皮刺。针身与皮肤表面成15°角沿皮刺入。适用于皮肉浅薄处。有时在施透穴刺法时也用这种针刺角度。"《中医名词术语精华辞典》以横刺为规范名:"针刺角度之一。又称沿皮刺、平刺。"[17]226《中国针灸辞典》以沿皮刺为规范名,"针刺术语。又名横刺。指针身与穴位表皮成15°角左右刺入的方法"[18]463。

但自五版教材后,各版《针灸学》均以平刺为规范名,将"横刺""沿皮刺"为又称。2017年8月,课题组在"中国知网"上以平刺、横刺、沿皮刺、直针刺为主题词进行搜索,结果见下表。

检索结果

| 主题词 | 文献数 |
| --- | --- |
| 平　刺 | 2 130 条 |
| 横　刺 | 246 条 |
| 沿皮刺 | 549 条 |
| 直针刺 | 82 条 |

说明在相关文献的应用中还是以平刺作为规范术语为主。因此,《中医药学名词》在修订版中以平刺为规范名,增加横刺、沿皮刺为又称,释义为"针体与腧穴约呈 15°角度刺入的方法"。

## 五、文献辑录

《灵枢·官针》:"六曰直针刺,直针刺者,引皮乃刺之,以治寒气之浅者也。"[1]22

《难经·七十一难》:"曰:《经》言,刺荣无伤卫,刺卫无伤荣,何谓也? 然:针阳者,卧针而刺之;刺阴者,先以左手摄按所针荣俞之处,气散乃内针。是谓刺荣无伤卫,刺卫无伤荣也。"[2]36

《肘后备急方》:"又刺鼻直上入发际一寸,横针也。"[3]65

《扁鹊神应针灸玉龙经》穴法相应三十七穴:"定刺象木,或斜或正;针刺可曲,可直,可

正,犹木之曲直也。眉目疼痛不能当,攒竹沿皮刺不妨。若是目疼亦同治,刺入头维疾自康。攒竹:在眉尖陷中。针二分,沿皮向鱼腰,泻多补少。禁灸。"[11]430 "交经缪刺,左有病而右畔取;泻络远针,头有病而脚上针。手足大病,左因右侵凌,右因左攻击。黄帝云:是动则病经气,更取所生者,病血络更然,故上下、前后、左右、腹背,交经平刺也。""巨刺与缪刺各异,微针与妙刺相通。巨、微、妙、毫针之刺:缪,交平而刺;巨,随气色而针之,故不同也。"[11]432

《针灸大成》:"攒竹宜泻,头维入一分,沿皮透两额角,疼泻,眩晕补。玉龙歌 偏正头风有两般,有无痰饮细推观,若然痰饮风池刺,倘无痰饮合谷安。风池刺一寸半,透风府穴,此必横刺方透也,宜先补后泻,灸十一壮。"[4]835

《普济方·针灸》:"治风狂。先以钱五枚内头髻中,以器盛之水新布覆之,横大口于上,乃矜庄呼视其人。其人必欲起走,慎勿听,因取水一喷之,一呵视,三次。乃熟拭去水,指弹额上,近发际间,欲愈乎?

其人必不肯答。如此三七弹,乃答。仗针刺鼻下人中,近孔内侧空,停针。刺两耳根前宛宛动脉中,停针。又刺鼻直上入发际一寸,横刺。又刺鼻直上醒悟乃止。"[19]264

《医学入门·面风》:"外用手法翻内睑向外,以三棱针横刺,用左手爪迎其针锋出血"。[5]8452

《针灸神书·流注六十穴道》:"少商大指端,爪甲韭叶看,沿皮向外取,三分针自安。鱼际手大指,节后散脉中,一分以沿皮,向后太渊通。太渊掌后穴,陷中取动脉,刺入三分深,专治气将绝。"[20]8

《文堂集验方》:"〔木舌〕舌下生薄膜如连舌尖,绊住不能吮乳。治法,用针横刺舌下总筋之外膜中(勿穿总筋之内),直勒至舌尖上断此膜,舌即能伸。"[6]219

《承淡安针灸选集》:"实者刺激宜乎强,宜乎提,复宜乎远取。不易别其虚实者,则平刺之。"[21]183

《金针秘传·针法秘传》:"交经缪刺,左有病而

右畔取;泻络远针,头有病而脚上针。手足大病,左因右侵凌,右因左攻击。黄帝云:是动则病,经气更取,所生者病,血络更然。故上下前后左右腹背交经平刺也。"[11]432

《新针灸学》:"横针,(地平刺、皮下刺)针和皮肤约成十度的刺入,应用在头部、胸部……"[10]47

《中国针灸学》:"横针者,即沿皮进针,针入皮下,不进肌肉,针从锐角进入之谓。大约为12度角。横针之穴甚少,仅头盖部与胸骨部数穴用之(十八年前入川,见有几位针医之针长尺许,任何穴位皆用横针循皮下而进亦有效用)"。[11]432

《简明针灸词典》:"平刺即沿皮刺。因针体几乎与皮肤面相平而名……平针法针刺手法名。指进针后以达到得气为主而不分补泻的方法。《医经小学》卷五针法歌:'先说平针法……掐穴故教深;持针安穴上,令他嗽一声,随嗽归天(浅)部,停针再至入(中);再停归地(深)部,待气候针沉,气若不来至,指甲切其经;次提针向病(病痛部),针退天地人(即浅深中三部)。'近人有称此为平补平泻法或调和法。"[23]170

《针灸学》(江苏省中医学校针灸学科教研组):"横刺:横针亦名沿皮刺,一般施于穴位浅在部分,进针时使针身与穴位皮肤接触面倾斜十五角度,适用孔穴,如头部的百会、上星、头维、率谷,面部的丝竹空、攒竹、阳白、地仓等。"[7]273

《针灸学》(江苏新医学院):"又名沿皮刺,将针身与皮肤面呈15~25度刺入。"[13]229

《针灸学》(邱茂良):"平刺……即横刺、沿皮刺。是针身与皮肤表面呈15度角左右沿皮刺入。此法适于皮薄肉少的部位,如头部的腧穴等。"[15]156

《简明中医辞典》:"沿皮刺……针刺术语。又名横刺。指针身与穴位表皮成15度角左右刺入的刺法。多适用于头部穴位,如百会、阳白等。"[23]170

《治则治法与针灸学》:"【异名】沿皮刺(《针灸大辞典》);横刺(《针灸大辞典》)……【定义】

针刺方法。针身表面于皮肤呈15度角左右,横向刺入腧穴。适用于头皮部、颜面部、胸骨部腧穴。"[24]76

《中医名词术语精华辞典》:"针刺方法之一。即横刺。针刺角度之一。又称沿皮刺、平刺。指针体和穴位皮肤呈15°角左右刺入的刺法。主要用于肌肉浅薄,下有骨骼处的穴位。透穴时亦常应用。横刺的方向,应视具体穴位或补泻要求而定。"[17]226

## 参考文献

[1] 未著撰人.灵枢经[M].北京:人民卫生出版社,1963:22.

[2] [汉]秦越人.难经[M].北京:科学技术文献出版社,1996:36.

[3] [晋]葛洪.肘后备急方校注[M].古求知校.北京:中医古籍出版社,2015:65.

[4] [明]杨继洲.针灸大成[M]//黄龙祥主编.针灸名著集成.北京:华夏出版社,1996:835.

[5] [明]李梴.医学入门[M]//传世藏书子库医部:第五册.海口:海南国际新闻出版社,1995:8452,8453.

[6] [清]卢荫长.信验方正续编 文堂集验方[M].[清]何惠川辑.太原:山西科学技术出版社,1993:219.

[7] 江苏省中医学校针灸学科教研组编.针灸学[M].南京:江苏人民出版社,1957:273.

[8] 承淡安.中国针灸学[M].北京:人民卫生出版社,2008:14.

[9] 程莘农.中国针灸学[M].北京:人民卫生出版社,1964:409,410.

[10] 朱琏.新针灸学[M].北京:人民卫生出版社,1954:47.

[11] [元]王国瑞.扁鹊神应针灸玉龙经[M]//黄龙祥主编.针灸名著集成.北京:华夏出版社,1996:432.

[12] [明]刘纯.医经小学[M].郑红斌,钟展平,裘伟国校注.北京:中国中医药出版社,2015:118.

[13] 江苏新医学院.针灸学[M].上海:上海人民出版社,1964:229.

[14] 上海中医学院.针灸学[M].北京:人民卫生出版社,1974:280.

[15] 邱茂良.针灸学[M].上海:上海科学技术出版社,1985:156.

[16] 李经纬,余瀛鳌,欧永欣,等.中医大辞典[M].北京:人民卫生出版社.1995:449.

[17] 李经纬,余瀛鳌,蔡景峰.中医名词术语精华辞典

[M].天津：天津科学技术出版社.1996：226.

[18] 高希言.中国针灸辞典[M].郑州：河南科学技术出版社.2002：463.

[19] ［明］朱橚.普济方[M].北京：人民卫生出版社，1983：264.

[20] ［宋］琼瑶真人撰.针灸神书：琼瑶神书[M].陆寿康点校.北京：中医古籍出版社,1987：8.

[21] 承淡安.承淡安针灸选集 承淡安针灸学术讲稿[M].上海：上海科学技术出版社,2016：183.

[22] 方慎盦.金针秘传[M]//陆拯主编.近代中医珍本集：

针灸按摩分册.杭州：浙江科学技术出版社,1994：359,360.

[23] 陈汉平.简明针灸辞典[M].上海：上海科学技术出版社,2007：170.

[24] 李剑,曾召.治则治法与针灸学[M].北京：中医古籍出版社,2006：76.

（黄　涛　丁云晴）

# 穴位注射疗法

xué wèi zhù shè liáo fǎ

## 一、规范名

【汉文名】穴位注射疗法。

【英文名】 acupoint-injection therapy。

【注释】用注射器的针头为针具刺入腧穴，在得气后注入药液以治疗疾病的方法。

## 二、定名依据

该疗法名称来自国外的神经封闭疗法，在20世纪二三十年代即开始流行。规范名称最早见于《维他命 B₁ 神经穴位注射疗法》一书，书中提到创意此法的时间为1954年，出版时间1959年。

1957年，一批曾学习过苏联神经封闭疗法的医生，将封闭疗法与传统的中医药学理论结合，提出水针疗法的名称；1957年张德华、张家兴分别发表文章又提出"穴位封闭"；翁瀛等在1959年则提出经穴封闭的概念，虽然名称不同，但其思想来源与具体操作方法均基本一致。

自"水针疗法"术语出现之后，许多文献都对规范名与该名称的使用有所争论，无论在20世纪90年代，还是在现代，文献中对规范名"穴位注射"的使用频率远远超过水针疗法。

在高等院校中医药教材《针灸学》中，收录有穴位注射疗法，但各工具书对其注释相应的

正名并未统一。如《中医辞海》等以水针疗法为正名，而《中国针灸学词典》《中医名词术语精华辞典》《简明中医辞典》《中国民间疗法大典》《运动解剖学、运动医学大辞典》及众多中西医结合教材如《中西医结合眼科学》等则以"穴位注射疗法"为规范名。

由于该疗法主要是通过在穴位上进行液体（包括注射用水、药物，甚至血液制品等）的注射，从而刺激腧穴，激发经络，产生疗效。因此，在对《中医药学名词》进行修订的过程中，课题组将"穴位注射"作为规范名增补收录，将"水针疗法"作为又称。这样，穴位注射疗法与穴位贴敷疗法等方法形成逻辑上的并列关系，使得术语的概念树完整有序。

## 三、同义词

【又称】"水针疗法"。

【曾称】"穴位封闭""孔穴封闭""经穴封闭"。

## 四、源流考释

穴位注射疗法是指用注射器的针头为针具刺入腧穴，在得气后注入药液以治疗疾病的方法。许多文献都证明，穴位注射疗法与来自前

苏联的封闭疗法有密切关系[1]455。封闭疗法也称为神经阻滞疗法,被认为是苏联的创新,由阿·维·维希涅夫斯基依据了巴甫洛夫学说而创造的,具有鲜明的时代特征[2]66。但目前文献中可查找到的最早时间为1951年,当时已被广泛应用到西医临床的各个方面,并取得较好疗效[3]17。

从目前能找到的文献中,穴位注射疗法可能起于20世纪的50年代早中期,如万文继在《维他命B:神经穴位注射疗法》[4]1一书的前言中写道:"我响应党的号召……钻研了祖国针灸学及巴甫洛夫学说……自1954年六月份起在本院门诊试用(穴位注射疗法)。"根据二手文献发现[5]1,早在1949年前就有外国学者应用药物注入"穴位"治疗疾病,但是否使用中医学认为的腧穴,尚不可考。在1957年开始,在各期刊中开始出现类似的文献,而且各位作者将针灸疗法与封闭疗法或药物注射结合起来[6]35。因此,该疗法的发明人不应该是一个人,而应该是一个群体。根据现有文献只能判断哪个文章发表的早晚,而不能判断其发明或应用该疗法的先后。比如大连铁道医学院的张子彬在1959年的《山东医刊》上发表文章,称在1957年就开始了采用穴位注射方法治疗疾病的尝试,并对疗效进行了总结,但其文后的参考文献中,又列出了大连铁道出版社1959年出版的"王锡灵采用穴位注射奴佛卡因的先进经验"[7]17。当时的文献中除了穴位注射这一名称外,同时还有"穴位封闭"。1957年,一批曾学习过苏联的神经封闭疗法的医生,将封闭疗法与传统的中医药学理论结合起来,纷纷在杂志上发表文章,报告他们中西医结合的成就。如祝恒顺等在《上海中医药杂志》发表有关"水针疗法"的文章,提出水针疗法的名称[8]50[9]2;1957年张德华、张家兴在《中级医刊》分别发表文章又提出"穴位封闭"的名称;翁瀛等在1959年则提出经穴封闭的概念[10]117,虽然用词不同,但其思想来源与具体操作方法均基本一致。

到20世纪60年代,医学界开始对穴位注射疗法进行机制研究。如福建中医学院小剂量穴位注射机制研究小组1963年发表在《福建中医药》上的文章《关于小剂量药物穴位注射的研究》[11]18。除机制研究以外还进行了一些较大样本的临床观察,而且,其用药不再局限于奴佛卡因,而是合并或使用其他药物,如湖北医学院报告的穴位注射青霉素-奴弗卡因合剂治疗100例智齿冠周炎[12]405等。所涉及的药物包括青霉素、异烟肼、维生素$B_1$、阿托品、氯丙嗪等等。

至20世纪70年代,穴位注射疗法更加广泛地应用于临床,而且更重要的是应用于针刺麻醉领域。如1971年,在《新医学》上刊出了署名第二附属医院手术室的一篇文章,文中记载了"我们在电针麻醉及穴位注射赛路卡因麻醉的基础上,从1970年8月起改用注射用水穴位注射麻醉,施行甲状腺切除术29例,取得比较满意的麻醉效果"[13]27。武汉军区总医院麻醉科对518例针麻手术进行了总结,文中,穴位注射小剂量麻醉剂或肌松剂已经是各种针麻手术中的常规[14]16。不仅在人手术使用了穴位注射配合针麻的方法,在兽医学中也有所应用。而且,尝试对癌症、危急重症等使用该疗法进行治疗[15]15。

在针刺麻醉中引入穴位注射的方法后,有些文献上出现了湿针的说法,干针与湿针相对而言,干针是只用注射器的针头进行刺激,湿针则是指注射入各种液体的药物。改革开放40多年来,穴位注射这一疗法在临床上的应用及文献量持续上升,而且不仅有临床研究,更多机制探讨,也有对治疗失败或失误的讨论。如《复方氨基比林穴位注射致神经损伤的教训》《药物穴位注射引起周围神经损伤9例》《不洁注射器致过敏性休克一例》等。

自"水针疗法"术语出现之后,许多文献都对规范名与该名称的使用有所争论[16]52,无论在20世纪90年代,还是在当前,文献中对规范名"穴位注射"的使用频率远远超过水针疗法。截至2017年9月13日,在CNKI数据库中,分别以穴位注射和水针进行文献搜索,结果分别为1 437条和776条,说明大家对规范名的认可。在现代高等中医药教材《针灸学》[17]172 中就以穴位注射疗法为正名,但在工具书中,对其注释则选用不同的名称为正名。如《中医辞海》等以"水针疗法"为正名,"(水针)针灸治法。又称'穴位注射',是指将药液小剂量注入穴位以防治疾病的一种方法。将针刺与药水等对穴位的渗透刺激作用结合在一起,发挥综合作用,可用于多种疾病的治疗。"而《中国针灸学词典》[18]213《简明中医辞典》[19]318《中国民间疗法大典》[20]210《运动解剖学、运动医学大辞典》[21]480 及众多中西医结合教材如《中西医结合眼科学》[22]66 等则以穴位注射疗法为规范名,《简明中医词典》:"将药液注入穴位的治疗方法。又称水针疗法、小剂量穴位注射疗法。其采用麻醉性药物者,则称穴位封闭疗法。它兼备针刺和注射药物的作用。"[23]780 在国家中医药管理局发布的针灸技术操作规范第6部分中,便采用了"穴位注射"为规范名称[24]215。由于该疗法主要是通过在穴位上进行液体(包括注射用水、药物,甚至血液制品等)的注射,从而刺激腧穴,激发经气,产生疗效,因此,在对《中医药学名词》进行修订的过程中,课题组将"穴位注射疗法"作为规范名增补收录,将"水针疗法"作为又称,将穴位封闭、孔穴封闭、经穴封闭等列为曾用名。这样,穴位注射疗法与穴位贴敷疗法等方法形成逻辑上的并列关系,使得术语的概念树完整有序。

### 五、文献辑录

《中医辞海》:"针灸治法。又称'穴位注射',是指将药液小剂量注入穴位以防治疾病的一种方法。将针刺与药水等对穴位的渗透刺激作用结合在一起,发挥综合作用,可用于多种疾病的治疗。"[25]780

《中国针灸学词典》:"将药液注入穴位的治疗方法。又称水针疗法、小剂量穴位注射疗法。其采用麻醉性药物者,则称穴位封闭疗法。它兼

备针刺和注射药物的作用。操作时,先选取穴位,然后按肌内注射的要求注入穴位至预定深度,微加提插,得气后,缓慢推入药液。一般说,可供肌内注射的中西药物均可酌情选用,如葡萄糖,维生素,普鲁卡因,当归,红花注射液及部分抗菌素等。一般常见疾病均可用此法治疗。"[18]213

《中西医结合眼科学》:"穴位注射是在特定的穴位上注射药物以达到治疗眼病的目的。这种疗法具有穴位治疗与药物治疗的双重作用。主要适用于慢性内障眼病,如白内障、玻璃体混浊、视神经萎缩、陈旧性视网膜脉络膜炎、视网膜色素变性、缺血性眼病等。"[22]184

《中医名词术语选释》:"这是利用某些注射药物制剂(包括西药及中草药制剂)在一定穴位上作肌内注射的治疗方法。注射量为一般肌内注射量的1/10～1/2。操作前先进行局部消毒,在针刺入适当深度后,只用小幅度提插,不要捻转,使局部产生'得气'感觉后,再慢慢将药液注入。"[23]294

《简明中医辞典》:"针灸疗法名。即穴位注射法,指将药液注入穴位治疗疾病的方法。一般选用低浓度的葡萄糖注射液、注射用水或适宜于作肌内注射的药液。常用的中草药制剂有复方当归注射液、丹参注射液、板蓝根注射液、威灵仙注射液、徐长卿注射液、鱼腥草注射液等。用注射器配以较细长针头(如5号牙科针头)缓缓注入穴位,不可伤及神经干或将药液误入血管等。注射量根据药液品种和所选穴位而定,头部0.1～0.5 ml,耳穴0.1～0.2 ml,四肢部0.5～2 ml,腰臀肌肉丰厚处2～15 ml。如做小剂量穴位注射,剂量为常规剂量的1/10～1/2。有些药物应先做过敏试验,如盐酸普鲁卡因等,油剂及刺激性过强的药物不宜采用。"[19]318

《运动解剖学、运动医学大辞典》:"又称水针疗法,简称穴注或针注。是用注射针头代替毫针,刺入穴位,得气后注入药物,即针刺与药物结合的治疗方法。治疗运动损伤的常用穴注药物有当归、丹参、川芎、红花等中药注射液、5%～10%的葡萄糖注射液、生理盐水、盐酸普

鲁卡因及维生素 $B_1$、维生素 $B_{12}$ 等注射液。注射药液通常是小剂量。针灸适应证的大部分病例都可用本法治疗。操作必须严格无菌,采用快速进针法,进针后可提插与捻转,取得'针感'效应,回吸无血,即注入药液。凡可引起过敏反应的药物,应先作皮试,阴性者方可使用。不可将药物注入关节腔、血管、神经、肌腱、韧带等组织内。在躯干穴位注射时,进针不宜过深,防止刺伤内脏。"[21]480

《中国民间疗法大典》:"穴位注射疗法是根据所患疾病,按照穴位的治疗作用和药物的药理性能,选用相应的穴位(包括耳穴)和药物,将药液(或氧气、或空针)注入穴位内,以充分发挥经穴和药物对疾病的综合效能,从而达到治病目的的一种治疗方法。是根据经络学说和药物治疗原理发展起来的。"[20]210

《中医药常用名词术语辞典》:"针法。针刺和药物相结合来治疗疾病的方法。它兼备针刺和药物的双重作用。临床上又称水针疗法、小剂量穴位注射法。若药液采用麻醉药物,则称穴位封闭。操作时,先选取穴位,然后按肌内注射的要求刺入穴位至预定深度,微加提插,得气后,回抽无血,缓慢推入药液。不可伤及神经干或将药液误入血管、关节腔等。一般来说可供肌内注射的中西药针剂均可酌情选用。如葡萄糖、维生素、普鲁卡因、当归、红花注射液及部分抗生素等。"[28]118

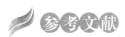

### 参考文献

[ 1 ] 刘永纯.中国金针疗法在法国之概况[J].中华医学杂志,1949,35(11):455.

[ 2 ] 卢化义.封闭疗法[J].人民军医,1953,(11):66,71.

[ 3 ] 刘永吉.临床封闭疗法座谈会[J].中国医大技术通讯,1951(1):65,66.

[ 4 ] 万文继.维他命 B:神经穴位注射疗法[M].武汉:湖北人民出版社,1959:1.

[ 5 ] 朱龙玉.神经注射疗法[M].西安:陕西人民出版社,1959:1.

[ 6 ] 祝恒顺.水针疗法治疗咳嗽扁桃体炎的初步小结[J].上海中医药杂志,1957(10):35.

[ 7 ] 张子彬.针灸穴位封闭疗法 66 例之初步观察[J].山东医刊,1959(8):17,18.

[ 8 ] 张德华.穴位封闭治疗风湿症的体会[J].中级医刊,1957(1):50,51.

[ 9 ] 张家兴.应用穴位封闭治疗神经性头痛的经验介绍[J].山西医学杂志,1957(1):2,3.

[10] 翁瀛,方正沅,朱良奎.应用'经穴封闭'摘除扁桃体的经验体会[J].南京第一医学院学报,1959(1):117-119.

[11] 福建省中医学院小剂量穴位注射机制研究小组.关于小剂量药物穴位注射的研究[J].福建中医药,1963(3):18,19.

[12] 董肇端.穴位注射青霉素-奴弗卡因合剂治疗 100 例下颌智齿急性冠周炎的初步报告[J].天津医药杂志,1965,7(5):405-407.

[13] 第二附属医院手术室.注射用水穴位注射麻醉施行甲状腺手术的体会[J].新医学,1971(5):27.

[14] 武汉军区总医院麻醉科.针刺麻醉 518 例临床资料小结[J].武汉新医药,1972,2(4):16,17.

[15] 周幸来,周举.中西医临床注射疗法[M].北京:人民卫生出版社,2011:15,16.

[16] 孙瑜,高碧霄.1954—1965 年水针疗法在我国的兴起与发展[J].针灸学报,1991(3):52-54.

[17] 石学敏.针灸学[M].北京:中国中医药出版社,2002:172.

[18] 高忻洙.中国针灸学词典[M].南京:江苏科学技术出版社,2010:213.

[19] 《中医辞典》编委会.简明中医辞典[M].北京:中国中医药出版社,2001:318,319.

[20] 刘道清.中国民间疗法大典[M].郑州:中原农民出版社,1999:210,221.

[21] 《运动解剖学、运动医学大辞典》编辑委员会.运动解剖学、运动医学大辞典[M].北京:人民体育出版社,2000:480.

[22] 彭清华.中西医结合眼科学[M].北京:中国中医药出版社,2010:184.

[23] 中医研究院,广东中医学院.中医名词术语选释[M].北京:人民卫生出版社,1973:294.

[24] 中华人民共和国国家质量监督检验检疫局发布.针灸技术操作规范 第6部分:穴位注射,2009:215.

[25] 袁钟,图娅,彭泽邦,等.中医辞海:上册[M].北京:中国医药科技出版社,1999:780.

[26] 余瀛鳌,李经纬.中医文献辞典[M].北京:北京科学技术出版社,2000:215.

[27] 李振吉.中医药常用名词术语辞典[M].北京:中国中医药出版社,2001:118.

(黄　涛)

# 出 针

## 一、规范名

【汉文名】出针。

【英文名】needle withdrawal。

【注释】将针拔出体外。

## 二、定名依据

规范名"出针"最早见于《内经》，如在《灵枢·厥病》和《素问·调经论》中均表达为出针；在《黄帝内经》中还有其他的一些名称，表达的意思与规范名基本一样，如"发针"（《灵枢·邪气脏腑病形》《灵枢·官针》），"去针"（《素问·针解》），"引针"（《素问·离合真邪论》），"拔针"（《灵枢·官针》）。后世的《琼瑶神书》中称"起针"，《子午流注针经》称"针出"，《针灸大成》称"退针"。

在所有表达针刺后将针拔出体外的术语中，"出针"使用最广泛，为许多针灸文献所选用。在现代规范确立后，从民国时期承淡安的《针灸学讲义》到历版的高等中医药教材《针灸学》中都以出针为规范名，在《中医名词术语精华辞典》中也以出针为正名，2005年出版的《中医药学名词》中即以出针为规范名。

## 三、同义词

【俗称】"起针"（《琼瑶神书》）。

【曾称】"发针""去针""引针""退针""拔针"（《内经》）。

## 四、源流考释

在《内经》时期，论述如何针刺，有几个概念。将针刺入，称为内针，内，通纳；刺入后，将针留置体内，以候气至，称为留针；气至之后，将针拔出体外，称为出针。

出针在《内经》中凡三见。如《灵枢·厥病》："以手聚按而坚持之，无令得移，以大针刺之，久持之，虫不动，乃出针也。"[1]62《灵枢·官针》："二曰报刺，报刺者，刺痛无常处也。上下行者，直内无拔针，以左手随病所按之，乃出针，复刺之也。"[2]22《素问·调经论》："按摩勿释，出针视之。""脉大，疾出其针，无令血泄。""岐伯曰：持针勿置，以定其意，候呼内针，气出针入，针空四塞，精无从去，方实而疾出针，气入针出，热不得还，闭塞其门，邪气布散，精气乃得存，动气候时，近气不失，远气乃来，是谓追之。"[3]335

与出针同义的，在《内经》中还有许多不同的表述。如"发针"（《灵枢·邪气脏腑病形》："刺缓者，浅内而疾发针，以去其热。刺大者，微泻其气，无出其血。刺滑者，疾发针而浅内之。"《灵枢·官针》："凡刺有五，以应五脏，一曰半刺，半刺者，浅内而疾发针，无针伤肉，如拔毛状，以取皮气，此肺之应也。"）、"去针"（《素问·针解》："刺实须虚者，留针阴气隆至，乃去针也；刺虚须其实者，阳气隆至，针下热乃去针也"）、"引针"（《素问·离合真邪论》："吸则内针，无令气忤，静以久留，无令邪布，吸则转针，以得气为故，候呼引针，呼尽乃去，大气皆出，故命曰泻。"）、"拔针"（《灵枢·官针》："二曰报刺，报刺者，刺痛无常处也。上下行者，直内无拔针，以左手随病所按之，乃出针，复刺之也"）。

《难经·八十难》中即用出针之名，"所谓有见如入、有见如出者，谓左手见气来至，乃内针，针入见气尽，乃出针。是谓有见如入，有见如出也。"[4]39

但《千金要方》中却使用拔针，"病者以两根刃针当头直刺疮，痛彻拔针出，刮取药末急寒疮孔中,拔针出即纳药,勿令歇气,并遍封疮头上。"[5]668

1153年《子午流注针经·流注指微赋》中阐明了提出"针出贵缓,急则多伤"的理念[6]。元代滑寿的《难经本义》也以出针为正名,"气至指下,如动脉之状,乃乘其至而刺之。顺,犹循也,乘也。停针待气,气至针动,是得气也……此越人心法,非呼吸出内者也……有见而入出者,谓左手按穴,待气来至乃下针,针入候其气应尽而出针也"[7]96。

托名宋书的《琼瑶神书》中,使用了"起针":"循扪有穴,何病之因,疼痛已愈,随除起针。"[8]72

1425年陈会的《神应经》在论述补泻时使用出针的说法,"欲出针时,令病人咳一声,随咳出针,此之谓泻法也"[9]12。徐凤的《针灸大全》中总结了针刺的操作方法,"爪而切之,下针之法;摇而退之,出针之法;动而进之,催针之法;循而摄之,行气之法。搓则去病,弹则补虚。肚腹盘旋,扪为穴闭。"[10]513《针灸大成》中,仍同时使用出针和退针:"凡退针,必在六阴之数,分明三部之用,斟酌不可不诚心着意,混乱差讹,以泻为补,以补为泻,欲退之际,一部一部以针缓缓而退也……如出针至于天部之际,须在皮肤之间留一豆许,少时方出针也。"[11]862 其中论述出针最为著名的表述为具体的操作,"凡持针欲出之时,得针下气缓不沉紧,便觉轻滑,用指捻针如拔虎尾之状也"。张介宾的《类经》[12]669 与《类经图翼》[13]336 中,也是同时使用出针与起针的概念,"三刺之,在候谷气。谷气者,元气也。止,出针也。盖邪气来也紧而疾,谷气来也徐而和,必邪气去而后为谷气至,故已补而实则虚者坚,已泻而虚坚者软,是以知谷气之至也"。《类经图翼》之"奇经八脉":"男从左起针,女从右起针。若数处不言,便当遍刺,根据诀而行之。"

1636年写就的《丹台玉案》中以"起针"表达,"妇人屈乳头向下尽处骨间,丈夫及乳小者,以一指为率,陷中有动脉是穴。艾炷如小豆大,灸五七壮。妇人热入血室,刺之下针,令病患吸

五吸,停针,良久起针"[14]71。1838年的《重楼玉钥》书中既有《内经》中的出针,又载有拔针歌,说明当时使用的术语为拔针[15]30。

在现代规范确立后,从民国时期承淡安的《针灸学讲义》[16]18 到历版的高等中医药教材《针灸学》中都以出针为规范名。如承氏书中有"出针困难"一词,属于滞针范畴,另文考证。在各辞典类工具书中也以出针为正名,但表述各不相同。如《中医名词术语精华辞典》解释为"将针从刺入的穴位内拔出。出《灵枢·厥病》。又称引针、去针、发针、拔针、退针,俗称起针。《流注指微赋》中指出:'出针贵缓,急则多伤。'目前一般是一手持消毒干棉球于针旁皮肤上,另一手轻转针体,轻轻退出。对于刺入较深的针,可分段退出,避免快速猛抽,以免引起出血和疼痛。如出现弯针或折针时,处理方法见各该条。"[17]248《中医名词术语选释》:"就是在针刺完毕后,一手固定穴位,一手持针,用捻转或直接向上提针等手法将针拔出体外。"[18]296《简明中医辞典》:"针刺术语。古称引针、发针。针刺完毕后,一手以干棉球轻压针旁,一手持针,用捻转或提针等手法将针退出体外。"[19]278《中国针灸学辞典》:"针刺术语。① 指针由深部提至浅部。《素问·调经论》:'按摩勿释,出针视之。'② 指将针提离皮肤。《素问·调经论》:'脉大,疾出其针,无令血泄。'表述既各不相同,又繁复不合术语之要求。"[20]216

因此,在《中医药学名词》中,以出针为规范名,以起针为俗名,历史上出现过的其他名称为曾用名,定义为"将针拔出体外"。

## 五、文献辑录

《灵枢·厥病》:"……以手聚按而坚持之,无令得移,以大针刺之,久持之,虫不动,乃出针也。"[1]62

"邪气脏腑病形":"刺缓者,浅内而疾发针,以去其热。刺大者,微泻其气,无出其血。刺滑者,疾发针而浅内之,以泻其阳气以去其热。"[1]14

"官针"："二曰报刺；报刺者，刺痛无常处也，上下行者，直内无拔针，以左手随病所按之，乃出针复刺之也。"[2]22 "凡刺有五，以应五藏。一曰半刺；半刺者，浅内而疾发针，无针伤肉，如拔毛状，以取皮气，此肺之应也。"[2]23

《素问·针解》："刺实须其虚者，留针阴气隆至，乃去针也。刺虚须其实者，阳气隆至，针下热乃去针也。"[3]281

"离合真邪论"："吸则内针，无令气忤，静以久留，无令邪布，吸则转针，以得气为故，候呼引针，呼尽乃去，大气皆出，故命曰泻。帝曰：不足者补之奈何？岐伯曰：必先扪而循之，切而散之，推而按之，弹而怒之，抓而下之，通而取之，外引其门，以闭其神，呼尽内针，静以久留，以气至为故，如待所贵，不知日暮，其气以至，适而自护，候吸引针，气不得出，各在其处，推阖其门，令神气存，大气留止，故命曰补。"[3]170

"八正神明论"："泻必用方，方者，以气方盛也，以月方满也，以日方温也，以身方定也，以息方吸而内针，乃复候其方吸而转针，乃复候其方呼而徐引针，故曰泻必用方，其气乃行焉。补必用员，员者行也，行者移也，刺必中其荣，复以吸排针也。"[3]163

"调经论"："帝曰：血气以并，病形以成，阴阳相倾，补泻奈何？岐伯曰：泻实者气盛乃内针，针与气俱内，以开其门如利其户，针与气俱出，精气不伤，邪气乃下，外门不闭，以出其疾，摇大其道，如利其路，是谓大泻，必切而出，大气乃屈。帝曰：补虚奈何？岐伯曰：持针勿置，以定其意，候呼内针，气出针入，针空四塞，精无从去，方实而疾出针，气入针出，热不得还，闭塞其门，邪气布散，精气乃得存，动气候时，近气不失，远气乃来，是谓追之。"[3]335 "按摩勿释，出针视之。"[3]339 "脉大，疾出其针，无令血泄。"[3]340

《难经·八十难》："所谓有见如入、有见如出者，谓左手见气来至，乃内针，针入见气尽，乃出针。是谓有见如入、有见如出也。"[4]39

《备急千金要方》疔肿第一："病者以两根刃针当头直刺疮，痛彻拔针出，刮取药末急塞疮孔中，拔针出即纳药，勿令歇气，并遍封疮头上……"[5]668

《琼瑶神书》："循扪有穴，何病之因，疼痛已愈，随除起针。"[8]72

《难经本义》："气至指下，如动脉之状，乃乘其至而刺之。顺，犹循也，乘也。停针待气，气至针动，是得气也……此越人心法，非呼吸出内者也……有见而入出者，谓左手按穴，待气来至乃下针，针入候其气应尽而出针也。"[7]96

《神应经·补泻手法》："欲出针时，令病人咳一声，随咳出针，此之谓泻法也。"[9]12

《针灸大全·金针赋》："爪而切之，下针之法；摇而退之，出针之法；动而进之，催针之法；循而摄之，行气之法。搓则去病，弹则补虚。肚腹盘旋，扪为穴闭。"[10]512 "况夫出针之法，病势即退，针气微松；病未退者，针气如根，推之不动，转之不移，此为邪气吸拔其针，乃至气真至，不可出。出之者，其病即复……"[10]513

"三衢杨氏补泻"："凡退针，必在六阴之数，分明三部之用，斟酌不可不诚心着意，混乱差讹，以泻为补，以补为泻，欲退之际，一部一部以针缓缓而退也……如出针至于天部之际，须在皮肤之间留一豆许，少时方出针也……凡持针欲出之时，得针下气缓不沉紧，便觉轻滑，用指捻针如拔虎尾之状也。"[11]862

《类经·十九卷》："三刺之，在候谷气。谷气者，元气也。止，出针也。盖邪气来也紧而疾，谷气来也徐而和，必邪气去而后为谷气至。故已补而实则虚者坚，已泻而虚坚者软，是以知谷气之至也。"[12]669

《类经图翼·卷十》："男从左起针，女从右起针。若数处不言，便当遍刺，根据诀而行之。"[13]336

《丹台玉案·伤寒门》："妇人屈乳头向下尽处骨间，丈夫及乳小者，以一指为率，陷中有动脉是穴。艾炷如小豆大，灸五七壮。妇人热入血室，刺之下针，令病患吸五吸，停针，良久起针。"[14]71

《重楼玉钥》:"拔针歌:按针之时切莫忙,闭门存神要精详,不沉不紧求针尾,此诀当韫锦囊……问针入几分留几呼?答曰,不如是之拘也,盖肌肉有浅深,病去有迟速。若肌肉厚实处,则可深,若浅薄处,则宜浅。病去则速出针,病滞则久留针,为可耳……依此法行至五六次,觉针下沉紧,是气至极矣,再轻轻提往左转一二次。欲出针时,令病患咳嗽一声。随咳出针。此之谓泻法也。"[15]16

《中国针灸学讲义》:"出针之手法:针刺激之手法使毕,即予出针。"[16]18

《中医大辞典》:"指将针从刺入的穴位内拔出。出《灵枢·厥病》。又称引针、去针、发针、拔针、退针,俗称起针。金代何若愚在《流注指微赋》中指出:'出针贵缓,急则多伤。'参见出针法条。"[24]479

《中医词释》:"亦称拔针。即在针刺完毕时,用捻转或直接上提的办法将针拔出。"[25]152

《中医辞海》:"针灸术语。指将针拔出。一般先用左手持消毒棉球按压在针孔周围,右手将针轻轻捻转,慢慢提至皮下,然后将针拔出。针孔如有出血者,可用消毒干棉球轻轻按压。出针后应嘱患者休息片刻,不宜剧烈运动,同时必须保持针孔清洁。"[26]895

## 参考文献

[1] 未著撰人.灵枢经[M].北京:人民卫生出版社,1963:62.

[2] 未著撰人.灵枢经[M].北京:人民卫生出版社,1963:22,23.

[3] 未著撰人.黄帝内经素问[M].北京:人民卫生出版社,1963:335.

[4] [汉]秦越人.难经[M].北京:科学技术文献出版社,1996:39.

[5] [唐]孙思邈.备急千金要方[M].魏启亮,郭瑞华点校.北京:中医古籍出版社,1999:668,669.

[6] [金]阎明广.子午流注针经[M].上海:上海中医学院出版社,1986:7.

[7] [元]滑寿.难经本义[M].傅贞亮,张崇孝点校.北京:人民卫生出版社,1995:96,97.

[8] [宋]琼瑶真人.琼瑶神书[M].陆寿康点校.北京:中医古籍出版社,1999:72.

[9] [明]陈会.神应经[M].李宁点校.北京:中医古籍出版社,1990:12.

[10] [明]徐凤.针灸大全[M]//黄龙祥主编.针灸名著集成.北京:华夏出版社,1996:512,513.

[11] [明]杨继洲.针灸大成[M]//黄龙祥主编.针灸名著集成.北京:华夏出版社,1996:862.

[12] [明]张介宾.类经:下[M].北京:人民卫生出版社,1965:669.

[13] [明]张介宾.类经图翼[M].北京:人民卫生出版社,1965:336.

[14] [明]孙文胤.丹台玉案[M].北京:中国中医药出版社,2016:71.

[15] [清]郑梅涧.重楼玉钥[M].北京:人民卫生出版社,1956:30.

[16] 承淡安.中国针灸学讲义[M].上海:上海科学技术出版社,2016:18.

[17] 李经纬,余瀛鳌,蔡景峰.中医名词术语精华辞典.天津:天津科学技术出版社.1996:248.

[18] 中医研究院,广东中医学院.中医名词术语选释[M].北京:人民卫生出版社.1973:296.

[19] 《中医辞典》编委会.简明中医辞典[M].北京:中国中医药出版社.2001:278.

[20] 高忻洙.中国针灸学词典[M].南京:江苏科学技术出版社.2010:216.

[21] [元]滑寿.难经本义[M].傅贞亮,张崇孝点校.北京:人民卫生出版社,1995:96,97.

[22] [明]张介宾.类经[M].北京:人民卫生出版社,1965:669.

[23] [明]张介宾.类经图翼[M].北京:人民卫生出版社,1965:336.

[24] 李经纬,余瀛鳌,欧永欣,等.中医大辞典[M].北京:人民卫生出版社.1995:479.

[25] 徐元贞,曹健生,赵法新,等.中医词释[M].郑州:河南科学技术出版社.1983:152.

[26] 袁钟,图娅,彭泽邦.中医辞海[M].北京:中国医药科技出版社.1999:895.

(黄　涛)

# 皮内针

pí nèi zhēn

## 一、规范名

【汉文名】皮内针。

【英文名】intradermal-embedding needle。

【注释】一种专供皮内埋针使用的小型针具。

## 二、定名依据

皮内针法与传统针灸学中的浅刺、久留针有关，其名称最早见于1951年日本人赤羽幸兵卫在《医道的日本》中发表的有关知热感度测定与皮内针法的文章，承淡安将其引入中国，编入《中国针灸学》中。1956年，刘芸卿、承为奋将赤羽氏的《知热感度测定法》译成中文，由上海卫生出版社出版。规范名出现后，有撳针、皮下埋针等名称，出现在国内的教材与期刊中。

皮内针为原创名称，在各种针灸学讲义中均以此为规范名，在各种标准类书籍中也以此为规范名，如五版《针灸学》教材中，认为皮内针是"将特制的图钉型或麦粒型针具刺入皮内，固定留置一定时间，给皮部以弱而长时间的刺激，调整经络脏腑功能，达到防治疾病目的的一种方法"。《中医辞海》："针灸器具，也是一种针刺方法。是以特制的小型针具固定于皮内或皮下，进行较长时间埋藏的一种方法。这种方法给皮部以弱而长时间的刺激，调整脏腑经络的功能，达到防治疾病的目的。"

## 三、同义词

未见。

## 四、源流考释

虽然皮内针是近代才出现的一种新型针具与疗法，但其原理出自《内经》的浅刺与久留针的思想。如在《素问·离合真邪论》中就有"吸则内针，无令气忤。静以久留，无令邪布"的记载[1]170，在《灵枢经·官针》中也有半刺、毛刺、浮刺等浅刺法的描述[2]30。

皮内针的创始人是日本的赤羽幸兵卫，他在1931年获得针灸开业证书，1950年发现知热感度差的现象，经长滨、吉泽的指导，研究出"知热感度测定法"和皮内针。其发现1951年首载于《医道的日本》，继而被承淡安引用到中国的针灸教学与培训，1956年，承淡安之子承为奋等又将赤羽氏的著作译成中文，由上海卫生出版社出版，书名为《知热感度测定法》，详细记载了知热感度测定的方法，以及其所发明的皮内针的使用方法[3]32。

赤羽氏所发明的皮内针形状如麦粒，尾端呈环状，针身长度为0.5～1厘米，使用时先以知热感度法测定或经穴测定仪选出敏感穴位，用镊子将针刺入，然后以胶布固定，留针时间较长[4]28,[5]170。

皮内针法传入中国后，除了赤羽氏原有的形状外，国内的一些使用者将其形状进行了一些创新性修改，仿照图钉的形状将针柄制成环形，针身处长度仅0.1～2厘米，又被称为撳针，其使用也更为广泛[6]149。

同时，将皮内针分为"撳钉式"和"颗粒式"。[7]34

使用方法上，也不拘于是否使用知热感度测定出敏感点，凡是有压痛点都可使用，而且临床疗效也可以得到保证[8]43。后有医生还在撳针上通电，称为电撳针[9]28。

在20世纪70～90年代相当长的一段时间，由于技术的问题，如针过粗、易于感染等，皮内针的使用并不多。随着技术的进步与一次性针具的普及,近些年皮内针疗法才在临床渐渐增多[10]87,[11]151。

不过,在那个时期的一些针灸学著作中,根本不提皮内针是舶来品的事实。如1970年出版的《中医学讲义》中,直接说:"揿针是仿古代浮刺法制成,为浅刺用于穴内埋藏的一种治疗针法。"[12]31而另一些著作则以讹传讹,错误地将揿针的发明时间认作20世纪70年代。如在2014年出版的一本书中,称"皮内针疗法,又称浅刺留针法,是应用特制的小针固定于穴位皮内或皮下并给予较长时间埋藏的一种方法,亦即皮下埋针法。皮内针疗法是古代针刺留针方法的发展,首创于70年代"[13]73。

在现代中医辞典中,一些工具书将皮内针既称为针具,又称为针刺方法。如《中医辞海》:"针灸器具。也是一种针刺方法。是以特制的小型针具固定于皮内或皮下,进行较长时间埋藏的一种方法。这种方法给皮部以弱而长时间的刺激,调整脏腑经络的功能,达到防治疾病的目的。"[14]1065

而在其他工具书及《针灸学》教材中[15]277,将皮内针列为针具,使用皮内针的方法列为治疗方法,如《中医名词术语精华辞典》[17]291论述较详:"针具名。供皮下埋置留针的专用小型针具。有颗粒式和揿钉式二种。颗粒式皮内针尾端如麦粒,针身长有5分、1寸两种,粗细如毫针;揿钉式皮内针尾部绕成圆形,状如图钉,身长1~2分。使用时将针横刺入皮下(揿针则垂直按入),若无不适,且不刺痛或影响肢体活动时,即可用胶布固定。埋针时间应据情而定。临床多用于某些需要较长时间留针的疼痛性疾病或慢性病。"

在2005年出版的《中医药学名词》中,只释义了皮内针疗法,"将皮内针浅刺腧穴皮下并留置较长时间以治疗疾病的方法",并未释义皮内针。因此,在进一步的规范研究中,我们将皮内针释义为"一种专供皮内埋针使用的小型针

具"。同时,将皮内针疗法扩展释义为"将皮内针浅刺穴位皮下并留置较长时间以治疗疾病的方法",以更符合科技术语的要求。原来曾在许多文献中出现过的揿针,则列为皮内针的下位词。收录图钉型皮内针,又称"揿针",其"外形上圆下尖,如图钉状"和颗粒型皮内针,又称"麦粒型皮内针","外形小而椭圆,如麦粒状"。

## 五、文献辑录

《素问·离合真邪论》:"吸则内针,无令气忤。静以久留,无令邪布……"[1]170

《灵枢经·官针》:"毛刺者,刺浮痹皮肤也。""浮刺者。傍入而浮之,以治肌急而寒者也。""半刺者,浅内而疾发针,无针伤肉,如拔毛状,以取皮气,此肺之应也。"[2]30

《知热感度测定法·针灸治疗学》:"皮内针是以最小限度的轻刺激而给予患者以长时间的持续作用为目的;所以在处理上必须力求便适,对于患者的更换衣服及针刺入后的平稳不会移动等方面,都需要选用妥善的方法,最好是选用尽可能细而短的针。为了满足这种需要,著者做了很多的模型,经过再三的修改,才得到了第七号针的成绩。"[3]32

《针灸学》:"皮内针刺法又叫'埋针'。"[12]172

《中医辞海》:"针灸器具。也是一种针刺方法。是以特制的小型针具固定于皮内或皮下,进行较长时间埋藏的一种方法。这种方法给皮部以弱而长时间的刺激,调整脏腑经络的功能,达到防治疾病的目的。"[14]1065

《应用经穴测定仪,以皮内针术为主,治疗诸种疼痛的初步报道》:"测出良导点,然后用皮内针。"[4]28

《"皮内针"治疗10例的初步观察》:"皮内针不管经过'测定'或不'测定',在压痛点置针,都有相当疗效。尤其是针灸治疗无效时,可能有效……内经左病取右,右病取左的缪刺也是很有道理的。从皮内针也可以求得证明。"[8]43,44

《介绍电揿针疗法》:"揿针疗法对关节炎、

关节酸痛、神经痛、扭伤、失眠等疗效更为显著……采用知热感测定方法进行选穴。"[9]28-30

《近3年揿针临床研究进展》:"作为一种针具,揿针替代王不留行籽而应用于耳针疗法,增强了耳针疗法的治疗效果。因揿针能够长时间留针于人体皮内或皮下,故能延长治疗时间,强化治疗效果。近3年揿针治疗病种逐步扩大,涉及内科、骨科、五官科多种疾病。"[11]151

《中医学讲义(下册)》:"揿针是仿古代浮刺法制成,为浅刺用于穴肉埋藏的一种治疗针法。"[12]31

《头痛》:"皮内针疗法,又称浅刺留针法,是应用特制的小针固定于穴位皮内或皮下并给予较长时间埋藏的一种方法,亦即皮下埋针法。皮内针疗法是古代针刺留针方法的发展,首创于70年代"。[13]73

《中医名词术语精华辞典》:"针具名。供皮下埋置留针的专用小型针具。有颗粒式和揿钉式两种。颗粒式皮内针尾端如麦粒,针身长有5分、1寸两种,粗细如毫针;揿钉式皮内针尾部绕成圆形,状如图钉,身长1~2分。使用时将针横刺入皮下(揿针则垂直按入),若无不适,且不刺痛或影响肢体活动时,即可用胶布固定。埋针时间应据情而定。临床多用于某些需要较长时间留针的疼痛性疾病或慢性病。"[16]291

《针灸学》(江苏省中医学校针灸学教研组):"第十节皮内针使用法。"[15]277

《后阵痛、月经痛的皮内针疗法》:"赤羽:针灸治疗法……当刺入皮内针时,月经痛可立刻消失或顿减……又在经期中,用橡皮膏将皮内针固定的办法较为良好。"[18]29

《针灸学讲义》:"知热感度测定法(附:皮内针操作法)。"[19]299

《皮内埋针对一百种不同疾病疗效观察》:"介于梅花针与针刺之间。"[20]61

《运动解剖学运动医学大辞典》:"又叫揿针、埋针。由久留针发展而来。是将图钉形或麦粒形针体刺入皮肤,外用胶布固定的治病方法。适用于一切慢性病。埋针时间,夏季1~2日,冬季3~5日。"[21]480

《中国针灸辞典》:"针具名。专供皮内埋针法使用,分颗粒式和揿钉式两种。颗粒式皮内针,针身长短分为5分和1寸两种,粗细如毫针,尾部呈颗粒样。使用时用镊子夹住针身,轻缓沿皮刺入0.3~0.8寸,然后用胶布固定。"[22]458

《简明中医辞典》:"针具名。是一种专用于皮下埋藏的小型针具。有颗粒式和揿钉式两种。颗粒式皮内针尾端如麦粒,身长有5分、1寸两种,粗细如毫针;揿钉式皮内针亦名揿针,针长1~2分,针尾绕成圆形,状如图钉。"[23]320

《中国针灸学辞典》[25]:"针具名。是一种专供皮内埋针使用的小型针具。常用的有麦粒式和揿钉式(即揿针)两种。麦粒式皮内针尾端如麦粒,身长有0.5寸、1寸两种,粗细如毫针。揿钉式皮内针尾部绕成圆形,状如图钉。"[24]216

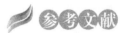 参考文献

[1] 未著撰人.黄帝内经素问[M].北京:人民卫生出版社,1963:170.

[2] 未著撰人.灵枢经[M].北京:人民卫生出版社,1963:30-33.

[3] 赤羽幸兵卫.知热感度测定法针灸治疗学附皮内针法、天平现象[M].上海:上海卫生出版社,1956:32.

[4] 胡武光.应用经穴测定仪,以皮内针术为主,治疗诸种疼痛的初步报道[J].上海中医药杂志,1959(2):28,29.

[5] 山西省卫生厅.针灸学讲义[M].太原:山西人民出版社,1959:170.

[6] 石华锋,罗桂青,李磊.揿针疗法治疗痛证的临床研究进展[J].湖南中医志,2013,29(5):148,149.

[7] 上海中医学院针灸教研组.针灸学讲义[M].上海:上海科学技术出版社,1960:54.

[8] 于格."皮内针"治疗10例的初步观察[J].江苏中医,1958,(2):43,44.

[9] 戚淦.介绍电揿针疗法[J].江苏中医,1961,(4):28-30.

[10] 郝洋,刘炜宏.新型揿针临床应用偶拾[J].中国针灸,2013,33(增刊):87-89.

[11] 毛林焕.近3年揿针临床研究进展[J].内蒙古中医药,2017,(12):151,152.

[12] 邱茂良.针灸学[M].上海：上海科学技术出版社，1984：172.

[13] 于晓强.头痛[M].太原：山西科学技术出版社，2014：73.

[14] 袁钟，图娅，妙罕邦，等.中医辞海：上册[M].北京：中国医药科技出版社，1999：1065,1066.

[15] 江苏省中医学校针灸学科研组.针灸学[M].南京：江苏人民出版社，1957：277.

[16] 李经纬，余瀛鳌，蔡景峰.中医名词术语精华辞典[M].天津：天津科学技术出版社，1996：291.

[17] 高忻洙.中国针灸学词典[M].南京：江苏科学技术出版社，2010：216.

[18] [日]高岗松雄，铃木武德，春山广辉，赤羽幸兵卫.后阵痛、月经痛的皮内针疗法[J].汉方の临床，1957，(3)：29.

[19] 南京中医学院针灸教研组.针灸学讲义[M].北京：人民卫生出版社，1961：299.

[20] 白鸣龙.皮内埋针对一百种不同疾病疗效观察[J].云南医学杂志，1963，(1)：61,62.

[21] 《运动解剖学、运动医学大辞典》编辑委员会.运动解剖学、运动医学大辞典[M].北京：人民体育出版社，2000：480.

[22] 高希言.中国针灸辞典[M].郑州：河南科学技术出版社，2002：458.

[23] 李经纬，区永欣，余瀛鳌，等.简明中医辞典[M].北京：中国中医药出版社，2001：320.

（黄　涛）

5 · 020

# 皮肤针

pí fū zhēn

## 一、规范名

【中文名】皮肤针。

【英文名】dermal needle。

【注释】多枚针集束固定，用以浅刺皮肤的针具。

## 二、定名依据

早在《内经》时期，就有类似的针刺方法，如半刺、扬刺、毛刺等。与皮肤针最相近的针具为箸针，是将针绑在竹筷上，进行点刺放血，首见于《外科正宗》。皮肤针的名称最早见于1911年的《重订广温热论》，而目前流行的皮肤针疗法是由孙惠卿在20世纪二三十年代创制，体现在《神经刺激疗法》（1959年）一书中。孙氏将其命名为"保健针""神经刺激疗法"，其学生和后人又将其称为"梅花针疗法""七星针疗法""小儿针""皮肤针""丛针"等，这些名称的含义基本相同。

与规范名同时的名称还有皮刺疗法等，与规范名义相近，但细察有所不同。从针具角度来看，皮肤针是上位名词，一类针具的总称，而梅花针、七星针等均为下位词，是皮肤针的一种，依针数的多少命名。

高等中医药院校教材、《中国针灸辞典》《中国针灸学辞典》、2005年出版的《中医药学名词》等均以此为规范名。

## 三、同义词

【又称】"丛针"。

【曾称】"小儿针""保健针""神经刺激疗法""皮刺疗法"（《神经刺激疗法》）。

## 四、源流考释

早在《内经》时期，就存在专门浅刺刺激皮部的针法，如《灵枢·官针》中，提到"毛刺者，刺浮痹皮肤也。""浮刺者，傍入而浮之，以治肌急而寒者也。""扬刺，扬刺者，正内一，傍内四，而浮之，以治寒气之博大者也。""凡刺有五，以应五藏。一曰半刺，半刺者，浅内而疾发针，无针

伤肉,如拔毛状,以取皮气,此肺之应也。"[1]21,27

除了浅刺外,在古代时还有以木棒击打身体以治疗疾病的方法。如《太平广记·卷第三十三·神仙三十三》中载有:"马湘,字自然,杭州盐官人也。湘无药,但以竹拄杖打痛处,有患腰脚跎曲,拄杖而来者,亦以竹拄杖打之,令放拄杖,应手便伸展。"[2]213 清代陈士铎《石室秘录·卷四》[3]211 上也载有:"两手之动,又不如是,必使两人反转病人之手在背,以木槌转棰之,棰至两臂酸麻,而后以汤药与之可愈。"棰,意为短木棍,也可作用棍子打。在《易筋经》中也提到过木槌的制法。

将针刺与竹筷结合起来的针具为箸针,首见于明代陈实功的《外科正宗》[4]263:"用粗线针扎在箸头上,在患处点刺出血。""用粗线针二条,将竹箸一头劈开,将针离分半许,夹在箸头内,以线扎紧……用针蘸油烧红,向患顶重手刺入五六分,随出或血或脓……"

清末的《重广温疫论》[5]52 中才首次明确提到用皮肤针进行浅刺放血,"要备皮肤针:以便射入血清,急解喉痧之毒,奏功最捷,此名血清疗法。据上海工部局报告,凡治喉痧初起,历试辄验",但此处的皮肤针是何形状,书中并无明言。

20世纪二三十年代,武汉的孙惠卿从民间的刮痧、用柳条抽打疟疾患者身体等治病方法中得到启示,将7根短针(缝衣针)捆成一束,用线绑固在筷子的一端,然后叩刺人体皮肤上的相应部位、穴位,达到治疗目的。1959年,在学生们的帮助下,出版了《神经刺激疗法》一书。由于当时的西医神经学说"巴甫洛夫学说"盛行,孙认为其所发明的治疗工具可以"刺激广大神经末梢网,自能使许多神经原(元)兴奋运动,交互反射,不论内外远近都能策应照顾,以发挥各器官、各内脏的功能,增加血液、酵素(王按:酶的旧译)、交感素或肾上腺素,以抵抗各种疾病。"其原理为"以刺痛的驱使力、以抗痛的抵抗力,锻炼增强人体生理功能、解除疾病、保持健

康",故将其命名为保健针。

由于所用针数的不同,5根针的称为梅花针,因梅花五瓣,且治疗后的印痕也鲜红如梅花;七根针的为七星针;孙惠卿的一些学生认为该疗法主要通过刺激皮肤来治病,故称作"皮肤针"。又因该疗法引起疼痛较小,易于为小儿接受,且对小儿疾病有很好的疗效,故又被称为"小儿针"。依照它的束捆针形,被称为"丛针";依照其针刺方式被称为"雀啄七星针"。

1923年孙惠卿在汉口首次把他的疗法用于临床获得成功。1949年后,卫生部邀其进京,在中央卫生部和中医研究院办了以其名字命名的诊所,并办了多期培训班,在全国范围内推广普及其疗法。在相当长的一段时间内,国内文献中皮肤针疗法、梅花针疗法等不同术语同时并见。1970年代,在中国中医研究院广安门医院还将梅花针疗法与电流结合起来,发明了电梅花针疗法,孙氏的学生钟梅泉出版了专著《中国梅花针》[6]1。

但1973年中医研究院与广东中医学院合编的《中医名词术语选释》[7]293 中,已将梅花针与七星针都作为皮肤针的下位术语,以皮肤针为正名进行释义,"皮肤针(梅花针、七星针)其制作一般是用五至七枚缝衣针绑在一起,使针尖平齐,并把它固定在细竹棍的一端。针刺时手持竹棍(针柄),用针尖在一定部位的皮肤上进行叩打,以达到治疗目的。"1979年出版的中等卫生学校试用教材《针灸学》[8]105 中皮肤针的定义与上下位术语概念是混淆不清的,"皮肤针是用5~7枚不锈钢针组成,又称丛针、七星针、梅花针。在一定部位的皮肤上进行叩刺。"到1996年,李经纬等主编的《中医名词术语精华辞典》[9]292 才明确定义皮肤针"是一种多针浅刺的专门针具。因其刺激轻微,仅及皮肤,又名小儿针。市售小锤式皮肤针,以其装置的针数不同,分别称为梅花针(5枚)、七星针(7枚)和丛针(针数不限)。使用时以腕力弹叩刺激部位。另滚刺筒和刷帚针亦属此类。"将皮肤针的"又称"

定为小儿针,将梅花针、七星针及丛针等定为下位术语。

在各版高等中医药教材《针灸学》中,均以皮肤针及皮肤针疗法为正名,而以梅花针、七星针、罗汉针、滚刺筒等为下位术语。因此,在《中医药学名词》修订中,以皮肤针、皮肤针疗法为规范名,丛针为又称,将梅花针、七星针等为下位术语,皮肤针疗法为其扩展术语。

梅花针:plum-blossom needle;集针五枚,形如梅花的皮肤针。

七星针:seven-star needle;集针七枚,如七星攒聚的皮肤针。

滚刺筒:tube-shaped cutaneous needle, skin roller with needles;用金属制成的筒状皮肤针。

皮肤针疗法:dermal needle therapy;用皮肤针刺激机体体表以治疗疾病的方法。

## 五、文献辑录

《灵枢·官针》:"毛刺者,刺浮痹皮肤也。"[1]21"浮刺者,傍入而浮之,以治肌急而寒者也。""扬刺,扬刺者,正内一,傍内四,而浮之,以治寒气之博大者也。""所谓三刺则谷气出者,先浅刺绝皮,以出阳邪,再刺则阴邪出者,少益深,绝皮致肌肉,未入分肉间也;已入分肉之间,则谷气出。故《刺法》曰:始刺浅之,以逐邪气,而来血气;后刺深之,以致阴气之邪;最后刺极深之,以下谷气。"[1]22"凡刺有五,以应五藏。一曰半刺,半刺者,浅内而疾发针,无针伤肉,如拔毛状,以取皮气,此肺之应也。"[1]23

"终始":"一方虚,浅刺之,以养其脉,疾按其痏,无使邪气得入……脉虚者,浅刺之,使精气无得出,以养其脉,独出其邪气。"[1]27

《太平广记·卷第三十三》:"湘无药,但以竹挂杖打痛处,腹内及身上百病,以竹杖指之,口吹杖头如雷鸣,便愈。有患腰脚驼曲,挂杖而来者,亦以竹挂杖打痛处,令放挂杖,应手便伸展。"[2]213

《易筋经·内壮论上卷》:"木杵木槌说:木

杵、木槌皆用坚木为之,降真香为最佳,文楠、紫檀次之,花梨、白檀、铁梨又次之。杵长六寸,中径五分,头圆尾尖,即为合式。槌长一尺,围圆四寸,把细顶粗,其粗之中处略高少许。其高处着肉,而两头尚有空,是为合式。"[9]107"石袋说:木杵、木槌用于肉处,其骨缝之间悉宜石袋打之。"[9]108

《普济方·卷四百十》:"九针所应,一天、二地、三人、四时、五音、六律、七星、八风、九野,人之身形,亦应之也。针各有所宜,人皮应天,人肉应地,人脉应人,人筋应四时,人声应五音,人阴阳合气应六律,人齿面目应星,人出入气应风,人九窍三百六十五络应九野。故一针皮,二针肉,三针脉,四针筋,五针骨,六针调阴阳,七针益精,八针除风,九针通九窍除三百六十五节气。此之谓各有所主也。"[10]20

《外科正宗》:"用粗线针扎在箸头上,在患处点刺出血。""(治疗鱼口便毒)用粗线针二条,将竹箸一头劈开,将针离分半许,夹在箸头内,以线扎紧,用针蘸油烧红,向患顶重手刺入五、六分,随出或血或脓。"[4]263

《石室秘录·卷四》:"两手之动,又不如是,必使两人反转病人之手在背,以木槌转棰之,棰至两臂酸麻,而后以汤药与之可愈。"[3]211

《重订广温热论·卷一》:"要备皮肤针。以便射入血清,急解喉痧之毒。微生物奏功最捷,此名血清疗法。据上海工部局报告,凡治喉痧初起,历试辄验。"[5]52

《针灸学》(江苏省中医学校针灸学科教研组):"皮肤针叩打法……皮肤针又名小儿针,藉皮肤的敏感作用,故痛觉甚微,与古法毛刺的取义相近,使用简便。使用时持两将针尖于皮肤上叩打,少则连叩三次,多至五次,亦分程重叩打,以适合于体质强弱。"[12]277

《刺激神经疗法》:"刺激广大神经末梢网,自能使许多神经原(元)兴奋运动,交互反射,不论内外远近都能策应照顾,以发挥各器官、各内脏的功能,增加血液、酵素(王按:酶的旧译)、交感素或肾上腺素，以抵抗各种疾病，所以用本疗法治病，可以不用药物，也能起到刺激素的补益作用，因而常可获得不可思议的疗效。本疗法因可调整交感神经、副交感神经，使其平衡发展，互相照顾，故治病时多有益无害。"[13]10

《中医名词术语选释》："皮肤针（梅花针、七星针）其制作一般是用五至七枚缝衣针绑在一起，使针尖平齐，并把它固定在细竹棍的一端。针刺时手持竹棍（针柄），用针尖在一定部位的皮肤上进行叩打，以达到治疗目的。"[7]293

《针灸学》（针灸学编写组）："皮肤针是用5～7枚不锈钢针组成，又称丛针、七星针、梅花针。在一定部位的皮肤上进行叩刺。"[8]105

《中国梅花针》："疏泄皮气，皮毛是和肺脏相应的。同时根据婴儿发育还不完全的特点，主张用毫针浅刺，出针要快。这里半刺的刺法要求，可以说是梅花针弹刺手法的起源。""梅花针是由九针中的毫针及扬刺脱化而来的。"[6]1

《中医大辞典》："皮肤针……针具名。一种多针浅刺的专门针具，因其刺激仅及皮肤，故名。可用6～7号缝衣针5～7枚，横插入一根钻有孔眼的竹箸末端并加线固定，亦称箸针。市售小锤式皮肤针，以其装置的针数不同，分别有梅花针、七星针、丛针等名称。使用时用腕力弹叩刺激部位。现在之滚刺筒，亦属此类。"[15]475 "皮刺疗法……即皮肤针疗法，因刺激仅及皮肤而名，见该条。"[15]541

《中医辞海》："箸针：针灸器具。古代以竹箸扎针，作刺血或火针用。近人以竹箸头横扎束数枚缝衣针，作皮肤针叩刺皮肤。功同梅花针或七星针。《外科正宗》：重舌，'用粗线针扎在箸头上，在患处点刺出血。'治疗鱼口便毒，用粗线针二条，将竹箸一头劈开，将针离分半许，夹在箸头内，以线扎紧，用针蘸油烧红，向患顶重手刺入五、六分，随出或血或脓。"[16]414

《中医名词术语精华辞典》："是一种多针浅刺的专门针具。因其刺激轻微，仅及皮肤，又名小儿针。市售小锤式皮肤针，以其装置的针数

不同，分别称为梅花针（5枚）、七星针（7枚）和丛针（针数不限）。使用时以腕力弹叩刺激部位。另滚刺筒和刷帚针亦属此类。"[9]292

《简明中医辞典》："针具名。亦称梅花针、七星针、小儿针等。一般所用之皮肤针为针柄一端固定若干枚短针，使用时以腕力弹刺穴位。因刺激仅及皮肤，故名。"[18]321

《中国针灸辞典》："针具名。在古代镵针的基础上发展而来，分小锤式，刷帚式和滚筒式等几种。又按其针数多少分别称为七星针（七枚）、梅花针（五枚）和丛针（针数不限）等。以其刺激轻微，适用于小儿，又称为小儿针。其结构分针体和针柄两部分，针体为5～7枚不锈钢针均匀固定在针座上，针尖平齐，针距相等；针柄由富有弹性的塑料、竹、有机玻璃、金属材料制成。皮肤针有激发、调节脏腑、经络功能的作用。"[19]456

"箸针：针具名。指以竹箸扎针，作刺血或火针用。"[19]985

《实用针灸经验处方手册》："皮肤针为丛针浅刺法，是一种以多支短针浅刺人体一定部位（或腧穴）的针刺方法。皮肤针叩刺皮肤能激发调节脏腑经络的功能，从而达到防治疾病的目的。该法具有安全、简便、适应证广泛等优点。""根据所有针具装嵌针支数目的不同，又分别称之为梅花针（五支针）、七星针（七支针）、罗汉针（十八支针）等。"[20]173

《实用汉英针灸辞典》："将5～7枚缝衣针捆扎在一起，使针尖平齐并固定于小竹棍或特制塑料棍的一端，此称'皮肤针'。可用此针在一定部位的皮肤上进行弹性叩打。"[21]199

《皮肤针治疗常见疾病》："孙惠卿（1883—1968），字嘉微，号隆净，祖籍浙江绍兴。1915年，因在农村受民间用'柳条抽打疟疾患者'和'刮痧'治病启发，意识到针刺体表可以治病。乃潜心钻研设计，用钢针或缝衣针5～7枚，聚捆成柱形，针尖齐平，收针柄固定于箸状有弹性竹杆一端，并命名为'保健针'，用以弹刺叩击体表

治病颇效。1926年开始用于临床，时有治验。后因儿子患颈淋巴结核不治身亡，又决心为此病寻找新的疗法，用'保健针'治愈了淋巴结核溃疡患者。1949年，继用此法诊治而又到重视。"[22]2

《中国针灸学词典》："针具名。是一种多针浅刺的专门针具。因其刺激仅及皮肤，故名。它是在古代镵针的基础上发展而来，分小锤式、刷帚式和滚筒式等几种。又以其装置的针数不同，分别有七星针（七枚）、梅花针（五枚）和丛针（针数不限）等。其刺激轻微，适用于小儿，故又称为小儿针。"[23]216 "箸针：指用竹筷扎针以作刺血或火针用。陈实功《外科正宗·卷四》：重者，'用粗线针扎在箸头上，在患处点刺出血。'又卷三：鱼口便毒，'用粗线针二条，将竹箸一头劈开，将针离分半许，夹在箸头内，以线扎紧……用针蘸油烧红，向患顶重手刺五、六分，随出或血或脓。'近人有以竹筷头横扎缝衣针七枚，用以叩击皮肤，作皮肤针用，亦属此类。"[23]713

《皮肤针疗法》："由于皮肤针治病，是在皮肤表浅的部位上进行叩打，故化脓和毒副作用等现象不会发生。初学者手法不熟练，在叩打时除较疼痛外，也绝不会有任何不安全的事故发生。周味辛曾提道：'皮肤针不完全同于针灸的内刺与捻刺，因针灸还受一定技术操作和禁穴的限制，万一不慎，易有危险。'这都说明了皮肤针疗法安全……由此可见，应用皮肤针治病，确具有很多优点，但绝不是说，不管是什么病都可以用皮肤针治疗，以皮肤针疗法为万能，对其他疗法加以拒绝。这种思想是片面的，也是错误的。因此，在临床上应当根据患者不同的病情，选择不同的疗法，可以单用皮肤针治疗的，就单用皮肤针，需要配合其他疗法治疗的，就应当根据具体病情配合其他疗法。总之，以治好病或减轻患者的痛苦为目的，不可执一而治……皮肤针的针具，有小锤式的七星针、梅花针及圆筒式的皮肤针……针数多少，是从叩击力量轻重、着肤面积大小等方面来考虑的。针

数过少则着肤面小而易出血；过多则冲击力大，也易出血，且不易固定。此外，还有一种刷帚式七星针，用26号1寸长的毫针制成，先剪去针尾，用细铜丝将针柄捆好，针身任其自由分开，要求针尖成一平面，没有长短参差的现象即可。"[24]7

《刺法灸法学》："皮肤针法是用皮肤针叩刺人体一定的部位或腧穴，以防治疾病的方法，由古代'毛刺''扬刺''半刺'等刺法发展而来。皮部是全身皮肤按经脉的分部。皮肤针在皮部叩刺，可以激发经络之气，达到调整脏腑气血，平衡阴阳，防治疾病的目的……皮肤针是由多根短针集成一束，或均匀镶嵌在如莲蓬状的针盘上，并固定在针柄上而制成。针柄可根据弹性的多少分为软柄和硬柄两种类型。根据所嵌针数的不同，可分别称为'梅花针''七星针''罗汉针'等。"[17]92

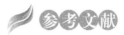 参考文献

[ 1 ] 未著撰人.灵枢经[M].北京：人民卫生出版社，1963：21-23,27.
[ 2 ] [宋]李昉,李穆,扈蒙,等.太平广记：第一册[M].北京：中华书局，1961：213.
[ 3 ] [清]陈士铎.石室秘录[M].张灿玾,等点校.北京：中国中医药出版社，1991：211.
[ 4 ] [明]陈实功.外科正宗[M].吴少祯,等点校.北京：中国中医药出版社，2002：263.
[ 5 ] [清]戴天章.重订广温热论[M].何廉臣订.福州：福建科学技术出版社，2005：52.
[ 6 ] 钟梅泉.中国梅花针[M].北京：人民卫生出版社，1984：1.
[ 7 ] 中医研究院,广东中医学院合编.中医名词术语选释[M].北京：人民卫生出版社.1973：293.
[ 8 ] 针灸学编写组.针灸学[M].广州：广东人民出版社，1979：105.
[ 9 ] 李经纬,余瀛鳌,蔡景峰.中医名词术语精华辞典[M].天津：天津科学技术出版社，1996：292.
[10] 达摩.易筋经洗髓经附录[M].周稔丰编.天津：天津大学出版社，1989：107-109.
[11] [明]朱橚.普济方：第十册（针灸）[M].北京：人民卫生出版社，1959：20.
[12] 江苏省中医学校针灸学科教研组.针灸学[M].南京：

江苏人民出版社,1957:277.

[13] 孙惠卿.刺激神经疗法[M].武汉:湖北人民出版社,
1959:10.

[14] 程爵棠.梅花针疗法治百病[M].北京:人民军医出
版社,1997:7.

[15] 李经纬,余瀛鳌,欧永欣,等.中医大辞典[M].北京:
人民卫生出版社,1995:475,541.

[16] 袁钟,图娅,彭泽邦,等.中医辞海:下册[M].北京:
中国医药科技出版社,1999:414.

[17] 王富春,贾春生,马铁明,等.刺法灸法学[M].2版.
上海:上海科学技术出版社,2013:92.

[18] 李经纬,区永欣,余瀛鳌,等.简明中医辞典[M].北
京:中国中医药出版社,2001:321.

[19] 高希言.中国针灸辞典[M].郑州:河南科学技术出

版社,2002:456,985.

[20] 杨元德.实用针灸经验处方手册[M].沈阳:辽宁科
学技术出版社,2003:173.

[21] 高希言,饶洪主.实用汉英针灸辞典[M].北京:中国
医药科技出版社,2004:199.

[22] 王华主.皮肤针治疗常见疾病[M].北京:中国医药
科技出版社,2006:2.

[23] 高忻洙.中国针灸学词典[M].南京:江苏科学技术
出版社.2010:216,713.

[24] 彭亮.皮肤针疗法[M].北京:中国医药科技出版社,
2012:7.

（黄　涛）

# 同身寸

tóng shēn cùn

## 一、规范名

【汉文名】同身寸。

【英文名】 proportional unit of body; body cun。

【注释】以患者本人体表的某些部位折定分寸,量取腧穴的长度单位。

## 二、定名依据

"同身寸"这一术语最早见于《重广补正黄帝内经素问》中,该书成书于唐代宝应元年(公元762年):"气口,在于鱼际之后同身寸之一寸。"在《内经》中已出现过骨度与寸的概念,在《千金要方》中明确了同身寸的概念内涵。

同身寸一词自出现之后,历代文献一直沿用,有时简称为寸。其下位术语分为指寸,包括中指同身寸、横指同身寸、一夫法等,也有口寸、目寸等方法。

不同版本的针灸学教材、中医辞书、百科全书、主题词表等均采用同身寸的规范名称,在2005年出版的《中医药名词术语》中也收录该词。

## 三、同义词

【简称】"寸"(《内经》)。

## 四、源流考释

在《内经》中,多次提到过寸这样的长度概念,有些寸,指的就是绝对的度量衡的长度,如《灵枢·九针十二原》中提到的"九针之名,各不同形:一曰镵针,长一寸六分。"而在论及腧穴定位时,这个寸,就应当是同身寸的概念,如《灵枢·本输》:"注于太渊,太渊,鱼后一寸陷者中也,为输。"[1]2

在《灵枢·骨度》中确定了一个假想中的标准人体,"黄帝曰:愿闻众人之度,人长七尺五寸者,其骨节之大小、长短各几何?伯高曰:头之大骨围二尺六寸,胸围四尺五寸,腰围四尺二寸。"即将这样一个标准人体平均划分为七十五等分,每一等分为一寸。骨度、脉度中所言之寸,就是最原始的同身寸的概念。

东晋时期的《肘后备急方·卷三》:"治风毒

脚弱痹满上气方第二十一：以病患手横掩，下并四指，名曰一夫，指至膝头骨下，指中节是其穴，附胫骨外边，捻之，凹凹然也。"[2]59 这是四指三寸的   大法的最早记载。

在东晋陈延之的《小品方》中，言及灸法要穴，提出了横三间寸的概念："又挟两旁各一寸复灸之，为横三穴间一寸也。"[3]250 所谓的横三间寸就是施行灸法时，分别将艾炷放置于穴位上，3个艾炷放在一起的底面长度为一寸。

唐代《千金要方》的灸例中引用了这一说法："凡《经》云横三间寸者，则是三灸两间。一寸有三灸，灸有三分，三壮之处即为一寸。"[4]518

除了横三间寸的概念，《备急千金要方》对同身寸这一术语最大的贡献就是提出了指寸的概念："人有老少，身有长短，肤有肥瘦，皆须精思商量，准而折之，无得一概，致有差失。其尺寸之法，根据古者八寸为尺，仍取病者男左女右手中指上第一节为一寸。"这是中指同身寸的文献来源。"亦有长短不定者，即取手大拇指第一节横度为一寸，以意消息，巧拙在人"，则是拇指同身寸。还有一夫法，即"其言一夫者，以四指为一夫"。[4]518

《经穴汇解》是日本水藩侍医原昌克撰于日本享和三年（1803 年）的一部腧穴学专著，作者考证出同身寸一词最早出现于唐王冰所注的《素问》中："王太仆注《素问》，每穴曰同身寸之几寸。后人遂废骨度篇。而用同身寸。"[5]8

成书于公元 978 年的《太平圣惠方》卷第九十九中，具列十二人形共计二百九十穴，其中记载四神聪穴便是在百会穴的四周各一同身寸处。

公元 1117 年宋太医院所编的《圣济总录·针灸门》中也说："凡度周身孔穴远近分寸，以男左女右，取中指内纹为一寸，《素问》云，同身寸是也，又多用绳度量孔穴，绳多出缩，取穴不准，今以薄竹片，点量分寸，疗病准的。"[6]3178 指出《备急千金要方》所载的中指寸法，与《素问》的同身寸概念一致。但也指出了临床实际中，多以绳或竹片来计算同身寸的方法，尤其以后者

更为精确。到了王执中的《针灸资生经》中，竹片法更被扩展为蜡纸条法或稻草秆等方法。

宋代庄绰的《灸膏肓腧穴法》，成书于建炎二年（1128 年），也以量同身寸法为第一章节。《苏沈良方》也记载："用尺寸取穴法：凡孔穴尺寸，皆随人身形大小，须男左女右。量手指中一节，两横纹中心，为一寸中。"[7]139 都是来自《备急千金要方》。《子午流注针经》（1153 年）的"流注指微针赋"指出："故取穴之法，分其阴阳表里部分，溪谷远近，同身寸取之，举臂拱手，直立偃侧，皆取穴法也。逐穴各有所宜。"[8]5

其中宋代医家对同身寸论述最详细者，莫过于王执中，他类比并评论了各种同身寸的方法。从下表看出，他还是同意并推荐采用中指同身寸的方法。

《针灸资生经》中对各种同身寸取法的总结与评价

| 出　处 | 拇指同身寸 | 中指同身寸 | 一夫法 |
| --- | --- | --- | --- |
| 《黄帝内经太素》 | | 取手大指第一节为寸 | |
| 《肘后备急方》 | / | / | 以患者手横掩，下并四指，名曰一夫 |
| 《备急千金要方》 | 取手大拇指第一节横度为一寸 | 手中指第一节为一寸 | 有三指为一夫者 |
| 《太平圣惠方》 | / | 中指第二节，内度两横纹相去为一寸 | / |
| 《铜人针灸腧穴图经》 | / | 中指内纹为一寸 | / |
| 《灸膏肓穴法》 | / | 中指中节横纹上下相去长短为一寸， | / |

但无论是何种取同身寸法，都强调的是以患者的同身寸来度量，寻找并确定腧穴。如《千金翼方·针灸》中便有："凡百诸风，灸大椎平处两相二寸三分，以病患指寸量之，各一百壮。"[9]321

元代罗天益的《卫生宝鉴》（1343 年）中还引用了丁德用注《难经》的观点，认为："其升、斗、秤、尺四者，先正其尺，然后造其升斗秤两。皆

以同身寸。"[10]339 其用法并不是为取穴,而是为了解人的肠胃大小,"此制同身寸。尺升斗之度,为人之肠胃轻重长短之法也"。书中还特意注明,洁古老人,即张元素,同意该观点,认为其注释无误。

明代朱橚在《普济方·针灸》卷中引用了"流注指微针赋"的原文,《神应经》(1425 年)则对世俗流传的用同身寸法取穴折方法颇有微词,"又折量之法,世俗盗学,妄传自头部、背部、手足背,一概用'同身寸'量之,殊不知头部有头部之尺寸,腹部有腹部之尺寸,横直尺寸俱不同,各有其要,惟背部、手足部并用同身寸取之"。认为自己的方法,"臣获善同陈先生亲授,一穴一法毫厘有据",[11]11 选穴时按压穴位,使其酸痛,方才准确有效。这与古代的以痛为输以及现代的痛敏穴,有异曲同工之妙。

取骑竹马灸穴法则采用同身寸竹片法:"其法从男左女右,臂腕中横纹起,用薄篾一条,量至中指齐肉尽处,不量爪甲,截断。次用薄篾,取前同身寸一寸则可,却令病患脱去上下衣服,以大竹杠一条,跨定,两人随徐扛起。足要离地五寸许,两旁更以两人扶定,毋令摇不稳。却以前量长篾,点定竹杠竖起,从尾骨,贴脊量至篾尽处,以笔点记,此不是灸穴。却用后取同身寸篾,取两寸平折,自中穴横量,两旁各一寸,方是灸穴。"

明清时期,临床真正选穴则采用骨度分寸与指寸法同用,如汪机的《针灸问对》:"周身孔穴,各有定寸……前发际至百会五寸,后发际至百会七寸。头形北高南下,显然不同。折量令人散发分归左右,用篾自前发际量至后发际,不拘头之大小,折作一尺二寸,则穴穴各有攸当……手部中指末至本节四寸半,本节至腕四寸,腕至肘一尺二寸半,肘至肩一尺七寸。可见俗以中指中节为一寸者,误矣。此所谓同身寸也。无问汤之七尺,文王九尺,曾交九尺四寸,肥瘦侏儒,俱准《灵枢》所定尺寸。折量孔穴,不惟同身二字明白无疑。"[12]287 徐春甫的《古今医

统大全》也持相类似的观点,不能以指寸代替骨度分寸法来尽量所有穴位:"如四肢尺寸,手肘内曲泽穴至经渠为一尺,足膝至踝尖为一尺六寸,踝尖至地为三寸,亦不独以中指为法也。何后世不论背腹,概以中指谓之同身,简而行简,讹而愈讹。"[13]365 具体操作时,则多用竹篾量取同身寸长度,以墨点标记穴位,进行虚灸或针刺。不论是楼英的《医学纲目》还是杨继洲的《针灸大成》,其法均如此:"窦汉卿取中指内侧为同身寸者,大法也。若取头部膺部腹部同身寸,又各有活法,不可执一也。其头部法,前发际至后发际,通长一尺二寸。取法以软篾直鼻,从前发际贴肉量至后发际截之,却将此篾折为十二分度,则其十二分度之一分,乃头部同身寸之一寸也。"[27]144,145 "先将同身寸法比穴,以墨点记。"[14]858

《医宗金鉴》等书则在量取穴位时,直寸按照《灵枢》骨度法折算,横寸则采用中指同身寸进行量取。

清末及民国时期的日本医家原昌克对同身寸进行了最早的考证与诠释,认为自从王冰注解《素问》之后,后人只用同身寸,而不再用骨度,是将骨度分寸的方法与指寸同身寸法对立起来了,"以其专主同身寸而不据《灵枢·骨度》篇,故多为参差"。原氏认为,"夫穴所在,即肌肉之分理,节解骨缝陷罅处也。故曰动脉应手,或曰宛宛中,或曰陷者中,则索宛陷摸动脉以得穴。不必用分寸者,可知矣。""古人虽或言分寸。亦大概言之。不必拘拘也。且夫同身寸者。古书所无也。"

中华人民共和国成立后,各版《针灸学》教材及各大辞典、百科全书及主题词表等,均认为同身寸包括了骨度及指寸两层含义。如《中医名词术语精华辞典》就定义同身寸为"针灸取穴比量法。出《千金要方》。是指以患者本人体表的某些部位折定分寸,作为量取穴位的长度单位。主要有骨度法和指寸法两种,临床多指后者,如中指同身寸等。此外还有目寸、口寸等,

今已鲜用。"[15]321《简明中医辞典》:"指量取穴位的长度单位。出《千金要方》。凡以本人肢体某些部位折作一定长度以量取穴位者,称同身寸。主要是指指寸法,也包括骨度法等。"[16]57 只是所认为的出处各有不同,多数认为是出自《备急千金要方》,如上两书,只有早期的《中医大辞典》[17]607认为其出自《针灸资生经》。

2005 年出版的《中医药学名词》也采用以上观点,将同身寸定为规范术语名称,并根据术语简洁性、单一性的定义原则,定义为:"以患者本人体表的某些部位折定分寸,量取腧穴的长度单位。"[18]210

总之,同身寸一词的基本轮廓在《内经》之时便已有雏形,经过《难经》及晋隋时期的发展,《备急千金要方》时明确增加了指寸的内涵,虽无明确指出同身寸之名,但已有同身寸之实。从文字上第一次见到同身寸之表述,是同时期的《重广补正黄帝内经素问》。可见,同身寸这一术语,在当时已广为使用。唐之后的历代医家多将骨度法与同身寸法分而述之,到明清之时才有有识之士将两种方法结合起来,并确立了同身寸的内涵与外延。

### 五、文献辑录

《灵枢·本输》:"注于太渊,太渊,鱼后一寸陷者中也,为输。"[1]2

"经脉":"胃足阳明之脉,起于鼻之交頞中,旁纳太阳之脉,下循鼻外,入上齿中,还出挟口环唇,下交承浆,却循颐后下廉,出大迎,循颊车,上耳前,过客主人,循发际,至额颅;其支者,从大迎前下人迎,循喉咙,入缺盆,下膈,属胃络脾;其直者,从缺盆下乳内廉,下挟脐,入气街中;其支者,起于胃口,下循腹里,下至气街中而合,以下髀关,抵伏兔,下膝膑中,下循胫外廉,下足跗,入中指内间;其支者,下廉三寸而别,下入中指外间;其支者,别跗上,入大指间,出其端。"[1]31

《难经·二难》:"尺寸者,脉之大要会也。

从关至尺是尺内,阴之所治也;从关至鱼际是寸内,阳之所治也。故分寸为尺,分尺为寸。故阴得尺内一寸,阳得寸内九分。尺寸终始,一寸九分,故曰尺寸也。"[19]1

《肘后备急方·卷三》:"以病患手横掩,下并四指,名曰一夫,指至膝头骨下,指中节是其穴,附胫骨外边,捻之,凹凹然也。"[2]59

《小品方·卷第十二》:"又挟两旁各一寸复灸之,为横三穴间一寸也。"[3]250

《备急千金要方·卷二十九》:"人有老少,身有长短,肤有肥瘦,皆须精思商量,准而折之,无得一概,致有差失。其尺寸之法,根据古者八寸为尺,仍取病者男左女右手中指上第一节为一寸。亦有长短不定者,即取手大拇指第一节横度为一寸,以意消息,巧拙在人。其言一夫者,以四指为一夫,又以肌肉纹理节解缝会宛陷之中,及以手按之,病者快然、如此仔细安详用心者,乃能得之耳。凡《经》云:横三间寸者,则是三灸两间。一寸有三灸,灸有三分,三壮之处即为一寸。黄帝曰:灸不三分,是谓徒冤,炷务大也,小弱炷乃小作之,以意商量。凡点灸法,皆须平直,四体无使倾侧。灸时孔穴不正,无益于事,徒破好肉耳。若坐点则坐灸之,卧点则卧灸之,立点则立灸之,反此亦不得其穴矣。凡言壮数者,若丁壮遇病。病根深笃者,可倍于方数。其人老小羸弱者,可复减半。根据扁鹊灸法,有至五百壮、千壮,皆临时消息之。"[4]518

《千金翼方·卷第二十六》:"凡百诸风,灸大椎平处两相二寸三分,以病患指寸量之,各一百壮。"[9]321

《外台秘要·卷第三》:"若无心厌骨,则以中指节前量,横括心上,至歧骨上,两头筑着骨,当横量下,以前一寸当中直下,则是巨阙也。"[20]112

《重广补注黄帝内经素问·卷十一》:"三里穴在膝下同身寸三寸,骱骨外廉两筋肉分间,刺可入同身寸一寸……"[21]197

《苏沈良方·用尺寸取穴法》:"凡孔穴尺寸,皆随人身形大小,须男左女右。量手指中一节,两横纹中心,为一寸中。"[7]139

《太平圣惠方·卷第九十九》:"神聪四穴。在百会四面。各相去同身寸一寸。是穴。理头风目眩。狂乱风痫。左主如花。"[22]3180

《圣济总录·卷第一百九十二》:"凡度周身孔穴远近分寸,以男左女右,取中指内纹为一寸,《素问》云,同身寸是也,又多用绳度量孔穴,绳多出缩,取穴不准,今以薄竹片,点量分寸,疗病准的。"[6]3178

《灸膏肓腧穴法·量同身寸法第一》:"《千金方》云:尺寸之法,根据古者八寸为尺,仍取病者男左女右手中指上第一节为一寸。亦有长短不定者,即取手大拇指第一节横度为一寸,以意消息,巧拙在人。《外台方》亦同上法。又一云:三寸者,尽一中指也。《圣惠方》云:今取男左女右手中指第二节,内度两横纹相去为一寸。自根据此法,疗病多愈。今以此为定穴取寸,石藏用亦用《圣惠方》为准。以蜡纸条子或薄篾,量患人男左女右手中指中节横纹上下相去长短为一寸,谓之同身寸(若曲指节旁取指侧中节上下两交角相去远近为一寸。若伸指即正取中指自上节下横纹至中节中,从上第二条横纹长者相去远近为一寸。当曲指一寸长短,亦相符合。然人之身手指,或有异者。至于指纹亦各不同,更在此意详度之也)。此折纸篾与同身寸相等为六寸,逐寸以墨界之,勿令长短,有所出入不同,截断收之,俟以此量灸穴。自脊中第四下停,分两旁各三寸为膏肓,足太阳膀胱经脉气之所发也。"[23]70

"钩股按穴取平法第五":"又用前量同身寸纸篾,自脊中第五椎上中央,墨所圈处,照脊骨端直向下,比量四寸,至第七,以墨点记。自墨点却两边向上斜量至灸穴圈中心,使各恰当同身寸之五寸,以为两穴高下平直之准。"[23]78

《子午流注针经·卷上》:"取穴之法,但分阴阳而溪谷;阴者,阴气也;阳者,阳气也。谓阳气起于五指之表,阴气起于五指之里也。肉之大会为谷,肉之小会为溪。分肉之间,溪谷之会,以行荣卫,以会大气。溪谷有三百六十五穴会,亦应一岁。故取穴之法,分其阴阳表里部分,溪谷远近,同身寸取之,举臂拱手,直立偃侧,皆取穴法也。逐穴各有所宜。"[8]5

《针灸资生经·第二》:"下经曰,岐伯以八分为一寸,缘人有长短肥瘠不同,取穴不准。扁鹊以手中指第一节为一寸,缘人有身长手短,身短手长,取穴亦不准。孙真人取大拇指节横纹为一寸,亦有差互。今取男左女右手中指第二节内庭两横纹相去为一寸(若屈指即旁取指,则中节上下两文角陷相去远近为一寸,谓同身寸)。自根据此寸法与人着灸疗病多愈,今以为准。《铜人》亦曰:取中指属性为一寸。《素问》云:同身寸是也。又多用绳度量,绳多出缩不准。今以薄竹片点量分寸疗病准的,亦有用蜡纸条量者,但薄篾易折,蜡纸亦粘手取,取稻秆心量却易。"[24]267

《卫生宝鉴·卷二十》:"丁德用注《难经》云,其升、斗、秤、尺、四者,先正其尺,然后造其升斗秤两,皆以同身寸。为以尺造斗。面阔一尺,庭阔七寸,高四寸,俱后三分可容十升,凡以木之脂脉全者。方一寸为两,十六方为一斤,此制同身寸。尺升斗之度,为人之肠胃轻重长短之法也。洁古老人云:丁公注当。"[10]339

《普济方·针灸》:"取穴之法,但分阴阳而溪谷。阴者,阴气也。阳者,阳气也。谓阳气起于五指之表,阴气起于五指之里也。肉之大会为谷,肉之小会为溪。分肉之间,溪谷之会,以行荣卫以会大气。溪谷有三百六十五穴会,亦应一岁,故取穴之法,分其阴阳表里部分。溪谷远近,同身寸取之。举臂拱手直立偃侧,皆取穴法也,逐穴各有所宜。"[25]7

《神应经·折量法》:"夫针灸之术,其旨微矣。穴法之讹,其来远矣。如背俞、膏肓数穴,皆起死回要穴,而折量分寸皆致讹谬。臣获善同陈先生亲授,一穴一法毫厘有据。且如背俞,前贤书中皆云夹脊各寸半是,共折三寸,分二旁取之。殊不知言夹脊,其夹字是除骨而言。若带脊骨,当以两旁各二寸,共折四寸分两旁。又如膏旁,按其酸疼处乃是真穴。臣每根据此灸疗,多获痊愈。又折量之法,世俗盗学,妄传自头部、背部、手足背,俱用'同身寸'量之,殊不知头部有头部之尺寸,腹部有腹部之尺寸,横直尺寸俱不同,各有其要,惟背部、手足部并用同身寸取之。学人于兹,不可不注意焉,故书此以正之。"[11]11

《针灸大全·卷之六》:"其法从男左女右,臂腕中横纹起,用薄篾一条,量至中指齐肉尽处,不量爪甲,截断。次用薄篾,取前同身寸一寸则可,却令病患脱去上下衣服,以大竹杠一条,跨定,两人随徐扛起。足要离地五寸许,两旁更以两人扶定,毋令摇不稳。却以前量长篾,点定竹杠竖起,从尾骨,贴脊量至篾尽处,以笔点记,此不是灸穴。却用后取同身寸篾,取两寸平折,自中穴横量,两旁各一寸,方是灸穴。"[26]540

《针灸问对·卷之下》:"折量孔穴。不惟同身二字明白无疑。"[12]287

《古今医统大全·经穴发明》:"今世之医惟取中指中节,谓之同身寸,凡取诸穴悉根据之,其亦未之思耳。殊不知同身之义,随身之大小肥瘦长短,随处分折而取之,则自无此长彼短之弊,而庶几乎同身之义有准矣。若以中指为法,如瘦人指长而身小,则背腹之横寸岂不太阔耶;如肥人指短而身大,则背腹之横寸岂不太狭耶。古人所以特谓同身寸法者,盖必同其身体,随在而分析之,固无肥瘦长短之差讹也……如四肢尺寸,手肘内曲泽穴至经渠为一尺,足膝至踝尖为一尺六寸,踝尖至地为三寸,亦不独以中指为法也。何后世不论背腹,概以中指谓之同身,简而愈简,讹而愈讹。"[13]365

《医学纲目·卷之八》:"上窦汉卿取中指内侧为同身寸者,大法也……其腹部法,自鸠尾至脐下,通长八寸。取法亦以软篾从鸠尾蔽骨端贴肉量至脐中央截之,折为八分度,则其八分度之一分,乃腹部同身寸之一寸也。量腹部同身时,宜正卧。针灸亦然。"[27]144

《针灸大成·卷四》:"先将同身寸法比穴,以墨点记,后令患人饮食端坐,或偃卧,缓病必待天气温晴,则气易行。"[14]858

《医宗金鉴·订正仲景全书伤寒论注》:"风池穴在耳后陷者中,按之引于耳中,手足少阳脉之会,刺可入同身寸之四分。"[28]8

"刺灸心法要诀":"直寸根据此,横寸用中指同身寸法。脊骨内阔一寸……其周身手足折量之法,用前中指同身寸法为是。"[27]938

《医学源流论·治法》:"两经所言,十二经之出入起止,浅深左右,交错不齐,其穴随经上下,亦参差无定。今人只执同身寸,依左右一直竖量,并不依经曲折,则经非经而穴非穴,此一失也。"[29]56

《经穴汇解·卷之一》:"王太仆注素问,每穴曰同身寸之几寸,后人遂废骨度篇,而用同身寸。"[5]8

《中医名词术语精华辞典》:"同身寸之一。指以患者本人内、外眼角间宽度为1寸量取穴位。"

《中国针灸学词典》:"即以患者本人两口角间距离作为1寸。出《千金》。"[30]

《中医大辞典》:"同身寸之一。以患者本人两口角间宽度为1寸量取穴位,故名。《肘后备急方》救卒客忤死方:'又方,以绳横度其人口,以度其脐,去四面各一处,灸各三壮。'又《千金要方》:'风眩……灸法,以绳横度口至两边,既得口度之寸数。'"[17]607

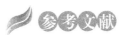

参考文献

[1] 未著撰者.灵枢经[M].北京:人民卫生出版社,1963:2.

[2] 葛洪.肘后备急方[M].北京:中国中医药出版社,2016:59.

[3] [南北朝]陈延之.小品方[M].高文铸辑.北京:中国中医药出版社,1995:250.

[4] [唐]孙思邈.备急千金要方[M].北京:人民卫生出版社,1982:518.

[5] 原昌克.经穴汇解[M].北京:中医古籍出版社,

1982：8.

［6］［宋］赵佶.圣济总录：下［M］.北京：人民卫生出版社,1962：3178.

［7］［宋］沈括,苏轼.苏沈良方［M］.杨俊杰,王振国点校.上海：上海科学技术出版社,2003：139.

［8］［金］阎明广.子午流注针经［M］.上海：上海中医学院出版社,1986：5.

［9］［唐］孙思邈.千金翼方［M］.北京：人民卫生出版社,1955：321.

［10］［元］罗天益.卫生宝鉴［M］.北京：人民卫生出版社,1963：339.

［11］［明］陈会.神应经［M］.王国瑞,李宁点校.北京：中医古籍出版社,1990：11.

［12］［明］汪机.针灸问对［M］.太原：山西科学技术出版社,2012：287.

［13］［明］徐春甫.古今医统大全：上［M］.崔仲平,王耀廷主校.北京：人民卫生出版社,1991：365.

［14］［明］杨继洲.针灸大成.［M］//黄龙祥主编.针灸名著集成.北京：华夏出版社,1996：858.

［15］李经纬,余瀛鳌,蔡景峰.中医名词术语精华辞典［M］.天津：天津科学技术出版社,1996：321.

［16］《中医辞典》编委会.简明中医辞典［M］.北京：中国中医药出版社,2001：357.

［17］李经纬,余瀛鳌,欧永欣,等.中医大辞典［M］.北京：人民卫生出版社,1995：607.

［18］全国科学技术名词审定委员会.中医药学名词［M］.北京：科学出版社,2004：210.

［19］［春秋］秦越人.难经［M］.北京：科学技术文献出版社,1996：1.

［20］［唐］王焘.外台秘要［M］.北京：人民卫生出版社,1955.：112.

［21］［唐］王冰注.重广补注黄帝内经素问［M］.北京：中医古籍出版社,2015：197.

［22］［宋］王怀隐.太平圣惠方：下［M］.北京：人民卫生出版社,1958：3180,3181.

［23］［宋］王惟一.灸膏肓腧穴法［M］//黄帝明堂灸经 灸膏肓腧穴法 子午流注针经 针经指南.［元］窦桂芳集.北京：人民卫生出版社,1983：70,71,78.

［24］［宋］王执中.针灸资生经［M］//黄龙祥主编.针灸名著集成.北京：华夏出版社,1996：267.

［25］［明］朱橚.普济方：第10册 针灸［M］.北京：人民卫生出版社,1983：7.

［26］［明］徐凤.针灸大全.［M］//黄龙祥主编.针灸名著集成.北京：华夏出版社,1996：540,541.

［27］［明］楼英.医学纲目［M］.北京：中国中医药出版社,1996：144,145.

［28］［清］吴谦.医宗金鉴［M］.闫志安,何源校注.北京：中国中医药出版社,1994：8,938.

［29］［清］徐灵胎.医学源流论［M］.刘洋校注.北京：中国中医药出版社,2008：56.

［30］高忻洙.中国针灸学词典［M］.南京：江苏科学技术出版社.2010.

（黄　涛）

# 灯火灸

### dēng huǒ jiǔ

## 一、规范名

【汉文名】灯火灸。

【英文名】rush-fire cauterization；burning rush moxibustion。

【注释】用灯心草蘸油燃火在施术部位直接点灼的灸法。

## 二、定名依据

灯火灸的使用方法早在《五十二病方》中已有记载,最早描述灯火灸操作的文献为《本草纲目》,书中称其为"灯火"。"灯火灸"一词正式出现于文献中为清代何梦瑶编纂的《妇婴痘三科辑要》一书,为总结前人经验所得。

元代危亦林《世医得效方》中记载,运用灯火灸治疗沙证,其操作法与现代《刺法灸法学》所述灯火灸操作方法一致。

清代《幼科铁镜》又将灯火灸称为元宵灯火,称其为"幼科第一捷法";清代鲍相璈《验方新编》将灯火灸称为焠法。

近代的医籍及教材中，与灯火灸意义相近的还有"灯草灸""灯捻灸""打灯火法"等词，其均为用灯心草蘸油燃火在施术部位直接点灼的灸法。《中医药学名词》收录灯火灸为规范名。

### 三、同义词

【简称】"灯火"（《本草纲目》）。

【又称】"灯草灸"（《世医得效方》）；"打灯火法""灯捻灸""焠法"（《验方新编》）；"元宵灯火"（《幼科铁镜》）。

### 四、源流考释

《五十二病方》中最早记录了灯火灸的操作方法，可以认为是现代灯火灸的雏形。《五十二病方》中记述灯火灸治疗疣，由此可以看出灯火灸应用历史非常悠久。

"尤（疣）：取敝蒲席若藉之弱（蒻），绳之，即燔其末，以久（灸）尤（疣）末，热，即拔尤（疣）去之（一〇二）。一，令尤（疣）者抱禾，令人嘑（呼）曰：'若胡为是？'应曰：'吾尤（疣）。'置去禾，勿顾（一〇三）。一，以月晦日之丘井有水者。以敝帚骚（扫）尤（疣）二七，祝曰：'今日月晦，骚（扫）尤（疣）北。'入帚井中（一〇四）。一，以月晦日日下铺时，取由（块）大如鸡卵者，男子七，女子二七。先［以］由（块）置室后，令南北［列］（一〇五），以晦往之由（块）所，禹步三，道南方始，取由（块）言曰由言曰：'今日月晦，靡（磨）尤（疣）北。'由（块）一靡（磨）□（一〇六）。已靡（磨），置由（块）其处，去勿顾。靡（磨）大者（一〇七）。"[1]55

灯火灸历代虽有应用但正式记载较少。直至元代，灯火灸应用逐渐广泛，《世医得效方》中对灯火灸操作详细描述与现代几乎无异常。《世医得效方》中记载："沙证，艾汤试沙证。江南旧无，今所在有之。原其证古方不载，所感如伤寒，头痛呕恶，浑身壮……又近时多看头额上及胸前两边有小红点，在于皮肤者，却用纸捻成条或大灯草微蘸香油，于香油灯上点烧，于红点

上焌暴者是。"[2]70《世医得效方》为较早可追溯的记述灯火灸文献资料之一。

明代，医家李时珍在总结前人经验基础上，在其撰写《本草纲目》中正式确立"灯火灸"这名称[3]215，但此时仍为灯火灸简称，灯火。

明清时期为灯火灸发展的"黄金时期"，从其名称的多样化可知。清代，《幼科铁镜》又将灯火灸称为元宵灯火[4]170。清代，鲍相璈《验方新编》将灯火灸称为"焠法"[5]98。"焠法""元宵灯火"均为这一时期的名称。此外，灯火灸的适应证逐渐扩大。

我国2005年出版的全国科学技术名词审定委员会审定公布的《中医药学名词》，以及《中国大百科全书》及《中国医学百科全书》等百科类的著作中，均以灯火灸为正名。在中医药高等教育教材中，如《针灸学》《刺法灸法学》等也均以灯火灸为正名。用灯火灸作为规范名词已经成为学术界共识。

从以上资料可以看出，"灯火灸"以其操作方法为名，使用历史悠久，使用广泛。

### 五、文献辑录

《五十二病方》："尤（疣），取敝蒲席若藉之弱（蒻），绳之，即燔其末，以久（灸）尤（疣）末，热，即拔尤（疣）去之（一〇二）。一，令尤（疣）者抱禾，令人嘑（呼）曰：'若胡为是？'应曰：'吾尤（疣）。'置去禾，勿顾（一〇三）。一，以月晦日之丘井有水者。以敝帚骚（扫）尤（疣）二七，祝曰：'今日月晦，骚（扫）尤（疣）北。'入帚井中（一〇四）。一，以月晦日日下铺时，取由（块）大如鸡卵者，男子七，女子二七。先［以］由（块）置室后，令南北［列］（一〇五），以晦往之由（块）所，禹步三，道南方始，取由（块）言曰由言曰：'今日月晦，靡（磨）尤（疣）北。'由（块）一靡（磨）□（一〇六）。已靡（磨），置由（块）其处，去勿顾。靡（磨）大者（一〇七）。一，以月晦日之内后，曰：'今日晦，弱（搦）又（疣）内北。'靡（磨）又（疣）内辟（壁）二七（一〇八）。一，以朔日，葵茎靡（磨）

又（疣）二七，言曰：'今日朔，靡（磨）又（疣）以葵载。'有（又）以杀本若道旁（葹）根二七，投（一〇九）泽若渊下。除日已望（一一〇）。一，祝尤（疣），以月晦日之室北，靡（磨）宥（疣），男子七，女子二七，曰：'今日月晦，靡（磨）宥（疣）室北。'不出一月宥（疣）已（一一一）。"[1]55

《世医得效方·卷二·沙证》："沙证……又近时多看头额上及胸前两边有小红点，在于皮肤者，却用纸捻成条或大灯草，微蘸香油，于香油灯上点烧，于红点上煤暴者是。"[2]70

《本草纲目》："灯火［主治］小儿惊风、昏迷、搐搦、窜视诸病。又治头风胀痛，视头额太阳络脉盛处，以灯心蘸麻油点灯淬之，良。外痔肿痛者，亦淬之。油能去风解毒，火能通经也。小儿初生，因冒寒气欲绝者，勿断脐，急烘絮包之，将胎衣烘热，用灯炷于脐下，往来燎之，暖气入腹内，气回自苏。又烧铜匙柄熨烙眼弦内，去风退赤，甚妙。［发明］时珍曰：凡灯唯胡麻油、苏子油然者，能明目治病。其诸鱼油、诸禽兽油、诸菜子油、棉花子油、桐油、豆油、石脑油诸灯烟，皆能损目，亦不治病也。"[3]215

《儿科要略·脐风》"脐风之治法"："脐风初起……尚有外治之方，灸法最妥：一方脐风危急，可捣蒜安脐上，以熟艾灸蒜上，至口中有蒜气方止，仍以蒜汁滴鼻中；一方用灯火灸之，初起灸之，可免危急，危急灸之，可以回生，方为夏氏所传。夏禹铸曰：脐风初发，吃乳必较前稍松，或啼哭无时，速抱儿于亮处看两眼角及眉心，有黄色宜急治之，极易愈，黄到鼻准，治之仍易，至人中承浆。"[7]231

《痘科辑要·手足痛》："初热手足痛，凶。乃毒气留滞筋骨，不得宣于肌肉，气血又不能活，宜桂枝芍药汤（百二一），失此不治，日后虽生，必致风挛，亦有素受风寒作痛者，以姜、葱、灰面共捣烂，酒炒热，敷擦痛处，或加苍术。八九日浆行痘痛，是其常也。若筋骨痛者，则是风疾，姑置之，俟痘愈，然后以驱风兼行气血于四肢之药治之，痂后亦然。痛只一二处，肉中如有

核者，此疗结于内也，用艾火，或灯火灸之，其痛立除。"[8]186

《痘科辑要·痘疮入目》："痘疮入目……痘出时，眼红不敢开，眼中有痘也，任白珠黑珠，俱无妨，只用清肝丸（百五一），磨水蒸出药性，再用胭脂水研烂，入药水，频频点之。又以药渣敷眼胞数日，毒散痘收，自不伤目。单用胭脂水点入亦可。【附方】眼内有痘，用青鱼胆或鲫鱼胆、鲤鱼胆、狗血，皆可点之。鲜鱼血点之，外用灯火灸手掌心。"[8]254

《跌打损伤回生集·治周身口诀》："凡伤损惊风入水，牵弓反张者，急用灯火灸囟门、合谷、涌泉、百会等处。如不应，宜仔细。唇齿咬者，用通关散吹之，有喷可治，服消风散即效。无喷不治。其牵弓反张者，将槐皮刮薄，放伤口上，以艾灸之，取得水即好，仍服消风散。凡打破眼睛者，以手挨进，转者以手拨正，用贴药神圣散，以鸡子清调搽四围，胆水出者，目必坏，不治。凡患跌倒，乱肺肝者，气血作攻，不能言语，令患人仰卧一时，用熨药贴胸熨之，服乳香寻痛散即愈。"[14]135

《寿世编·上卷·耳门》："轻者灯火灸之，左痛烧右手，右痛烧左手，两虎口相抄，大指尽处软即穴也。"[12]86

《验方新编·痧症》："脉不明不可乱用药，症不明不可轻用药。手法不明即药亦不能速效，故手法为治痧要着。一曰焠。痧在肌表未发出者，以灯照之，隐隐肤间，且慢焠，若既发出，状如蚊咬，粒如□麸。疏则累累，密则连片，更有发过一层复发两、三层者。焠法，看头额及胸前两边，或腹上与肩膊处，照定红点，以纸捻条或大灯草微蘸香油点灼焠之，即时爆响。焠毕便觉胸腹宽松，痛亦随减。"[5]98

《四科简效方·甲集》"番痧"："痧在肌表未发出者，以灯照之，隐隐肤间且慢焠。若既发出，状如蚊咬，粒如麸，疏则累累，密则连片。更有发过一层，复发两三层者。焠法，看头额及胸前两边，或腹上与肩膊处，照定红点，以纸拈条，

或粗灯草微蘸香油,点著焠之,即时爆响。焠毕,便觉胸腹宽松,痛亦随减。"[16]65

《厘正按摩要术·焠法》:"焠法,楚人多用之。取肥白灯心,截三四寸长,微蘸麻油,烘干,燃着,右手平持灯芯,以尾下垂,按穴焠之,一近皮肤即提起,烟煿有声,须手法灵捷,勿致灼伤肌肉。夏禹铸所谓元宵火也。一、焠脐风。小儿生七日,脐风初发,吮乳必少,眼角眉心有黄色,即用灯火于囟门、眉心、人中、承浆、两手大指少商等处,各一燋,脐旁四围六燋。脐带未落,于带口一燋,如既落,则于落处一燋,共一十一燋,风遂止而黄退矣。若黄色到鼻;犹易治,人中、承浆俱黄则重。至唇紧舌强为无治(周于蕃)。是证发时,腹上有青筋一条,若上行分枝至心下则危,宜用灯火于青筋尽处,各一燋,分枝总叉处三燋,青筋下缩者吉(周于蕃)。如有病家因小儿畏火者,用肥白灯心,截寸许长,不蘸油稍用口津,粘各穴上,以火燃之,近肉即熄,用以代焠。但力轻,当用一燋者,须三倍之(周于蕃)。一、焠胎寒。小儿生一二日内,面青唇白,不乳不啼,肢冷拳缩,或腹痛啼苦不已,皆胎寒也。用灯火于囟门、眉心、脐心各一燋,脐旁四围六燋,左右足跟两旁各一燋,共十五燋。声音不出者,肺俞穴二燋,左右少商穴各一燋(周于蕃)。一、焠霍乱。人身营卫之气,为邪气所阻,不能流通,则手足厥冷,肚腹疼痛,身有红点隐隐者,此名斑痧,亦名蕃痧,俗以厥冷谓为阴痧者,非也。以灯心微蘸油点火焠之,其病即松。"[10]70

《厘正按摩要术·脐风》:"灯火,焠法,于儿囟门、眉心、人中、承浆,两大指少商诸穴各一燋,脐轮六燋,未落脐带,于带口一燋,既落,于落处一燋,共十三燋。其腹有青筋叉缝处均宜燋。(见卷二,三十页)。按:脐风证,每起于断脐不慎。夏禹铸以为风入腹,附于肝,肝窍在目,眼角黄也。肝木乘土,鼻准黄也。以致入肾入心,口撮舌强也。及早治之,以焠法为要,犹可告痊。"[10]124

《杂病源流犀烛·痧胀源流》:"夫既因十二

经现症而知何经之痧,即可因何经之脉所起之处以施针刺,再用药治之,宁患痧胀之不愈。或有谓针刺手足,无如指顶为妙者,法最简便,参用可也。然而治痧最要十字法,更有个明个不明者。手法奈何,不外焠、刮、放三者而已。盖痧在肌表,有未发出者,以灯照之,隐隐皮肤之间,且慢焠,若既发出,有细细红点……焠法看其头额及胸前两边,腹上,肩腰照定小红点上,以纸捻条或粗灯草,微蘸香油,点灼焠之,即时暴响。焠毕,便觉胸腹宽松,痛亦随减。此火攻之妙用也,此焠法也。"[9]642

《本草述钩元·灯火》:"油能去风解毒,火能通经,凡灯惟胡麻油苏子油燃者,能明目治病。其诸鱼油、诸禽兽油、诸菜子油、棉油。桐油、豆油、石脑油诸灯,烟皆能损目,亦不治病(濒湖),主治小儿惊风昏迷搐搦窜视诸病。凡诸惊仰向后者,灯火淬其囟门。两眉际之上下,眼翻不下者,亦淬其脐之上下。不省人事者,淬其手足心,及心之上下。手拳不开目往上者,淬其顶心,两手心。撮口出白沫者,淬其口上下及手足心。头风胀痛,视头额太阳络脉盛处,以灯心蘸麻油点灯淬之良。外痔肿痛者,亦淬之。小儿初生因冒寒气欲绝者,勿断脐,急烘絮包之,将胎衣烘热,用灯炷于脐下往来燎之,暖气入腹内,气回自苏。又烧铜匙柄熨烙眼弦内,去风退赤,甚妙。搅肠痧痛,阴阳腹痛,手足冷,但身上有红点,以灯草蘸油点火,淬于点上。"[6]7

《串雅外编·灸门》:"碗灸……治乳肿。碗一个,用灯草四根,十排碗内,头各露寸许。再用纸条一寸五分阔,用水湿了,盖碗内灯草下,纸与碗口齐,将碗覆患处,留灯草头在外,艾一大团放碗底,火灸之。艾尽再添,至碗内流水气,内觉痛止方住。甚者次日再灸一次必消。"[13]48

《串雅外编·小儿惊死》:"小儿大叫一声就死者,名老鸦惊。以散麻缠作胁下及手心足心,灯火捻之。用老鸦蒜晒干,车前子等分为末,水调贴手心。仍以灯心淬手足心,及肩膊、眉心、鼻心即醒也。"[13]98

《推拿抉微·用火口诀》:"陈飞霞曰:夫婴儿全身灯火,诚幼科第一捷法,实有起死回生之功。火共六十四燋,阴符易数,能疏风散表,行气利痰,解郁开胸,醒昏定搐,一切凶危之候,火到病除。用火之时,倘值寒冬,必于房中燃烧明火,使儿不至受寒,灯草大小适中,以麻油燃用,令老练妇人抱儿解衣、去帽,从左耳角孙起,总依后之歌诀用之。但用火不可姑息,勿谓火数太多,悯其难受。盖小儿受病,由其经络凝滞,脏腑不舒。以火散之,正欲使其大叫大哭,方得脏气流通,浑身出汗,荣卫宣畅,立时见功。此火暗合周天,不可减少,否则不效。若救脐风,非此不可,并列于后。"[15]87

《验方新编·两腮赤肿》:"俗名撑耳风,又名痄腮。用灯火(灯心一根,点油烧之)在大指二指之下,手背微窝处烧一下(左腮烧右手,右腮烧左手),半日即消,神效。或烧少商穴(查鼻部鼻血第一方便知),更妙。又方:皂角二两,生南星二钱,糯米一合,共为末,姜汁调敷,立效。又方:轻者用靛花或磨鹿角搽。重者用大黄、白及、五倍子,共为末,鸡蛋清调搽。又方:丝瓜(又名水瓜)烧存性,研末,调水涂之。又方:醋调陈石灰敷之。"[5]98

《针灸逢源·幼科杂病》:"胎寒者,胎有寒而下地复感寒,于半日一日内通面皆青如靛染,口不吮乳,四肢必冷,先有啼声,后复不啼而昏迷者是也。观儿两眼鼻准无黄色,口不吹嘘,定是胎寒。先于精灵、威灵二穴对拿紧,并将昆仑穴拿紧,其声稍出,即用元宵灯火。十五燋断之(法见前)或声不出,亦用此穴,则声必出,乳必吸青色必渐退矣。然此症须防作吐。胎寒者,脏腑皆寒,胃寒不能纳故必吐,用人参(一分)、桔梗(一钱)、白术、藿香(各五分),水煎服,自愈。亦有发于二三日之间(者胎)有寒而外无感冒也。胎热者,面色深红而燥,如满口热气,或舌肿而红紫目内红赤,或大便秘结,小便短赤,此皆胎热也。如牙龈肿硬不能吸乳,用银簪于

牙上下合骨处刺破出血乳自能吸,随用连翘木通(各一钱)、甘草(五分)水煎服。胎惊,风惊与风,名异而症同。小儿初生,面青口噤,手足抽掣身热背强,是胎惊风症也,若目直窜视最为难治。宜先拿精威二穴,并昆仑穴,少顷即曲儿小指重揉外劳宫,随用元宵灯火定之。脐风,婴儿出世剪落脐带时,风由脐入腹,风性急速,三朝之内便见,七朝之外则非是矣。脐风初发,吸乳必较前稍松,两眼角挨眉心处忽有黄色,宜急治之,治之最易。黄色到鼻治之仍易到人中承浆,治之稍难。口不撮而微有吹嘘犹可治也,至唇口收束锁紧舌头强直,不治矣。一见眼角及人中有黄色,而唇不撮累者,曲儿小指揉外劳宫,即用灯火于囟门、眉心、人中、承浆两手少商各穴一燋,脐轮六燋。未落带于带口火燃,既落带,于落处一燋。共十三燋风便止而黄即退矣。急惊风,小儿急惊,因闻大声,或惊而发搐,搐止如故,此热生于心。身热,面赤,引饮,口中气热,二便黄赤,甚则发搐盖热甚生风,阳盛而阴虚也,宜利惊丸。"[11]238

《幼科铁镜》:"定惊元宵……灯火,囟门、眉心、脐心脐轮、合骨、鞋带,各穴共十五燋。脐风灯火囟门、眉心、人中、承浆、两手大指少商、脐心脐轮,共十三燋。"[4]170

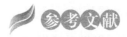

[1] 五十二病方[M].北京:文物出版社,1979:55.

[2] [元]危亦林.世医得效方[M].北京:人民卫生出版社,2006:70.

[3] [明]李时珍.本草纲目[M].北京:中国医药科技出版社,2011:215.

[4] [清]夏禹铸.幼科铁镜[M].北京:中国书店影印出版社,1987:170.

[5] [清]鲍相璈.验方新编[M].北京:人民卫生出版社,2007:98.

[6] [清]杨时泰,黄雄.本草述钩元[M].太原:山西科学技术出版社,2009:7.

[7] [清]吴克潜.儿科要略[M].上海:上海大众书局,1934:231.

[8] [清]何梦瑶.痘科辑要[M].桂林:广西师范大学出

版社,2015：186.

[9] ［清］沈金鳌.杂病源流犀烛[M].北京：人民卫生出版社,2006：642.

[10] ［清］张振鋆.厘正按摩要术[M].北京：人民卫生出版社,2007：70.

[11] ［清］李学川.针灸逢源[M].北京：中国医药科技出版社,2012：238.

[12] ［清］青浦诸君子.寿世编[M].北京：中国古籍出版社,2004：86.

[13] ［清］赵学敏.串雅外编[M].北京：人民卫生出版社,

1977：48.

[14] ［清］胡青崑.跌打损伤回生集[M].北京：北京燕山出版社,2009：135.

[15] ［清］涂蔚生.推拿抉微[M].上海：上海千顷堂书局,1930：87.

[16] ［清］王世雄.四科简效方[M].北京：中国古籍出版社,1992：65.

（胡锦华）

5 · 023

# 走 罐

zǒu guàn

## 一、规范名

【汉文名】走罐。

【英文名】moving cupping。

【注释】在拔罐时,把罐体推拉移动,以扩大作用面的拔罐疗法。

## 二、定名依据

走罐的方法最早见于田成庆《拔火罐》,书中称为移罐法。走罐的名称最早见于《针灸治疗手册》(1970年)。

普通高等教育中医药类规划教材《针灸学》及《实用针灸学》等以"走罐法"作为规范名。2005年出版的《中医药学名词》中以走罐为规范名。

## 三、同义词

【全称】"走罐法"(《针灸治疗手册》)。

【又称】"推罐法"(《针灸学》,孙国杰)。

【曾称】"移罐法"(《拔火罐》)。

## 四、源流考释

最早见有拔罐治疗方法的文字记载者,称"角"法,如大约成书于春秋战国时期的马王堆汉墓出土帛书《五十二病方·牝痔》中有记载：

"牝痔居窍旁,大者如枣,小者如核者,方以小角角之,如熟二斗米顷,而张角,系以小绳,剖以刀,其中如有兔,若有坚血如末而出者,即已。"[1]87 其中"角法"是用动物角,如牛角、鹿角作为工具吸拔患处。至隋唐时期以加工过的竹罐代替兽角,后来又出现了陶罐,正式提出"火罐"一词。但是此前所进行的拔罐都是静态,即吸拔于患处不动,直至近现代开始使用玻璃罐,才给新的操作方法的出现创造了条件。

1956年,田成庆在《上海中医药杂志》上发表了《拔火罐》一文,首次记载了"移罐法",即用热酒抹在火罐拔的皮肤周围,用手扶住火罐,用力缓缓向一方掉掉罐身,随着酒的滑润,罐就移动了[2]21。这里描述的"移罐法"可以看做是"走罐法"的前身。

直至1970年,上海市出版革命组编辑的《针灸治疗手册》中才正式使用了"走罐法"一词："走罐法是选用较大的罐子,罐口必须光滑平整,并涂油少许。先将罐子拔上,然后用力将罐子上下或左右来回拉移三至五次"[3]29。书中提到,走罐法多用于肌肉丰满部位,如背部膀胱经,其作用类似刮痧疗法。在此之后的《针灸学》(上海中医学院,1974年)记载："走罐,又称推罐。一般用于面积较大、肌肉丰厚部位,如脊背、大腿等部。须选口径较大的罐子，罐口要求平滑，最好选用玻璃罐，先在罐口涂一些润滑油脂，将罐吸上后，以手握住罐底，稍倾斜，既后半边着力，前半边略提起，慢慢向前推动。这样在皮肤表面或左右来回推拉移动数次，至皮肤潮红为止。"[4]328 1980 年发表于《河南中医学院学报》上的《走罐治疗腰背痛 16 例疗效观察》中，是期刊文献中首次使用走罐法为标题[5]55。《针灸学》（南京中医药大学，1981 年）[6]67 与《实用针灸学》（1982 年）都使用该词为规范名[7]258。在此之后的多版教材中和《中医大辞典》中，也多以走罐法为正式名称[8]781。

纵观拔罐疗法发展历史及走罐发展过程，拔罐法的用具历经兽角、竹罐、陶罐至今的玻璃罐、橡皮罐、塑料罐等演变。其作用也从最开始排脓为主，逐渐扩大到应用于内科疾病，从而丰富了拔罐疗法的治疗范围和临床适应证。因自然科学的进步而产生的玻璃罐，使罐具自身与皮肤有相对运动的走罐法成为可能，可见科技的进步对医学发展具有强大的推动作用。罐的运动从最初"小搬运"到移罐法、推罐法，再到走罐法规范名词的大部分运用，其临床使用和研究也逐渐增多。

因此，在《中医药学名词》修订版中以"走罐"为规范名，将"推罐"为又称。

## 五、文献辑录

《针灸治疗手册》："走罐法是选用较大的罐子，罐口必须光滑平整，并涂油少许。先将罐子拔上，然后用力将罐子上下货左右来回拉移三至五次。"[2]29

《实用针灸学》："走罐法，先用闪火法将火罐吸在患部，并在患部上、下、左、右、涂薄薄的一层润滑油脂，夏季可用清水，将罐体顺时针方向，边旋转边向上、下、左、右滑动，使之充分运动，走罐法适用于面积较广，肌肉丰厚部位的病变，如腰背痛等。"[7]258

《针灸学》（上海中医学院）："走罐，又称推

罐一般用于面积较大、肌肉丰厚部位，如脊背，大腿等部。须选口径较大的罐子，罐口要求平滑，最好选用玻璃罐，先在罐口涂一些润滑油脂，将罐吸上后，以手握住罐底，稍倾斜，既后半边着力，前半边略提起，慢慢向前推动。这样在皮肤表面或左右来回推拉移动数次，至皮肤潮红为止。"[4]328

《针灸学》（王启才）："走罐——又称推罐，先在施术部位或火罐口上涂一层润滑油，将罐拔住后，向上下或左右推动，至皮肤充血为度。"[9]156

《中医大辞典（二版）》："走罐法：拔罐法的一种，亦称推罐法或拉罐法。拔罐时，把火罐推拉移动，以扩大作用面的方法。此法宜选用罐口光滑的大罐，在罐口和治疗部位分别涂上一层凡士林或油膏之类润滑剂。当火罐吸着后，用手捏住罐体慢慢分段来回拉若干次，待局部出现红晕为止。此法多用于腰背部及四肢肌肉丰满处，适用于风湿痛、失眠、胸闷等症。"[8]781

《中国针灸辞典》："走罐法：拔罐法的一种，亦称推罐法、拉罐法。于火罐吸着后，将罐底推拉移动以扩大作用面。应用时先在罐口和治疗部位分别涂上一层凡士林或石蜡油等润滑剂。将杯罐用闪火法或投火法吸着皮肤片刻后，再用手捏住罐体慢慢分段来回推移 6～8 次，到局部出现红晕为止。此法多用于腰背部，适用于风湿痛和胃肠病等。"[10]994

《汉英双解针灸大辞典》："推罐法：拔罐法的一种。又称拉罐法、走罐法。于火罐吸着后，将罐推拉移动以扩大其作用面。应用时先在罐口和治疗部位上涂一些凡士林油膏或石蜡等润滑剂。将杯罐用将杯罐用闪火法或投火法吸着皮肤片刻后，再用手捏住罐体慢慢分段来回推移 6～8 次，到局部出现红晕为止。此法多用于腰背部，适用于风湿痛和胃肠病等。"[11]449

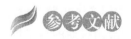
参考文献

［1］　马王堆汉墓帛书整理小组.五十二病方［M］.北京：

文物出版社,1979:87.

[2] 田成庆.拔火罐[J].上海中医药杂志,1956(05):21-23.

[3] 上海针灸研究所.针灸治疗手册[M].上海:上海市出版革命组,1970:25.

[4] 上海中医学院.针灸学[M].北京:人民卫生出版社,1974:328.

[5] 王民集.走罐治疗腰背痛16例疗效观察[J].河南中医学院学报,1980(04):55.

[6] 南京中医学院.针灸学[M].北京:人民卫生出版社,1981:67.

[7] 李文瑞,何保仪.实用针灸学[M].北京:人民卫生出

版社,1982:258.

[8] 李经纬,余瀛鳌,蔡景峰,等.中医大辞典[M].2版.北京:人民卫生出版社,2005:781.

[9] 王启才.针灸学[M].上海:上海科学技术出版社,1979:158.

[10] 高希言.中国针灸辞典[M].郑州:河南科学技术出版社,2002:994.

[11] 石学敏,张孟辰.汉英双解针灸大辞典[M].北京:华夏出版社1998:449.

（蒙秀东）

5 · 024

# 针 害

zhēn hài

## 一、规范名

【汉文名】针害。

【英文名】 injury caused by acupuncture; acupuncture injury caused by malpractice.

【注释】 由于针刺不慎,造成患者组织或器官受损的异常情况。

## 二、定名依据

"针害"这一术语最早见于《内经》。从《内经》到19世纪《针灸资生经》等针灸学著作中均描述了类似的针刺造成的损害,但表述方式不同,并未对"针害"进行系统描述和定义。直到李僖如等编写《针灸新知识辞典》时,才以"针刺损伤"和"针刺事故"的词条进行说明。后世《中医辞海》《针灸名词术语词典》等,均收录了"针害"一词,2005年出版的《中医药学名词》未收录。

## 三、同义词

【又称】 "针刺损伤"(《针灸新知识词典》)。

【曾称】 "针刺事故"(《针灸新知识词典》)。

## 四、源流考释

针害是指由于针刺不慎,造成患者组织或器官受损的异常情况,原来亦称为针刺损伤或针刺事故。

"针害"一词首见于《灵枢经·九针十二原》,"皮肉筋脉各有所处。病各有所宜,各不同形,各以任其所宜。无实无虚,损不足而益有余,是谓甚病,病益甚。取五脉者死,取三脉者恇;夺阴者死,夺阳者狂,针害毕矣"[1]2,明确写出了"针害"所致的后果。《素问·刺禁论》"藏有要害,不可不察""刺中心,一日死""中脾者五日死""刺少腹中膀胱溺出,令少腹满";刺中头部则立死,"刺头中脑户,入脑立死""刺面中溜脉,不幸为盲""刺眶上陷谷中脉,为漏为盲""刺舌下中脉太过,不幸为喑""刺客主人中脉,为漏为聋""刺脊间中髓,令人偻""刺关节中液出,不得屈伸""刺乳上,中乳房,为肿根蚀"[2]276。

隋代杨上善在《黄帝内经太素》中对此作出补充,"不中病,中精,故精泄。不中病,病虽暂去,更致弗气为痈疡也。精泄病甚,故恇也"[3]593。

《内经》之后,鲜有书籍提及"针害"一词。

宋代王执中在《针灸资生经·消渴》中,提到"凡消渴经百日以上,不得灸刺,灸刺则于疮上漏脓水不歇,遂至痈疽羸瘦而死,亦忌有所误伤",[4]274 就蕴含了针害的概念,指出不当的灸刺方法会造成继发性的感染,甚至死亡。直至近现代,学术界对针灸造成的损伤认识得更加明确。如民国时名医承淡安在《针灸学讲义》中就总结了"晕针之处置""出针困难之处置""折针之处置""出针后之遗感觉之处置""出针后皮肤变色及高肿之处置法""针尖刺达骨节时之处置"等方法,并提出"古针家,于针治上有时日之禁忌,甲不治头,乙不治喉,子踝丑腰,一脐,二心等时日之禁忌,谓有人神相值,犯之不利云,编者以其涉于迷信,未予研究,故略而不述,以穴之禁忌,颇有合于现代解剖观点上之重要部位"。[5]18 虽然对针灸不当之害有所涉及,但远不及《内经》全面而详细,而且对于古代的禁忌进行了扬弃,表现得颇有时代特点。

20 世纪 50 年代江苏版[6]262、上海版[7]291、山西版[8]81 的《针灸学》教材中,都只提了针刺的禁忌和腧穴的禁忌,以及晕针、折针等常见的针刺意外情况。1956 年,在期刊中出现了对针刺引起的损伤的探讨,如陈钟舜在《中医杂志》发表了《关于针刺'风府'等穴治疗精神病的再探讨》一文,以翔实的资料讨论了针刺风府后产生的中枢神经损伤情况[9]649。1958 年,孙国良等又报道 1 例针刺引起的脾破裂[10]29。1962 年,陈汉威发表《关于针刺所致的腹腔内脏器损伤的讨论》一文,报道了包括脾破裂、胆囊穿孔、胃肠道损伤在内的针害[11]26,等等。

正是有了这些临床的报道,在 20 世纪 60 年代以后的针灸学专著中,开始提及针灸引起的伤害。如江苏新医学院[12]234 和程莘农编的《针灸学》[13]11 中,均提及了"针刺禁忌与异常现象的处理",但直到 1987 年,广州中医学院在对外教学的教材中,才比较详细提及《内经》所载的针害情况,包括"刺伤脏器"。1993 年,高忻洙等在《针灸意外及其防治——附禁针穴探讨》[14]17

按照不同的器官组织,讨论了针灸的意外伤害,对《灵枢·九针十二原》所提出的针害描述,给予了现代化的解读。1994 年,《针灸新知识辞典》[15]63 中就收录了"针刺损伤"和"针刺事故"二词,并以前者为正名,以后者为又称,下列"针刺性气胸、刺中内脏、刺中脑、刺伤脊髓、刺伤神经、刺伤血管"等各条下位词,该观点为后来的《中国针灸辞典》[16]881 所引用。

但更多更权威的专业性辞典中,都收录"针害",并将其作为规范名进行释义,如《中医名词术语精华辞典》[17]519:"是指针刺时,患者发生组织或器官损伤等异常情况。《灵枢·九针十二原》:'夺阴者死,夺阳者狂,针害毕矣。'由于针刺治疗时选用的针具不当或有损伤,或操作手法粗猛,过深过重,可造成胀痛久留不退,或局部血肿;如刺伤内脏或脑脊髓,后果就更为严重,可致气胸、内脏出血、休克、甚至死亡,应立即采取急救措施予以处理。针刺时,除选择适宜而质优的针具外,对重要血管神经及脏器附近的穴位,应特别注意针刺手法,避免进针过深,刺激过重,以防意外。"在进行中医药名词术语规范化的研究过程中,课题组通过对针害一词的历史沿革与现代应用情况,将针害一词增收入《中医药学名词》中,释义为"由于针刺不慎,造成患者组织或器官受损的异常情况"。将"针刺损伤"为又称,"针刺事故"列为曾称。

## 五、文献辑录

《灵枢·九针十二原》:"皮肉筋脉各有所处,病各有所宜,各不同形,各以任其所宜。无实无虚。损不足而益有余,是谓甚病,病益甚。取五脉者死,取三脉者恇;夺阴者死,夺阳者狂,针害毕矣。"[1]2 "五藏之气已绝于内,而用针者反实其外,是谓重竭,重竭必死,其死也静,治之者,辄反其气,取腋与膺;五藏之气已绝于外,而用针者反实其内,是谓逆厥,逆厥则必死,其死也躁,治之者,反取四末。""凡刺之害,中而不去则精泄,不中而去则致气;精泄则病甚而恇,致气则生为痈疡。"[1]3

"官针":"疾浅针深,内伤良肉,皮肤为痈;疾深针浅,病气不泻,反为大脓。"[1]26

"终始":"邪气复生,粗工勿察,是谓伐身。""形体淫泆,乃消脑髓,津液不化,脱其五味,是谓失气也。"[1]75

《素问·刺禁论》:"藏有要害,不可不察""刺中心,一日死""中脾者五日死""刺少腹中膀胱溺出,令少腹满";刺中头部则立死,"刺头中脑户,入脑立死""刺面中溜脉,不幸为盲""刺眶上陷谷中脉,为漏为盲""刺舌下中脉太过,不幸为喑""刺客主人中脉,为漏为聋""刺脊间中髓,令人偻""刺关节中液出,不得屈伸""刺乳上,中乳房,为肿根蚀。"[2]276

《黄帝内经太素》:"不中病,中精,故精泄。不中病,病虽暂去,更致弗气为痈疡也。精泄病甚,故怏也。"[3]593

《针灸资生经·消渴》:"凡消渴经百日以上,不得灸刺,灸刺则于疮上漏脓水不歇,遂至痈疽羸瘦而死,亦忌有所误伤。"[4]274

《中国针灸学讲义》:"晕针之处置""出针困难之处置""折针之处置""出针后之遗感觉之处置""出针后皮肤变色及高肿之处置法""针尖刺达骨节时之处置""针治之禁忌古针家,于针治上有时日之禁忌,甲不治头,乙不治喉,子踝丑腰,一脐,二心等时日之禁忌,谓有人神相值,犯之不利云,编者以其涉于迷信,未与研究,故略而不述,以穴之禁忌,颇有合于现代解剖观点上之重要部位。"[5]18

《针灸学》(江苏省中医学校针灸学科教研组):"刺禁临时情况腧穴。"[6]262

《针灸学讲义》(山西 1959 版):"晕针""折针。"[8]81

《针灸学讲义》(上海中医学院针灸教研组):"针灸禁忌"(包括)"部位禁忌""俞穴禁忌""临时情况的禁忌""特殊病理的禁忌""五夺""五逆"。[7]291

《针灸学》(江苏新医学院):"针刺异常情况

包括晕针等针刺禁忌。"[12]234

《中国针灸学》(程莘农):"针刺禁忌与异常现象的处理。"[13]11

《针灸学》(邱茂良):"由于人的生理功能状态和生活环境条件等因素,在针刺治病时,还应注意以下几个方面……① 患者在过于饥饿、疲劳,精神过度紧张时,不宜立即进行针刺。对身体瘦弱,气虚血亏的患者,进行针刺时手法不宜过强,并应尽量选用卧位。② 妇女怀孕三月者,不宜针刺小腹部的腧穴。若怀孕三月以上者,腹部、腰骶部腧穴也不宜针刺。至于三阴交、合谷、昆仑、至阴等一些通经活血的腧穴,在怀孕期亦应予禁刺。如妇女行经时,若非为了调经,亦不应针刺。③ 小儿囟门未合时,头顶部的腧穴不宜针刺。④ 常有自发性出血或损伤后出血不止的患者,不宜针刺。⑤ 皮肤有感染、溃疡、瘢痕或肿瘤的部位,不宜针刺。⑥ 对胸、胁、腰、背脏腑所居之处的腧穴,不宜直刺、深刺。肝脾肿大、肺气肿患者更应注意。如刺胸、背、腋、胁、缺盆等部位的腧穴,若直刺过深,都有伤及肺脏的可能,使空气进入胸腔,导致创伤性气胸,轻者出现胸痛、胸闷、心慌、呼吸不畅;甚则呼吸困难,唇甲发绀、出汗、血压下降等症。体检时,可见患侧胸部肋间隙变宽,叩诊过度反响,气管向健侧移位,听诊时呼吸音明显减弱或消失。X线胸透视,可见气体多少,肺组织受压情况等而可确诊,对此症应及时采取治疗措施。因此,医者在进行针刺过程中精神必须高度集中,令患者选择适当的体位,严格掌握进针的深度、角度,以防止事故的发生。⑦ 针刺眼区和项部的风府、哑门等穴以及脊椎部的腧穴,要注意掌握一定的角度,更不宜大幅度的提插、捻转和长时间的留针,以免伤及重要组织器官,产生严重的不良后果。⑧ 对尿潴留等患者在针刺小腹部腧穴时,也应掌握适当的针刺方向、角度、深度等,以免误伤膀胱等器官出现意外的事故。"[18]160

《针灸学》:"针刺意外情况及预防。"[19]111

《针灸意外及其防治》："人在自然环境中生存,神经系统起着极其重要的作用。它将机体的各个器官和系统联系成为一个整体,对环境中出现的各种变化作出适应性的反应。如果在针刺治病过程中神经系统受到损害,就会出现一系列的功能障碍,表现出临床症状。例如桡神经损伤,受其支配的腕关节伸肌就丧失其功能,产生腕下垂。在中枢神经系统内,高级神经中枢的损害,除了丧失其本身的功能外,受其管制的低级神经中枢功能活动也会受到影响。在整个针刺意外中,神经系统的损伤占着相当的比重……中枢神经,包括脑和脊髓两个部分。都有骨骼的保护,脑在颅腔内,脊髓在椎管内,一般不易刺及。但在某些部位,如果针刺方向、角度不当,或强行深刺,也完全可以伤及而造成意外。例如项后部穴位,可以经枕骨大孔刺入延髓,躯体部的督脉经穴,可以从椎间隙刺伤脊髓等等。"[14]17

《针灸新知识辞典》："针刺损伤亦称针刺事故。是指针刺过程中对人体产生的较为严重的损伤。针刺损伤大多是由于术者操作不当而致,尤其是对针刺角度及深度掌握不当,更有在针刺胸腹、背腰部穴位后,用衣被覆盖不当而将针压入深部,伤及内脏者;或由于采用电针电流过强;或由于患者变动体位等原因而致。针刺损伤多为严重的医疗事故,常见的有针刺性气胸、刺中内脏、刺中脑、刺伤脊髓、刺伤神经、刺伤血管等几种。"[15]63

《中国针灸辞典》："即针刺事故。是指针刺过程中对人体产生的较为严重的损伤。针刺损伤大多是由于术者操作不当而致,如对针刺角度及深度掌握不当,还有在针刺胸腹、腰背部穴位后,用衣被覆盖不当而将针压入深部,伤及内脏者;或由于采用电针电流过强;或由于患者变动体位等原因而致。针刺损伤多为严重的医疗事故,常见的有针刺性气胸、刺中内脏、刺中脑、刺伤脊髓、刺伤神经、刺伤血管等,见各条。"[16]881

"针害:是指针刺时,患者发生组织或器官损伤等异常情况。《灵枢·九针十二原》:'夺阴者死,夺阳者狂,针害毕矣。'由于针刺治疗时选用的针具不当或有损伤,或操作手法粗猛,过深过重,可造成胀痛久留不退,或局部血肿;如刺伤内脏或脑脊髓,后果就更为严重,可至气胸、内脏出血、休克、甚至死亡,应立即采取急救措施予以处理。针刺时,除选择适宜而质优的针具外,对重要血管、神经及脏器附近的穴位,应特别注意针刺手法,避免进针过深,刺激过重,以防意外。"[16]895

《中医名词术语精华辞典》："针灸学名词。指因针刺治疗不当而使患者组织或器官受到伤害。《灵枢·九针十二原》:'夺阴者死,夺阳者狂,针害毕矣。'指由于针刺治疗时选用的针具不当或有损伤,或操作手法粗猛、过深过重,可造成胀痛久留不退或局部血肿;如刺伤内脏或脑脊髓,后果则更为严重,可致气胸、内脏出血、休克、甚至死亡,应立即采取急救措施予以处理。故针刺时,除选择适宜而质优的针具外,对重要血管神经及脏器附近的穴位,应特别注意针刺手法,避免进针过深,刺激过重,防生意外。"[17]519

《中医辞海》："针灸学术语。指针刺时,患者发生组织或器官损伤等异常情况。《灵枢·九针十二原》:'夺阴者死,夺阳者狂,针害毕矣。'由于针刺治疗时选用的针具不当或有损伤,或操作手法粗猛,过深过重,可造成胀痛久留不退,或局部血肿;如刺伤内脏或脑脊髓,后果就更为严重,可致气胸、内脏出血、休克、甚至死亡。应立即采取急救措施予以处理。针刺时,除选择适宜而质优的针具外,对重要血管神经及脏器附近的穴位,应特别注意针刺手法,避免进针过深,刺激过重,以防意外。"[20]180

《中医大辞典》："是指针刺时,患者发生组织或器官损伤等异常情况。《灵枢·九针十二原》:'夺阴者死,夺阳者狂,针害毕矣。'由于针刺治疗时选用的针具不当或有损伤,或操作手法粗猛,过深过重,可造成胀痛久留不退,或局部血肿;如刺伤内脏或脑脊髓,后果就更为严重,可致气胸、内脏出血、休克、甚至死亡,应立即采取急救措施予以处理。针刺时,除选择适宜而质优的针具外,对重要血管神经及脏器附近的穴位,应特别注意针刺手法,避免进针过深,刺激过重,以防意外。"[21]868

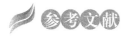

### 参考文献

[1] 未著撰人.灵枢经[M].北京:人民卫生出版社,1963:2,3,26,95.

[2] 未著撰人.素问[M].北京:人民卫生出版社,1963:276.

[3] [唐]杨上善.黄帝内经太素[M].萧延平校正;王洪图,李云点校.北京:科学技术文献出版社,2000:593.

[4] [宋]王执中.针灸资生经[M]//黄龙祥主编.针灸名著集成.北京:华夏出版社,1996:274.

[5] 承淡安.中国针灸学讲义[M].上海:上海科学技术出版社,2016:18-20.

[6] 江苏省中医学校针灸学科教研组.针灸学[M].南京:江苏人民出版社,1957:262.

[7] 上海中医学院针灸学教研组.针灸学讲义[M].上海:上海科学技术出版社,1960:291,292.

[8] 山西省卫生厅.针灸学讲义[M].太原:山西人民出版社,1958:81.

[9] 陈钟舜.关于针刺"风府"等穴治疗精神病的再探讨[J].中医杂志,1956,(12):649-654.

[10] 孙国良,刁健民.针灸引起脾破裂一例报告[J].中级医刊,1958,(2):29.

[11] 陈汉威.关于针刺所致的腹腔内脏器损伤的讨论[J].中医杂志,1965,(4):26-28.

[12] 江苏新医学院.针灸学[M].上海:上海人民出版社,1964:234.

[13] 程莘农.中国针灸学[M].北京:人民卫生出版社,1964:11.

[14] 高忻洙,哈春春,张晟星,等.针灸意外及其防治——附禁针穴探讨[M].长沙:湖南科学技术出版社,1993:17.

[15] 李僖如,董润生,朱现民.针灸新知识辞典[M].北京:人民卫生出版社,1994:63.

[16] 高希言.中国针灸辞典[M].郑州:河南科学技术出版社.2002.:881,895.

[17] 李经纬,余瀛鳌,蔡景峰.中医名词术语精华辞典[M].天津:天津科学技术出版社.1996:519,520.

[18] 邱茂良.针灸学[M].上海:上海科学技术出版社,1985:160-162.

[19] 广州中医学院.针灸学[M].北京:中医古籍出版社,1987:111.

[20] 袁钟,图娅,彭泽邦,等.中医辞海:中册[M].北京:中国医药科技出版社.1999:180,181.

[21] 李经纬,余瀛鳌,欧永欣,等.中医大辞典[M].北京:人民卫生出版社.1995:868.

(黄 涛)

## 针灸处方

zhēn jiǔ chǔ fāng

### 一、规范名

【汉文名】针灸处方。

【英文名】prescription for acupuncture and moxibustion。

【注释】运用针灸进行预防和治疗疾病时所确立的具体方案,包括施术腧穴、施术方法。

### 二、定名依据

针灸处方的概念早在先秦文献中就有体现,在《内经》中也有"刺之方"的提法,1957年3月,上海中医学院出版的《针灸学讲义》中提到"定方",其中内容与目前针灸处方的内涵外延基本一致。根据现有文献,规范名"针灸处方"出现在1957年的《中医杂志》上。

现代的中医标准类书籍中,均以针灸处方为规范名,对其定义基本一致,均强调了疗法、腧穴、手法与时间等四大要素。如《中国针灸辞典》:"是按照辨证论治原则,根据机体的虚实状态、经穴的主治作用和刺灸方法,选择适当的腧

针灸

穴加以配伍组合而成的处方。它是针灸临床治疗方案的表现形式，包括治则治法、腧穴配伍、操作手法和时间四大要素。"《中国医学百科全书·针灸学》："针灸处方，是针灸临床治疗的具体实施方案，包括腧穴的选择、疗法的选择、操作术式的选择、治疗时机的选择四大要素。"

### 三、同义词

【简称】"针灸方"。

【曾称】"刺之方"（《内经》）。

### 四、源流考释

所谓针灸处方，是指运用针灸进行预防治疗疾病时所确立的具体方案，包括施术腧穴、施术方法等因素。

提到处方的概念，人们往往联想到药方，尤其是药物的复方，但在针灸处方中，由于其基本的组成部分是腧穴，因而就有单穴方和多穴方之别。除腧穴外，构成针灸处方的要素还有主治病症、刺激方法（针刺或艾灸等操作）、刺激的量和时间，完整的针灸处方还包含有取穴方法、进针深度与角度、刺灸顺序、刺灸原则、方义的解释、留针得气（包括灸后的感觉）情况、疗效、刺灸后调理及备用方、刺灸禁忌等内容[1]1。

在现存最早的中医方书《五十二病方》[2]449中就已经出现了灸方，如在《五十二病方》有"灸癃方：灸左足中指。"虽然方中仅有一个穴位，但是，在整个描述中有主治病症，有治疗方法，也有治疗部位，只是没有治疗多长时间和多少次的记载。因此，这是一个比较完整的针灸处方。

早期文献中，类似的例子还有很多。如《灵枢·杂病》[3]64："颠痛，刺手阳明与颠之盛脉出血。"《素问·缪刺论》："齿龋，刺手阳明；不已，刺其脉入齿中立愈。"这是治疗齿痛。《灵枢·癫狂》[3]58："狂者多食，善见鬼神，善笑而不得发于外者，得之有所大喜，治之取足太阴、太阳、阳明，后取手太阴、太阳、阳明。"是治疗狂病，先用哪些穴位，后用哪些穴位，论之甚详。在《素问·标本病传论》中，将针灸方称为"刺之方"："凡刺之方，必别阴阳，前后相应，逆从得施，标本相移。"[4]356《素问·至真要大论》中又论述了制方之法，后世将其总结为七方，世人只谓为中药所用，其实也适用于针灸处方。

在史书和非针灸专业类著作中亦有针灸处方的记载，如《史记·仓公传》[5]742："齐中大夫病龋齿，臣意灸其左手阳明脉。"《伤寒论》："妇人中风，发热恶寒，经水适来，得之七八日，热除而脉迟。身凉、胸胁下满，如结胸状，谵语者，此为热入血室也，当刺期门，随其实而取之。"[6]311"烧针令其汗，针处被寒，核起而赤者，必发奔豚。气从少腹，上冲心者，灸其核上各一壮，与桂枝加桂汤，更加桂二两也。"[6]810 尤其是在《伤寒论》中，不仅有针灸处方，而且针药并用。

早期的针灸方与现在我们见到的针灸处方从形式到内容都有很大的差异。最初的针灸方原本只是对古人刺灸治疗的过程的描述，渐变成为按一定的经络腧穴理论指导下的有目的的选择相应的穴位并按一定的配伍原则进行处方，也有一些可能根本不是针灸方，只是一些相近主治功能的腧穴的罗列。如《黄帝明堂经》[7]269 将包括《内经》在内的一些古代针灸文献中的针灸方进行归纳，编成我国第一部腧穴专著，首次总结出了腧穴的主治。《针灸甲乙经》[8]1 又将《明堂经》中腧穴主治相近的内容以病症统之编在一起，使之看起来比较像针灸方的内容。这些由腧穴主治演变来的针灸处方不是源自实践而是改编自文献，这是由于针灸文献在传承中的特点造成的。

到隋唐时期，针灸处方的表述更加精确，增加了治疗的剂量。如《千金要方·膀胱腑》："转筋：灸涌泉六七壮。在足心下当拇指大筋上。又灸足大指下约中一壮。"[9]369《医心方》："转筋方：灸涌泉。涌泉在足心下当母指大筋是，七炷。又方灸大都。大都在足跗指大节内侧白肉际，七炷。"[10]190 七炷、七壮，都是在表示灸的剂量，也是针灸处方中的一个要素。孙思邈在《千金要方》中又创"孔穴主对法"将《明堂经》中主治症相近的腧穴归于一类，以便于临证选穴。《资生经》[11]244 中则是将《千金要方》《太平圣惠方》[17]1《铜人针灸腧穴图经》[13]300 三部书中有关腧穴主治相近的内容放在一起，仿孔穴主对的方式重编。之后，《普济方》[14]47 和《神应经》[15]443 又进一步将这些腧穴主治的内容改编成"病症在前，腧穴在后"的形式。

而年代越后，针灸处方的形式越完整，如《古今医统大全》："小儿急惊风，灸前顶一穴三壮……若再不愈，再灸两眉心及鼻下人中一穴，炷如小麦大。"[16]968《医学入门·杂病穴法》："吐，针内关，入针三分，先补六次，泻三次，行子午捣臼法三次，多提气上行，又推战一次，病人多呼几次，即吐；如吐不止，补九阳数，调匀呼吸三十六度，吐止徐徐出针，急扪其穴；如吐不止，补足三里。"[17]118 不仅有主治病症、刺激部位，刺激方法的描述也十分具体详细，突出了补泻与具体的剂量。

一个完整的针灸处方应该包含四大要素：主治病症、刺激部位（穴位）、刺激手段（针或灸，以及其他疗法）和刺激的量。最初的针灸处方只有病症名，简单的刺激手段以及刺激部位，渐渐地增加一些刺激量和刺激时间、刺激手法的描述（包括补泻手法），还有方义的解释，取穴的方法，进针的角度和深度，留针与否，刺激后的反应，不效时的备用方，对于瘢痕灸来说，不少灸方后还附有灸疮的调护方法，刺灸时的禁忌等内容。现代的中医标准类书籍中，均以针灸处方为规范名，对其定义基本一致，均强调了疗法、腧穴、手法与时间等四大要素。如《中国针灸辞典》："是按照辨证论治原则，根据机体的虚实状态、经穴的主治作用和刺灸方法，选择适当的腧穴加以配伍组合而成的处方。它是针灸临床治疗方案的表现形式，包括治则治法、腧穴配伍、操作手法和时间四大要素。"[18]896《中国医学百科全书·针灸学》："针灸处方，是针灸临床治疗的具体实施方案，包括腧穴的选择、疗法的选择、操作术式的选择、治疗时机的选择四大要素。"[19]170

从刺激部位来看，早期文献中对刺灸的认识可能不一定如我们今日所理解的是用于调整经脉气血等，许多刺灸都是在患处进行的，其目的只是在于祛除外来的异物，这种观念渐变为祛除邪气。从前述的分析中可以得知，远古时期针灸方中的穴位是没有固定位置和名称的砭灸处或以痛为输的阿是穴，后来则是以诊脉部位为主要刺激部位的脉口穴（经脉穴）[20]216，在腧穴归经后逐渐发展成为我们今天熟悉的经穴名称，随着《国际针灸穴名标准》和《国家经穴名称与部位》的颁布，现代已经有了在国际上通用的标准化穴名。《内经》中已有比较系统的选穴原则如辨症选穴，在辨症选穴之中又分为近道选穴和远道选穴。至宋金元时期，随着"拔原法"的出现，临床上开始注重循经选穴，但此时的选穴多是原穴和五输穴。金元时期，张元素发明并创立了脏腑辨证用药的体系，将药方及脏腑辨证的思维模式套用到针灸处方的选穴，创建了辨证选穴。

从刺激工具及方法上看，由砭石到《内经》时期的九针，再到现代的皮肤针、芒针、三棱针，以及名目繁多的毫针疗法；从九刺、十二刺、五刺等针刺法，发展到现在的各种针刺手法；以及熨法、艾灸法、药物穴位贴敷法等，无一不标志着刺激方法的改变。晋以前的刺激多重刺法，尤其是刺脉出血；晋隋唐时期则火针与白针并重，气针与血针并行于世；至宋金元时期则重视刺法，且出现各种针刺手法，不厌其详；明清之后，刺法多见，直至现代虽然刺法仍占主流地位，但各种新型疗法也不断涌现。

刺激量包括了针刺法或艾灸法等方法对具体某个穴位的刺激量和治疗的总量，进针的深度、留针的时间等都应算作刺激量的内容。远古时代的刺激量以刺疮（痏）来计量，金元后以补泻手法的操作如多少转、几进几出来体现，刺出血时以出血量多少或血色变化来考虑，灸法（古时主要采用艾炷灸）以壮数来计量。

真正出现针灸处方这个规范名称的，是1957

年 11 月萧少卿在《中医杂志》上发表的一篇论文，即《试谈针灸处方的原则与取穴的规律》[21]575，确定了针灸处方的规范名称与内涵。不过，在 1960 年上海科学技术出版社出版的《针灸学讲义》中，并未采用这一提法，而代之以"定方"，"施治的具体方法有以下四种，定方、取穴、配穴、施术"。所谓的定方是指"在临床时，通过正确的诊断，决定治疗应该用针刺或艾灸，或针灸并用，采用那些穴位，何种手法及留针时间等方法，都是定方的范畴"。定方包括《内经》中所提及的七方，即大小缓急奇偶复。以往人们总将其认为是中药方，其实，用于针灸亦然。如上海版的《针灸学讲义》[22]342 便指出：大方者，取穴位多，用针粗，手法重；小方者，取穴少，用针细，手法轻；缓方者，取穴少，留针时间短，间隔日期长；穴位明显好找，操作简便迅速，针灸后立即见效；急方者，穴位明显好找，操作简便迅速，针灸后立即见效；奇方者，只取一穴，中病而止；偶方者，两侧取用同名穴，穴位数目左右相等；复方者，则操作更为复杂，根据具体情况采用不同的配穴、操作、补泻手法及治疗时间。1998 年，有关针灸处方的专著《中国针灸处方学》[23]1 由宁夏人民出版社出版，其作者即为肖少卿（萧少卿）。

针灸处方的概念在诸版《针灸学》[24]193 教材中得到更多的体现，其概念也更加完整。如在五版《针灸学》教材中，虽无针灸处方的定义，但在针麻处方举例中却展示出了针灸处方的各个要素。如"扁桃体摘除术……体针：合谷。操作：诱导 20 分钟，术中继续手法运针或采用疏密波电针"。

展示了：

针灸处方名称：扁桃体摘除术

刺激部位：合谷。

采用方法：体针针刺。

具体操作：诱导 20 分钟，术中继续手法运针或采用疏密波电针。

自二版《针灸学讲义》[25]201 始，在针灸处方中还出现了针灸类别与补泻的符号，针灸的处

方在形式上就更加接近药物处方了。1985 年的五版《针灸治疗学》中对针灸处方有明确定义，"是针对病情的需要，在辨证立法的基础上，选择适当的腧穴和刺灸方法，加以配伍组合而成"。[31]20 这里也着重提到了配伍，但在实际的针灸实践中，针灸方包括了单穴方和多穴位配伍应用处方。对于针灸处方来说，这样的定义并不完整。现在针灸教材中的针灸方大多都有治法、主穴、配穴、操作、方义诸项，除基本的针刺疗法外还附有其他方法的治疗。

因此，一个完整的针灸方应当含有下列四个要素："穴位或者说叫刺激部位；刺激手段如刺、灸等等；刺激的量和方法——具体来说，对于针刺法，就是手法（含补泻操作）及其轻重，对于灸法就是壮数的多少（古代以艾炷灸为主）或是艾灸的时间长短；疗程以及所治疗的病症是什么。除了这几点之外，有不少针灸方中还标明了取穴方法、进针深度与角度、刺灸顺序、刺灸原则、方解、留针得气（包括灸后的感觉）情况、疗效、刺灸后调理及备用方等。"因此，在对针灸处方进行考证后，建议《中医药学名词》[26]239 将其定义修改为："运用针灸进行预防治疗疾病时所确立的具体方案，包括施术部位、施术方法、施术剂量和施术时间等。"

## 五、文献辑录

《五十二病方》："灸癃方：灸左足中指。"[2]449

《素问·标本病传论》："凡刺之方，必别阴阳，前后相应，逆从得施，标本相移。"[4]356

《灵枢·杂病》："颠痛，刺手阳明与颜之盛脉出血。"[3]64

"癫狂"："狂者多食，善见鬼神，善笑不得发于外者，得之有所大喜，治之取足太阴、太阳、阳明，后取手太阴、太阳、阳明。"[3]58

《史记·仓公传》："齐中大夫病龋齿，臣意灸其左手阳明脉。"[5]742

《伤寒论》："妇人中风，发热恶寒，经水适来，得之七八日，热除而脉迟。身凉、胸胁下满，如结

胸状,谵语者,此为热入血室也,当刺期门,随其实而取之。"[6]311 "烧针令其汗,针处被寒,核起而赤者,必发奔豚。气从少腹,上冲心者,灸其核上自□壮,与桂枝加桂汤,更加桂二两也"[6]910。

《千金要方·膀胱腑》:"转筋:灸涌泉六七壮。在足心下当踡指大筋上。又灸足大指下约中一壮。"[9]369

《医心方》:"转筋:灸涌泉。涌泉在足心下当踡指大筋是,七炷。又方灸大都。大都在足母指大节内侧白肉际,七炷。"[10]190

《扁鹊神应玉龙经·盘石金直刺秘传》:"中风后,头痛如破:百会(灸,次用三棱针四旁刺之血出),合谷(泻)……伤寒,有阴有阳,用意参详,不问阴阳,七日过经不汗:合谷(补),复溜(泻,汗出立愈,此穴解表发汗神妙)"[15]443

《杂病治例·腰痛》:"针:血滞于下,委中出血。灸:肾俞、昆仑。"[27]478

《针经摘英集·治病直刺诀》:"治臂膊疼痛不可忍。刺足少阳经肩井穴。手阳明经肩髃穴。次曲池穴,得气先泻后补。灸亦大良,可灸三壮。"[28]409

《丹溪治法心要·腰痛》:"瘀血作痛者,宜行血顺气补阴丸加桃仁、红花之类。更刺委中穴出血,以其血滞于下,委中穴刺出血妙,仍灸肾俞、昆仑尤佳。"[29]89

《针灸资生经》:"凡卒心痛,汗出,刺大敦出血,立已。"[11]244

《普济方》:"治横产先出手,诸符药不捷,右脚小指头尖三壮,炷如小麦粒大,立产。"[14]47

《古今医统大全》:"小儿急惊风,灸前顶一穴三壮……若再不愈,再灸两眉心及鼻下人中一穴,炷如小麦大。"[16]968

《医学入门·杂病穴法》:"吐,针内关,入针三分,先补六次,泻三次,行子午捣臼法三次,多提气上行,又推战一次,病人多呼几次,即吐;如吐不止,补九阳数,调匀呼吸三十六度,吐止徐徐出针,急扪其穴;如吐不止,补足三里。"[17]118

《针灸学讲义》:"施治的具体方法有以下四种,定方、取穴、配穴、施术。"

"定方……在临床时,通过正确的诊断,决定治疗应该用针刺或艾灸,或针灸并用,采用那些穴位,何种手法及留针时间等方法,都是定方的范畴。"定方包括以下七方。

"一、大方……大方的条件是取穴位多,用针粗,手法重。大方的适应证有:脑出血、风湿性关节炎、脊髓前角灰白质炎后遗症(此症多侵犯小儿,用针宜细,随刺即起,刺入亦浅,谓之小儿针法。列入大方,因取穴甚多,有时多至二三十穴)等。

二、小方……小方的条件是取穴少,用针细,手法轻。大都用于新病、轻病、身体虚弱的患者。

三、缓方……缓方的条件是:取穴少,留针时间短,间隔日期长。用于许多慢性而轻微的疾患,如神经衰弱、习惯性便秘等。

四、急方……急方的条件是:穴位明显好找,操作简便迅速,针灸后立即见效。取穴不拘多少,随时随地都可救急应用。例如晕车、晕船、急性胃肠炎、癫痫发作、小儿惊厥、晕针较重等。

五、奇方……奇方的条件是:只取一穴,中病而止。例如牙痛针翳风、癫痫取太冲、头昏刺百会等。另外,凡只取一穴,屡次使用,病愈为度,也叫奇方。例如因怒气失眠,屡刺行间;消化不良,常针中脘;腰痛多次用肾俞或委中等。

六、偶方……偶方的条件是:两侧取用同名穴,穴位数目左右相等。用于全身病,使左右经络达到平衡,例如:四关穴、两合谷、两太冲同时并用,或不论采取任何穴必须两侧相同,或穴不同而穴数相等。

七、复方……复方有三种形式:① 配合法:取了一穴,恐怕疗效不著,再加上同样效果的一穴。例如:头项强痛,取了风池,又加天柱;腰腿疼,取了环跳,又加委中。② 并进法:同时患有两种病。例如患有膝关节炎,还有消化不良,取膝眼治关节炎,加中脘治消化不良,再配上胃经的合穴足三里,对膝关节和胃病都起到治疗作用。三穴同时并用,对这两种病都能收到效果。

③分治法：治疗同时患有两种不相连属病的患者。例如：患了面神经麻痹，又起了荨麻疹。取颊车、地仓治面瘫，又取曲池、臂臑治荨麻疹。曲池行血，又是大肠经的合穴，上通面部。颊车、地仓为胃经穴，荨麻疹多与胃有关联，这样互相配合，互相影响，同时治疗两种不相关联的病，而由穴位使之相通而同时收效。"[22]342

《试谈针灸处方的原则与取穴的规律》："祖国医学真是丰富多彩，针灸疗法方面亦不例外，而是更有所发展，自灵枢经出，历代针灸亦有巨著，如针灸甲乙经、资生经、十四经发挥、金兰循经、铜人腧穴图经、针灸大成等书，亦相继发展。在针灸处方方面也有专论，如百症赋、标幽赋、四总穴歌等，成为针灸处方取穴的准绳。"[21]575

《针灸方的演变及选穴规律分析》："虽然在早期的教材中早就有关于针灸选配穴原则的讨论，但针灸方的定义在书中出现得较晚，1985年的五版《针灸治疗学》中才有明确定义，针灸处方'是针对病情的需要，在辨证立法的基础上，选择适当的腧穴和刺灸方法，加以配伍组合而成。'这里也着重提到了配伍，但在实际的针灸实践中，针灸方包括了单穴方和多穴位配伍应用处方……一个完整的针灸方应当含有下列四个要素……穴位或者说叫刺激部位；刺激手段如刺、灸等；刺激的量和方法——具体来说，对于针刺法，就是手法（含补泻操作）及其轻重，对于灸法就是壮数的多少（古代以艾炷灸为主）或是艾灸的时间长短；疗程以及所治疗的病症是什么。除了这几点之外，有不少针灸方中还标明了取穴方法、进针深度与角度、刺灸顺序、刺灸原则、方解、留针得气（包括灸后的感觉）情况、疗效、刺灸后调理及备用方等。"[1]1

《试论"同功穴"》："具有相同主治功能的一类腧穴。'同功穴'在临床应用上往往能够达到协同增效的作用。"[30]24

《针灸治疗学》："针灸配穴处方是指在分析病因病机、明确辨证立法的基础上，选择适当的腧穴和刺灸、补泻方法组合而成的，是针灸治疗疾病的关键步骤。"[31]20

《刍议针灸处方的选穴配伍》："在对古代文献总结汇总的基础之上，现代医家正式明确提出针灸处方的概念，即针灸处方是指在分析病因病机、明确辨证立法的基础上，选择适当的腧穴和刺灸、补泻方法组合而成的，是针灸治疗疾病的关键步骤，针灸处方以理和法为基础，包含有丰富的内容并非几个腧穴的简单组合。"[32]65

《中国针灸辞典》："是按照辨证论治原则，根据机体的虚实状态、经穴的主治作用和刺灸方法，选择适当的腧穴加以配伍组合而成的处方。它是针灸临床治疗方案的表现形式，包括治则治法、腧穴配伍、操作手法和时间四大要素。"[18]896

《中国针灸学辞典》："是根据病情需要，在辨证立法的基础上，选择适当的腧穴和刺灸方法，加以配伍组合而成。它是针灸临床治疗方案的表现形式，包括治则治法、腧穴配伍、操作手法和时间四大要素。"[33]176

《运动解剖学运动医学大辞典》："在辨证和立法的基础上，选用有效的腧穴、术式和刺激量。简称方穴或方术。内容有腧穴、刺或灸的手法、治疗时间。取穴方法有近部取穴、循经取穴和随证取穴三种。刺灸手法随治则而定，或补或泻。"[34]477

《中国医学百科全书·针灸学》："针灸处方，是针灸临床治疗的具体实施方案。包括腧穴的选择，疗法的选择，操作术式的选择，治疗时机的选择四大要素。"[19]170

《中医药学名词》："运用针灸进行预防治疗疾病时所确立的具体方案，包括施术腧穴、施术方法"[26]239

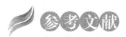

**参考文献**

［1］　黄涛.针灸方的演变及选穴规律分析[D].北京：中国中医科学院，2003：1.

［2］　马继兴.马王堆古医书考释[M].长沙：湖南科学技术出版社，1992：449.

［3］未著撰人.灵枢经[M].北京：人民卫生出版社，1963：58,64.

［4］未著撰人.黄帝内经素问[M].北京：人民卫生出版社，1963：356.

［5］［汉］司马迁.史记：锥[M].萧枫编.西安：西安出版社，2009：742.

［6］［汉］张仲景.伤寒论[M].熊曼琪主编.北京：人民卫生出版社，2000：311,810.

［7］未著撰人.黄帝明堂经辑校[M].黄龙祥辑校.北京：中国医药科技出版社，1987：269.

［8］［晋］皇甫谧.针灸甲乙经[M]//黄龙祥主编.针灸名著集成.北京：华夏出版社，1996：1.

［9］孙思邈.备急千金要方[M].北京：人民卫生出版社，1982：369.

［10］［日］丹波康赖.医心方[M].翟双庆，等校注.北京：华夏出版社，1993：190.

［11］［宋］王执中.针灸资生经[M]//黄龙祥主编.针灸名著集成.北京：华夏出版社，1996：244.

［12］［宋］王怀隐.太平圣惠方：上[M].北京：人民卫生出版社，1958：1.

［13］［宋］王惟一.铜人腧穴针灸图经[M]//黄龙祥主编.针灸名著集成.北京：华夏出版社，1996：290.

［14］［明］朱橚.普济方：第10册针灸[M].北京：人民卫生出版社，1983：47.

［15］［元］王国瑞.扁鹊神应针灸玉龙经.[M]//黄龙祥主编.针灸名著集成.北京：华夏出版社，1996：443.

［16］［明］徐春甫.古今医统大全 上[M].崔仲平，王耀廷主校.北京：人民卫生出版社，1991：968.

［17］［明］李梴.医学入门[M].金嫣莉校注.北京：中国中医药出版社，1995：118.

［18］高希言.中国针灸辞典[M].郑州：河南科学技术出版社.2002：896,897.

［19］中国医学百科全书编辑委员会.针灸学[M]//钱信忠.中国医学百科全书.上海：上海科学技术出版社，1989：170－172.

［20］黄龙祥.中国针灸学术史大纲[M].北京：华夏出版社，2001：216.

［21］萧少卿.试谈针灸处方的原则与取穴的规律[J].中医杂志，1957，(11)：575,576.

［22］上海中医学院针灸学教研组编著.针灸学讲义[M].上海：上海科学技术出版社，1960：342,343.

［23］肖少卿.中国针灸处方学[M].银川：宁夏人民出版社，1998：1.

［24］邱茂良.针灸学[M].上海：上海科学技术出版社，1985：193.

［25］南京中医学院针灸教研组编.针灸学讲义[M].北京：人民卫生出版社，1961：201.

［26］中医药学名词审定委员会.中医药学名词[M].北京：科学出版社，2005：239.

［27］［明］刘纯.杂病治例[M]//姜典华主编.明清名医全书大成：刘纯医学全书.北京：中国中医药出版社，2015：478.

［28］佚名.针经摘英集.[M]//黄龙祥主编.针灸名著集成.北京：华夏出版社，1996：409.

［29］［元］朱震亨.丹溪治法心要[M].张奇文，等校注.济南：山东科学技术出版社，1985：89.

［30］王富春.试论"同功穴"[J].World Journal of Acupuncture-Moxibustion，2015,25(1)：24－27.

［31］石学敏.针灸治疗学[M].上海：上海科学技术出版社，1998：20.

［32］陈滢如，朱江，宋佳杉，等.刍议针灸处方的选穴配伍[J].中国针灸，2012，(1)：65－68.

［33］高忻洙.中国针灸学词典[M].南京：江苏科学技术出版社.2010：176.

［34］《运动解剖学、运动医学大辞典》编辑委员会.运动解剖学、运动医学大辞典[M].北京：人民体育出版社.2000：477.

（黄　涛）

5 • 026

# 针灸铜人

zhēn jiǔ tóng rén

## 一、规范名

【汉文名】针灸铜人。

【英文名】bronze acupuncture figure。

【注释】简称铜人。体表刻有经络和腧穴的铜铸人体模型，可用于针灸教学等用途。

## 二、定名依据

"针灸铜人"最早见于王惟一的《铜人腧穴图经》一书。由于最早的针灸铜人是在北宋天圣年间铸成的，因此，后世史学界便称北宋铸造的铜人之为"天圣铜人"。天圣铜人诞生四百余年后，由于铜人身上的穴位名称模糊难辨，明正统八年（公元1413年）重铸铜人，史称正统铜人。清代乾隆年间所铸的一批针灸铜人，史称乾隆铜人。此外，在民间与海外也有针灸铜人的翻铸，各有一些特定的名称。

《中医大辞典》《中国百科大辞典》和《教育学名词》均收录该词为规范名，2005年出版的《中医药学名词》中未收录该术语。修订《中医药学名词》中，收录该词，定义为："简称铜人。体表刻有经络和腧穴的铜铸人体模型，可用于针灸教学等用途。"

## 三、同义词

【简称】"铜人"。

## 四、源流考释

在针灸医学历史上，根据不同的年代，会有不同的针灸模型。早在《内经》中，就存在着这样的假设，《灵枢·骨度》中确定了一个假想中的标准人体，"黄帝曰：愿闻众人之度，人长七尺五寸者，其骨节之大小、长短各几何？伯高曰：头之大骨围二尺六寸，胸围四尺五寸，腰围四尺二寸。"[1]85 但当时未见有相应模型的记载。

对于实体针灸模型，目前可知最早的是汉代的针灸木人。2012年7月至2013年8月，成都文物考古研究所和荆州文物保护中心组成联合考古队，对位于成都金牛区天回镇土门社区卫生站东侧的老官山汉墓进行了考古发掘，在其墓中出土了带有线条和点的木人，黄龙祥等学者认为这代表了针灸经脉和脉俞，与后世宋以后出现的"针灸铜人"表达的内容相同，将其称作"针灸木人"[2]131。

真正的针灸铜人出现在北宋天圣年间，鉴于当时经济文化科技发展水平和对提高健康的需要，宋仁宗赵祯下诏铸铜人："命百工以修政令，敕大医以谨方技……创铸铜人为式……保我黎

烝介乎寿考。"主持这项工作的是当时的医官王惟一，夏竦在《铜人腧穴图经》序中评价："殿中省尚药奉御王惟一，素授禁方，尤工厉石，竭心奉诏，精意参神。"[3]1 正是奉了仁宗"传心岂如会目，诸词不若案形"的诏意，他创造性地将现有的针灸腧穴知识进行归纳总结，以文字、图形的形式更以三维立体的铜像表达出来，表达的材质不仅有易于携带传播的纸质，又有可以保存的石质，更有可以体现当时科技发展水平的铜质。

"针灸铜人"一词最早见于王惟一的《针灸铜人腧穴图经》（公元1026年），不仅有文字记载，还有二维的图形。北宋天圣五年（公元1027年），王惟一成功地铸造了两具与人身等高的针灸铜人，一具置于医官院，一具与天圣七至八年间刻成的《新铸铜人腧穴图经》碑石共同放置于北宋国都东京大相国寺内的仁济殿，作为针灸学的标准与教学模型。夏竦的序中描述铜人："内分藏府，旁注溪谷，井荥所会，孔穴所安，窍而达中，刻题于侧，使观者烂然而有第，疑者涣然而冰释。"[3]1 正是因为该铜人是为明示针灸腧穴所铸，因此取名为针灸铜人。铜人的材料、作用、用法在南宋周密的《齐东野语》[4]251 中有进一步的说明，外形"以精铜为之，藏府无一不具，其外俞穴，则错金书穴名于旁，背面二器相合，则浑然全身"。用法"盖旧都用此法以试医者，其法：外涂黄蜡，中实以汞，俾医工以分析寸，按穴试针，中穴则针入而汞出，稍差则针不可入矣"。

由于最早的针灸铜人是在北宋天圣年间铸成的，因此，后世史学界便称之为天圣铜人。天圣铜人自诞生之后，便命运多舛。铜人铸成恰好百年之际，宋钦宗靖康元年（公元1126年），金人攻陷北宋的京都开封汴梁，宋的两位皇帝都被掳走，京中的珍宝被抢无数，铜人中的一具辗转流入湖北襄阳，不知所终；又过了一个多世纪，另一具由南宋当局作为贡品于1232年奉献给蒙古，回到汴梁，但已经颠沛流离几经风霜而"岁久阙坏"。在公元1261至1265年间，在蒙古政府主持下，由尼泊尔人阿尼哥将其修复如新。

后来元世祖忽必烈当政，在至元年间（公元1264—1294年），将天圣铜人与图经碑石由开封移到当时的首都大都，即今日的北京，放置于太医院三皇庙的神机堂中。

天圣铜人诞生四百余年后，由于穴位名称模糊难辨，在明正统八年（公元1413年）明英宗下令重铸铜人。英宗亲为作序"于今四百余年，石刻漫灭而不完，铜像昏暗而难辨。朕重民之所资，念良制之当继，乃命砻石范铜，仿前重作，加精致焉，建诸医官，式广教诏"，制成的仿宋铜人就藏于京师大明门之东的太医院内。因此，这具在明正统年间铸成的仿宋针灸铜人，便被称为正统铜人，也称仿宋铜人。而原来的天圣铜人，自此便下落不明了。而正统铜人的命运更为可叹，自铸成后正统铜人一直藏于明、清太医院中，直到光绪二十六年（公元1900年）八国联军入侵北京时，被俄军掠走[5]7，现存于圣彼得堡国立艾尔米塔什博物馆中[6]355。

公元1546年，相当于明嘉靖年间，针灸学家高武也曾铸造男、女、儿童形状的针灸铜人各一具，现仅存男童形状，高89厘米，藏于故宫博物院[7]48。

清代乾隆七年（公元1742年），清政府太医院院判吴谦等编纂的《医宗金鉴》刊行成书，为庆贺这一盛事，乾隆皇帝命工匠铸造一批针灸铜人，以嘉奖所有参加编纂这部书的人员。其中一位名叫福海的誊录人员收领了这一赏赐后，其后人几经辗转将铜人像保存下来，后来流落到古董店，于民国年间由著名医史学家丁济民、王吉民收藏，现存于上海中医药博物馆，成为镇馆之宝[8]43。乾隆铜人的具体铸造年代为乾隆九年，即公元1744年。与天圣铜人、正统铜人不同，乾隆铜人的外形小得多，只有46厘米高，宽22.8厘米，厚16厘米，实心，全身有穴位580个。

清光绪间太医任锡庚在《太医院志》中记载："太医院署药王庙香案前立有范铜之铜人，周身之穴毕具，注以楷字，分寸不少移，较之印于书绘于图者，至详且尽，为针灸之模范，医学之仪型也。"[5]可见，铜人是针灸教学、考核等必

需的范本，须臾不可离。原正统铜人被俄军掠去后，太医院原址也被俄国大使馆所占，清政府遂于光绪二十八年（1902年）在地安门东大街另建新院，建院之后又于1904年新铸一具针灸铜人，高178厘米，称光绪铜人。该铜人曾放于铜神殿内，1925年移交故宫国立历史博物馆，后交南京博物院，1958年移交中国历史博物馆，现存于国家博物馆[9]45。

1978年，南京中医学院和中国中医研究院医史文献研究所合作研制的仿宋针灸铜人，是用青铜冶炼浇铸而成，胸背前后两面可以开合，打开后可见浮雕式脏腑器官，闭合后则全身浑然一体，高172.5厘米，重210千克，现存于中国中医研究院医史文献研究所的医史博物馆内[10]97。

1987年，河南开封何保仪、臧俊岐、侯泽民等根据历史文献，铸造针灸铜人一具[11]92。身高172.5厘米，重210千克，有腧穴354个，现藏于开封博物馆。

2017年，以中国国家博物馆所藏针灸铜人为原型，历经了三维扫描、数据处理、3D打印、模型组装、穴位校对标刻、雕刻穴名、翻制模具、修整蜡壳、制壳、型壳焙烧、冶炼浇注、焊接加工等工序制成的新铸针灸铜人，身高1.80厘米。制成后，由习近平主席访问世界卫生组织时，赠送给时任WHO总干事的陈冯富珍，现珍藏在瑞士的WHO总部[12][13]。

在海外，被误认为是天圣铜人或正统铜人者还有数座，统称为海外针灸铜人[14]40。

日本东京博物馆所藏铜人，被定为国宝，身高160厘米，陈存仁、马继兴等曾认为是天圣铜人之流落在外者[15]233[16]29。黄龙祥经过考察，认为东博铜人系日本幕府医学馆针灸医官奉幕府之命，于1809至1819年间铸造[17]20。

汉城（现首尔）的朝鲜李朝故宫昌德宫秘苑仁政殿车行阁，保藏并展出有一具针灸古铜人，称为昌德宫铜人。身高86厘米，从形制上看与天圣铜人殆同，穴位数相同，与英宗时所铸正统铜人有相似之处。虽然一直也有人认为该铜人是由中国

传来的,但经过靳士英的考证,认为昌德宫铜人系由朝鲜李朝于1433—1443年间自行铸成[18]165。

在2005年出版的《中医药学名词》中未收录该词,在现代文献中,提及针灸铜人,多指北宋天圣年间王惟一所铸之天圣铜人,如《教育学名词》[19]263收录该词,释义为:"宋代针灸教学模型和测试医学生及医人针灸能力的用具。天圣五年(1027年)在尚药奉御官王惟一主持下制作完成,共两座,为世界最早医疗模型。铜人系青年裸体式,长短大小与真人同,体内装配五脏六腑,四肢及内脏均可拼拆。外表刻有354个穴位。"而中医类工具书则多标明并强调针灸铜人始于北宋,如《中医大辞典》:"用于针灸学的铜铸人体模型。始创于宋代(1026),用铜铸造,体表刻有经络和腧穴名称,胸腹腔有脏器,中空。是著名针灸学家王惟一总结前人针灸经验,为了提高针灸教学效果而主持设计制造。"[20]127

通过对针灸铜人的源流梳理与考证,可以清楚地看到,针灸铜人虽然有着天圣铜人、正统铜人等不同的称谓,但其不过是在不同年代的命名方式而已。根据名词术语的命名原则,其根源和规范还是针灸铜人。因此,在修订版的《中医药学名词》中收录该术语,并释义为:"简称铜人。体表刻有经络和腧穴的铜铸人体模型,可用于针灸教学等用途。"

## 五、文献辑录

《灵枢·骨度》:"黄帝问于伯高曰:脉度言经脉之长短,何以立之? 伯高曰:先度其骨节之大小、广狭、长短,而脉度定矣。

黄帝曰:愿闻众人之度。人长七尺五寸者,其骨节之大小长短各几何? 伯高曰:头之大骨围,二尺六寸,胸围四尺五寸。腰围四尺二寸。发所覆者颅至项,尺二寸。发以下至颐,长一尺,君子终折。"[1]85

《铜人针灸腧穴图经·目录》:"新刊补注铜人针灸腧穴图经目录　翰林医官朝散大夫殿中省尚药奉 御骑都尉赐紫金鱼袋臣王惟一奉圣旨编修"[3]1

"序":"周天之度,三百六十五,人气穴以应之"。"殿中省尚药奉御王惟一,素授禁方,尤工厉石,竭心奉诏,精意参神,定偃侧于人形,正分寸于腧募,增古今之救验,刊日相之破漏,总会诸说,勒成三篇"。[3]5

《齐东野语》:"以精铜为之,藏府无一不具,其外俞穴,则错金书穴名于旁,背面二器相合,则浑然全身。"

"盖旧都用此法以试医者,其法:外涂黄蜡,中实以汞,俾医工以分析寸,按穴试针,中穴则针入而汞出,稍差则针不可入矣。"[4]251

《太医院志》:"太医院署药王庙香案前立有范铜之铜人,周身之穴毕具,注以楷字,分寸不少移,较之印于书绘于图者,至详且尽,为针灸之模范,医学之仪型也。"[5]7

《中医大辞典》:"用于针灸学的铜铸人体模型。始创于宋代(1026),用铜铸造,体表刻有经络和腧穴名称,胸腹腔有脏器,中空。是著名针灸学家王惟一总结前人针灸经验,为了提高针灸教学效果而主持设计制造。"[20]127

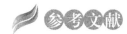 参考文献

[1] 未著撰人.灵枢经[M].北京:人民卫生出版社,1963:85.

[2] 黄龙祥.老官山出土西汉针灸木人考[J].中华医史杂志,2017,47(3):131-144.

[3] [宋]王惟一.新刊补注铜人针灸腧穴图经[M].北京:人民卫生出版社,1955:1.

[4] [宋]周密.齐东野语[M].张茂鹏点校.北京:中华书局,1983:251.

[5] 任锡庚.太医院志(石印本)[M].上海:上海古籍出版社,1923:7.

[6] 黄龙祥,徐文斌,张立剑,等.明正统仿宋针灸铜人鉴定与仿制[J].中国针灸,2004,24(5):355-358.

[7] 郭振东.高武铸铜与医术[J].内蒙古中医药,1988,7(2):48.

[8] 秦红.乾隆针灸铜人始末[J].文博天地,2012,(5):43-45.

[9] 臧俊岐.对现存中国历史博物馆内针灸铜人的考证[J].1993,(1):45,46.

[10] 高希言,徐谨.天圣铜人对后世针灸模型制作的影响[J].中医学报,2011,(1):97,98.

[11] 何保仪,侯泽民,藏俊岐.国宝重辉:重铸宋代天圣针灸铜人[M].北京:中国医药科技出版社,1991:92.

[12] 潘茸平,魏良磊,张雏业,等.中医药走向世界,期盼"济世良方":习主席向世卫组织赠送"针灸铜人"[EB/OL].http://news.xinhuanet.com/mrdx/2017 - 01/20/c_135998838.htm,2017 - 1 - 20.

[13] 邢翀.针灸铜人雕塑背后的"古意新象"[N].http://www.chinanews.com/gn/2017/01 - 19/8129273.shtml,2017 - 1 - 19.

[14] 靳士英,靳朴.海外针灸铜人考[J].第一军医大学分校学报,2001(1):40 - 44.

[15] 陈存仁.日本所藏铜人的考察[J].中华医史杂志,1954,(4):233.

[16] 马继兴.针灸铜人与铜人穴法[M].北京:中国中医药出版社,1993:29,30.

[17] 黄龙祥.东京国立博物馆针灸铜人研究的突破与反思[J].自然科技史研究,2005,(1):20 - 31.

[18] 靳士英.韩国昌德宫针灸铜人考[J].广州中医学院学报,1994,1(3):165 - 168.

[19] 教育学名词审定委员会.教育学名词[M].北京:高等教育出版社,2013:263.

[20] 中医大辞典编辑委员会.中医大辞典:医史文献分册(试用本)[M].北京:人民卫生出版社,1981:127.

（黄　涛）

# 针刺麻醉

zhēn cì má zuì

## 一、规范名

【汉文名】针刺麻醉。

【英文名】acupuncture anesthesia。

【注释】在传统的针刺基础上发展起来的一种具有镇痛作用的麻醉方法。

## 二、定名依据

最早在《内经》时期就有针刺可以治疗痛证的记载。在汉代,华佗首创麻沸散用于手术的麻醉。在近代承淡安所著《中国针灸学》中也提到针刺"镇痉镇痛疗法"。在文献中最早出现的术语是电针麻醉,出现在1958年的《武汉医学院学报》。规范名针刺麻醉出现在1959年的《江西中医药》。1959年春,在西安召开了全国针刺麻醉工作的现场会议,各地医务人员在会上交流了用针刺穴位代替药物麻醉的经验和体会。在1959年底,西安市医学科学研究所针灸麻醉研究室(西安市第四医院)出版了第一部系统总结针刺麻醉成果的专著《针刺麻醉》。

规范名出现后,陆续出现了体针麻醉、鼻针麻醉、面针麻醉、唇针麻醉、手针麻醉、足针麻醉、水针麻醉、针药复合麻醉等下位名词,上述术语包括电针麻醉均属于针刺麻醉的范畴。

在各版的《针灸学》高等院校教材中,多将针刺麻醉列入附篇,在许多现代工具书,不限于中医类工具中均收录有此词。如《中医名词术语精华辞典》解释针刺麻醉为"针刺穴位以达到手术麻醉效果的新技术。简称针麻"。而《中国卫生管理辞典》则释为创立于1958年,导源于针灸实践,系在穴位上扎针,施行手法运针或电针刺激,或其他物理或机械刺激方法(如利用激光照射穴位),均能产生一定的镇痛效应,使一些患者能在清醒状态下接受某些种类手术的方法。主要用于头颈部手术,对于深部手术主张采用"针药复合麻醉"。2005年出版的《中医药学名词》收录针刺麻醉术语,并释义为"在传统的针刺基础上发展起来的一种具有镇痛作用的麻醉方法"。并收录了其下位词电针麻醉及耳针麻醉。

## 三、同义词

【简称】"针麻"。

## 四、源流考释

针刺麻醉是一项诞生于 1958 年的新麻醉技术，是现代麻醉技术与传统针灸相结合的产物。其基本原理在于针刺镇痛，著名的医学家韩济生认为："镇痛确是针刺麻醉的核心和要素。"[1]9早在《内经》时期，就有不少有关针刺治疗痛证的表述，如《素问》中有"举痛论""刺腰痛篇"等，在《灵枢》中也有经筋等篇中也有"以痛为腧"等的记载。后来在《标幽赋》[2]821 中，也有"住痛移疼"的描述。

在近代，承淡安所著《中国针灸学》中也提到针刺"镇痉镇痛疗法"。1958 年，我国广大医务和科技工作者热烈响应党中央关于努力发掘和提高祖国医药学的号召，掀起了西医学习中医，中西医结合的热潮，尝试应用针刺镇痛代替药物麻醉施行手术获得成功。针麻的问世，立即引起很大的反响。[3]2 在文献中最早出现的术语是电针麻醉，1958 年武汉医学院学报，作者为武汉医学院耳鼻喉科的柯渊旋，题目为《扁桃体摘除术中穴位电针麻醉法初步应用》[4]391。规范名针刺麻醉出现在 1959 年《江西中医药》第 3 期，作者为邓泽材等，题目为《针刺麻醉在耳鼻咽喉手术应用初步总结》[5]28。1959 年春，在西安召开了全国针刺麻醉工作的现场会议，各地医务人员在会上交流了用针刺穴位代替药物麻醉的经验和体会。在 1959 年底，西安市医学科学研究所针灸麻醉研究室（西安市第四医院）出版了第一部系统总结针刺麻醉成果的专著《针刺麻醉》。

1959 年 7 月于上海召开的全国中医经络针灸学术座谈会和 1960 年 7 月于上海召开的全国中西医结合研究工作经验交流会议上，就有陕西、山西、甘肃、黑龙江、河北、山东、江苏、安徽、福建、江西、湖南、广东、广西、云南、四川、北京、上海等地提出了关于针刺经络穴位麻醉的报告；江西、浙江等地提出了关于耳针麻醉的报告；江苏、上海等地提出了小剂量药液穴位注射

麻醉的报告。此外，陕西、河北、湖南、广东、甘肃、北京、上海等地还提出了有关针刺镇痛的理论原理研究的报告"针刺麻醉"。1972 年，上海的专家以《针刺麻醉》编写小组的名义出版了《针刺麻醉》，该书收入不少工具书的针刺麻醉词条中。

针刺麻醉兴起于 1950 年代末，在六七十年代，尤其是"文化大革命"中，由于政治运动的推动，得到了跃进式的发展。1984 年，上海科学技术出版社出版了修订版的《针刺麻醉》[6]1，对前三十年针刺麻醉的应用、研究进行了总结。

改革开放后，针刺麻醉的应用与研究日渐式微。韩济生在其著作《针刺镇痛原理研究》中对针刺麻醉进行反思，并提出几大观点：① 针刺麻醉（AA）的核心是针刺镇痛。② 针刺可以减轻外科手术引起的疼痛，但不能达到完全无痛。③ 针刺合并药物麻醉，可使麻醉药用量减少 40%～50%，从颅脑到腹部手术均如此。④ 针麻的优势主要是由于可使麻醉药用量减少，从而使生命指标波动减少，术后恢复加速，术后住院日期缩短。也由于针麻下手术，也可使患者与医师有更好的配合。⑤ 针麻的难点主要在于针刺的操作引起一些困难，这些困难已由于韩氏穴位神经刺激仪（HANS）的出现而得到解决。⑥ 建议今后应用针刺与药物复合麻醉，称之为"针刺辅助麻醉"（AAA）。韩济生承担的国家重点科研项目中医理论基础研究专题中的"基于临床的针麻镇痛的基础研究"，对针刺麻醉进行了更深一步的研究。作为一项麻醉技术，针麻也有着自己的适应证和局限性，多适用于对麻醉药物过敏者及肝、肾、肺功能不良、休克和年迈体衰不能接受麻醉药物的患者。

经过几番起伏后，在各版的《针灸学》高等教育教材中，都将针刺麻醉列入附篇，在许多现代工具书，不限于中医类工具中均收录有此词，如《中医名词术语精华辞典》解释针刺麻醉为"针刺穴位以达到手术麻醉效果的新技术，简称针麻。它是在中国传统的针刺治病基础上发展

起来的一项研究成果,具有操作简便,避免麻醉药品的副作用,患者能在手术中保持清醒状态,术后疼痛较轻、恢复较早等特点。临床已较广泛地用于一百多种手术,一般认为应用于头、颈、胸部的手术效果较好,并适用于心、肝、肺、肾功能不全,以及体衰和休克患者。临床操作时,根据手术部位,手术病种等,按循经取穴、辨证取穴、局部取穴等方法,选取适当穴位。针刺后可手法运针,也可采用电针和穴位注射的方法刺激穴位。有时也适当使用少量辅助药物,如镇静、镇痛、局部麻醉或可影响中枢神经递质的药物等。针麻目前仍存在镇痛不全、肌肉松弛不够和内脏牵拉反应等问题,尚待进一步提高"。而《中国卫生管理辞典》则释为:创立于1958年,导源于针灸实践,系在穴位上扎针,施行手法运针或电针刺激,或其他物理或机械刺激方法(如利用激光照射穴位),均能产生一定的镇痛效应,使一些患者能在清醒状态下接受某些种类手术的方法。主要用于头颈部手术,对于深部手术主张采用"针药复合麻醉"。[7]631

2005年出版的《中医药学名词》中将针刺麻醉收为规范名,简称为针麻,将常用的下位词电针麻醉、耳针麻醉也收录其中。针刺麻醉或针药复合麻醉是目前临床上比较安全且有效的选择,与受到现代临床与科研所青睐的针刺复合麻醉方法同时收录其中。根据名词术语简洁、准确等原则,将其定义为"在传统的针刺基础上发展起来的一种具有镇痛作用的麻醉方法"。

## 五、文献辑录

《标幽赋》:"住痛移疼,取相交相贯之径;此言用针之法,有住痛移疼之功者也。先以针左行左转,而得九数,复以针右行右转,而得六数,此乃阴阳交贯之道也。经脉亦有交贯,如手太阴肺之列缺,交于阳明之路,足阳明胃之丰隆,走于太阴之径,此之类也。"[2]821

《扁桃体摘除术中穴位电针麻醉法初步应用》:"作者在最近几年来学习针灸中。曾经利用针刺为扁桃体术后止痛,取得了良好的效果。"[4]391

《中国卫生管理辞典》:"创立于1958年,导源于针灸实践,系在穴位上扎针,施行手法运针或电针刺激,或其他物理或机械刺激方法(如利用激光照射穴位),均能产生一定的镇痛效应,使一些患者能在清醒状态下接受某些种类手术的方法。主要用于头颈部手术,对于深部手术主张采用'针药复合麻醉'。针麻的优点:① 安全、简便、经济、易学。② 无麻醉药物扰乱生理功能的因素。③ 术中患者保持清醒,有主动配合手术的可能。④ 针刺有调整生理功能的功效,术中生命体征平稳,术后恢复较快,副反应轻,并发症少。⑤ 针刺后效应有利于患者康复。"[7]631

《中医名词术语精华辞典》:"针刺穴位以达到手术麻醉效果的新技术。简称针麻。它是在中国传统的针刺治病基础上发展起来的一项研究成果。具有操作简便,避免麻醉药品的副作用,患者能在手术中保持清醒状态,术后疼痛较轻、恢复较早等特点。临床已较广泛地用于一百多种手术,一般认为应用于头、颈、胸部的手术效果较好。并适用于心、肝、肺、肾功能不全,以及体衰和休克患者。临床操作时,根据手术部位、手术病种等,按循经取穴、辨证取穴、局部取穴等方法,选取适当穴位。针刺后可手法运针,也可采用电针和穴位注射的方法刺激穴位。有时也适当使用少量辅助药物,如镇静、镇痛、局部麻醉或可影响中枢神经递质的药物等。针麻目前仍存在镇痛不全,肌肉松弛不够和内脏牵拉反应等问题,尚待进一步提高。"[8]519

《中医名词术语选释》:"针刺麻醉是在我国传统的针刺疗法镇痛的基础上发展起来的……其方法是用毫针刺入选定穴位后,通过手法操作(或代用电流)进行诱导,使患者在清醒的状态下,接受各种手术治疗(包括头颅、颈项、胸腹、四肢等部位手术)。针麻不但具有良好的镇痛效果,而且在应用上还有它很多的优点。我国医务工作者及科研人员目前正在深入研究这个课题,以便进一步提高。"[9]292

《简明中医辞典》："简称针麻……在针灸学术原理基础上发展起来的一种具有镇痛作用并能达到麻醉效果的新技术。其法根据手术部位、手术病种等，按循经取穴、辨证取穴、局部取穴等方法，选取适当穴位。术前一般按麻醉常规给予辅助用药，进针后经 15～30 分钟捻转诱导，多数即可开始手术，术间酌情以手法运针，刺激强度以达到镇痛效果而又能为患者所耐受为宜。也可用电针代替手法刺激（称电针麻醉）。手术完毕，即可出针。由于患者在清醒状态和生理功能保持正常的情况下达到痛觉迟钝或消失，故能主动配合手术，且没有某些麻醉药物的副作用，术后恢复也较快。临床上已较广泛地用于头面、五官、颈、胸、腹及四肢的一百多种手术，其有效率达 80%～90%（1977 年），亦适用于肝、肾、肺功能不正常，休克，体衰等，或对麻醉药过敏的患者。针刺麻醉是麻醉学术一个新的领域，是中西医结合的一项成果。目前仍在不断总结经验和加强理论研究，对于所存在的镇痛不全、肌肉松弛不够和内脏牵拉反应等问题尚待解决。针刺麻醉包括体针麻醉、耳针麻醉、鼻针麻醉、面针麻醉、唇针麻醉等。参见各条。"[10]524

《中医大辞典》："简称针麻。它是在传统的针灸学术原理基础上发展起来的一种具有镇痛作用并能达到麻醉效果的新技术。其法根据手术部位、手术病种等，按循经取穴、辨证取穴、局部取穴等方法，选取适当穴位，术前一般按麻醉常规给予辅助用药，进针后经 15～30 分钟捻转诱导，多数即可开始手术，术间酌情以手法运针，刺激强度以达到镇痛效果而又能为患者所耐受为宜。也可用电针刺激（称电针麻醉）。手术完毕，即可出针。由于患者在清醒状态和生理功能保持正常的情况下达到痛觉迟钝或消失，故能主动配合手术，且没有某些麻醉药物的副作用，术后恢复也较快。临床已较广泛地用于头面、五官、颈、胸、腹及四肢的一百多种手术。亦适用于肝、肾、肺功能不正常，休克，体衰等，或对麻醉药物过敏的患者。针刺麻醉是麻

醉学术的一个新的领域，目前仍在不断总结经验和加强理论研究，对于所存在的镇痛不全、肌肉松弛不够和内脏牵拉反应等问题尚待解决。针刺麻醉包括体针麻醉、鼻针麻醉、面针麻醉、唇针麻醉、手针麻醉、足针麻醉、电针麻醉、水针麻醉等，详见各条。"[11]871

《儿科学辞典》："简称针麻。根据中医学理论，针刺某些穴位，运用手法或通电刺激，复合某些镇痛药物，达到可施行手术的麻醉方法。具有使用安全，生理扰乱少，可调整人体功能活动，术后恢复快和简便经济的特点。用于头、颈、面、胸腔手术，病情单纯不需要腹腔探查的腹腔手术与四肢手术等。适用于呼吸、循环、肝、肾功能受损，休克、危重、年老体弱等病人。而病情复杂，诊断不明确，病变范围广，粘连严重，估计手术有困难，精神不正常不能合作的病人属禁忌。针麻存在镇痛不全、肌肉紧张和内脏反应等缺点。它包括体针麻醉、耳针麻醉、面针麻醉等。"[12]270

《外科学辞典》："系在穴位上扎针，施行手法运针或电针刺激以及其他物理、机械刺激方法，产生一定的镇痛效应，使一些患者能在清醒状态下接受某些种类的手术的麻醉方法。创立于 1958 年，系在针刺止痛及其调整生理功能的基础上发展而成。具有安全、简便、经济、易学、术中患者清醒、不扰乱生理功能、术后恢复快等优点。但存在镇痛不全、肌肉松弛不佳和未完全消除内脏牵拉反应等问题。"[13]176

《针刺麻醉》："一九五九年春，在西安召开了全国针刺麻醉工作的现场会议，各地医务人员在会上交流了用针刺穴位代替药物麻醉的经验和体会。以后，在一九五九年七月于上海召开的全国中医经络针灸学术座谈会和一九六〇年七月于上海召开的全国中西医结合研究工作经验交流会议上，就有陕西、山西、甘肃、黑龙江、河北、山东、江苏、安徽、福建、江西、湖南、广东、广西、云南、四川、北京、上海等地提出了关于针刺经络穴位麻醉的报告；江西、浙江等地提

出了关于耳针麻醉的报告，江苏、上海等地提出了小剂量药液穴位注射麻醉的报告。此外，陕西、河北、湖南、广东、甘肃、北京、上海等地还提出了有关针刺镇痛的理论原理研究的报告。"

"一九七一年五月，卫生部委托上海举办了全国针刺麻醉学习班，进一步推动了针麻的普及工作。据统计，无产阶级文化大革命前的八年中，全国各地所做的针麻手术总计不到一万例。文化大革命以来，各地所做的针麻手术已经超过了四十万例。"

"在操作方法上，医务人员经过大量的自身试验和临床实践，不断总结经验，寻找规律，抓主要矛盾，突出主穴的作用，减去次要的穴位，使针麻的穴位配方不断精简，临床效果不断提高。例如北京、上海等地的医务人员在实践中将肺切除、胃切除等针麻手术都从最初取几十个穴位减少到很少几个甚至一二个穴位。江苏省的医务人员也在实践中不断总结经验，使耳针麻醉的临床应用不断扩大，效果得到了显著的提高；上海、江苏、黑龙江、山西、贵州、陕西等地的医务人员还创造了许多新的针麻方法，如面针麻醉、鼻针麻醉、'赤医针'麻醉、手针麻醉、足针麻醉以及耳根麻醉、头针麻醉等各种针麻方法。"

"针刺麻醉是一种比较安全的麻醉方法。应用药物麻醉，有时可能因为用药过量或患者对药物过敏而发生麻醉意外，也可能因技术操作上的失误而造成事故。此外，对于心、肺、肝、肾等脏器功能不全的患者，应用药物麻醉有时会引起不良的副作用。而针刺麻醉则对患者的器官功能没有副作用，一般不会因针麻本身造成严重的事故。当然，针麻的安全性也不是绝对的。如果医务人员不是以高度的责任心对待工作，而是以为针麻安全就掉以轻心，那么，也有可能因针刺操作不当或对手术中出现的其他问题处理不妥而给患者带来不必要的痛苦。严重的甚至造成事故。"

"由于针刺穴位具有调整身体各种功能的作用，因此在一般情况下，针麻手术时患者各种

生理功能不会受到严重的扰乱，患者的血压、脉搏、呼吸一般都比较平稳。在针麻下进行胃部手术时，胃肠道的功能受影响较轻，蠕动恢复得早，因此一般可以不必进行胃肠减压，这样可以减少患者的痛苦，并且可以提早进食，有利于术后的恢复。用针麻对休克患者进行外科手术，由于针刺的调节作用，再配以其他抗休克措施，一般血压可较快回升，并且在手术中保持在比较平稳的状态。同样，对于患慢性消耗性疾病、营养不良、衰老等全身一般情况较差的病例。也适宜选用针麻。"

"（1）没有达到完全无痛：在针麻下，患者的痛阈提高了，但是痛觉并未完全消失。在手术的某些步骤中，有时患者仍会感到有些疼痛。

（2）未能完全控制内脏反应：在腹腔手术中，常因探查和牵拉内脏而引起牵拉痛或其他不适感觉，有时还会因此发生烦躁。在胸腔手术中，病员在开放性气胸状态下，往往感到胸闷不适，呼吸困难，甚至有时还会发生纵隔扑动。

（3）肌肉松弛还不够满意：在腹腔手术中，有时由于腹肌比较紧张而给手术带来一定的困难。"[3]2

"根据现代神经解剖生理学的知识和有关的实验研究，目前对这些问题可作如下的解释。

（1）针感同感受器的关系：人体每个穴位下面的各层组织内分布着许多感受器。当针刺某个穴位时，针刺的机械刺激（若用电针，则主要是电刺激）作用于穴位内的各种感受器，由感受器转化为神经冲动，然后通过感觉神经传到大脑内，形成酸、胀、重等感觉。但是，当把针扎在离开穴位或经络的地方时，也常常会产生类似的感觉。这是因为在这些地方亦同样分布着相当多的感受器的缘故。

在正常人，用电针刺激'合谷'穴以引起'得气'时，可以从体表记录到支配该穴位组织的正中神经及桡神经的电变化。在猫身上进行实验，也可观察到类似的现象。例如将针扎在猫后肢的某些部位，从多种神经纤维上，可以记录到由

于提插捻转毫针而产生的一串一串的神经冲动。有时,在留针期间这种神经冲动还会继续发放一段时间。这些实验证明,针刺的刺激所能兴奋的感受器的种类和数量是相当多的。至于哪些感受器的兴奋同'得气'感觉有关,目前尚难判断。但是,联系到在手术中碰到骨膜、筋膜时患者常诉'酸',碰到肌肉、肌腱时常诉'胀'和'重'的情况,以及电针刺激引起瘦胀感所需的刺激强度超过了一般的触压感觉阈值等事实,可以推测深层组织中阈值较高的感受器可能同酸、胀、重等感觉的形成有比较密切的关系。

(2)沉紧感产生的原因:大多数常用穴位下面都有比较丰富的肌肉组织。针刺这些穴位时,通常要刺到这些肌肉的深处。在正常人记录这些穴位及其附近的肌肉的电活动,结果发现,当施针者感到较沉紧时,穴位局部的肌电也比较大而密集;受试者的酸、胀、重感应较强时,肌电也有类似的变化。反之,当施针者手感到松空,或受试者的针刺感应很弱时,肌电则比较小而稀疏,甚至不出现。

由于肌电的变化可反映肌肉的紧张性活动的变化,而针刺穴位时肉眼一般看不到明显的肌肉收缩,因此可以推测,针刺时施针者手下的沉紧感主要是由于针体附近的肌肉纤维发生紧张性收缩的结果。当然,这仅是指肌肉组织比较丰富的穴位而言。

有人推测,针刺穴位时所产生的局部肌肉紧张性收缩,可以兴奋更多的感受器,产生更多的传入冲动,后者又反射性地使更多的肌肉发生类似的收缩,如此反复作用,可能会加强'得气'感应和提高治疗效果。

(3)'得气'感应与神经系统的关系:将穴位深部的肌肉或支配这肌肉的神经用普鲁卡因封闭后,针刺'得气'感应就消失了。在下肢感觉功能完全丧失的瘫痪患者,针刺该肢体的穴位(例如'足三里'),不论怎样提插捻转(或加强电针的刺激强度),一般不会产生'得气'感应,穴位局部也无肌电变化。在腰椎麻醉的患者,当药物注入椎管内后,原来针刺下肢穴位所产生的'得气'感应和肌电变化逐渐减弱以至消失,但针刺上肢穴位仍有'得气'感应和肌电的变化。在用硫喷妥钠作静脉麻醉的患者,针刺引起的肌电变化随同各种知觉一起消失。当给某些神经系统部分受损的患者进行针刺治疗时,还观察到这样的现象:在脊髓空洞征患者痛觉消失的区域扎针,往往很难'得气'或'得气'感应很差,在脊髓病变涉及后索等部位的患者的深感觉障碍区域扎针,患者往往只在捻针时才有'得气'感应,一旦停止捻针,'得气'感应就迅速减弱乃至消失。以上这些事实表明,针刺所引起的'得气'感应是同神经系统的整体功能分不开的,而且初步看来,'得气'感应的传入途径可能同痛觉的传入途径关系比较密切,而'得气'感应的维持或加强似乎同肌肉深部感觉的传导有一定的关系。

依上所述,针刺穴位时兴奋了某些感受器,在整个神经系统功能完好的情况下,引起酸、胀、重等主观感觉。与此同时,还可能反射性地引起一系列生理反应,包括对机体各种功能的调整。其中有一些生理反应,例如局部的肌肉收缩,又反过来加强原有的感觉,使'得气'感应能维持在一定的水平上。从这里可以看出,针刺所引起的酸、胀、重等感觉是和其他生理反应平行发生的,因而在某种程度上可以用它来判断或预测针刺的效果。

在针刺麻醉临床上普遍观察到这样一种现象,即不论采用何种穴位(体穴、耳穴、面穴、鼻穴等),不论采用什么针刺方法(手法运针、电针、电极板刺激、按压穴位、穴位注射等),也不论按那一种原则取穴(循经取穴,局部取穴,按神经取穴或'任意'取穴等),都必须产生一定的'得气'感应才会见效。根据前面的分析可以认为,所有这些取穴和针刺的方式方法并没有实质性的不同,它们都是对穴位及其附近组织结构内的感受器产生一定的刺激作用,引起一定的'得气'感应,从而获得针刺麻醉效果的。"[3]265

《针刺麻醉临床和原理研究资料选编》："十多年来，我们对针刺麻醉应用于胃大部切除术进行了临床研究。通过 800 例的病例分析，肯定了针刺麻醉的有效率为 96%（其中优良率为 63.17%），并对穴位的选择、刺激方法的改进和患者的个体差异等，也进行了初步的分析探讨。"[14]3

《针刺麻醉（修订版）》："针刺麻醉的历史和现状……针刺麻醉（简称针麻），是应用针刺穴位能够镇痛和调节人体生理生化、免疫等功能的原理，在患者的一些穴位上予以针刺刺激，辅以少量药物，使患者在清醒状态下接受手术的一种麻醉方法。针麻是运用现代科学的知识和方法整理和研究中医针灸疗法的丰硕成果。针麻的成功，开辟了麻醉学的一个新领域，是中西医结合的一个典范。

我国的针灸疗法已有几千年的悠久历史，它包含了我国劳动人民同疾病作斗争的丰富经验，并已形成较为完整的理论体系，是中国医药学伟大宝库中的重要组成部分。针麻就是在针治术的基础上发展起来的。一九五八年，我国广大医务和科技工作者热烈响应党中央关于努力发掘和提高中医药学的号召，掀起了西医学习中医，中西医结合的热潮，尝试应用针刺镇痛代替药物麻醉施行手术获得成功。针麻的问世，立即引起很大的反响。一九五九年春，在西安市召开了针麻研究现场会议。接着，一九五九年七月在上海召开的全国中医经络针灸学术座谈会和一九六〇年七月在上海召开的全国中西医结合研究工作经验交流会上，就有陕西、山西、甘肃、黑龙江、河北、山东、江苏、安徽、福建、江西、湖南、广东、广西、云南、四川、北京和上海等地的工作者提出了关于针刺经络穴位麻醉的报告，江西、浙江等地提出了耳针麻醉的报告，江苏、上海等地提出了小剂量药液穴位注射麻醉的报告；此外，陕西、河北、湖南、广东、甘肃、北京、上海等地的工作者还提出了有关针刺麻醉理论原理研究的报告。经过十多年的努力，各地工作者就针麻的穴位配方、刺激方法、辅助用药、外科

操作和针麻仪研制等多方面进行探索，并认真总结了经验。一九七〇年五月和一九七二年十月，先后两次在上海召开了全国针麻研究学习班，针麻开始在全国范围内普及推广。

为了进一步在临床上普及针麻技术，提高针麻效果，并力争尽快阐明其原理，一九七四年十二月在西安市召开了全国针麻研究专业会议。在这次会议上，确定了重点协作研究课题。临床方面有甲状腺、输卵管结扎、剖腹产、阑尾切除、疝修补、肺切除、前颅窝、上颌窦和四肢等手术；原理方面包括穴位与针感形成的物质基础、经络感传现象的客观指标、体表和内脏相关的联系途径、中枢神经系统某些结构及其递质和针刺镇痛的关系以及针刺对机体生理功能的调整作用等。并对这些重点研究课题组织协作攻关，推动了针麻临床和原理研究工作的进一步发展。

一九七九年六月，全国针灸针麻学术讨论会在北京召开。参加这次会议的，除国内针灸针麻工作者外，尚有三十个国家和地区的学者。国内各地提交这次会议的论文多达一千零二十七篇，外国学者报告的论文也有五十七篇。这是对二十余年来针灸针麻研究的一次全面的检阅，标志着针麻研究进入了一个新的发展阶段。

针麻研究迄今已有二十五年。据统计，全国各地有选择地应用针麻技术施行各种手术已逾二百余万病例，其中包括脑外科、眼科、耳鼻喉科、颌面外科、口腔科、胸外科、腹部外科、泌尿科、妇产科、骨科和小儿外科等一百多种手术病种。随着针麻的普及推广，针麻操作方法不断简化，临床效果不断提高，一些难度较大、麻醉要求较高的手术也能在针麻下进行了。"[6]1

"一九八〇年在广西南宁召开的全国针麻工作座谈会上，有的单位提出针刺合并小剂量药物麻醉，既保持针麻的特点，又发挥麻醉药物的作用，以解决针麻存在的镇痛不全等问题，即所谓'针药结合'的方法。一九八一年，在北戴河召开的针麻临床研究工作会议重点讨论了进

一步提高针刺镇痛效果的问题。会议指出：多年来从筛选穴位和刺激方法等方面进行的探索表明，单靠穴位针刺不能充分地解决镇痛不全的问题。看来有效的方法之一，是在手术中的某些步骤加用适量的镇痛药物，即．针药复合麻醉。一九八三年，在云南昆明召开的全国针麻学术讨论会上，针药结合麻醉方法已为多数工作者所接受。在国外，针麻的发展趋势也是针药结合，有人称之为'针药麻'。由此可见，进一步探索针麻中用药的种类、方法和剂量，同时发挥针麻和药麻的长处，是进一步提高针麻效果的有效途径。"

"北戴河会议建议将过去沿用的四级标准（针麻效果分为优、良、尚可、失败四级）改为三级评级标准：Ⅰ级，以针为主，辅以少量术前用药，患者无痛或其他不适，能顺利完成手术者；Ⅱ级，针刺加用麻醉药物，药量少于药麻用量，仍保留针刺的镇痛和调整作用，患者基本无痛或其他不适，手术也可顺利完成者；Ⅲ级，针刺后手术不能顺利进行，追加麻醉药剂量相当于药麻的剂量或必须改变为其他麻醉方法者，即针麻失败。与过去的评级标准比较，这一评级标准强调了既要保证患者在术中无痛，又要尽可能保留针刺的调整作用，以促进针麻研究不断健康发展。"[6]6

《针刺镇痛原理研究》："本文作者试图对30余年针刺麻醉的认识加以总结，并对其今后的发展提出讨论：① 针刺麻醉（AA）的核心是针刺镇痛。② 针刺可以减轻外科手术引起的疼痛，但不能达到完全无痛。③ 针刺合并药物麻醉，可使麻醉药用量减少 40%～50%，从颅脑到腹部手术均如此。④ 针麻的优势主要是由于可使麻醉药用量减少，从而使生命指标波动减少，术后恢复加速，术后住院日期缩短；也由于针麻下手术可使患者与医师有更好的配合。⑤ 针麻的难点主要在于针刺的操作引起一些困难，这些困难已由于韩氏穴位神经刺激仪（HANS）的出现而得到解决。⑥ 建议今后应用针刺与药物复合麻醉，称之为'针刺辅助麻醉'（AAA）。它既可保留 AA 的主要优点，又可保证患者在完全无痛的情况下接受手术。⑦ 从医院管理的角度应制定一些新的规定，鼓励麻醉医师在有利于患者的前提下多应用 AAA……针刺的作用虽不限于镇痛，但镇痛确是针刺麻醉的核心和要素，针麻之所以不能推广，关键还在于镇痛不全。几十年来改进针麻的重点，也主要放在如何加强其镇痛效果方面。"[1]9

《针刺麻醉在耳鼻咽喉手术应用初步总结》："针灸疗法是我国几年来同疾病作斗争的经验总结，对保障人民身体健康曾有很大的贡献。在两年前我们应用它在耳鼻咽喉科作治疗，获得了显著的效果，特别是在耳鼻咽喉手术后止痛方面，成绩卓著……以针刺代替局部麻醉剂进行扁桃体摘出术，食道异物取出术、鼻息肉及鼻甲部分截除术，均获得成功。"[5]28

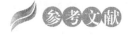

参考文献

［1］　韩济生.针刺镇痛原理研究［M］.石家庄：河北教育出版社，2003：9.

［2］　［明］杨继洲.针灸大成.［M］//黄龙祥主编.针灸名著集成.北京：华夏出版社，1996：821.

［3］　《针刺麻醉》编写小组.针刺麻醉［M］.上海：上海人民出版社，1972：2.

［4］　柯渊旋，冼国新，王奇，等.扁桃体摘除术中穴位电针麻醉法初步应用［J］.武汉医学院学报，1958，（8）：391－393.

［5］　邓泽材，黄伟坤，甘长云，等.针刺麻醉在耳鼻咽喉手术应用初步总结［J］.江西中医药，1959，（3）：28－31.

［6］　翁恩琪.针刺麻醉（修订版）［M］.上海：上海科学技术出版社，1984：1，6.

［7］　武广华，臧益秀，刘运祥，等.中国卫生管理辞典［M］.北京：中国科学技术出版社，2001：631.

［8］　李经纬，余瀛鳌，蔡景峰.中医名词术语精华辞典［M］.天津：天津科学技术出版社，1996：519.

［9］　中医研究院，广东中医学院.中医名词术语选释［M］.北京：人民卫生出版社，1973：292.

［10］　《中医辞典》编委会.简明中医辞典［M］.北京：中国中医药出版社，2001：524.

［11］　李经纬，余瀛鳌，欧永欣，等.中医大辞典［M］.北京：人民卫生出版社，1995：871.

[12] 胡皓夫.儿科学辞典[M].北京:北京科学技术出版社,2003:270.

[13] 朱家恺,黄洁夫,陈积圣.外科学辞典[M].北京:北京科学技术出版社,2003:176.

[14] 上海市医学科学研究领导小组针麻办公室.针刺麻醉

临床和原理研究资料选编[M].上海:上海人民出版社,1977:3.

（黄　涛）

## 针刺镇痛

zhēn cì zhèn tòng

### 一、规范名

【汉文名】针刺镇痛。

【英文名】acupuncture analgesia。

【注释】通过针刺达到缓解疼痛的方法。

### 二、定名依据

针刺治疗痛证,在《内经》时期的多个篇章均有出现。如《素问》中有"举痛论""刺腰痛"等,在《灵枢》的"经筋"等篇中也有"以痛为输"等记载。在《标幽赋》中,有"住痛移疼"的描述。

现代文献中最早出现针刺与镇痛字样,是发表在《人民军医》1959年号上的《针刺局麻作用的实验研究》:"针刺某些穴位,对一定的部位具有镇痛作用,这一事实早为临床实践所证明。"针刺镇痛术语则出自《中华医学杂志》1973年的"人体针刺镇痛现象"。

20世纪50年代末开始以针刺麻醉的方法应用于外科手术中,许多科学家认为针麻的作用机制就是针刺镇痛,并由此开展相关研究工作。

在现代高等院校针灸学教材及中医工具类书中,针刺镇痛作为规范名出现,如《科学技术社会辞典·生物》:"针刺一定穴位以缓解或消除疼痛的方法。"2005年出版的《中医药学名词》收录该词,释义为"通过针刺达到镇痛的方法"。

### 三、同义词

【曾称】"住痛移疼"(《标幽赋》)。

### 四、源流考释

针刺镇痛指通过针刺达到缓解疼痛的方法。早在《内经》时期,就有不少有关针刺治疗痛证的表述,如《素问》[1]227中有"举痛论""刺腰痛"等,在《灵枢》[2]43"经筋"等篇中也有"以痛为腧"的记载。《素问·刺腰痛论》:"足太阳脉令人腰痛,引项脊尻背如重状,刺其郄中。太阳正经出血,春无见血。"《标幽赋》[3]430:"拘挛闭塞,遣八邪而去矣;寒热痛痹,开四关而已之。""明标与本,论刺深刺浅之经;住痛移疼,取相交相贯之径。"《针灸聚英》:"苍龙摆尾气交流,血气奋飞遍体周。任君疼痛诸般疾,一插须臾万病休"[4]260。在近代承淡安所著《中国针灸学》中也提到针刺"镇痉镇痛疗法"[5]45。

现代文献中最早出现针刺镇痛字样,是发表在《人民军医》[6]865 1959年号上的《针刺局麻作用的实验研究》,"针刺某些穴位,对一定的部位具有镇痛作用,这一事实早为临床实践所证明"。1958年,我国广大医务和科技工作者热烈响应党中央关于努力发掘和提高中医药学的号召,掀起了西医学习中医,中西医结合的热潮,尝试应用针刺镇痛代替药物麻醉施行手术获得成功。针麻的问世,立即引起很大的反响[7]2。著名的医学家韩济生认为,"镇痛确是针刺麻醉的核心和要素"[8]9。因此,在《针刺麻醉》中,就提出:"针刺身体的穴位可以治疗各种疼痛,收到'住痛移疼'的效果。"为了弄清楚这个问题,不少科学家在人体和动物上进行了一系列观察。他们采用各种测痛方法测定针刺前后身体各部位痛阈（即刚能引起痛觉的刺激强度）的变化。结果发现，针麻所选用的数十个穴位对身体各部分都有一定程度的镇痛作用，表现为针刺这些穴位时身体各部分的痛阈都有不同程度的提高。"这一事实说明针刺麻醉确实有镇痛作用。针刺穴位不仅能在正常人身上产生镇痛作用，而且也可以在各种动物（例如狗、猫、兔、大鼠等）身上产生类似的效果"。当时的北医基础部针麻原理研究组便在 1973 年的《中华医学杂志》上撰文指出这就是"人体针刺镇痛现象"[9]151。这一术语出现之后，为许多文献所引用，张香桐（1978 年）关于针刺镇痛神经生理学基础的总结资料，更多的研究表明："针刺镇痛（或许还包括'脑刺激镇痛'和'吗啡镇痛'）可能由于调动了中枢神经系统中一个复杂的痛觉调制系统的功能而实现的。"[10]11

1986 年，中国针灸学会针刺麻醉研究会（后改为针刺麻醉分会）成立大会暨学术讨论会在上海召开，大会回顾了自 1960 年以来针刺麻醉的工作，认为近 30 年来的工作，证明了针刺穴位确有镇痛作用，并分析了穴位的特异性及其物质基础[11]。但是，既然不是真正的麻醉方法，就不能要求达到完全的痛觉缺失，"针刺镇痛是一种生理学镇痛方法，故有其生理学必然的局限性，针刺本身似乎只能起到 10 毫克吗啡所能起到的作用"[12]237。韩济生总结了多年的针刺镇痛工作，认为针刺麻醉（AA）的核心就是针刺镇痛。[13]57

工具书中多收录针刺镇痛为规范名，如《20 世纪中国学术大典·生物学》："针刺疗法是我国传统医学的主要治疗方法之一，一般是将金属毫针刺入身体的某些部位（即穴位），通过捻转或通电等刺激，达到缓解各种病痛、调整人体功能的目的。"[14]422《科学技术社会辞典·生物》："针刺一定穴位以缓解或消除疼痛的方法。"[15]322 针刺镇痛起源于中国，早在 2 000 多年前中医经典著作《灵枢经》中就有关于针刺治疗

头痛、牙痛、腰痛、关节痛以及各种腹痛的记载。

2005 年出版的《中医药学名词》中也将其作为规范词收入，释义为"通过针刺达到镇痛的方法"[16]242。根据术语学的原则，不能以词释词，由于镇痛 analgesia 本身就是一个术语，《卫生学大辞典》将其释为"又称为痛觉缺失或痛觉消失，属于一种感觉缺失。感觉缺失表现为在清醒情况下，对刺激不发生感觉反应"[17]737。所以，修订版的《中医药学名词》将针刺镇痛收为规范名，将其定义修改为"通过针刺达到疼痛缓解或消除的方法"。

## 五、文献辑录

《素问·刺腰痛论》："足太阳脉令人腰痛，引项脊尻背如重状，刺其郄中。太阳正经出血，春无见血。"[1]227

《扁鹊神应针灸玉龙经》"标幽赋"："拘挛闭塞，遣八邪而去矣；寒热痛痹，开四关而已之。"[3]430"明标与本，论刺深刺浅之经；住痛移疼，取相交相贯之径。"[3]431

《针灸聚英》："苍龙摆尾气交流，血气奋飞遍体周。任君疼痛诸般疾，一插须臾万病休"。[4]260

《针刺麻醉》："针刺身体的穴位可以治疗各种疼痛，收到'住痛移疼'……在针刺麻醉下之所以能进行手术，除了其他一些因素以外，主要是针刺具有镇痛作用。但是，曾有人对于针刺是否真的能防止手术创伤所引起的疼痛表示怀疑。为了弄清楚这个问题，不少单位在人身上进行了一系列观察。他们采用各种测痛方法测定针刺前后身体各部位痛阈（即刚能引起痛觉的刺激强度）的变化。结果发现，针麻所选用的数十个穴位对身体各部分都有一定程度的镇痛作用，表现为针刺这些穴位时身体各部分的痛阈都有不同程度的提高。这一事实说明针刺麻醉确实有镇痛作用。

针刺穴位不仅能在正常人身上产生镇痛作用，而且也可以在各种动物（例如狗、猫、兔、大鼠等）身上产生类似的效果。许多单位曾采用

各种伤害性刺激的方法，以动物的行为和各种生理反应作为指标，然后施加针刺或类似的刺激。结果证明，针刺在动物中也有明显的镇痛作用，同人相比较，其情况十分相似。

所有这些事实清楚地表明，针刺的镇痛作用是客观存在的，它并不是一种暗示作用（虽然暗示对痛觉确有一定的影响），更不是一种假象。"[7]2

《中枢神经介质与针刺镇痛》："针刺镇痛（或许还包括'脑刺激镇痛'和'吗啡镇痛'）可能由于调动了中枢神经系统中一个复杂的痛觉调制系统的功能而实现的。"[10]11

《针刺镇痛及其有关的神经通路和神经介质》："针刺是否有镇痛效果？回答是肯定的。不论是根据古医书的记载或现代的医疗实践，以及在人体和动物身上进行的大量实验，都说明针刺可缓解慢性疼痛、减轻急性疼痛。"[18]294

《针刺镇痛的历史回顾》："长沙马王堆汉墓出土的《帛书·经脉篇》，则向我们展示了中国早期的针灸医学对痛与镇痛的认识程度。说明远在《内经》之前，中医就已经认识到，只要在相应的经脉上施以砭针或艾灸，就可以消除'心痛、腹痛、齿痛、腰痛、头痛、背痛、节尽痛'。"[19]40

《针刺镇痛的中医机理探讨》："'不通则痛'作为实痛的基本病理，早在《内经》中就有详细论述，《素问·举痛论》云：'经脉流行不止，环周不休。寒气入经则稽迟，泣而不行，客于脉外则血少，客于脉中则气不通，故卒然而痛。'《灵枢·痛疽》进一步阐发曰：'寒邪客于经络之中，则血泣，血泣则脉不通。'明确指出了气血运行障碍是导致疼痛产生的主要病机之一。

'不荣则痛'作为虚痛的基本病理，在《内经》中亦有记载。如《素问·举痛论》：'寒气客于五藏，厥逆上泄，阴气竭，阳气未入，故卒然而痛。'《灵枢·阴阳二十五人》：'血气皆少则喜转筋，踵下痛。'《灵枢·五癃津液别》：'阴阳不和，则使液溢而下流于阴，髓液皆减而下，下过度则虚，虚故腰背痛而胫酸。'明确提出了虚可致痛的观点。后世医家对此也进行了阐述。如《卫生宝鉴》：'清阳之气愈亏损，不能上荣……所以头苦痛。'《质疑录》：'肝血不足则为筋挛……为目眩，为头痛，为胁肋痛。为少腹痛，为疝痛诸证，几此皆肝血不荣也。'"

"疼痛是一种感觉，当属神的活动，所以一切疼痛又必须在'神'的参与下才能产生。"[20]162

《针刺镇痛原理研究》："针刺镇痛的应用始于临床，麻醉医师向来习惯于应用药物进行麻醉，现在要用针刺代替药物来进行'麻醉'，因而很自然地称之为'针刺麻醉'（针麻）。但基础研究人员宁愿称之为'针刺镇痛'，因为此时意识并不消失，既不麻，也不醉，只是痛觉变得迟钝，从而使某些外科手术操作得以进行。这种称呼的不足之处是：针刺的作用不仅仅在于镇痛，还有对生理功能的调整作用，而后者是绝不能加以忽视的。必须承认，针刺的作用虽不限于镇痛，但镇痛确是针刺麻醉的核心和要素。针麻之所以不能推广，关键还在于镇痛不全。几十年来改进针麻的重点，也主要放在如何加强其镇痛效果方面。"[8]9

《20世纪中国学术大典·生物学》："针刺疗法是我国传统医学的主要治疗方法之一，一般是将金属毫针刺入身体的某些部位（即穴位），通过捻转或通电等刺激，达到缓解各种病痛、调整人体功能的目的。"[14]422

《科学技术社会辞典·生物》："针刺一定穴位以缓解或消除疼痛的方法。针刺镇痛起源于中国，早在2 000多年前中医经典著作《灵枢经》中就有关于针刺治疗头痛、牙痛、腰痛、关节痛以及各种腹痛的记载。1958年，中国学者在针刺镇痛基础上首创针刺麻醉。针刺镇痛时需在身体不同部位选择穴位，包括肢体穴位、躯干穴位、耳穴、面穴、鼻穴或'阿是穴'（即疼痛部位），采用不同的形式，如手针、电针（通过针灸针给予脉冲电刺激）和水针（即在穴位组织内注射少量生理盐水、葡萄糖液或其他药液），使被针刺者产生酸、胀、麻等针感，并出现局部性或全身性镇痛效应。"[15]322

《中国针灸辞典》："电针直接刺激传导痛觉

的神经和痛源部位,一方面可以使这一神经中痛觉纤维的传导发生阻滞,同时又可以使脊髓背角细胞对伤害性刺激的反应受到抑制。"[21]888

《中国针灸辞典》:"针刺镇痛的外周机制研究电针直接刺激传导痛觉的神经和痛源部位,一方面可以使这一神经中痛觉纤维的传导发生阻滞,同时又可以使脊髓背角细胞对伤害性刺激的反应受到抑制。"[21]889

《卫生学大辞典》:"又称为痛觉缺失或痛觉消失,属于一种感觉缺失。感觉缺失表现为在清醒情况下,对刺激不发生感觉反应。"[17]737

《儿科学辞典》:"在神志清楚的情况下,对疼痛刺激不发生感觉反应,即失去疼痛感觉。"[22]683

《英汉生物化学与分子医学辞典》:"不丧失意识的状态下解除或缺失痛觉。"[23]193

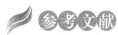 参考文献

[ 1 ]　未著撰人.黄帝内经素问[M].北京:人民卫生出版社,1963:227.

[ 2 ]　未著撰人.灵枢经[M].北京:人民卫生出版社,1963:43.

[ 3 ]　[元]王国瑞.扁鹊神应针灸玉龙经.[M]//黄龙祥主编.针灸名著集成.北京:华夏出版社,1996:430,431.

[ 4 ]　[明]高武.针灸聚英[M].上海:上海科学技术出版社,1961:260.

[ 5 ]　承淡安.中国针灸学[M].北京:人民卫生出版社,2008:45.

[ 6 ]　范谨之,胡三觉,王复周.针刺局麻作用的实验研究[J].人民军医,1959,(11):865-867.

[ 7 ]　《针刺麻醉》编写小组.针刺麻醉[M].上海:上海人民出版社,1972:2.

[ 8 ]　韩济生.针刺镇痛原理研究[M].石家庄:河北教育出版社,2003:9.

[ 9 ]　北医基础部针麻原理研究组.人体针刺镇痛现象[J].中华医学杂志,1973(3):151.

[10]　韩济生,汤健,任民峰,等.中枢神经介质与针刺镇痛[J].北京医学院学报,1980,12(1):11-19.

[11]　吴鎏桢.针刺镇痛的历史回顾[J].陕西中医学院学报,1994,17(4):40-42.

[12]　翁恩琪.痛与镇痛[M].上海:上海科学技术出版社,1987:237.

[13]　韩济生.针麻镇痛研究[J].针刺研究,2016,(05):57.

[14]　钱迎倩,王亚辉.20世纪中国学术大典:生物学[M].福州:福建教育出版社,2004:422-425.

[15]　袁运开,顾明远.科学技术社会辞典:生物[M].杭州:浙江教育出版社,1991:322.

[16]　医药学名词审定委员会.中医药学名词[M].北京:科学出版社,2005:242.

[17]　王翔朴,王营通,李珏声.卫生学大辞典[M].青岛:青岛出版社,2000:737.

[18]　韩济生.针刺镇痛及其有关的神经通路和神经介质[J].生理科学进展,1984,5(4):294-300.

[19]　吴鎏桢.针刺镇痛的历史回顾[J].陕西中医学院学报,1994,17(4):40-42.

[20]　鞠大宏,侯依泽.针刺镇痛的中医机理探讨[J].中国中医基础医学杂志,1998,4(8)s:162,163.

[21]　高希言.中国针灸辞典[M].郑州:河南科学技术出版社,2002:888,889.

[22]　胡皓夫.儿科学辞典[M].北京:北京科学技术出版社,2003:683.

[23]　罗超权,余新炳,王昌才.英汉生物化学与分子医学词典[M].北京:中国医药科技出版社,2004:193.

（黄　涛）

## 针具消毒

zhēn jù xiāo dú

### 一、规范名

【中文名】针具消毒。

【英文名】needle disinfection。

【注释】针刺前对所用的针具进行消毒。

### 二、定名依据

古代文献中并无针具消毒的概念,有文献

认为《素问》遗篇中的"口温"法以及《针灸大成》中的煮针法与制针法与此有关。与规范名意义最近者为针灸消毒,最早现于民国时期罗兆琚的《针灸消毒学》讲义,但针具消毒概念过于模糊,不如现有规范名含义具体明确。

在《中国针灸辞典》《中国针灸学辞典》及现代高等教育中医药学教材《针灸学》中均以针具消毒为规范名。针具消毒的下位概念还有更为具体的表述,针具高压消毒法、针具煮沸消毒法、针具浸泡消毒法等。

### 三、同义词

【曾称】"煮针法"(《针灸大成》)。

### 四、源流考释

在中国古代,对细菌感染、消毒等几无概念。在《素问·宝命全形论》中提及针具,只要求"针耀而匀"[1]155。后来在《备急千金要方》[2]261中还提到,如果针不够亮,还要在鞋底或其他地方七锃,针亮后才能刺入。但是,对于针刺不洁之后引起的继发感染,《内经》之中还是有所描述。如《素问·刺禁论》:"刺乳上,中乳房,为肿根蚀。""刺手鱼腹内陷为肿。""刺揣肠内陷,为肿。""刺气街中脉,血不出,为肿鼠仆。"[1]275 分别表述了针刺后引起的乳房、手、下肢、腹股沟处的感染。

宋人所托《素问》著的"遗篇"中,提到了口温之法,后世引为暖针,"用圆利针、长针,未刺时,先口温针暖而用之"[1]280。与日常所提的温针之法决然不同,其原理为"口体温针,欲针入经穴,气得温而易行也"。《标幽赋》总结为"口藏比火,进阳补羸"[3]370。《扁鹊神应针灸玉龙经》更说明原因,"且夫先令针耀而虑针损,次藏口内而欲针温。古人云,口温针暖,毋令针冷,与皮肉相和,故不损折也"[4]432。看来口温或暖针之法,并不是用于针具消毒,而是担心铁质的针具在寒冷气候下,针刺后易于折断,而且会引起人体的经气阻滞。《针灸大成》认为,口温之后"使血气调和,冷热不相争也"[5]861。

也有学者认为《针灸大成》中的制针法,采用马衔铁来制针以及以中药煮针法与针具消毒有关。但仔细考察之下,其解释"马衔铁无毒"的原因"以马属午,属火,火克金,解饮毒,故用以作针"又令人不得其解,用之解释针具无毒,未免牵强。而煮针法,《针灸大成》论之甚详,"先将铁丝于火中锻红,次截之,或二寸,或三寸,或五寸,长短不拘。次以蟾酥涂针上,仍入火中微,不可令红,取起,照前涂酥,锻三次,至第三次,乘热插腊肉皮之里、肉之外,将后药先以水三碗煎沸,次入针肉在内,煮至水干,倾于水中,待冷,将针取出。于黄土中插百余下,色明方佳,以去火毒,次以铜丝缠上,其针尖要磨圆,不可用尖刃"[5]851。这是表述制针的过程:待针制成后,以麝香等活血化瘀止痛的药物煮制,目的在于引药性入铁。这一解释说明,这并不是针刺操作之前的针具消毒,而是在制针过程中的炮制。

直到西医传入中国之后,细菌与消毒的概念才渐渐普及。赵尔康说:"自显微镜下发见病菌后,消毒之学,非常注意……针灸之学,亦复如是。"在民国政府出台的医师从业规定中已有专门针对消毒的规则,包括了对针具和施术部位及医者手指的消毒规定。如天津市出台的规则中说:"针灸术者,其施术时所用之针,及施术之部分,并术者之手指等,均须严行消毒。"[6]228 目前在文献中能发现最早明确提到针灸消毒概念的,是民国时期的针灸名医罗兆琚。他一方面批评古人口温暖针的弊病"考我国历来之针灸专家,既不知消毒,已属医科之缺点,反将针用口温之,诚为谬误之极。""病人血液中之菌毒可畏,倘被其侵入口内,实能左右本体之健康及生命"。一方面提倡要严格进行消毒,"消毒学者,乃针灸术中之重要科目也……除对患者应施治之部位外,所用之针具,及医者之手指,均须严密消毒"[7]226 在民国时期的《针灸杂志》中,他还提到自己所做的一个小实验,现在看来不太符合医学伦理,但也证明了针灸消毒尤其是针具消毒的重要性和必要性。他用治疗患疥疮患者的针,未经消毒就直接刺入另一位患者体内,结果那名患者果然也患了疔疮。因此,他特意写了《针灸消毒讲义》在《针灸杂志》上连载,以警示同道。根据罗氏的描述,民国时期对于针具的消毒,除了乙醇之外,"尚有所谓利左尔、石炭酸、升汞、福尔马林及石灰、硫酸、棚酸、亚基希夫尔、沃度丁等,多种名称"。[7]227

1949年后,政府及各级医疗机构对针具消毒及针刺操作时的各种消毒措施也非常重视,如《北京市人民政府公共卫生局修正北京市针灸类、正骨类、按摩类执业暂行办法》中特别强调:"惟针灸业须具有消毒灭菌常识。"各个时期的高等中医药教材中也以针具消毒为规范名,强调了其重要性,并提出了不同的消毒方法,如高压消毒、煮沸消毒及浸泡消毒等。《中国针灸辞典》表述为:"指针刺前后对所用针具的消毒。应用针刺时必须注意严格消毒,其中针具的消毒尤其重要。针具消毒方法很多,以高压蒸汽消毒法为最佳。可以根据具体条件选择。"《中国针灸学辞典》:"针刺前的准备。指针刺前对所选用的针具进行消毒。除一次性针具外,如不消毒或消毒不严格容易引起交叉感染。"

通过对以上的文献考证与梳理,《中医药学名词》中以针具消毒为规范名,定义为"针刺前对所用的针具进行消毒"。同时设三个下位词,针具高压消毒法"采用高压蒸汽的方法对针具进行消毒"。针具煮沸消毒法"采用煮沸的方法对针具进行消毒"。针具浸泡消毒法"采用浸泡乙醇或消毒液的方法对针具进行消毒"。使针具消毒的概念完整和明确。此外,还收录了针灸史学中的煮针法,释义为"古代将针具以某些药物煎煮处理后再用于临床的方法"。

## 五、文献辑录

《北平特别市管理针灸、按摩、正骨术营业章程》:"一、人体之构造及主要器官之功能;二、施术方法;三、消毒法大意;四、按摩术、针灸术、正骨术之实施。"天津关于针灸的要求更

具体,包括:"一、人体之构造及主要器官之功能,并经络与神经脉管之关系;二、身体各部之针刺法、灸点法及经穴禁穴;三、消毒法大意;四、针灸术实验(指针灸操作考核)。"[9]2

《消毒学讲义》:"消毒学者,乃针灸术中之重要科目也,学者对于此科应细心研究,充分明了盖针灸术为皮肤上之一种创伤医术,时时能引其细菌之侵犯,且针具亦足以为细菌媒介,故必须精密的消有毒为无毒,俾不致引其大害为境止,况针灸术已为世界各国所公认之东方唯一之物理疗法,日常接触于种种之患者无论何时,难免不受病毒之传染,故不得不有充分卫生消毒之知识,除对患者应施治之部位外,所用之针具,及医者之手指,均须严密消毒,以防患于未然是以针灸术施术之际,消毒之法,双方俱宜兼顾,所以消毒之意识,及其目的,首宜明晰于胸,然后方可与言治疗也。"[6]1

《针灸消毒法说》:"将针具放在的酒精内浸泡半小时后取出,金针虽不生锈,然病者秽气毒血,多在穴下,一经针刺,则必污染,且人之病患不同,疥癣、花柳、伤寒、掩痕、痕疫等,最易传染。若不将针上毒挺消除,难免以此传彼之患。故每针一穴,则宜换针,每针一人则宜洗针消毒。用消毒药水将污括洗尽,再用消毒药棉将针擦明,最后以酒精泡半小时,用干酒精棉球擦干,藏针于消毒后之玻璃管内(管底亦放置消毒干棉球以护针尖),封好管口备用。至于三棱针以铁制成,最易生镇,尤宜经常擦磨,可蒸可煮,可以药水浸泡洗括,用之乙醇泡后,以消毒干棉球擦干,放入针管内备用。"[10]105

《修正北京市针灸类、正骨类、按摩类执业暂行办法》:"凡用针之前,先将针身用砂纸夹擦,见已白亮,再以净纸拭过,然后取百分之七十的乙醇消毒,并以消毒棉花拭干,方可应用。"

"尚有所谓利左尔、石炭酸、升汞福尔马林及石灰、硫黄、棚酸、亚基希夫尔、沃度丁等,多种名称。"

"病人血液中之菌毒可畏，倘被其侵入口内，实能左右本体之健康及生命。"[12]28

《"简易消毒藏针管"的介绍》："惟针灸业须具有消毒灭菌常识"。[13]60

"设计了一种简易的消毒藏针管，使用的消毒剂为75%的乙醇。"

《采用"分针消毒法"，防止交叉感染》："分针消毒法，即将不同患者的针装入筒中，分别进行高温煮沸消毒。"[14]52

《民国时期针灸医生执业管理的实施及其影响》："自从1822年道光皇帝下诏太医院停办针灸科后，针灸在清代就只能在民间发展。到了民国时期，我国开始仿效西方建立医事管理和公共卫生制度，政府对针灸医生也出台了相应的管理措施。"[15]756

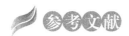

**参考文献**

［1］ 未著撰人.黄帝内经素问[M].北京：人民卫生出版社.1963：155,275,280.

［2］ [唐]孙思邈.千金要方[M].北京：人民卫生出版社，1955：261.

［3］ [元]窦汉卿.针经指南.[M]//黄龙祥主编.针灸名著集成.北京：华夏出版社，1996：370.

［4］ [元]王国瑞.扁鹊神应玉龙经[M].//黄龙祥主编.针灸名著集成.北京：华夏出版社，1996：432.

［5］ [明]杨继洲.针灸大成[M].//黄龙祥主编.针灸名著集成.北京：华夏出版社，1996：851,861.

［6］ 佚名.天津特别市卫生局管理针灸术暂行规则[J].卫生公报，1930(5)：228,229.

［7］ 罗兆琚.针灸消毒法说[J].针灸杂志，1936,2(4)：226,227.

［8］ 罗兆琚.消毒学讲义[J].针灸杂志，1936,3(4)：1.

［9］ 佚名.北平特别市管理针灸、按摩、正骨术营业章程[J].北平市市政公报，1930(49)：法规之2-3.

［10］ 罗兆琚.针灸消毒法说[J]针灸杂志，1935,2(3)：105.

［11］ 罗兆琚.消毒学讲义[J].针灸杂志，1936,3(4)：1.

［12］ 北京市人民政府公共卫生局.修正北京市针灸类、正骨类、按摩类执业暂行办法[J].北京中医，1953(9)：28.

［13］ 胡志斌，李奇胜."简易消毒藏针管"的介绍[J].中级医刊，1959(8)：60.

［14］ 公平，平永兴.采用"分针消毒法"，防止交叉感染[J].中国针灸，1989,(2)：52.

［15］ 郑洪.民国时期针灸医生执业管理的实施及其影响[J].中国针灸，2012,(8)：756-758.

（黄　涛　丁云晴）

5·030

# 灸法

jiū fǎ

## 一、规范名

【汉文名】灸法。

【英文名】moxibustion。

【注释】以艾绒为主要材料，点燃后直接或间接熏灼穴位或体表部位的一种保健和治疗方法。

## 二、定名依据

灸法的产生早于方药，一般认为灸法产生于火的发现和使用之后，用火直接烧灼皮肤的治疗方法，是物理疗法中最古老的方法。"灸法"作为针灸技术的名称最早见于《曹氏灸经》，被收录于《肘后备急方·治风毒脚弱痹满上气方》中。"灸法"一词，古称"灸焫"，历代往往以"灸"命名，或以"艾"代称；东汉张仲景用"火法"后，广义的灸法包含了火法、隔物灸和敷贴灸（又称天灸）。民国时期，灸法又被称为"灸术"。中华人民共和国成立以后，中医学专业著作统称为"灸法"。

现代相关著作，如《中医大辞典》《中国针灸大词典》《中国灸法大全》《中国灸法学》，以及全国高等中医药院校规划教材《针灸学》等均以"灸法"作为规范名。同时，已经广泛应用于中医药学文献的标引和检索的《中国中医药学主题词表》也以"灸法"作为正式主题词，这些均说明"灸法"作为针灸疗法的规范名已成为共识。

我国2005年出版的全国科学技术名词审定委员会审定公布的《中医药学名词》已以"灸法"作为规范名。

## 三、同义词

【曾称】"灸"（《庄子》）；"久"（《帛书》）；"艾"（《孟子》）；"烙"（《点烙三十六黄方》）；"灸术"（《中国针灸学讲义》）。

## 四、源流考释

灸法起源于我国原始社会的旧石器时代。一般认为，在人类开始用火之后，当原始人用火日益频繁，围火取暖之时，火作用于人体，既可以消除寒冷，又可以温通血脉、解除疲劳，而当偶然有火星蹦出，不慎被灼伤了某处，却意外地消除或减轻了身体上某种疾病的症状，久而久之，人们记住了这个部位，当疾病再次发作时，患者尝试点燃枝条烧灼该部位而症状同样得以缓解或消除，当这些散在的经验日积月累之后，逐渐发展成为灸法，可以说是"火"的发现和应用促进了灸法的产生。

灸法是指施灸的方法，其包含的内容很多，如灸材、灸具、灸量、灸方、施灸部位、施灸顺序和施灸宜忌等。

早期的灸法，往往以"灸"作为代名词而使用，且多为直接灸，是将艾绒放在身体上的特殊部位（可能是后世的经络、腧穴）进行灼烧的一种方法。而表示"灸灼"意思的目前可见的早期文献中，一般写作"久"，如张家山汉简《脉书》[1]122、北大汉简《仓颉篇》和马王堆三号汉墓出土的帛书[2]3等。在《说文解字》中，许慎解释为"灼也。从火久声。举友切。"[3]177《说文解字注》更进一步解释说："灸，灼也。今以艾灼体曰灸，是其一端也；引伸凡柱曰灸。考工记庐人'灸诸墙'，注云：灸犹塞也，以柱两墙之间，挽而内之，本末胜负可知也。古文作'久'。许引《周礼》：'久诸墙，士丧礼'，皆木桁久之。注云：久当为灸，灸谓以盖案塞其口，按：久灸皆取附着相拒之意，凡附着相拒曰久，用火则曰灸。郑用方言，许说造字本意'从火，久声'。举形声包会意也。举友切。三部"[4]440。可见，早期的灸字不是医学专属名词，在不同领域有不同的含义，如《周礼·冬官》："灸诸墙，以视其桡之均也。"是指古代专门制作枪茅戈戟等兵器之柄的工人，相当于现代的木工，制作戈戟之柄，须先检测茅柄的强弱，要把茅柄支撑在两个平面之间，以观看弯曲是否匀称合适，支撑两个平面称之为"久"，在这个过程中使用了火，就成为"灸"[5]1。据黄龙祥考证，"灸"原本是指用艾火直接烧灼，其他的火热治法，张仲景在《伤寒论》中称作"火法"。而后世对于灸法与火法的区分并不严格，标准也不统一，以至于将一些原本属于熨法、熏法、烁法、焠法等"火法"也称作"灸"[6]717。1973年，在长沙马王堆三号汉墓（墓葬于公元前168年）出土的帛书中，出现两种传本的古代经脉学专著，后世依据其残文命名为《足臂十一脉灸经》和《阴阳十一脉灸经》，是目前记述灸法最早的医学文献；同时出土的《五十二病方》《脉法》也详细记载了施灸的部位，如"久（灸）左胻""久（灸）足中指"等。

在殷代（公元前14世纪—前11世纪）和西周初期（公元前11世纪）的甲骨文、金文里，不乏与医学有关的文字。在《殷墟文字乙编》632片卜辞中有一个字片，像卧病在床、以火灸病的形象。据我国古文字学家康殷研究，金文中的"𤇁"，因其像在人的下肢周围多出用微火灸灼之状，可能是"灸"字的早起象形文字[7]12。篆文作"𠃊"，像一弯腰驼背老人手挂拐杖在后，故《说文》云："久从后灸之，像人两胫后有距也。"尽管后世有古文字学家对康殷的解释持有异议，但并不影响灸法在早期的形成及广泛流传和应用。

"灸"这个字在现存文献中最早见于《庄子·盗跖篇》："丘所谓无病而自灸也。"而灸法所用的材料,最初阶段很可能是用一般的树枝或杂草等燃料,以艾作为灸治的主要材料,并指代灸法,是在春秋战国时期。《黄帝虾蟆经》专门讨论了灸材、灸刺的宜忌和补泻,如在《辨灸火木法》中记载:"右八木之火以灸,人皆伤血脉、肌肉、骨髓。太上阳燧之火以为灸,上次以礎石之火常用,又槐木之火灸,为疮易差,无者膏油之火益佳。"明确了松、柏、竹、橘、榆、枳、桑、枣八木不宜作为灸火,而阳燧、醋石、槐木、膏油之火可以作为灸火,为灸法的传播打下基础[8]56。在《孟子·离娄·桀纣章》中记载了"今之欲王者,犹七年之病,求三年之艾也",这里的"艾"主要指的是灸法。同时代的中医经典巨著《内经》,对中医理论作了第一次系统总结,其中的《灵枢经》(后世又称为《九卷》《针经》)则被认为是古人对针灸理论和实践应用的总结,明确了灸法的应用原则、灸治部位和灸法的宜忌,如《灵枢经·经脉》说"陷下则灸之"[9]31,《灵枢经·官能》说"针所不为,灸之所宜""阴阳皆虚,火自当之"[9]134,《灵枢经·癫狂》说"治癫疾者……灸骨骶二十壮"[9]59,《灵枢经·背腧》说"灸之则可,刺之则不可。气盛泻之,虚则补之"[9]101,《灵枢经·终始》说"阴阳俱不足,补阳则阴竭,泻阴则阳脱。如是者,可将以甘药,不可饮以至剂,如此者弗灸……人迎与脉口俱盛三倍以上,命曰阴阳俱溢。如是者不开,则血脉闭塞,气无所行,流淫于中,五脏内伤。如此者,因而灸之,则变易而为他病矣"[9]27,《灵枢经·痈疽》说"发于胁,名曰败疵。败疵者,女子之病也,灸之,其病大痈脓"[9]156,《灵枢经·经水》说"其治以针艾"[9]42。《灵枢经》中多"针艾"并称,并将艾作为灸法的代名词,足见该书问世前,艾灸与针砭治病已相当盛行。

在这一时期,刺法与灸法往往联合使用,已成为临床重要而常见的治疗方法,"刺灸"和"灸刺"也出现在经典著作中。据赵京生考证,认为"刺灸"一词虽然语义上与"灸刺"相同,但在医学著作中没有记载,而在非医学著作《淮南子》中有所涉及,如《淮南子·精神训》:"昔安知夫刺灸而欲生者之非惑也?"表明了刺灸作为治疗疾病、救人性命的治疗方式或手段已然是当时社会的普遍共识,刺法与灸法联用,并合称为刺灸,已成为临床较为重要而常见的治疗方法。而"灸刺"一词则更广泛地出现[10]313。《灵枢经·九针论》记载:"形乐志苦,病生于脉,治之于灸刺。"[9]149 古人也常用医理来论述治理国家相关事情,如西汉《盐铁论·轻重》卷三记载:"上大夫君与治粟都尉管领大农事,灸刺稽滞,开利百脉,是以万物流通,而县官富实。"[11]180 就是依据"灸刺"的对象或适应证是脉中的稽滞,功在开利百脉,使其流通而复其常态,借而论述社会性事务。东汉《太平经》有专论名为"灸刺诀","灸刺者,所以调安三百六十脉,通阴阳之气而除害者也"[12]179。

《素问》则明确指出了灸法的起源、方法和灸量,如《素问·异法方宜论》说:"藏寒生满病,其治宜灸焫。故灸焫者,亦从北方来。"[13]81 明确说明了灸疗方法起源于北方,主要用于治疗寒邪所致的腹部胀满,后来扩大了治疗范围。《素问·骨空论》说"灸寒热之法,先灸项大椎"[13]324,"大风汗出,灸谚谚"[13]318,"失枕……灸脊中"[13]319;《素问·血气形志论》说:"形乐志苦,病生于脉,治之以灸刺"[13]155 等记载则表明了在那个时代灸法的辨证施治、随年灸、灸法补泻、灸法禁忌等原则性的知识体系已经广泛流传,并为世人所熟悉、应用。

同时期的《五十二病方》更是记载了直接灸、发泡灸、蒲条灸、裹物灸、熏灸、砭灸并用的方法,被认为是最早记载灸方的文献。如《癫病第六方》"直接灸左足中趾"[14]66;《蚖第二方》"以蔺印其中颠"[14]51;《尤(疣)第一方》"取敝蒲席若藉之弱(蒻),绳之,即燔其末,以久(灸)尤(疣)末,热,即拔尤(疣)去之"[14]55;《胸养(痒)第一东汉张仲景十分重视火法,在《伤寒杂病论》第110条至第119条中,多处提到了"火法",主要包括了"熨法""熏法""灸法""烧针""温针",以及"火劫""火迫"等。其中与灸法有关的内容12条,其中适应证4条,3条是用于治疗少阴病等;禁忌证8条。如"少阴病,吐、利,手足不逆冷,反发热者,不死。脉不至者,灸少阴七壮。"[15]108"微数之脉,慎不可灸,因火为邪,则为烦逆,追虚逐实,血散脉中,火气虽微,内攻有力,焦骨伤筋,血难复也。"[15]64"伤寒六七日,脉微,手足厥冷,烦躁,灸厥阴,厥不还者,死。"[15]115仲景认为,灸法之用,当审其所宜,不可滥施,同时特别强调了三阴宜灸、施灸前后须诊脉以及灸药并施的观点。

古代用火之法有五,即爆、蒸、熏、熨、灸,火可包括灸,灸不能代表火。但"艾火"一词,由于后世一直使用,有时也用于代指艾灸疗法。如《类经图翼·经络二》卷四:"禁灸之穴四十七……诸穴休将艾火攻";《幼幼集成》卷一:"倘涉久病体虚,忽然精神溃乱,人事昏沉,前火则为不宜,须用回生艾火挽之。"

汉以前的灸法一般都是采用直接灸,而且特别强调化脓灸、发泡灸,认为"灸疮"是灸疗效果的表现,如《针灸甲乙经》:"欲令灸发者,履揄熨之,三日即发。"[16]53这种发疮灸法对后世影响很深,如宋代王执中在《针灸资生经》中就认为:"凡著艾得疮发,所患即差,不得疮发,其病不愈。"[16]269

两晋时期,是灸法盛行的时代,以葛洪为代表的诸多医家特别提倡用灸法治疗疾病,尤其是急症用灸,且首次出现了隔物灸。《肘后备急方》详细记述了各种隔物灸法,如隔蒜灸、隔盐灸等,是记载隔物灸的最早期的文献。两晋之后,隔物灸法更加盛行,为灸疗方法的多样化开辟了新的途径。如《肘后备急方·灸肿令消法》:"取独颗蒜,横截厚一分,安肿头上,灶如梧桐子大,灸蒜上百壮,不觉消,数数灸,唯多为

善,勿令大热。但觉痛即擎起蒜,蒜焦更换用新者,不用灸损皮肉。"[17]146隔盐灸有2处用两种不同方法,用于灸治霍乱和毒蛇咬伤等,后世医籍《千金要方》《外台秘要》《世医得效方》等多有收录;隔面、隔椒灸还可以联合使用,如在《治痈疽妒乳诸毒肿方》中记载的"搜面团肿头如钱大,满中安椒,以面饼子盖头上,灸令彻痛,即立止"[17]147,用于治疗"一切毒肿疼痛不可忍者",这种灸法至今仍在使用。葛洪还注意到了艾灸可以进行空气消毒,如在《肘后备急方·治瘴气疫疠温毒诸方》中记载"断温病令不相染……密以艾灸病人床四角,各一壮",是艾灸用于防治传染病的较早文献记载。

随着时代发展,灸法也日渐完善,继唐代出现大量的灸疗学专著,如《骨蒸病灸方》《脚气灸方》《灸法图残卷》《点烙三十六黄经》《备急灸法》等之后,后世许多大型的综合性医疗著作中也多有收录灸法,如《千金方》《外台秘要》《太平圣惠方》《神灸经纶》《古今医统大全》等,特别强调多灸、重灸、长灸。《新集备急灸经》更是关注到了在缺医少药、医疗条件较差的偏远地区,强调用灸法救急治病。

宋代以后,人们对施灸过程中的痛苦开始不满,至《增广太平惠民和剂局方》明确指出"世人著灸,多无法度,徒忍痛楚,罕能愈疾"[18]255,于是医家开始对施灸方式进行改进,悬灸的方法逐渐出现。明代的"雷火针灸"和清代的"太乙神针"实为后世所称的药艾条,是在明代流行的艾卷灸基础上,加入药物,切段为艾炷而成的实按灸法。太乙神针(又称"神针")与雷火针基本相同,只是艾条较长,施灸时所隔物品由纸改为红布[10]307。李时珍在《本草纲目》中记载"雷火神针法":用熟蕲艾末一两,乳香、没药、穿山甲、硫黄、雄黄、草乌头、川乌头、桃树皮末各一钱,麝香五分为末,拌艾。以厚纸裁成条,铺药艾于内,紧卷如指大,长三四寸,收贮瓶内,埋地中七七日,取出。用时于灯上点着,吹灭,隔纸十层,乘热针于患处,热气直入病处。本法是一

种艾灸法,之所以称为"针",是因为操作时,实按于穴位之上,类似针法之故。雷火针法,在其他明清医籍诸如《针灸大成》《外科正宗》《古今医统大全》等都有记载,但其配方用药各有差异。清代陈修园在《太乙神针》中主张把艾卷提起,离开铺的布约一寸多高,慢慢地熏烤,使热气隔布透入皮肤。至中华人民共和国成立前后,悬起灸逐渐发展成为常用的施灸方法,并流传至今。

除了以"艾"熏灼体表以外,广义的灸法还包括用刺激性药物敷贴穴位以防治疾病的方法,又称天灸、药物灸、冷灸。天灸法最早见于《五十二病方》,"蚖见于……以蒉角印其中颠"[14]51,即是指用芥子泥贴头顶中央治病的方法,但"天灸"一词最早见于《针灸资生经·疟(脾寒)》:"治疟之方甚多,惟小金丹惟最佳。予尝以予人,皆效。然人岂得皆有此药哉?此灸之所以不可废也。乡居人用旱莲草椎碎,置在手拿上一夫(四指量也),当两筋中,以古文钱压之,击之以故帛,未久即起小泡,谓之天灸,尚能愈疟。"[16]288 是采用对皮肤有刺激性的药物敷贴于穴位或患处,使其局部皮肤自然充血、潮红或起疱的治疗方法,因其不用艾火而局部皮肤有类似艾灸的反应,并且作用也非常相似,故名为天灸,又称自灸、敷灸、药物灸、发疱灸。南朝梁代宗懔著《荆楚岁时记》记载:"八月十四日,民并以朱水点儿头额,名为天灸,以厌疾。"[19]59

近代,灸法也被称为"灸术"。如承淡安在《中国针灸学讲义》中说:"何为灸术?曰:以特制之艾,在身体表皮一定之部位,所谓一定之经穴点上,燃烧之,发生艾特有之气味,与温热之刺激,调整生活机能之变调,且增进身体之抵抗,而为病之治疗,及预防之一种医术也。"[20]27;杨医亚在《近世针灸医学全书》中也记载:"何为灸术?曰:以特制之艾,在人体一定之部位,即一定之经穴点上燃烧之,发生特有之气味与温热之刺激,以调整生活功能之变调,且增进身体之抵抗力,而为病的治疗与预防之一种医术也。

灸术之种类:灸术大别之为有瘢痕灸、无瘢痕灸及今之特殊灸三种。"[21]106

现代灸法则有了长足进展,为了减轻患者接受灸疗的痛苦,多采用小炷少壮灸,并衍化出多种灸法,如艾条灸、药条灸(包括太乙神针、雷火针等)、温灸器灸、温针灸、天灸、灯火灸、热敏灸法等。根据病情不同,还常采用间接灸法,所隔物品多为姜片、蒜片、食盐、豉饼、附子饼等。中华人民共和国成立以来,各版《针灸学》专业教材均以"灸法"作为章节的正式名称介绍和阐述,虽然各版对"灸法"的定义略有不同[22]299[23]319[24]151[25]163,但对"灸法"的作用,灸材、灸具、灸量、施灸顺序等整体内容的论述并没有太大差别,仅随时代发展补充了不同的施灸方法,如热敏灸等。因此,虽然"灸法"体系较为庞杂,涵盖的知识点也较多,但该词条以"灸法"为其正式名称,即为世人所广泛接受,也有利于知识体系传承。

## 五、文献辑录

《灵枢经·经脉》:"陷下则灸之。"[9]31

"官能":"针所不为,灸之所宜。"[9]134

"终始":"阴阳俱不足,补阳则阴竭,泻阴则阳脱。如是者,可将以甘药,不可饮以至剂,如此者弗灸……人迎与脉口俱盛三倍以上,命曰阴阳俱溢。如是者不开,则血脉闭塞,气无所行,流淫于中,五脏内伤。如此者,因而灸之,则变易而为他病矣。"[9]27

"痈疽":"发于胁,名曰败疵。败疵者,女子之病也,灸之,其病大痈脓。"[9]156

"经水":"其治以针艾。"[9]42

"九针论":"形乐志苦,病生于脉,治之于灸刺。形苦志乐,病生于筋,治之以熨引。形乐志乐,病生于肉,治之以针石。形苦志苦,病生于咽喝,治之以甘药。形数惊恐,筋脉不通,病生于不仁,治之以按摩醪药。"[9]149

《黄帝内经素问·异法方宜论》:"北方者,天地所闭藏之域也,其地高陵居,风寒凌冽,其民乐野处而乳食,藏寒生满病,其治宜灸焫。故灸焖者,亦从北方来。"[13]81

"骨空论":"灸寒热之法,先灸项大椎"[13]318"大风汗出,灸谚谚"[13]319"失枕……灸脊中。"[13]324

"血气形志论":"形乐志苦,病生于脉,治之以灸刺。"[13]155

《黄帝虾蟆经》:"松木之火以灸即根深难愈;柏木之火以灸即多汁;竹木之火以灸即伤筋,多壮筋绝;橘木之火以灸即伤皮肌;榆木之火以灸即伤骨,多壮即骨枯;枳木之火以灸即陷脉,多壮即脉溃;桑木之火以灸即伤肉;枣木之火以灸即伤骨髓,多壮即髓消;右八木之火以灸,人皆伤血脉、肌肉、骨髓。太上阳燧之火以为灸,上次以磠石之火常用,又槐木之火灸,为疮易差,无者膏油之火益佳。"[8]56

《伤寒杂病论》:"少阴病,吐、利,手足不逆冷,反发热者,不死。脉不至者,灸少阴七壮。"[15]64"少阴病,下利,脉微涩,呕而汗出,必数更衣,反少者,当温其上,灸之。"[15]108"微数之脉,慎不可灸,因火为邪,则为烦逆,追虚逐实,血散脉中,火气虽微,内攻有力,焦骨伤筋,血难复也。"[15]113"伤寒六七日,脉微,手足厥冷,烦躁,灸厥阴,厥不还者,死。"[15]115

《说文解字》:"久,从后灸之象人两胫后有距也周礼曰久诸墙以观其桡凡久之属皆从久,举友切。"[3]177

《肘后备急方·灸肿令消法》:"取独颗蒜,横截厚一分,安肿头上,灶如梧桐子大,灸蒜上百壮,不觉消,数数灸,唯多为善,勿令大热。但觉痛即擎起蒜,蒜焦更换用新者,不用灸损皮肉。"[17]146

《荆楚岁时记》:"八月十四日,民并以朱水点儿头额,名为天灸,以厌疾。"[19]59

《增广太平惠民和剂局方》:"世人着灸,多无法度,徒忍痛楚,罕能愈疾。今于《圣惠》《千金》《外台》等方内,摭取点穴分寸、作炷大小、壮数多少等法于后。"[18]255

《针灸资生经卷三·疟(脾寒)》:"治疟之方甚多,惟小金丹惟最佳。予尝以予人,皆效。然人岂得皆有此药哉?此灸之所以不可废也。乡居人用旱莲草椎碎,置在手拿上一夫(四指量也),当两筋中,以古文钱压之,击之以故帛,未久即起小泡,谓之天灸,尚能愈疟。"[16]288

《中国针灸学讲义》:"何为灸术?曰:以特制之艾,在身体表皮一定之部位,所谓一定之经穴点上,燃烧之,发生艾特有之气味,与温热之刺激,调整生活功能之变调,且增进身体之抵抗,而为病之治疗,及预防之一种医术也。"[20]27

《张家山247号汉墓竹简·脉书》:"少阴之脉,久则强食产肉,缓带被发,大丈,重履而步,久几息则病已矣。"[1]122

《中国医学名著珍品全书·马王堆医书》:"诸病此物者,皆久泰阳脉。"[2]3

《中国灸法大全》:"灸字最早不是医学用词,而是一个木工术语……灸既查其木质,又验其火候。这便是灸字的本意和应用。上文可见灸字的演义字为、久、灸、柱、挂、刺,五字是灸法的系列用语。"[5]1

《中国针灸学术史大纲》:"'灸'原本是指用艾火直接烧灼,其他的火热治法,张仲景称作'火法'。而后世对于灸法与火法的区分并不严格,标准也不同意,以至于将一些原本属于熨法、熏法、烁法、焠法等'火法'也称作'灸'。"[6]717

《针灸关键概念术语考论》:"刺灸,文献中有时亦作'灸刺',两者仅是表述差异而已,含义完全相同,而且据目前所掌握的文献来看,似乎'灸刺'比之'刺灸'更为常用。"[10]313

《盐铁论校注》:"上大夫君与治粟都尉管领大农事,灸刺稽滞,开利百脉,是以万物流通,而县官富实。"[11]180

《太平经合校》:"灸刺者,所以调安三百六十脉,通阴阳之气而除害者也。"[12]179

《近世针灸医学全书》:"何为灸术?曰:以特制之艾,在人体一定之部位,即一定之经穴点上燃烧之,发生特有之气味与温热之刺激,以调整生活功能之变调,且增进身体之抵抗力,而为病的治疗与预防之一种医术也。灸术之种类：灸术大别之为有瘢痕灸、无瘢痕灸及今之特殊灸三种。"[21]106

《针灸学》（江苏省中医学校针灸学科教研组）："当人体的生理功能在一般的情况下，或发生异常而反映出显著的病理征象时，根据其体质或病型的需要，采用陈久艾绒制成的艾炷或艾条，或用其他易燃体与能够产生热力的方法，在体表的腧穴部位或患部点燃熏照，促使产生温热或灼痛的感觉，发挥温和气血，通经活络等作用，从而达到预防或治疗的目的，这种方法，就叫做灸法。"[22]299

《针灸学》（上海中医学院）："灸法，是用艾绒或其他药物放置在体表的穴位部位上烧灼、温熨，借灸火的热力透入肌肤，通过经络的作用，以温通气血，达到治病和保健目的的一种外治方法。它能治疗针刺效果较差的某些病症，或结合针灸应用，更能提高疗效，所以是针灸疗法中的一项重要内容。"[23]319

《针灸学》（南京中医学院）："灸法是用艾绒为主要材料制成的艾炷或艾条，点燃以后，在体表的一定穴位熏灼，给人体以温热性刺激以防治疾病的一种疗法，也是针灸学的一个重要组成部分。《灵枢·官能》篇指出：'针所不为，灸之所宜。'《医学入门》中也说：凡病'药之不及，针之不到，必须灸之'。均说明灸法可以弥补针刺之不足。"[24]151

《针灸学》（邱茂良）："灸法是借灸火的热力给人体以温热性刺激，通过经络腧穴的作用，以达到治病、防病目的的一种方法。《医学入门》说：'药之不及，针之不到，必须灸之'。"[25]163

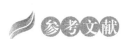 参考文献

[1] 张家山汉简整理小组.张家山247号汉墓竹简[M].北京：文物出版社，2006：122,123.

[2] 鲁兆麟，黄作阵.中国医学名著珍品全书：马王堆医书[M].沈阳：辽宁科学技术出版社，1995：3.

[3] [汉]许慎.说文解字[M].北京：中华书局，1985：177.

[4] [清]段玉裁.说文解字注[M].上海：上海古籍出版社，1981：440.

[5] 张奇文.中国灸法大全[M].北京：人民卫生出版社，2004：1,2.

[6] 黄龙祥.中国针灸学术史大纲[M].北京：华夏出版社，2001：717.

[7] 王雪苔.针灸史图录[M].北京：中国医药科技出版社，1987：12,13.

[8] 未著撰人.黄帝虾蟆经[M].北京：中医古籍出版社，1984：56.

[9] 未著撰人.灵枢经[M].北京：人民卫生出版社，1963：27,31,34,42,59,101,149,156.

[10] 赵京生.针灸关键概念术语考论[M].北京：人民卫生出版社，2012：313,10,307.

[11] 王利器.盐铁论校注[M].北京：中华书局，1992：180.

[12] 王明.太平经合校[M].北京：中华书局，1960：179.

[13] 未著撰人.黄帝内经素问[M].北京：人民卫生出版社，1963：81,155,318,319,324.

[14] 马王堆汉墓帛书整理小组.马王堆汉墓帛书：五十二病方[M].北京：文物出版社，1979：51,55,66,93.

[15] 罗哲初.桂林古本《伤寒杂病论》[M].桂林：广西人民出版社，1980：64,108,113,115.

[16] [宋]王执中.针灸资生经[M]//黄龙祥.针灸名著集成.北京：华夏出版社，1996：53,269,288,990.

[17] [晋]葛洪.葛洪肘后备急方[M].北京：人民卫生出版社，1963：146,147.

[18] [宋]许洪.增广太平惠民和剂局方[M].海口：海南出版社，2002：255.

[19] [南朝]宗懔.荆楚岁时记[M].太原：山西人民出版社，1987：59.

[20] 承淡安.中国针灸学讲义[M].苏州：中国针灸学研究社，1940：27.

[21] 杨医亚.近世针灸医学全书[M].上海：上海千顷堂书局，1954：106.

[22] 江苏省中医学校针灸学科教研组.针灸学[M].南京：江苏人民出版社，1957：299.

[23] 上海中医学院.针灸学[M].北京：人民卫生出版社，1974：319.

[24] 南京中医学院.针灸学[M].上海：上海科学技术出版社，1979：151.

[25] 邱茂良.针灸学[M].上海：上海科学技术出版社，1985：163.

（吴子建）

# 灵龟八法

líng guī bā fǎ

## 一、规范名

【汉文名】灵龟八法。

【英文名】eight methods of intelligent turtle。

【注释】以八脉交会穴为基础，配合八卦、九宫和天干、地支的变易，进行选配八脉交会穴防治疾病的方法。

## 二、定名依据

"灵龟八法"以按时间选配八脉交会穴为特色。介绍八脉交会穴的最早文献是元代窦汉卿《针经指南》，名为"流注八穴""交经八穴""八法五门"，此时还没有以时配穴的意义。

元代王国瑞《扁鹊神应针灸玉龙经》提出"飞腾八法"，首次将时间纳入配穴条件，八脉交会穴首次与九宫八卦结合起来。尽管此时的干支计算方式与当今不尽一致，但确为如今"灵龟八法"与"飞腾八法"的前身。明代朱橚《普济方》沿袭《针经指南》的说法，仅将名称变为"窦太师针灸法流注八穴"。明代徐凤《针灸大全》正式提出"灵龟八法"，同时还记载了"窦文真公八法流注""八脉配八卦""灵龟飞腾""五门八法"等其他名称。同时代稍晚，高武在《针灸聚英》中提出"八法飞腾定十干八卦"；李梴在《医学入门》中提出"奇经八法""奇经八穴"。明代杨继洲《针灸大成》也沿用"灵龟八法"，但同时通用的名称还有"灵龟取法飞腾针""八法神针""八法流注"。

医家承淡安在《子午流注针法》中提出"奇经纳卦法"，郑魁山则提出"阴四针阳四针"，刘冠军提出"奇经纳甲法"，杨甲三提出"奇经纳干支法"，但它们均是作为"灵龟八法"的异名。

自明代徐凤《针灸大全》首用"灵龟八法"一名，历代多有沿用，如《医学入门》《杨敬斋针灸全书》《针灸大成》，1957年《子午流注针法》（承淡安）、1959年《简明针灸学》（北京中医学院）、1960年《针灸学讲义》（上海中医学院针灸学教研组）、1979年《针灸学》（南京中医学院）、1983年《子午流注与灵龟八法》（郑魁山）、1987年《针灸学》（刘冠军）、1988年《针灸学基础》（林建华）、1988年《中国针灸大辞典》（张大千）、1989年《针灸学》（杨甲三）、1993年《针灸学》（高洪宝）、1999年《针灸学》（孙国杰等）、2000年《针灸学》（孙国杰）、2005年《中医药学名词》、2002年《针灸学》（冀来喜）、2010年《中国针灸学词典》（高忻洙等）。所以"灵龟八法"作为规范名利于达成共识，符合术语约定俗成的原则。

## 三、同义词

【曾称】"流注八穴""交经八穴""八法五门"（《针经指南》）；"飞腾八法"（《扁鹊神应玉龙经》）；"窦太师针灸法流注八穴"（《普济方》）；"窦文真公八法流注""八脉配八卦""五门八法""灵龟飞腾"（《针灸大全》）；"八法飞腾定十干八卦"（《针灸聚英》）；"奇经八法""奇经八穴"（《医学入门》）；"灵龟取法飞腾针""八法神针""八法流注"（《针灸大成》）；"飞腾八法神针"（《绛云楼书目》）；"飞腾八法神法"（《玄赏斋书目》）；"奇经纳卦法"（《子午流注针法》）；"阴四针阳四针"（《子午流注与灵龟八法》）；"奇经纳甲法"（《针灸学》，刘冠军）；"奇经纳干支法"（《针灸学》，杨甲三）。

## 四、源流考释

灵龟八法是以八脉交会穴为基础，配合八卦、九宫和天干、地支的变易，进行选配八脉交会穴防治疾病的方法,是比较早期的时间医学的表述。

干支纪日法产生的时间非常早,河南安阳出土的殷墟甲骨文表明,至晚在商代就已经出现了干支纪日法。而干支纪月法则产生于春秋时期,干支纪年法产生于东汉,干支纪时法产生于唐代。[1]307

"灵龟"一词始见于《周易·颐·初九》[2]251,随后《尔雅》亦有记载[3]118,均指能够作占卜之用的巨龟。传说伏羲时有龙马出于黄河,马背有旋毛如星点,称作龙图或河图。伏羲取法以画八卦生蓍法。夏禹治水时有神龟出于洛水,背上有裂纹,纹如文字,是为洛书,禹取法而作《尚书·洪范九畴》。"八法"最早见于《周礼·天官·冢宰》[4]10,指周朝管理官府的通法。八卦图有两种,一为先天八卦,又名伏羲八卦;二为后天八卦,即文王八卦。文王八卦与洛书数相结合,即为九宫。八卦九宫第一次应用于医学体现在《灵枢·九宫八风》[5]251,用以表示一年四季的气候变化及对人体的影响。

按时刺灸的思想在《内经》成书之前就已经产生[6]47,并在《内经》中有充分的表现,比如《灵枢·寿夭刚柔》:"谨度病端,与时相应。"[5]31《灵枢·四时气》:"四时之气,各有所在,灸别之道,得气穴为定。"[5]94 只是此时的按时刺灸思想并没有与八脉交会穴相联系起来。

元代窦汉卿在《针经指南·流注八穴序》中提出"流注八穴""交经八穴"[7]263 的概念,他在序中说是少室隐者所创,经过宋子华传授给他。这是医书中第一次记载八脉交会穴,但并未指出这八个穴位与奇经八脉的关系,只是列出八个穴位的主治功能,也没有提出按时针刺的要求。所以此时的所谓"八法"就是指以八穴为主的治疗各种病症的配穴针灸法,并不具有按时定穴的意义。[8]35 同时他在《针经指南·针经标幽赋》中又说:"但用八法五门,分主客而针无不效。"[7]187 徐凤在《针灸大全》中注释:"八法者,奇经八脉也……五门者,天干配合,分于五也。

甲与己合,乙与庚合,丙与辛合,丁与壬合,戊与癸合也。主客者,公孙主内关客也,临泣主外关客也,后溪主申脉客也,列缺主照海客也。此言用八法,必以五门,推时取穴,先主后客,而无不效也。"[9]50

其后元人王国瑞在《扁鹊神应针灸玉龙经》中提出"飞腾八法",将八卦九宫图第一次与八穴联系起来,时间首次纳入了配穴条件,八穴也首次明确与奇经八脉联系了起来[10]746。其特点在于:八穴与八卦配属关系相当于如今使用的"飞腾八法"[10]746;算法是以日、时的天干、地支代数相加,除以九,余数合卦,没有阴日、阳日的区别,日、时干支代数与如今使用的灵龟八法"临时干支代数"相同[10]746;余数若是五,则有男、女的区别,即"男寄坤,女寄艮"[10]746。王氏"飞腾八法"与当今通行的"灵龟八法"和"飞腾八法"均不相同,但比较来看,更接近"灵龟八法",可以认为是如今"灵龟八法"和"飞腾八法"的前身。

明代朱橚《普济方》沿袭窦汉卿的说法,没有创见,但名称变为"窦太师针灸法流注八穴"[11]28。

其后明代徐凤在《针灸大全》提出了与当今通行算法一致的"灵龟八法"[9]78,此时还有与之并行的名称,如"窦文真公八法流注""八脉配八卦""灵龟飞腾""五门八法"等[9]78。其算法是以日干、日支、时干、时支代数相加,阳日(甲、丙、戊、庚、壬日)除九,阴日(乙、丁、己、辛、癸日)除六,余数合卦。余数若是五,则寄于坤卦,没有男女的区别。将八穴两两相配的关系命名为"父母""夫妻""男女""主客"[9]78。其后《针灸大全》还记载有"飞腾八法",与当今通行的版本算法也是一致的[9]78。总之,徐凤的《针灸大全》标志着"灵龟八法"正式形成。

其后明代高武《针灸聚英》提出"八法飞腾定十干八卦"[12]241,与《针灸大全》记载的"飞腾八法"实质相同,但文字不同。

其后明代医家李梴在《医学入门》中提出

"奇经八穴""奇经八法"[13]106 作为灵龟八法的同义词。但是他在肯定子午流注的同时,却贬低灵龟八法的功用,主张"宁守子午,舍尔灵龟"[13]114。

其后明代医家杨继洲在《针灸大成》中提出"灵龟取法飞腾针"[14]204"八法神针"[14]206"八法流注"[14]168。补充了《针灸大全》的记载,增加了"九宫歌"[14]204"八法歌"[14]205"八法交会歌"[14]206"八法五虎建元日时歌"[14]205。《针灸大成》标志着"灵龟八法"的完善成熟。

明人董其昌编的《玄赏斋书目》里记载有《飞腾八法神法》一书,惜亡佚。明末钱谦益编的《绛云楼书目》里记载有《飞腾八法神针》一书,惜亦亡佚。[15]1660

在清代,随着针灸学衰落,灵龟八法也没有相应的进展。

1957 年承淡安、陈璧琉、徐惜年在《子午流注针法》中使用"灵龟八法"一名,又名"奇经纳卦法"[16]136。其后绝大多数医家沿用"灵龟八法"一名,比如:1959 年北京中医学院《简明针灸学》[17]249、1960 年上海中医学院针灸学教研组《针灸学讲义》[18]457、1979 年南京中医学院《针灸学》[19]269、1983 年郑魁山《子午流注与灵龟八法》(又名"阴四针阳四针"[20]15)、1987 年刘冠军《针灸学》(又名"奇经纳甲法"[21]360)、1988 年林建华《针灸学基础》[22]457、1988 年张大千《中国针灸大辞典》[23]585、1989 年杨甲三《针灸学》(又名"奇经纳干支法"[24]836)、1993 年高洪宝《针灸学》[25]709、1999 年孙国杰等《针灸学》[26]870、2002 年高希言《中国针灸辞典》[27]393、2002 年冀来喜《针灸学》[28]380、2005 年《中医药学名词》[29]239、2010 年高忻洙等《中国针灸学词典》[30]398。

总之,"灵龟八法"包含三个因素:干支纪日时法、九宫八卦、八脉交会穴,三者有机结合起来是在元代王国瑞《扁鹊神应玉龙经》,其时尚名"飞腾八法",计算方法与如今并不一致。其后明代徐凤《针灸大全》正式提出"灵龟八法",其计算方法包括大部分歌诀与如今通行的版本

一致,此时还有其他名称,如"窦文真公八法流注""八脉配八卦""五门八法""灵龟飞腾"。其后杨继洲《针灸大成》做了补充完善工作,形成了现今通用的"灵龟八法"。而"奇经纳卦法""阴四针阳四针""奇经纳甲法""奇经纳干支法"在中医古籍里面没有记载,应该是民国以来才出现的名称。

因此,《中医药学名词》修订版中将灵龟八法作为规范名收录,释义为"以八脉交会穴为基础,配合八卦、九宫和天干、地支的变易,进行选配八脉交会穴防治疾病的方法"。

## 五、文献辑录

《周易·颐》:"初九,舍尔灵龟,观我朵颐,凶。"[2]251

《尔雅·卷下》:"一曰神龟,二曰灵龟,三曰摄龟,四曰宝龟,五曰文龟,六曰筮龟,七曰山龟,八曰泽龟,九曰水龟,十曰火龟。"[3]118

"灵龟"下郭璞注:"涪陵郡出大龟,甲可以卜,缘中文似瑇瑁,俗呼为灵龟,即今蟕蠵龟,一名灵蠵,能鸣。"[3]118

《周礼·卷一》:"以八法治官府:一曰官属,以举邦治;二曰官职,以辨邦治;三曰官联,以会官治;四曰官常,以听官治;五曰官成,以经邦治;六曰官法,以正邦治;七曰官刑,以纠邦治;八曰官计,以弊邦治。"[4]10

《灵枢·九宫八风》:"坤,立秋,二(玄委,西南方);兑,秋分,七(仓果,西方);乾,立冬,六(新洛,西北方);离,夏至,九(上天,南方);招摇中央;坎,冬至,一(叶蛰,北方);巽,立夏,四(阴洛,东南方);震,春分,三(仓门,东方);艮,立春,八(天留,东北方)。"[5]251

"寿夭刚柔":"谨度病端,与时相应。"[5]31

"四时气":"四时之气,各有所在,灸刺之道,得气穴为定。"[5]94

《试论"按时刺灸"的由来和发展》:"知机之道者,不可挂以发,不知机道,叩之不发,知其往来,要与之期。"这段文字是转引古代针灸医著

《小针》而来的,后为《灵枢·小针解》《素问·针解篇》等专文解释,这种思想贯穿于《灵枢》《素问》各篇中。由此可见,按时刺灸的思想在《内经》成书之前早已萌芽。[6]47

《针经指南》:"流注八穴序:交经八穴者,针道之要也。然不知孰氏之所述,但序云:乃少室隐者之所传也,近代往往用之弥验。予少时,尝得其本于山人宋子华,子华以此术行于河淮间四十一年。起危笃患,随手应者,岂胜数哉!"[7]263

"针经标幽赋":"更穷四根三结,依标本而刺无不痊;但用八法五门,分主客而针无不效。"[7]187

《针灸大全·标幽赋》:"八法者,奇经八脉也。公孙冲脉胃心胸,内关阴维下总同,临泣胆经连带脉,阳维目锐外关逢。后溪督脉内眦颈,申脉阳跷络亦通,列缺肺任行肺系,阴跷照海膈喉咙。五门者,天干配合,分于五也。甲与己合,乙与庚合,丙与辛合,丁与壬合,戊与癸合也。主客者,公孙主内关客也,临泣主外关客也,后溪主申脉客也,列缺主照海客也。此言用八法,必以五门,推时取穴,先主后客,而无不效也。"[9]50

"窦文真公八法流注":"愚谓奇经八脉之法,各不相同。前灵龟八法,有阳九阴六、十干十变开阖之理,用之得时,无不捷效。""八脉配八卦歌:乾属公孙艮内关,巽临震位外关还。离居列缺坤照海,后溪兑坎申脉间。补泻浮沉分逆顺,得时呼吸不为难。祖传秘诀神针法,万病如拈立便安。""按灵龟飞腾图有二,人莫适从,今取其效验者录之耳。""八穴相配合歌:公孙偏与内关合,列缺能消照海疴。临泣外关分主客,后溪申脉正相合。左针右病知高下,以意通经广按摩。补泻迎随分逆顺,五门八法是真科。""飞腾八法歌(与前法不同):壬甲公孙即是乾,丙居艮上内关然。戊午临泣生坎水,庚属外关震相连。辛上后溪装巽卦,乙癸申脉到坤传。己土列缺南离上,丁居照海兑金全。其法只取本时天干为例,假如甲己日戊辰时,即取戊干临

泣穴,己巳时,即列缺,庚午时,即外关。余皆仿此。"[9]78

《扁鹊神应针灸玉龙经·六十六穴治证》:"列缺通任脉,别走阳明……后溪为前木,通督脉……内关 通阴维,别走少阳……外关通阳维,少阳络……临泣 为俞木,脉通带……公孙 通冲脉,别走阳明……照海,通阴跷……申脉,通阳跷。"[10]746

"飞腾八法起例":"乾属公孙艮内关,震宫居外巽溪间(外关、后溪),离居列缺坤申脉,照海临泣兑坎观(兑照海,坎临泣)。右以九除零数,合卦定穴。""甲巳(己)子午九,乙庚丑未八,丙辛寅申七,丁壬卯酉六,戊癸辰戌丑(五),巳亥属之四。右并以日、时天干、地支配合得数,以九除之,取零数,合卦定穴。""八卦数例:一坎,二坤,三震,四巽,五中(男寄坤,女寄艮),六乾,七兑,八艮,九离。右以干支九数除,零合卦。"[10]746

《普济方·针灸门》:"窦太师针灸法流注八穴:交经八穴者,针道之要,然不知郭氏之所术,但书云:乃少室隐者之所传也。近代往往用之弥验。予少时尝得其本于山人宋子华,子华以此术行于河淮间四十年,起疾笃患,随手应者,岂胜数哉!予嗜此术,亦何啻伯伦之嗜酒也……"[11]28

《针灸聚英·八法飞腾定十干八卦歌》:"壬甲之日公孙乾,乙癸坤宫申脉连。庚日外关属震卦,丙从艮位内关便。戊日临泣坎象卦,后溪辛日巽宫迁。丁日兑宫针照海,己应列缺与离前。"[12]241

《医学入门·针灸》:"八法者,奇经八穴为要,乃十二经之大会也。言子午八法者,子午流注兼奇经八法也。"[13]106 "按日起时,循经寻穴,时上有穴,穴上有时,分明实落,不必数上衍数,此所以宁守子午,而舍尔灵龟也。灵龟八法专为奇经八穴而设,其法具载徐氏针灸,乃窦文真公之妙悟也。但子午法自上古,其理易明,其八穴亦肘膝内穴。又皆以阴应阴,以阳应阳,岂能

163

逃子午之流注哉！"[13]114

《针灸大成·刺法启玄歌》："八法神针妙，飞腾法最奇，砭针行内外，水火就中推。上下交经走，疾如应手驱，往来依进退，补泻逐迎随。用似船推舵，应如弩发机。气聚时间散，身疼指下移。这般玄妙诀，料得少人知。"[14]206

"经络迎随设为问答（杨氏）"："问：八法流注之要诀何如？答曰：口诀固多，未能悉录，今先撮其最要者而言之：上古流传真口诀，八法原行只八穴。口吸生数热变寒，口呼成数寒变热。先呼后吸补自真，先吸后呼泻自捷。徐进疾退曰泻寒，疾进徐退曰补热。紧提慢按似冰寒，慢提紧按如火热。脉外阳行是卫气，脉内阴行是荣血。虚者徐而进之机，实者疾而退之说。补其母者随而济，泻其子者迎夺掣。但分迎夺与济随，实泻虚补不妄说。天部皮肤肌肉人，地部筋骨分三截。卫气逆行荣顺转，夏浅冬深肥瘦别。毋伤筋膜用意求，行针犹当辨骨节。拇指前进左补虚，拇指后退右泻实。牢濡得失定浮沉，牢者为得濡为失。泻用方而补为圆，自然荣卫相交接。右泻先吸退针呼，左补先呼出针吸。莫将此法作寻常，弹努循扪指按切。分筋离骨陷中来，却将机关都漏泄。行人载道欲宣扬，湍水风林没休歇。感谢三皇万世恩，阐尽针经真口诀。"[14]168

"九宫歌"："戴九履一，左三右七，二四为肩，八六为足，五十居中，寄于坤局。"[14]204

"八法歌"："坎一联申脉，照海坤二五，震三属外关，巽四临泣数，乾六是公孙，兑七后溪府，艮八系内关，离九列缺主。"[14]204

"八法交会歌"："内关相应是公孙，外关、临泣总相同，列缺交经通照海，后溪、申脉亦相从。"[14]206

"八法五虎建元日时歌"："甲己之辰起丙寅，乙庚之日戊寅行，丙辛便起庚寅始，丁卯壬寅亦顺寻，戊癸甲寅定时候，五门得合是元因。"[14]205

《子午流注针法》："人体的经络有所谓十二

经之外，另有奇经八脉，在针灸古法着重于日时配穴的疗法中，十二经所用的是子午流注，奇经八脉所用的就是灵龟八法，亦称为奇经纳卦法。"[16]136

《简明针灸学》："'灵龟八法'就是根据奇经八脉，气血应合，将八脉八穴纳于八卦，与九宫相通，然后再结合干、支，运用阴日除六，阳日除九规律，用来按时取穴的一种针灸治疗方法。简单地说：就是按日、按时、按卦开穴、配合起来用于针灸治疗的一种规律。"[17]249

《针灸学讲义》："灵龟八法是运用手足部的八穴，结合奇经八脉、八卦、洛书学说的一种配穴法。它的主要特点，是根据奇经八脉学说，取其相通于十二经的八个穴位，配合八卦，从八卦中阴阳演变的道理而按时取穴。所以也叫做奇经纳卦法。"[18]457

《针灸学》（南京中医学院）："灵龟八法又名'奇经纳卦法'，它是运用古代哲学的九宫八卦学说，结合人体奇经八脉气血的会合，取其与奇经相通的八个经穴，按照日时干支的推演数字变化，采用相加、相除的方法，做出按时取穴的一种针刺法，此法和子午流注针法有着相辅相成的意义。"[19]269

《子午流注与灵龟八法》："灵龟八法，亦称'奇经纳卦法'。是古人根据《洛书·九宫图》和《灵枢·九宫八风篇》的方位和八风对人体的侵害，配合奇经八脉的八个穴位，按日时开穴治病的方法。因为它用阴脉四穴，阳脉四穴，也称它为'阴四针阳四针'。因为它治病效果好，古人有'八法神针'的评价。"[20]15

《针灸学》（刘冠军）："灵龟八法又称'奇经纳甲法'。它是运用古代哲学的八卦九宫学说，结合人体奇经八脉气血会合，取其与奇经八脉相通的八个经穴，按照日时干支的推演数字变化，采用相加、相除的方法，做出按时取穴的一种针刺法。"[21]360

《针灸学基础》："灵龟八法又名奇经纳卦法。它是运用我国古代哲学的九宫八卦学说，结合人体奇经八脉气血的会合,取其与奇经相通的八个经穴,按照日时干支的推演数字变化,采用相加、相除的方法,做出按时取穴的一种针法。此法和子午流注针法有着相辅相成的意义。"[22]457

《中国针灸大辞典》:"灵龟飞腾······也称灵龟八法、飞腾八法。是针灸按孔穴开合时间选穴的一种古代学说。有系统的图例和歌诀。见于明·杨继洲《针灸大成》。该书是引自五代徐文伯的著述。其内容也是以阴阳五行学说为理论根据,以奇经八脉经脉相通的八个孔穴为基础,并配合八卦,以五行生成数贯串八法之中,与记日时的天干地支的五行属性相对照,藉以推断某日某时八穴中的某穴开放来选穴。"[23]585

《针灸学》(杨甲三):"灵龟八法又名奇经纳卦法,就是奇经八脉纳于九宫八卦而按时取穴的方法。又名奇经纳干支法。即是将奇经八脉交会十二正经之八穴纳于干支之代数而按时取穴的方法。人体奇经八脉的气血流注受着自然气候条件变化之影响,表现在八脉交会穴上为随时间之推移而有盛有衰,有开有阖的变化规律。"[24]836

《针灸学》(高洪宝):"灵龟八法又称为奇经纳卦法,它是产生于中国元末明初年代,始见于窦汉卿的《针经指南》,称为'流注八穴'。明初朱橚等编《普济方》(1406年),也称窦太师的《阳灸流注八穴》,窦氏称此流注八穴是少室山隐者所传。但'灵龟八法'名称首见于徐凤所著的《针灸大全》(1439年)。他吸收《针经指南》流注八穴并结合洛书、河图、伏羲和文王八卦化裁而成。它和子午流注有相辅相成的作用,是临床按时取穴的一种针灸方法。"[25]709

《针灸学》(孙国杰等):"灵龟八法又名'奇经纳卦法',它是运用古代哲学的九宫八卦理论,结合人体奇经八脉气血的会合,取其与奇经相通的8个穴位,按照日时干支的推演数字变化,采用相加、相除的方法,做出按时取穴的一种刺灸法,此法与子午流注针法有着相辅相成

的意义。"[26]870

《中国针灸辞典》:"灵龟八法······按时取穴法之一。本法以八脉八穴配合九宫数,再按日时干支所代表的数字计算配穴,又称奇经纳卦法。本法以八穴相配代表经脉气血流注之盛衰取穴,所以又称八法流注、流注八法、八法神针。"[27]393

《针灸学》(冀来喜):"灵龟八法又名'奇经纳卦法',它是运用古代哲学的九宫八卦学说,结合人体奇经八脉气血的会合,取其与奇经相通的八个穴位,按照日时干支的推演数字变化,采用相加、相除的方法,做出按时取穴的一种针刺法,此法和子午流注针法有着相辅相成的意义。"[28]380

《中医药学名词》:"灵龟八法······又称'奇经纳卦法'。以奇经八脉的八穴为基础,配合八卦、九宫和天干、地支的变易,进行选配八脉交会穴防治疾病的方法。"[29]239

《中国针灸学词典》:"灵龟八法 按时配穴法的一种。系以八脉八穴配合九宫数,再据日时干支所代表的数字计算配穴。"[30]398

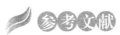 参考文献

[1] 文蛟.青年文史知识手册[M].兰州:甘肃教育出版社,1990:307,308.

[2] 杨天才,张善文译注.周易[M]//中华经典名著全本全注全译丛书.北京:中华书局,2011:251.

[3] [晋]郭璞注.尔雅[M].北京:中华书局,1985:118.

[4] [战国]佚名.周礼[M]//张元济.四部丛刊初编.上海:上海书店,1989:10.

[5] [战国]佚名.灵枢经[M]刘衡如点校.北京:人民卫生出版社,1964:31,94,251.

[6] 吴绍德.试论"按时刺灸"的由来和发展[J].中医杂志,1983,24(2):47-49.

[7] 李鼎.子午流注针经 针经指南合注[M].上海:上海科学技术出版社,1998:187,263.

[8] 孔晟.子午流注针法源流[J].上海中医药杂志,1965(3):35-37.

[9] [明]徐凤.针灸大全[M].郑魁山,黄幼民点校.北京:人民卫生出版社,1987:50,78.

[10] [元]王国瑞.扁鹊神应针灸玉龙经[M].//纪昀.景印

文渊阁四库全书.台北：台湾商务印书馆,1983：746-797.

[11] [明]朱橚.普济方：针灸[M].北京：人民卫生出版社,1983：28.

[12] [明]高武.针灸聚英[M].高俊雄点校.北京：中医古籍出版社,1999：241.

[13] [明]李梴.医学入门[M].金嫣莉校注.北京：中国中医药出版社,1995：106,114.

[14] [明]杨继洲.针灸大成[M].夏魁周校注.北京：中国中医药出版社,1997：168,204-206.

[15] 王瑞祥.中国古医籍书目提要：下[M].北京：中医古籍出版社,2009：1660.

[16] 承淡安.子午流注针法[M].南京：江苏人民出版社,1957：136.

[17] 北京中医学院.简明针灸学[M].北京：人民卫生出版社,1959：249.

[18] 上海中医学院针灸学教研组.针灸学讲义[M].上海：上海科学技术出版社,1960：457.

[19] 南京中医学院.针灸学[M].上海：上海科学技术出版社,1979：269.

[20] 郑魁山.子午流注与灵龟八法[M].兰州：甘肃人民出版社,1983：15.

[21] 刘冠军.针灸学[M].长沙：湖南科学技术出版社,1987：360.

[22] 林建华.针灸学基础[M].成都：四川科学技术出版社,1988：457.

[23] 张大千.中国针灸大辞典[M].北京：北京体育学院出版社,1988：585.

[24] 杨甲三.针灸学[M].北京：人民卫生出版社,1989：836.

[25] 高洪宝.针灸学[M].贵阳：贵州科技出版社,1993：709.

[26] 孙国杰,梁繁荣.针灸学[M].北京：中国中医药出版社,1999：870.

[27] 高希言.中国针灸辞典[M].郑州：河南科学技术出版社,2002：393.

[28] 冀来喜.针灸学[M].北京：科学出版社,2002：380.

[29] 中医药学名词审定委员会.中医药学名词[M].北京：科学出版社,2005：239.

[30] 高忻洙,胡玲.中国针灸学词典[M].南京：江苏科学技术出版社,2010：398.

（刘　涛）

# 阿是穴

ā shì xué

## 一、规范名

【汉文名】阿是穴。

【英文名】ashi point。

【注释】无固定名称与位置,以病痛局部或与病痛有关的压痛或缓解点为腧穴。

## 二、定名依据

最早收录记载"阿是穴"一词的是唐代孙思邈的《备急千金要方》。

实际上,类似于"阿是穴"的取穴方式早在《内经》时期就已出现,如《灵枢·经筋》记载的"以痛为输"就是以有病痛处为腧穴,不拘名称与部位,现在的针灸临床仍保留这种取穴方法。

在元以后的针灸医籍中,与阿是穴相近的名词还有"天应穴"和"不定穴",其意都为名称及位置不固定的针灸、推拿刺激部位。但"天应穴"使用范围比阿是穴更广泛,尤其使用于佛道教以及气功、民俗等类的书籍中,2005年被规范为阿是穴的俗称。"不定穴"往往与"阿是穴""天应穴"一同使用,用以说明后者是"不固定"的穴位,以"痛处"是穴。

近代的许多针灸医籍及教材中,与阿是穴意义相近的还有"压痛点""敏感点""反应点"等词,表达的都是在疾病状态下某些特定区域的痛觉、触觉或温觉敏感等,既反映了局部的病痛,同时也作为传统针灸疗法以及各种特殊疗法的刺激部位。如在针灸学教材中就有这样的表述:"近代有研究表明,脏腑器官病变在身体的某些部位会出现感觉过敏或压痛,刺激这些部位,又可以使患病的脏腑器官得到改善,甚至痊愈。"但这些名词都是附属在正名阿是穴后,用以解释阿是穴或丰富其内涵的。如《中国针灸学》中就明确指出:"阿是穴,又称天应穴、不定穴、压痛点等。"

由此可以看出,"阿是穴"以穴为名,使用时间、使用广度均较前述三个词广,其内涵表达得更为充分,比其他同义词更形象、有历史感,突出中华文化底蕴。

在高等中医药院校教材中,如《针灸学》(石学敏等)、《腧穴学》(罗永芬)等也均以阿是穴为正名。可见,用阿是穴作为规范名词已经成为学术界共识。"中国大百科全书"及"中国医学百科全书"这两套百科类的全书中,均以阿是穴为正名。如《中国大百科全书·中国传统医学》中有"腧穴一般分为经穴、奇穴和阿是穴三类。"《中国医学百科全书·中医基础理论》定义为"无固定位置,随病而出现的痛点及特异感觉刺激点,称阿是穴"。

我国2005年出版的全国科学技术名词审定委员会审定公布的《中医药学名词》已以"阿是穴"作为规范名,所以"阿是穴"作为规范名也符合术语定名的协调一致原则。

### 三、同义词

【曾称】"以痛为输"(《内经》);"天应穴""不定穴"(《扁鹊神应针灸玉龙经》)。

### 四、源流考释

在《灵枢·经筋》中即有"以痛为输"[1]43的记载,《灵枢·五邪》:"以手按之,快然乃刺之。"[1]55 在《灵枢·背腧》中更明确提出"按其处,应在中而痛解,乃其输也"[1]100,意为按疼痛或快然(令人舒适或缓解疼痛)的部位来取穴,这是针灸取穴的最初形式,属腧穴发展的初级阶段。

考阿是之义,《汉书·东方朔传》颜师古注:"令人痛甚称阿","是"即肯定[2]60。晋初陈延之

《小品方》云:"遂病所在便灸之,皆良法。"[3]243 阿是穴之称首见于《千金要方·针灸》:"吴蜀多行灸法,有阿是之法。言人有病痛,即令捏其上,若果当其处,不问孔穴,即得便快或痛处。即云阿是,灸刺即验。故曰阿是穴。"[4]912 这是对《灵枢》"以痛为输"或"快然乃刺之"的延续、应用与发展。

其后宋代王执中的《针灸资生经》、明代高武的《针灸聚英》、明代朱橚的《普济方·针灸》、清代廖润鸿的《针灸集成》等均采用了该段文字,如《针灸聚英·卷三》:"《千金》云,凡宦游吴蜀,体上常须三两处灸之,勿令灸疮暂瘥,则瘴疠瘟疟毒气不能着人。故吴蜀多处行灸法。有阿是穴之法,言人有病,即令捏其上。若果当其处,不问孔穴。即得便快成痛处,即云阿是。灸刺即验。故云阿是穴。"[5]208《普济方·针灸》中提到采用"阿是穴之法""累试累效""方知千金方之阿是穴犹信云"[6]47,说明阿是穴之法流传之广。《针灸资生经》中记载了王执中临床中大量应用"压之酸痛"的穴位而取效的例子。[6]57

元代王国瑞的《扁鹊神应针灸玉龙经》中提及了两种与阿是穴相近的穴位名称,一曰"不定穴":"浑身疼痛疾非常,不定穴中细审详。"同时又解释说:"不定穴,又名天应穴。但疼痛便针"[8]8,也承袭了《内经》中"以痛为输"之意,后世多将其作为"阿是穴"的同义词。如《针灸集成·卷四》:"阿是穴即天应穴……兼针阿是穴,随痛随针之法能行则无不神效。"[9]227 书中虽有"天应穴"之名,显然以"阿是穴"为主,且以天应穴为人尽皆知的俗称。不定穴与天应穴相比,不定穴非常直白,直接表露穴位名称与位置变化不定之义;天应穴的应用较不定穴广泛,不仅在针灸推拿领域内使用,而且在佛教、道家典籍中也有此名称,但含义略有不同。《救伤秘旨·少林寺秘传内外损伤主方》将天应穴定义为"瘀血积聚不散之局部"。原文为"瘀血积聚不散,肿痛,服药不效,取天应穴,用银针刺出血,愈",[10]31 而道家则另有所指[11]323。从应用的时

间来看,天应穴也比前者要广泛,在1949年之后的许多中医类杂志及著作中,还可以看到天应穴的应用。如浙江省中医进修学校1959年编的《针灸速成手册》中,便以天应穴为正名,而以阿是穴为又称[12]9:"酸痛之处是穴,根据不同部位,取不同体位,以舒适为主……主治一切酸痛病症。"在1958年的《全国医药卫生技术革命展览会秘方与验方汇集》中,中国医学科学院皮肤病研究所的一则报告中称:"针灸治疗带状疱疹取穴:局部天应穴为主。功效:共治41例全部治愈,而且治愈快。"[13]75

虽然早在《内经》时代就有取十四经穴之外经验效穴的记载,如《素问·刺疟》之"刺十指间""刺舌下两脉"等[14]211,后《千金要方》《外台秘要》《针灸大成》等书载此类内容更多。这些穴位一般来说都是从阿是穴的基础上发展而来。如日本原昌克编辑的《经穴汇解·凡例》:"一凡奇穴,别分部,其阿是穴而无名目者,不收录。"[14]10《中国针灸大辞典》:"阿是穴是十四经穴与经外奇穴的补充,无一定数目。"[16]8

现代不少文献中有压痛点、敏感点、反应点的记载,如《中国针灸学》:"阿是穴,又称天应穴、不定穴、压痛点等。"[1]8 普通高等教育中医药类规划教材《腧穴学》:"凡以局部或与病痛有关的压痛(敏感)点作为腧穴,称为阿是穴。"[17]9"近代有研究表明,脏腑器官病变在身体的某些部位会出现感觉过敏或压痛,刺激这些部位,又可以使患病的脏腑器官得到改善,甚至痊愈。"[18]9《中国大百科全书·中国传统医学》:"阿是穴:又称压痛点,是病症在体表上的反应点(表现为压痛,或按压时缓解病痛等反应),可作为腧穴用以治疗,但无固定部位,往往随病而起,病愈即失,因此无法命名。"[19]1《中国医学百科全书·中医基础理论》定义为:"无固定位置,随病而出现的痛点及特异感觉刺激点,称阿是穴。"[20]1 在耳穴疗法中,压痛点的称谓也常用到,如《中国针灸治疗学·落枕》:"耳针疗法:取穴颈、颈椎、压痛点。"[21]11 但也有学者认为近代

所谓"压痛点""压敏点"不一定就是阿是穴,如《中国针灸大全》:"有的经穴或奇穴,亦以压痛取穴,如《灵枢·背腧》:'肾腧在十四焦(椎)之间,皆挟脊相去三寸所。则欲得而验之,按其处,应在中而痛解,乃其腧也。'说明取经穴时,也可按压痛点取穴。又如奇穴中的阑尾穴、胆囊穴等,莫不经所在的一定部位上再以压痛,或特殊感应为准而刺之。就是说经穴或奇穴,亦可应用阿是之法取之。但应与阿是穴相区别。"[22]227

考虑到阿是穴的历史源流与现代应用,因此在修订《中医药学名词》时仍旧将阿是穴作为规范名称收录,将其他的一些同义词为曾称。

## 五、文献辑录

《灵枢·经筋》:"足太阳之筋……治在燔针劫刺,以知为数,以痛为输,名曰仲春痹也。"[1]43

"五邪":"邪在肺,则病皮肤痛,寒热,上气喘,汗出,欬动肩背。取之膺中外喻,背三节五脏之傍,以手疾按之,快然,乃刺之。取之缺盆中以越之。"[1]55

"背腧":"皆挟脊相去三寸所,则欲得而验之,按其处,应在中而痛解,乃其输也。"[1]100

《小品方》:"野间无图不解文者,但遂病所在便灸之,皆良法。"[3]243

《备急千金要方·针灸》"吴蜀多行灸法,有阿是之法。言人有病痛,即令捏其上、若果当其处,不问孔穴,即得便快或痛处。即云阿是,灸刺皆验,故曰阿是穴。"[4]912

《针灸资生经》:"《千金》云:凡宦游吴蜀,体上常须三两处灸之,勿令疮暂差,则瘴疠温疟毒气不能着人。故吴蜀多行灸法。有阿是之法,言人有病,即令捏其上,若果当其处,不问孔穴,即得便快成痛处,即云阿是,灸刺皆验,故曰阿是穴。""背疼乃作劳所致。技艺之人,与士女刻苦者,多有此患(士之书学,女之针指,皆刻苦而成背疼矣)。色劳者亦患之,晋之景公是也,惟膏肓为要穴。予尝于膏肓之侧,去脊骨四寸半,

隐隐微疼,按之则疼甚。漫以小艾灸三壮,即不疼。他日复连肩上疼,却灸肩疼处愈。方知《千金方》之阿是穴犹信云。"[7]57

《扁鹊神应玉龙经》:"浑身疼痛疾非常,不定穴中宜细详。有筋有骨须浅刺,灼艾临时要度量。不定穴:又名天应穴,但疼痛便针,针则卧,针出血无妨,可少灸。"[8]8

《普济方》:"其间阿是穴法之说,禁穴许灸三壮之说,亦皆累试累效。""他日复连肩上疼。却灸肩疼处而愈。方知千金方之阿是穴犹信云(予每遇热膏肓穴。所多出冷汗数年矣。因灸而愈)。""又云。凡宦游吴蜀,体上常须三两处灸之,切令疮渐瘥则瘴疠瘟疟毒气不能着人。故吴蜀多行灸法,有阿是之法。言人有病,即令捏其上,若里当其处,不问孔穴,即得便快。或痛处即云阿是。灸刺皆验。故曰阿是穴。"[6]47

《针灸大成》:"白虎历节风疼痛:肩井三里曲池委中合谷行间天应(遇痛处针,强针出血)。走注风游走,四肢疼痛:天应曲池三里委中。""四肢走注:三里委中命门天应曲池外关。""发背痛疽:肩井、委中、天应、骑竹马。"[23]246

《针灸集成》:"阿是穴即天应穴,兼风门、肩井、风池、昆仑、天柱、风府、绝骨治项强,详其经络治之。兼针阿是穴,随痛随针之法,能行则无不神效。"[9]227

《经穴汇解·凡例》:"《千金方》曰:吴蜀多行灸法,有阿是之法。阿是,天应穴,取病人称快者,自是陷中,而经脉所历也,故奏验不鲜,乃古所谓痛所为俞之义也。然徒执阿是而谓经穴之似迂者,去大道而从捷径也。疗其病,不知其所以愈也。所谓阿是而无名称者,皆载之续编主治部中"。"凡奇穴别分部,其阿是穴而无名目者,不收录。"[15]11

《针灸学》(江苏省中医学校针灸学科教研组):"取用穴位以患处邻近经穴为主,并加天应穴,如腕关节取阳池、阳谷、外关……"[25]401

《全国医药卫生技术革命展览会秘方与验方汇集》:"针灸治疗带状疱疹,取天应穴为

主。"[13]75

《针灸临床治疗歌诀》:"在疾病缓解期,症状已不明显或病人表述不清时,按压这些点,可使病人即时出现酸、麻、胀、重的感觉,类似古代的'天应穴'或'阿是穴'。"[27]71

《中国针灸大辞典》:"阿是穴是十四经穴与经外奇穴的补充,无一定数目。"[16]8

《中国针灸学》:"阿是穴,又称天应穴、不定穴、压痛点等。"[17]8

《针灸学辞典》:"阿是穴指按压痛点取穴。《千金·灸例》。吴、蜀多行灸法,有阿是之法。言人有病痛,即令捏其上,若里当其处,不问孔穴,即得便快,或痛处即云'阿是',灸刺皆验,故曰阿是穴也。意指按捏其病痛部位,患者感到舒适(快)或疼痛处,就可以作为针灸的穴位。'阿',原是对痛感的惊叫声。此法与《灵枢·经筋》'以痛为输'及后人所称的'天应穴'同义。"[28]374

《中国针灸大全》:"阿是穴……阿,《汉书·东方朔传》颜师古注作'痛'。唐孙思邈《千金》云:'有阿是之法,言人有病痛,即令捏其上,若里当其处,不问孔穴,即得便快,或痛处即云阿是,灸刺皆验,故曰阿是穴也。'说明按压时或轻快,或疼痛之处,都有阿是之意,但近代所谓'压痛点''压敏点'不一定是阿是穴。有的经穴或奇穴,亦以压痛取穴。如《灵枢·背腧》:'肾腧在十四焦(椎)之间,皆挟背相去三寸所,则欲得而验之,按其处,应在中而痛解,乃其腧也。'说明取经穴时,也可按压痛点取穴。又如奇穴中的阑尾穴、胆囊穴等,莫不以所在的一定部位上再以压痛,或特殊感应为准而刺之。就是说经穴或奇穴,亦可应用阿是之法取之,但应与阿是穴相区别。"[22]227

《中国针灸辞典》:"凡是以压痛点或其他病理反应点作穴治病的穴位,称为阿是穴。《备急千金要方》:有阿是之法,言人有病痛,即令捏其上,若里当其处,不问孔穴,即得便快,或痛处,即云阿是,灸刺皆验,故曰阿是穴也。这类穴位

既没有固定名称,也没有固定位置,与《灵枢·经筋》所说的'以痛为输'意同,后世称不定穴、天应穴等。"[29]1

《中国大百科全书·中国传统医学》:"阿是穴:又称压痛点,是病症在体表上的反应点(表现为压痛,或按压时缓解病痛等反应),可作为腧穴用以治疗,但无固定部位,往往随病而起,病愈即失,因此无法命名。"[20]1

《针灸学》(张吉):"阿是穴据《汉书·东方朔传》颜师古注,'阿'是'痛'的意思。因按压某处而感到疼痛时,患者会'阿'的一声,故名为'阿是'。'阿是'之称见于唐代《千金方》:'有阿是之法,言人有病痛,即令捏(掐)其上,若里(果)当其处,不问孔穴,即得便快成(或)痛处,即云阿是,灸刺皆验,故曰阿是穴也。'阿是穴没有具体的名称,位置也不固定,故《玉龙经》称其为'不定穴',《医学纲目》称其为'天应穴'。其名虽异,而其义皆同。这类腧穴既无具体名称,也无固定的部位,而是以压痛处为穴,直接进行针刺或艾灸。溯本求源,这种'以痛为腧'的方法早在《灵枢·经筋》篇已有详细记载:'足太阳之筋……其病小指支,跟肿痛,腘挛,脊反折,项筋急,肩不举,腋支,缺盆中纽痛,不可左右摇。治在燔针劫刺,以知为数,以痛为输。'《灵枢·经筋》所有十二经筋病证的治疗皆如此,所以阿是穴的主要适应证是经筋病候,如疼痛、拘挛、强直、抽搐等。对这类腧穴的确定方法,《素问·缪刺论》说'先以指按之痛,乃刺之',《大成》则说'不定穴即痛处'。可见,寻找压痛点是确定阿是穴的主要依据。近代又提出'敏感点''反应点''压痛点'等,但并不是只有在阿是穴处才有压痛。当经络或其所属脏腑病变时,相关的经穴或奇穴也会出现压痛,这些部位出现压痛对诊断和精确取穴有重要意义。如《灵枢·背腧》:'肾腧在十四焦(椎)之间,皆挟脊相去三寸所,则欲得而验之,按其处,应在中而痛解,乃其腧也。'又如奇穴中的阑尾穴、胆囊穴等,莫不以所在部位的压痛,或特殊感应为准而

刺之。"[26]122

《针灸学》(石学敏):"阿是穴(Ashi points)是指既无固定名称,亦无固定位置,而是以压痛点或病变局部或其他反应点等作为针灸施术部位的一类腧穴,又称'天应穴''不定穴''压痛点'……无一定数目。"[24]16

 参考文献

[ 1 ] 未著撰人.灵枢经[M].北京:人民卫生出版社,1962:43,55,100.

[ 2 ] [汉]班固.颜师古注.汉书·东方朔传[M].北京:中华书局,1962:60.

[ 3 ] [南北朝]陈延之.小品方[M].北京:中国中医药出版社,1995:243.

[ 4 ] [唐]孙思邈.备急千金要方[M].魏启亮,郭瑞华校.北京:中医古籍出版社,1999:912.

[ 5 ] [明]高武.针灸聚英[M].人民卫生出版社,2006:208.

[ 6 ] [明]朱橚.普济方:针灸[M].北京:人民卫生出版社,1983:47.

[ 7 ] [宋]王执中.[元]杜思敬辑.针灸资生经针经摘英集[M].北京:人民卫生出版社,2007:57.

[ 8 ] [元]王国瑞.扁鹊神应针灸玉龙经.[M]//黄龙祥主编.针灸名著集成.北京:华夏出版社,1996:8.

[ 9 ] [清]廖润鸿.勉学堂针灸集成[M].北京:人民卫生出版社,1994:227.

[10] 韦以宗.中国骨伤科学辞典[M].北京:中国中医药出版社,2001:31.

[11] 江幼李.道家文化与中医学[M].福州:福建科学技术出版社,1997:323.

[12] 浙江省中医进修学校.针灸速成手册[M].内部资料,1959:9.

[13] 全国医药卫生技术革命展览会秘方与验方汇集[C].中国医学科学院陕西分院中医研究所,1958:75.

[14] 佚名.黄帝内经素问[M].北京:人民卫生出版社,1963:211.

[15] [日]原克昌.经穴汇解[M].北京:中医古籍出版社,1982:10.

[16] 张大千.中国针灸大辞典[M].北京:北京体育学院出版社,1988:8.

[17] 程莘农.中国针灸学[M].北京:人民卫生出版社,1964:8.

[18] 罗永芬.腧穴学[M].上海:上海科学技术出版社,1996:9.

[19] 《中国大百科全书·中国传统医学》编辑委员会.中国传统医学[M]//钱信忠.中国医学百科全书.北京:

中国大百科全书出版社,1992:1.

[20] 中国医学百科全书编辑委员会.中医基础理论[M]//钱信忠.中国医学百科全书.上海:上海科学技术出版社,1996:1.

[21] 陈佑邦,邓良月,石学敏,等.中国针灸治疗学[M].北京:中国科学技术出版社,1990:11.

[22] 王雪苔.中国针灸大全[M].郑州:河南科学技术出版社,1988:227.

[23] 杨继洲.针灸大成[M].北京:人民卫生出版社,2006:246.

[24] 石学敏.针灸学[M].北京:中国中医药出版社,2007:16.

[25] 江苏省中医学校针灸学科教研组.针灸学[M].南京:江苏人民出版社,1957:401.

[26] 张吉.针灸学[M].北京:人民卫生出版社,2006:122.

[27] 郭效宗.针灸临床治疗歌诀[M].北京:人民卫生出版社,1991:71.

[28] 安徽中医学院,上海中医学院.针灸学辞典[M].上海:上海科学技术出版社,1987:374.

[29] 高希言.中国针灸辞典[M].郑州:河南科学技术出版社,2002:1.

（黄 涛）

5·033

# 纳气法

## nà qì fǎ

## 一、规范名

【汉文名】纳气法。

【英文名】respiration-improving method。

【注释】运气走至疼痛之所,以纳气之法扶针直插,复向下纳,伸气不回。

## 二、定名依据

纳气法是应用于针灸运气、提插补泻、吸气、针尖向病所的治疗手段。

纳气法最早出现于《马王堆简帛·却谷食气》,称为"食气";《灵枢》所载的针感传导纳气法分别是"导气",缓慢入针和出针;"候气",针刺入穴留针至经气来;"调气法",调整经络之气;"守气",得气后使气留守;"呼吸补泻",针刺时配合呼吸区分补泻方法。至隋代,针刺用"通气法"使针刺感应向一定方向传导扩散,此法首见于巢元方《诸病源候论》。至明代,针刺手法出现创新的方法,分别是"提气法",提插捻转提针结合手法;"进气法",针入天部行九阳之数,吸气,调节经气上行;"运气法",调节经气控制针感,两者相似;"纳气法",较进气法与运气法

更深层次,行提插补泻,吸气,调节针尖方向病所;"纳气法",或称"中气法",关节交经使气至关节处;"抽添法",针向上提插按纳,气至病所,扶针直插,向下纳回阳倒阴,此法与纳气法类似;"催气法",针刺入穴,用手法催促经气至针下,与纳气法相近;通气法,出现在隋时期,至清梅花派把通气法加以发挥,分为推气、引气、提插补泻;梅花提气法的操作为下针得气,插入深层穴位,行烧山火,针下热感行提插捻转,此法适宜四肢远端,在明时期的提气法上加以改进。现代的纳气法演变成候气法、催气法、守气法、调气法、气至病所、行气法等,被应用于针灸治疗上。

纳气法在《灵枢》时期称导气、候气、调气、守气、呼吸补泻等,至明《针灸大全》《金针赋》首次命名为纳气法,其后《针灸对问》《针灸聚英》《针灸大成》作进一步研究,加以发挥,至清时沿用此名称。同时我国教材、辞书类著作《中医大辞典》《中国医学百科全书·中医学》《简明针灸辞典》《实用汉英针灸词典》《新编针灸大辞典》《现代针灸师手册》等以"纳气法"作为规范名称。

针
灸

## 三、同义词

【简称】"调气"(《内经》)。

【又称】"提气法"(《针灸大成》);"调气法"(《刺法灸法学》)。

【俗称】"进气法""运气法"(《复式针补写手法》)。

【曾称】"食气"(《马王堆简帛》);"导气""候气""守气"(《内经》);行气法、导气法(《针灸大成》);抽添法。

## 四、源流考释

中国古代就有关于医疗、气功导引保健的记载,1973年马王堆汉墓出土的《马王堆简帛·却谷食气》篇中,记载"食谷者食质而口,食气者为昫吹,则以此既以此兴。凡昫中息而吹。年廿者朝廿暮廿,二日之著二百。"辟谷,减少饮食;"食气",吸入自然界清气;是最早记载呼吸导引,纳气保健的方法。战国时期佩戴玉佩以助气运行,1975年马王堆出土的约2 500年前藩王的伴葬品上记载《行气玉佩铭》:"行气,深则蓄、蓄则神、伸则下、下则定、定则固、固则萌,萌则长、长则退,退则天。"[1]36郭沫若1973年在《奴隶制时代》释其义为:"这是深呼吸的一个回合,吸气深入则多其量,使它往下伸,往下伸则定而固,然后呼出,如草木之萌芽,往上长,与深入时的径路相反而退进,退到绝顶。"此为气功范畴内的"行气"。[2]62

广西花山壁画是最早发现古代练功者的图画,记录古代壮医天文模式气功的崖画,图形是一幅天地人三者同步成一直线,拔山举鼎的《古壮医乾坤掌气功图谱》,说明夏代就有气功导引、养生延年的活动[3]21。

汉时开始养生导引之术应用于针刺治疗上。《内经》中提出针刺纳气的相关手法,如"导气""候气""守气""调气法"等将气调至病所。《灵枢·五乱》指出导气之法:"黄帝曰:补泻奈何?岐伯曰:徐入徐出,谓之导气,补泻无形,谓

之同精,是非有余不足也,乱气之相逆也"。[4]11而"候气"则以安静等待,施予催气手法,直至气至。《素问·离合真邪论》说:"吸则内针,无令气忤,静以久留,无令邪布,吸则转针,以气至为故。"[5]52针刺"守气"之法,《灵枢·小针解》篇说:"上守机者,知守气也,机之动不离其空中者,知气之虚实,用针之徐疾也。空中之机清净以微者,针以得气,密意守气勿失也。"至于"调气法",《灵枢·刺节真邪论》指出:"用针之类,在于调气,气积于胃,以通营卫,各行其道,宗气留于海,其下注于气街。"对调气之法,《难经·七十二难》认为:"《经》言能知迎随之气,可令调之。调气之方,必在阴阳。"[6]50调气需知内外、表里,也必须根据阴阳的状况而调整。"呼吸补泻法"是用针刺手法再配合患者的呼吸,进行补泻的方法。《难经·七十八难》说:"补泻治法,非必呼吸出内针也。"东汉末年张仲景提出针刺"从阳引阴"行导引、吐纳、针灸、膏摩,以防病治病;南北朝时期陶弘景《养性延命录·服气疗病篇》提出"凡行气,以鼻纳气,以口吐气,微而引之,名曰长息,纳气有一,吐气有六。纳气一者,谓吸也",[7]75以呼吸吐纳治疗疾病。

至隋《诸病源候论》有"通气法",即行气法,《诸病源候论》卷一指出"风身本手足不随候",采仰卧式,运用导引的方式进行治疗。[8]1058唐孙思邈《千金要方·养性》提出"调气之时则仰卧……引气从鼻入腹,足则停止,有力更取,久住气闷,从口细细吐出尽,还从鼻细细引入。"[9]843行导引、呼吸吐纳的"调气法""胎息法""迎喜法"等,而针刺仍沿用《灵枢经》的方法,并无创新。宋金元时期民间流传一种自我按摩保健之法——击探天鼓,此法源于丘处机的《摄生消息论》,载于《颐身集》[10]58;其后《河间六书》以双手闭耳如鼓,谓"鸣天鼓"[11]103,《杂病源流犀烛》也有记载。

至明出现不少创新的针刺传导和纳气手法,"纳气法"的命名首载于《金针赋》:"及夫调气治法,下针至地之后,复人之分,欲气上行,将

针右捻,欲气下行,将针左捻;欲补先呼后吸,欲泻先吸后呼"。[12]157 其后《针灸问对》:"下针之时,先行进退之数,得气。便卧倒针,候气前行,催运到于病所,便立起持针,徐徐按到,令针尖向病,使气上行至病所,扶针直插,复向下全内,使气上行不回"。[13]706《针灸聚英》调气法中说:"一般造化两般工,手中用气丁宁死,妙理玄玄在手中"[14]287 进一步作演变。

《针灸大成》:调气法称为"中气法","中气法能除积,先直后卧,泻之。凡用针之时,先行运气之法,或阳或阴,便卧其针,向外至痛疼,立起其针,不与内气回也"[15]31,总结了明以前的针刺手法,进行整理和研究,成为针灸文献,对治法进行创新和改良。纳气法又称为"中气法",是"进气法"与运气法的深化,吸气,提插补写,针尖方向气至病所;"行气法"气循经而行,达至病所,操作时用按、努、针向、飞经走气,通经接起,循经脉传向患处;《针灸大成》指出,"有病远道者,必先使气直到病所",本法与进气法相似,"循摄法"顺经脉循按压,针向上下轻揉循摄;《金针赋》说:"循而摄之,行之法。""逼针法",针尖于得气处,按压不动,使经气上行,针尖朝上。《席弘赋》提出:"逼针泻气便需吸,若补随呼气自调。""推气法",得气后拇示指轻轻提起,针尖朝向行气的方向,拇指向前推捻针柄至指腹横纹,轻退后反复进行。《金针赋》说:动而指推捻转行气;"按截法",针刺得气后,右手握针柄,左手按压穴位上方,施予提插、捻转,使经气下行。《金针赋》指出:"按之在前,使气在后;按之在后,使气在前。"[12]157 "抽添法",抽者上提,添者为接纳,针刺入穴深部,再提针至浅层,反复操作,以添气、助气。《金针赋》指出:"八日抽添之诀,瘫痪疮癞,取其要穴,使九阳得气,提按搜寻,大要运气周遍扶针直插,复向下纳,回阳倒阴。"[12]157《针灸对问》指出,"抽添法"针向上提插按纳,气至病所,扶针直插,向下纳回阳倒阴,此法与纳气法类似。《针灸问对》在原有的基础上作更深入的研究,针刺手法上"抽添者按

而数推,取其要穴先行九阳之数得气,随吹按添,随吹按吸,提抽其实在乎动摇出,内呼吸同法……此治瘫痪半身不遂之疾。"[13]707

清时根据《金针梅花诗钞》所述,针入地部,如气至或不行,拇指后捻并顺势疾抽至天部,拇指向前捻入地部,采用抽轻提重手法,有助经气运行。"提气法"提插、捻转、提针接经行气。《金针梅花诗钞》将通气法分为推气、引气、提插补泻法、捻转补泻,配合针尖方向行气,结合形成复式补泻手法,诱导针下发热。《金针梅花诗钞》提出"纳气法":"使气深入,温脏腑而消积聚。"[16]117

民国时期,中国的科学包括针灸学多受近邻日本的影响,因此,许多针灸学家都少提气而改称科学。如承淡安先生在其《中国针灸学》中就绝口不提"气",而只讲针术之科学问题。在日本人编撰的一本《高等针灸学讲义针治学、灸治学》中,提到气时,都解释为"盖指神经云"。[17]44

直至1949年新中国成立后,较早的一本针灸学教材,即南京中医学院《针灸学》[18]292 中,把针刺操作的各种纳气手法内容按《针灸大成》的研究成果编入教材,分别是"透天凉"除热,适宜身热如烧,针先进一寸之中,行六阴之数,如觉冷,徐徐举针,三入三出,冷至热徐,令病人吸气入针;"阳中隐阴"治先寒后热,针先进五分内,行九阳之数,觉热至进针一寸之中,行六阴之数,行先泻后补;"阴中隐阳"治先热后寒,针先进一寸之中,行六阴之数,觉微寒,退针至五分之中,行九阳之数,行先泻后补;"留气"能破气,消癥瘕,先刺七分,行纯阳之数,得气便深刺一寸中,微起针至原处;"运气"能泻,先直后卧,疼痛病根除,用针之时先行纯阴之数,若针下气满便倒其针,令患者吸气五口,使针力至病所;"提气"治冷麻,用针之时先行纯阳之数,如针下气来,微拈轻提其针中于经络之中;"中气"除(泻)积,用针之时先行运气之法,或阳或阴,便卧其针,向外至疼痛立起其针;"苍龙摆尾"行关节补

法，用针之时，如扶船之舵，不进不退，一左一右，随其气拨动，自然交感，即患千般症，一插疾病休。

现代中医《针灸学》《刺法灸法学》[19]52 教材，是根据《针灸大成》所总结的经验，再结合现代针刺理论而编撰，常用针刺纳气的方法有："候气法"，针刺入穴，留针等待经气来至的方法；"催气法"，针刺入穴，通过一些手法，催促经气速至针下的方法，临床上催气又分为搜气法、循摄法和弹震法；"搜气法"，针入深度，若气不至，针退浅层，改变针刺方向，再行针刺；"循摄法"，针后气不畅，甚或消失，手指在腧穴附近向上下或左右循按、抓摄、叩击进行催气；"弹震法"，用手指弹动针柄，加促气至，使针沉紧，或半握拳将中指突出，敲震穴位，手指弹震，激发经气，促使气至；"守气法"，针下得气后使气留守勿去，常用的守气方法有推弩法、搬垫法；"推弩法"，针尖顶住有感应的部位，推弩针柄，拇指向前或向后捻住针柄，使针尖不脱离经气感应，保持时间延长；"搬垫法"，针下得气，患者感觉舒适，医者刺手搬动针柄向一方，用手指垫在针体与被针穴位之间，顶住有感觉的部位。另外，还有飞、弹、刮、颤等守气之法；"调气法"，广义上说调整人体经络之气，平衡阴阳之气，而归于平秘；狭义上讲；"调气法"，用捻转、循摄、搓弹、按压及龙虎龟凤通经接气，调整经气的方向。

此外，还有"气至病所"，通过一定手法，使针刺感应向病所传导，调整阴阳。"行气法"，针刺得气后，使气循经而行，达至病所，操作上采用按、弩、针向行气，飞经走气、通经接气等，引导经气传向病所。针刺常用的行气方法有"循摄法"，经气不足，气行缓慢，医者用左手示、中、环指平按针刺穴位，顺着经脉循行，上下往来轻柔循摄，加促气行至病所；"逼针法"，得气后气不行或行不远，针尖于得气处，按住不动，调整针尖朝向上方，逼使经气向运行；"推气法"，得气后，气行不远，用拇指将针于得气处轻提起，针尖调整至欲行的方向，拇、示指有力均匀地向

前捻转针柄，拇指推至指腹后横纹，轻退后，然后反复施术，引针下的气至病所；"按截法"，针刺得气后，右手握针柄，左手按压穴上方，行捻转、提插等手法，促使经气下行；反之按压针穴下方，使经气上行；"呼吸补泻法"，针刺手法配合患者呼吸，以区分补泻的方法。《针灸大成》指出操作方法："欲补之时，气出针入，气入针出；欲泻之时，气入入针，气出出针。"

在现代针灸学教材和工具类书中，均沿用前人的表述，将纳气法作为规范名称，并收录在修订版《中医药学名词》中，作为针刺方法行气四法之一。

## 五、文献辑录

《马王堆简帛·却谷食气》："食谷者食质而口，食气者为响吹，则以此既以此兴。凡响中息而吹。年廿者朝廿暮廿，二日之著二百"。[1]36

《行气玉佩铭》："行气，深则蓄，蓄则神、伸则下、下则定、定则固、固则萌、萌则长、长则退、退则天。"[2]39《奴隶制时代》释其义为："这是深呼吸的一个回合，吸气深入则多其量，使它往下伸，往下伸则定而固，然后呼出，如草木之萌芽，往上长，与深入时的径路相反而退进，退到绝顶。"

《针灸医学史》：广西花山壁画是最早发现古代练功者的图画，记录古代壮医天文模式气功的崖画，图形是一幅天地人三者同步成一直线，拔山举鼎的《古壮医乾坤掌气功图谱》。[3]21

《素问·离合真邪论》说："呼尽内针，静以久留，以气至为故，如待所贵，不知日暮"。[5]52

《灵枢·五乱》："黄帝曰：补写奈何？岐伯曰：徐入徐出，谓之导气，补泻无形，谓之同精，是非有余不足也，乱气之相逆也"[4]11

"小针解"："上守机者，知守气也，机之动不离其空中者，知气之虚实，用针之徐疾也。空中之机清净以微者，针以得气，密意守气勿失也。"[4]57

"刺节真邪论"："用针之类，在于调气，气积

于胃,以通营卫,各行其道,宗气留于海,其下注于气街。"[4]102

《难经·七十二难》认为:"经言能知迎随之气,可令调之。调气之方,必在阴阳。"[6]50

"七十八难":"补泻治法,非必呼吸出内针也。"[6]51

《养性延命录·服气疗病篇》:"凡行气,以鼻纳气,以口吐气,微而引之,名曰长息,纳气有一,吐气有六。纳气一者,谓吸也"。[7]75

《诸病源候论》卷一:"风身本手足不随候。"[8]1058

《千金要方·养性》:"调气之时则仰卧……引气从鼻入腹,足则停止,有力更取,久住气闷,从口细细吐出尽,还从鼻细细引入。"[9]843

《金针赋》:"及夫调气治法,下针至地之后,复人之分,欲气上行,将针右捻,欲气下行,将针左捻;欲补先呼后吸,欲泻先吸后呼。""按之在前,使气在后;按之在后,使气在前。""八日抽添之诀,瘫痪疮癞,取其要穴,使九阳得气,提按搜寻,大要运气周遍扶针直插,复向下纳,回阳倒阴"。[12]157

《针灸问对》:"下针之时,先行进退之数,得气。便卧倒针。候气前行。催运到于病所。便立起持针,复向下纳使气不回……徐徐按到。令针尖向病,使气上行至病所。扶针直插,复向下全纳。使气上行不回也。"[13]706"抽添者按而数推,取其要穴先行九阳之数得气,随吹按添,随吹按吸,提抽其实在乎动摇出,内呼吸同法……此治瘫痪半身不遂之疾"。[13]707

《针灸聚英》:"一般造化两般工,手中用气丁宁死,妙理玄玄在手中"。[14]287

《针灸大成》:"中气法能除积,先直后卧,泻之。凡用针之时,先行运气之法,或阳或阴,便卧其针,向外至痛疼,立起其针,不与内气回也。"[15]31"有病远道者,必先使其气直到病所"[15]66

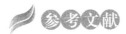参考文献

[1] 刘上献,张晓阳."卿官食气"试释[J].按摩与导引,1991(5):36.

[2] 赵松飞.《行气玉佩铭》新解[J].中国气功科学,1999(8):39.

[3] 林昭庚,鄢良.针灸医学史[M].北京:中国中医药出版社,1995:21.

[4] 未著撰人.灵枢经[M]//四库全书:针灸类医著集成.南京:江苏科学技术出版社,2008:11,57,102.

[5] 未著撰人.黄帝内经素问[M].北京:人民卫生出版社,1963:52.

[6] [清]丁锦.古本难经阐注[M].陈永诸编校.1796(乾隆丙辰年):50,51.

[7] [南北朝]陶弘景.养性延命录[M].陈子杰,刘丹彤整理.北京:中国医药科技出版社,2017:75.

[8] 南京中医学院.诸病源候论校释:下册.[M].北京:人民卫生出版社,2009:1058.

[9] [唐]孙思邈.备急千金要方[M].北京:中医古籍出版社,1999:843.

[10] [清]叶志诜.颐身集:摄生消息论[M].北京:人民卫生出版社,1982:58.

[11] [金元]刘完素.河间六书[M].太原:山西科学技术出版社,2010:103.

[12] [明]徐凤.针灸大全:金针赋[M].北京:人民卫生出版社,1987:157.

[13] [明]汪机.针灸问对[M]//四库全书:针灸类医著集成.南京:江苏科学技术出版社,2008:706,707.

[14] [明]高武.针灸聚英[M].黄龙祥整理.北京:人民卫生出版社,2006:287.

[15] [明]杨继洲.针灸大成[M].鲁兆麟主校.沈阳:辽宁科学技术出版社,1997:31,66.

[16] [清]周树冬.金针梅花诗钞[M].周楣声整理.合肥:安徽科学技术出版社,1982:117,119.

[17] 日本神户延命山针灸学院编撰,召予译.高等针灸学讲义:针治学[M].上海:上海东方医学书局,1941:44.

[18] 南京中医学院.针灸学[M].南京:江苏人民出版社,1957:292.

[19] 陆寿康.刺法灸法学[M].北京:中国中医药出版社,2002:52-63,71.

(麦月瑶)

# 拔罐疗法

bá guàn liáo fǎ

## 一、规范名称

【汉文名】拔罐疗法。

【英文名】cupping therapy。

【注释】利用罐内的负压，使罐吸附于施术部位，造成郁血现象来治疗疾病的方法。

## 二、定名依据

本词条为针灸治疗手段之一，因此以拔罐疗法全称命名。

拔罐的方法最早出现于《五十二病方》，称为"角""小角角之"；唐宋时期改以竹罐等进行操作，称为"吸筒法""竹管疗法"等；至清开始演变为以陶罐进行操作，称为"火罐气"。现这些名称已经不用。

拔罐的名称最早见于《本草纲目拾遗》，拔罐法被二版《针灸学》（1957年）正式引入医学教材。同时，我国出版的由全国科学技术名词审定委员会审定公布的《中医药学名词》和普通高等教育中医药类教材《针灸学》（石学敏）及辞书类著作《中医大辞典》《中国医学百科全书·中医学》等均以"拔罐疗法"作为规范名。已经广泛应用于中医药学文献的标引和检索的《中国中医药学主题词表》（1987—1994）也曾以"拔罐疗法"作为正式主题词，1994年后改为其简称"拔罐"。

## 三、同义词

【简称】"拔罐"（《本草纲目拾遗》）。

【又称】"拔罐法"（《针灸学》，1957年）。

【俗称】"拔火罐"（《医宗金鉴》）。

【曾称】"角"（《五十二病方》）；"吸筒子法"（《瑞竹堂经验方》）；"火罐气"（《本草纲目拾遗》）；"竹管疗法"（《针灸学概要》）。

## 四、源流考释

中国应该已经很早就有类似的医疗方法，但拔罐疗法最早见诸文字记载的名称为"角"法，大约成书于春秋战国时期。马王堆汉墓出土帛书《五十二病方·牝痔》中有："牡痔居窍旁，大者如枣，小者如核者，方以小角角之，如熟二斗米顷，而张角，系以小绳，剖以刀，其中如有兔，若有坚血如末而出者，即已。"[1]87 此处小角，指形状较小的兽角，为名词；角之的角，为动词，指角法的操作。马继兴解释说："角法：这是类似后代的火罐疗法，用以治疗牡痔。"陈泽林进一步解释具体的操作方法，是"像煮米一样煮角"，使其中的空气受热后排出，形成中空，故而可以产生吸着的力量，又称"热角法"。[2]87-89

到了东晋时期，葛洪在其所撰的《肘后备急方》中，提到用"角法"治疗脱肿，所用的角为牛角。鉴于当时此法盛行，应用不当易造成事故，所以葛洪特别告诫要慎重地选择适应证候，书中强调："痈疽、瘤、石痈、结筋、瘰疬皆不可就针角。针角者，少有不及祸者也。"[3]107 这显然是有道理，即使以今天的目光来看，所列的多数病症，也确实不是拔罐的适应证。

在热角法的基础上，到了唐代发展为"吸筒子法"，"初被蜇，先以针刺蜇处出血，然后角之。以热角嗍之，无火灸也。"[4]391《外台秘要》中记载，"患……等病……即以墨点上记之，取三指大青竹筒，长寸许，一头留节，无节头削令薄如剑，煮此筒子数沸，及热出筒，笼墨点处按之，良久……数数以此角之，余恶物出尽，乃疾除。"[5]350

同时，到了隋唐时期，拔罐的工具有了突破性的改进，开始用经过削制加工的竹罐来代替兽角。竹罐取材广泛，价廉易得，大大有助于这一疗法的变及和推广；同时竹罐质地轻巧，吸拔力强，也在一定程度上，提高了治疗的效果。在隋唐的医籍中，记载这方面内容较多的是王焘的《外台秘要》。如《外台秘要·卷四十》中就有关于用竹罐吸拔的详细描述："遂依角法，以意用竹做作小角，留一节长三四寸，孔经四五分。若指上，可取细竹作之。才冷搭得螯处，指用大角角之，气漏不嘬，故角不厌大，大即朔急差。速作五四枚，铛内熟煮，取之角螯处，冷即换。"[5]1127 指出应据不同的部位，选用不同大小的竹罐。

吸拔方法的具体操作上，即为当今还在沿用的煮罐法，或称煮拔筒法，也即上文所列"煮筒子法"。值得指出的是，《外台秘要》对这一方法在多处加以具体的介绍，在第十三卷中提到，先在拔罐的部位上，"以墨点上记之。取三指大青竹筒，长寸半，一头留节，无节头削令薄似剑。煮此筒数沸，及热出筒，笼墨点处按之"[5]350。

拔罐疗法吸拔工具和吸拔方法和改进，对后世产生了重要的影响。

如果说，在隋唐时代还是兽角和竹罐交替使用的话，那么，到了宋金元时代，则竹罐已完全代替了兽角。拔罐疗法的名称，亦由"吸筒法"替换了"角法"。在操作上，则进一步由单纯用水煮的煮拔筒法发展为药筒法。亦即先将竹罐在按一定处方配制的药物中煮过备用，需要时，再将此罐置于沸水中煮后，乘热拔在穴位上，以发挥吸拔和药物外治的双重作用。元代医家萨谦斋所撰的《瑞竹堂经验方》中曾明确地加以记述："吸筒，以慈竹为之，削去青……用时再于沸汤煮令热，以筋箕(箸)筒乘热安于患处。"[6]126

隋唐时期，陶瓷制的拔罐工具开始出现。在陕西中医药大学陕西医史博物馆便藏有该时期出土的瓷质火罐，罐口还有烧灼痕迹。

在《苏沈良方》中，载有"火角法"，后世的一些医家甚至国内较早及较权威的《针灸学讲义》都认为此法也属于早期的拔罐疗法，"火角法……治久冷痰咳嗽及痨嗽，服药无效者……

以竹箭卷成筒子……临卧，熨斗内盛火，燃筒子一头令有烟，乃就筒子长引气，吸取烟，陈米饮送下……当大咳，略出冷涎，即以衣覆卧，良久汗出 先君病痰嗽，胸中常如冰雪 百方治之皆莫愈，用此二三为之，皆瘥。"[7]58 但其实，从上文中可以看出，这应该是吸烟疗法，而非拔罐法。

明清时期，拔罐法已经成为当时中医外科中重要的外治法之一。当时一些主要的外科著作中几乎都列有此法，主要用于吸拔脓血，治疗痈肿。在吸拔方法上，较之前代又有所改进。用得较多的是将竹罐直接在多味中药煎熬后的汁液中，煮沸直接吸拔。所以，竹罐又被称为药筒。明代外科大家陈实功，对此曾作过详尽的记载，煮拔筒方："羌活、独活、紫苏、艾叶、鲜菖蒲、甘草、白芷各五钱，连须葱二两。预用径一寸二三分新鲜嫩竹一段，长七寸，一头留节，用力划去外青，留内白一半，约厚一分许，靠节钻一小孔，以栅木条塞紧。将前药放入筒内，筒口用葱塞之。将筒横放锅内以物压，勿得浮起。用清水十大碗滂筒煮数滚，约内药脓熟为度候用。再用披针于疮顶上一寸内品字放开三孔，深入浅寸，约筒圈内，将药筒连汤用大磁钵盛贮患者榻前，将筒药倒出，急用筒口乘热对疮合上，以手捺紧其筒，自然吸住。约待片时，药筒已温，拔去塞孔木条，其筒自脱。"[8]37,38 这种煮拔药筒的方法，在明清的一些重要外科著作如《外科大成》等以及《医宗金鉴》，都有详略不等的载述，表明此法当时十分流行。

除了煮拔筒法，也应用一些更为简便的拔罐法，如明代申斗垣的《外科启玄》就载有竹筒拔脓法："疮脓已溃已破，因脓塞阻之不通……如此当用竹筒吸法，自吸去其脓，乃泄其毒也。"[9]23

至清代，拔罐法获得了更大的发展。首先是拔罐工具的又一次革新。竹罐尽管价廉易得，但吸力较差，且久置干燥后，易产生燥裂漏气。为补此不足，清代普遍开始使用陶土烧制成的陶罐，并正式提出了沿用至今的"火罐"一词。对此，清代赵学敏的《本草纲目拾遗》一书叙述颇详，"火罐：江右及闽中皆有之，系窑户烧售，小如人大指，腹大两头微狭，使促口以受火气，凡患一切风寒，皆用此罐"。表明陶罐已作为商品买卖，广为流行了。而且，在此书中也首次提到了火罐的治疗原理，为燃烧空气产生负压，并称之为"火罐气"。"罐得火气合于内，即牢不可脱……肉上起红晕，罐中有气水出，风寒尽出"。[10]22

其次在拔罐方法上，也有较大进步，出现了目前民间还在使用的投火法，即"以小纸烧见焰，投入罐中，即将罐合于患处。如头痛则合在太阳、脑户或颠顶，腹痛合在脐上。罐得火气舍于内，即卒不可脱，须得其自落，肉上起红晕，罐中有气水出"。[10]22 同时，一改以往以病灶区作为拔罐部位的做法，采用吸拔穴位来提高治疗效果。

同时，拔罐疗法的治疗范围也突破了历代以吸拔脓血疮毒为主的界限，开始应用于多种病症，恰如《本草纲目拾遗》所云："拔罐可治风寒头痛及眩晕、风痹、腹痛等症。"可使"风寒尽出，不必服药。"[10]22

另外，清代《医宗金鉴·刺灸心法要诀》中还提到一种治疗疯狗咬伤的特殊拔罐之法，即在咬伤处，"急用大嘴砂酒壶一个，内盛于热酒，烫极热，去酒以酒壶嘴向咬处，如拔火罐样，吸尽恶血为度，击破自落"。[11]996

中华人民共和国成立之前，拔罐疗法作为一种民间疗法存在，不见诸庙堂及教材中。在承淡安的《中国针灸学》中将其称为"吸筒"："吸筒应用，始于何时，尚无考证。以前多用于肌表方面之炎症，近三十年来，苏南针灸医，对于神经痛、内脏疾患，每于针灸治后亦习用之；如习惯性头痛：吸太阳、印堂、额角。感冒：吸风门、大椎。气管炎轻肺病：吸肺俞、身柱。腰痛：吸肾俞。膝关节炎：吸膝眼、阴市等，颇收效果。十八年前，曾往内地湘川一带，见有专门应用吸筒，不用针具而亦能治各病者，可见其风行已极广泛。"[12]305,306

1949 年后，在政府重视民间疗法的号召下，火罐才渐渐被医者所采用，成为一种正式的医疗工具，进入中医的外科、伤科和针灸科。在中华人民共和国成立后最早的一本针灸学教材，即南京中医学院编的《针灸学讲义》[13]75 中，还将其称为"火罐气"，俗称"拔火罐"，又称"吸筒疗法"，将这一方法正式引入大学的教学中。1959 年编辑出版的《针灸学概要》[14]60 中，正式将其称为"拔火罐"，并称"拔火罐"亦称做"竹管疗法"。即使如此，在 1961 年出版的《针灸学中级讲义》中，根本就未列此法。后来，在《针灸学讲义》基础上修改并于 1961 年出版的《针灸学》[15]196 二版教材，正式将其称为"拔罐法"。在此之后，多版教材中多以拔罐法为正式名称。如 1974 年的《针灸学》："拔罐法又名吸筒疗法，古称角法。这是以一种杯罐作工具，借热力排去其中的空气，使吸着于皮肤，造成郁血现象的一种疗法。古代医家在治疗疮疡脓肿时用它来吸血排脓，后来又扩大应用于肺痨、风湿等内科病症。"[16]325

但在 2005 年出版的由全国科学技术名词审定委员会审定公布的《中医药学名词》[17]135 和普通高等教育中医药类规划教材《针灸学》（石学敏）[18]10 及辞书类著作《中医大辞典》[19]1015《中国医学百科全书·中医学》[20]1 等均以"拔罐疗法"作为规范名。已经广泛应用于中医药学文献标引和检索的《中国中医药学主题词表》（1987—1994），也曾以"拔罐疗法"作为正式主题词。

因此，该词条谨以"拔罐疗法"为其正式名称，以突出其疗法的意义，将"拔罐法"作为拔罐疗法的又称，与其享有同等的效力。

纵观历代拔罐用具，虽经数千年，从兽角、竹罐和陶罐、金属罐发展到目前所使用的玻璃罐、橡皮罐、塑料罐及穴位吸引器，体现了社会的发展及时代的变迁。早在唐宋时期，兽角就已逐渐被淘汰，取而代之的是竹罐、陶罐；金属罐，因其价格贵，又有传热快，易烫伤的缺陷，实际上并未在临床上推广，现在中东地区仍有人使用,以抽气造成负压进行吸拔。目前临床上流行最广的是玻璃罐及塑料罐,以其操作简便,价格低廉深受欢迎。

在吸罐操作方法上,由口吸、点火排去空气的水罐法,有利用火力排去空气的火罐法,包括闪火法、投火法、架火法、滴酒法等;发展到现代有利用注射器或以机器抽去空气的抽气罐法等,不一而足。

## 五、文献辑录

《五十二病方·牝痔》:"牝痔居窍旁,大者如枣,小者如核者,方以小角角之,如熟二斗米顷,而张角,系以小绳,剖以刀,其中如有兔,若有坚血如末而出者,即已。"

注:"角法,这是类似后代的火罐疗法,用以治疗牝痔。"[1]87

《肘后备急方·卷中》:"痈疽、瘤、石痈、结筋、瘰疬、皆不可就针角。针角者,少有不及祸者也"[3]107

《古今录验方》:"初被蛰,先以针刺蛰处出血,然后角之。以热角嘬之,无火灸也。"[4]391

《外台秘要》:"患……等病……即以墨点上记之。取三指大青竹筒,长寸半,一头留节,无节头削命薄似剑。煮此筒子数沸,及热出筒。笼墨点处按之,良久……数数以此角之,令恶物出尽,乃即除。"[5]350

"遂依角法,以意用竹依作小角,留一节长三、四寸,孔径四、五分。若指上,可取细竹作之。才令搭得蛰处,指用大角,角之气漏不嘬,故角不厌大,大即嘬急差。速作五、四枚,铛内熟煮,取以角蛰处,冷即换。"[5]1127

《瑞竹堂经验方》:"吸筒,以慈竹为之削去青。五倍子(多用),白矾(少用些子),二味和筒煮了收起。用时,再于沸汤煮令热,以筋箕(箝)筒,乘热安于患处。"[6]126

《外科正宗·痈疽门》:"(煮拔筒方)羌活、独活、紫苏、艾叶、鲜菖蒲、甘草、白芷各五钱,连须葱二两。预用径一寸二、三分新鲜嫩竹一段,

长七寸,一头留节,用力划去外青,留内白一半,约厚一分许,靠节钻一小孔,以栅木条塞紧。将前药放入筒内,筒口用葱塞之。将筒横放锅内以物压,勿得浮起。用清水十大碗浮同煮数滚,约内药脓熟为度候用。再用拔针于疮顶上一寸内品字放开三孔,深入浅寸,约筒圈内,将药筒连汤用大磁钵盛贮患者榻前,将药筒药倒出,急用筒口乘热对疮合上,以手捺紧其筒,自然吸住。约待片时,药筒已温,拔去塞孔木条,其筒自脱。"[8]37-38

《外科启玄》:"疮脓已溃已破,因脓塞阻之不通……如此当用竹筒吸法,自吸去其脓,乃泄其毒也。"[9]23

《本草纲目拾遗》:"(火罐)江右及闽中皆有之,系窑户烧售,小如人大指,腹大两头微狭,使促口以受火气,凡患一切风寒,皆用此罐。以小纸烧见焰,投入罐中,即将罐合于患处。或头痛则太阳脑户或巅顶,腹痛合于脐上,罐得火气,合于肉则,即牢不可脱……肉上起红晕,罐中有气水出,风寒尽出。"[9]22

《医宗金鉴·刺灸心法要诀》:"急用大嘴砂酒壶一个,内盛于热酒,烫极热,去酒以酒壶嘴向咬处,如拔火罐样,吸尽恶血为度,击破自落"。[11]996

《中国针灸学》:"吸筒应用,始于何时,尚无考证。以前多用于肌表方面之炎症,近三十年来,苏南针灸医,对于神经痛、内脏疾患,每于针灸治后亦习用之;如习惯性头痛:吸太阳、印堂、额角。感冒:吸风门、大椎。气管炎轻肺病:吸肺俞、身柱。腰痛:吸肾俞。膝关节炎:吸膝眼、阴市等,颇收效果。十八年前,曾往内地湘川一带,见有专门应用吸筒,不用针具而亦能治各病者,可见其风行已极广泛。"[12]305

《针灸学》(江苏省中医学校针灸学科组):"(火罐气)这是我国古代民间疗法之一,俗名拔火罐,又称吸筒疗法。"[21]310

《针灸学概要》:"拔火罐亦称做'竹管疗法'。它的起源很早,晋葛洪《肘后方》中所载的

'角法'，就是这种疗法。唐王焘《外台秘要》亦有竹筒治病的记载。清赵学敏所著的《本草纲目拾遗》，对火罐的应用及使用方法更有详细的记载。"[14]196

《针灸学》（南京中医学院针灸教研组）："附：拔罐法。"[15]196

《针灸学》（上海中医学院）："拔罐法又名吸筒疗法，古称角法。这是以一种杯罐作工具，借热力排去其中的空气，使吸着于皮肤，造成郁血现象的一种疗法。古代医家在治疗疮疡脓肿时用它来吸血排脓，后来又扩大应用于肺痨、风湿等内科病症。"[16]325

《针灸学》（南京中医学院）："拔罐法是以罐为工具，利用燃烧排除罐内空气，造成负压，使罐吸附于施术部位，产生温热刺激并造成郁血现象的一种疗法。最早见于晋代《肘后方》中，以牛角制罐，作外科吸脓血之用，故又称'角法'和'吸筒疗法'。"[22]155

《中医大百科全书·中国传统医学》："运用杯、筒或罐，排除内部空气，产生负压，使其吸附体表，以治疗疾病的方法。古代有以兽角或竹筒为工具的，所以又称为'角法'或'火罐气'，也称为'吸筒'疗法和'拔筒'疗法。罐，一般多用竹筒、陶瓷、玻璃等制成。拔罐是通过局部的温热和负压作用，引起局部组织充血和皮内轻微的瘀血，促使该部位的经络通畅，气血旺盛，同时驱邪外出，具有活血行气、止痛消肿、拔毒散结、退热散寒、祛风除湿等作用。适用于治疗感冒、咳嗽、哮喘、头痛、胸胁痛、风寒湿痹、扭伤、腰腿痛、胃脘痛、消化不良、疮疖痈肿、毒蛇咬伤等多种内外科疾患。常用的拔罐方法有火罐法、水罐法、抽气罐法、闪罐法、走罐法、留罐法、刺络拔罐法等。

火罐法……操作方法有下列几种：① 闪火法。用镊子夹住蘸有95%乙醇的棉球（或以粗钢丝一端裹以纱布蘸取乙醇），点燃后，伸入罐内缓动片刻，随即退出，迅速将罐口覆罩在应拔罐的部位上，让罐吸紧后松手。用此法时，蘸取的乙醇不宜太多，以免燃烧时滴下；也不要使蘸有乙醇的棉球碰触罐口，以免罐口烫伤皮肤。② 投火法。用小纸片（最好用带蜡的纸片）点燃后投入罐内，待火旺而纸片尚未燃尽时，迅速将罐口罩合在拟拔罐的穴位或部位上，让罐吸紧后松手。用此法时，注意不要将火罐烧得过烫，且动作要快，防止烫伤皮肤。③ 架火法。取一直径2～3厘米不易燃烧或不传热的块状物，作为点火架垫在穴位上，上面平放一个小酒精棉球，燃着后，随即将罐罩上，火自动熄灭后，火罐就吸住了。应用时扣罩要准确，不要将燃烧的点火架碰翻。④ 滴酒法。将乙醇滴1～2滴在罐内中段，再将罐转动几下，使乙醇均匀地附着在罐壁上，但不要沾染在靠近罐口的罐壁上，然后用火柴点燃，迅速扣在应拔的部位上。⑤ 贴棉法。用一小块薄薄的药棉，沾以乙醇（不要太湿，以免燃烧时乙醇滴下，烫伤皮肤），贴在罐内壁中上段，点燃后，迅速扣下。

水罐法……罐多用竹筒制成，因此又称竹罐疗法。其操作方法：将竹罐放在清水（或配入药物）中煮沸3～5分钟，然后用镊子将罐从锅中取出，倒净罐内的水，并迅速用干毛巾擦去罐口余水，立即罩在治疗的部位上，每次留罐时间，以不超过20分钟为度。倘在留罐时发生疼痛或有灼热感，应立即起罐检查，以免烫伤。

抽气罐法……先将罐口扣在拔罐的部位，然后利用注射器等工具，抽去罐内空气，形成负压后，使其吸着在皮肤上。此法操作简便，没有烫伤的危险，现已广泛应用于临床。

闪罐法……火罐吸着体表后，立刻除去，又吸上。如此随拔随除，反复多次，直至皮肤潮红为止（一般需反复十余次）。如操作时发现罐体太热，必须另换火罐，以免烫伤。此法多用于肌肉麻木等症。

走罐法……又称推罐法或拉罐法。拔罐时把火罐推拉移动，以扩大作用面的方法。此法宜选用罐口光滑的大罐，使用时在罐口和治疗部位分别涂上一层凡士林或油膏之类润滑剂。

火罐吸着后,用手捏住罐体慢慢分段来回拉若干次,待局部出现红晕为止。此法多用于腰背部及四肢肌肉丰满处,适用于风湿痛、失眠、胸闷等症。

留罐法……又称坐罐法。把火罐吸着皮肤后,不马上取去,一般留置10～15分钟。此法镇痛效果好,惟在夏季或皮肤较嫩的部位,留罐时间不宜过长,否则,皮肤上会起水泡。

刺络拔罐法……又称刺血拔罐法。在刺络(刺血)之后再进行拔罐的方法。此法于皮肤消毒后,先用皮肤针叩打,或用三棱针或平口小刀浅刺,中刺以微出血为度,重刺以点状出血为度,然后再拔火罐,每次留罐时间在10～15分钟,起罐后,用消毒棉球擦净血迹。每次出血的总量成人以不超过10毫升为宜。一般每隔3～7日治疗一次,4～6次为一疗程。此法主治肌肉劳损、扭伤、腰腿风湿痛、神经性皮炎、皮肤瘙痒、丹毒、神经衰弱、胃肠神经症等疾病。但急性传染病、癌症及有出血倾向的病症和孕妇均不宜使用。在大血管部位须慎用。"[20]1

《针灸辞典》:"吸杯法,即拔罐法。""吸筒,火罐之竹制者。可用于蒸煮拔罐。元·沙图穆苏《瑞竹堂验方》疮科:'吸筒:以慈竹为之,削去青。五倍子(多用),白矾(少用些子)。上药和筒煮了收起。同时,再于沸汤煮令热,以箸箍筒,乘热安于患处。'"[23]238

《中医药学主题词表》:"属外治法;指用排除杯罐内空气以产生负压并使其吸附体表的治法;尚有专指词电罐、闪罐、推罐、药罐。"[24]36

《中医药学名词》:"利用罐内的负压,使罐吸附于施术部位,造成郁血现象来治疗疾病的方法。"[17]135

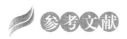 参考文献

[1] 马王堆汉墓帛书整理小组.五十二病方[M].北京:文物出版社,1979:87.

[2] 陈泽林.中国罐疗法溯源:《五十二病方》角法研究[J].天津中医药,2013,30(2):87-89.

[3] 葛洪.肘后备急方[M].北京:中国中医药出版社,2016:107.

[4] [唐]甄权.古今录验方[M].谢盘根辑校.北京:中国医药出版社,1996:391.

[5] [唐]王焘.外台秘要[M].北京:人民卫生出版社,1955:350,1127.

[6] [元]萨谦斋.瑞竹堂经验方[M].浙江省中医研究所文献组,湖州中医院重订.北京:人民卫生出版社,1982:126.

[7] [宋]沈括,苏轼.苏沈良方[M].杨俊杰,王振国点校.上海:上海科学技术出版社,2003:58.

[8] [明]陈实功.外科正宗[M].北京:人民卫生出版社,1956:37,38.

[9] [明]申拱宸.外科启玄:12卷[M].北京:人民卫生出版社,1955:23.

[10] [清]赵学敏.本草纲目拾遗[M].闫冰校注.北京:中国中医药出版社,1998:22.

[11] [清]吴谦.医宗金鉴[M].闫志安,何源校注.北京:中国中医药出版社,1994:996.

[12] 承澹盦.中国针灸学[M].北京:人民卫生出版社,2008:305,306.

[13] 江苏省中医学校针灸学科教研组.针灸学讲义[M].南京:江苏人民出版社,1957:75.

[14] 上海中医学院针灸教研组.针灸学概要[M].北京:人民卫生出版社,1959:60.

[15] 南京中医学院针灸教研组.中医学院试用教材 针灸学讲义[M].北京:人民卫生出版社,1961:196.

[16] 上海中医学院.针灸学[M].北京:人民卫生出版社,1974:325.

[17] 中医药学名词审定委员会.中医药学名词[M].北京:科技出版社,2005:135.

[18] 石学敏.针灸学[M].北京:中国中医药出版社,2007:10.

[19] 李经纬,余瀛鳌,欧永欣,等.中医大辞典[M].北京:人民卫生出版社,1995:1015.

[20] 中国大百科全书总编辑委员会.中国传统医学[M].北京:中国大百科全书出版社,1992:1.

[21] 江苏省中医学校针灸学科教研组.针灸学[M].南京:江苏人民出版社,1957:310.

[22] 南京中医学院.针灸学[M].上海:上海科学技术出版社,1979:155.

[23] 安徽中医学院,上海中医学院.针灸学辞典[M].上海:上海科学技术出版社,1987:238.

[24] 中国中医研究院中医药信息研究所.中国中医药学主题词表[M].北京:中医古籍出版社,1996:36.

(黄 涛)

## 经络敏感人

Jīng luò mǐn gǎn rén

### 一、规范名

【汉文名】经络敏感人。

【英文名】significant person of propagated sensation with channel。

【注释】当接受针刺或电针时，沿经络循行路线出现感传现象或皮肤反应，十二经脉中有六条以上出现全经传导，其余的感传也通过肘膝关节以上。

### 二、定名依据

"经络敏感人"在古典医籍中未被直接定义赋名，但可找到一些相关的描述性记载。

1971 年中国人民解放军 309 医院在开展经络感传研究工作时发现循经感传特殊现象，这一现象随后被命名为循经感传现象。1975 年在北京召开的第一次全国经络感传研究专题经验交流会，对经络敏感人的敏感度做出标准定义：不敏感型：系指初测时所测六条经均无传导感，或其中仅一条能沿经传至腕踝关节以上，但不过肘、膝关节，或六条皆有传感但不能超过腕踝关节者。稍敏感型：系指初测时六条经中两条以上能传至腕踝关节以上，或一条以上能传至肘膝关节以上者。较敏感型：系指复测时十二条经中两条以上能沿经传完全经，或三条以上能沿经传至肘膝关节以上者。敏感型：复测时所测十二条经中六条以上能沿经传完全经，其余的传至肘、膝关节以上者。

日本明治针灸大学北出胜利、大阪医科大学兵头正义将循经感传研究中，出现六条以上经络的传导超过肘膝关节以上定义为"显著"。

1979 年由人民卫生出版社出版的《经络敏感人》，将经络感传现象研究资料汇编成本，并以经络敏感人冠以书名。在辞书类著作《针灸新知识辞典》《中国针灸辞典》《中国针灸学辞典》均以"经络敏感人"作为规范名。已经广泛应用于中医药学文献标引和检索的《中国中医药学主题词表》也以"经络敏感人"作为正式主题词，说明"经络敏感人"作为规范名已成为共识。

### 三、同义词

【全称】"循经感传显著者"（《中国经络科学的现代化研究》）。

### 四、源流考释

"经络敏感人"是针灸学术语，指用针刺或电针刺激穴位时，人体出现酸、麻、胀、痛等感传现象或发热、发凉或红疹等皮肤反应，且见于十二条经脉中六条以上的全经，其余经脉的传导也通过肘膝关节以上的一类人。

经络敏感人是循经感传现象的典型例子，古典医籍中虽然没有对"经络敏感人"的直接定义，但对于循经感传现象古人早有相关描述。早在《内经》等古籍中，就有不少相关描述。

经络敏感人的相关研究报道始自 20 世纪 50 年代初期的循经感传研究。自 1949 年日本长滨善夫和丸善昌朗合著《经络之研究》描述了循经感传现象，验证了经络路线客观存在的一个证据。[1]56 随后，国内的许多学者也陆续对感传现象展开研究。1971 年中国人民解放军 309 医院在开展经络感传研究工作时发现一例循经感传特殊现象：脉冲电商阳穴时，患者描述突然感到好像有什么东西沿着体表在走，是一种麻、热、酸、胀混合在一起难以言状的感觉，像流水一样的一条线从电刺激商阳穴沿着食指，经过前臂上缘,再向上,从上臂外侧一直走到肩上,最后上头到达口唇上方[2]155,这一现象随后被命名为循经感传现象。此后由中国人民解放军309医院所领导的经络研究协作组开展进一步研究,该协作组用"六二六"综合诊疗机低频脉冲电刺激,将电极逐次按放在十二经的井穴,都见到受刺激的经有明显的刺激感传导现象,基本上可以走完本经全程,称之为"经络敏感人"。[3]111 1972年在上海召开全国针麻工作会议,解放军309医院协作组在会上宣布他们发现了经络敏感人[4]56,中国人民解放军309医院、中国科学院生物物理研究所与北京大学生物学系经络研究协作组在循经感传现象的普查中,于1 000例受试者中发现13例经络感传显著者(经络敏感人),出现率为1.3%,这一发现引起全国学者的重视[5]23。1975年在北京召开的第一次全国经络感传研究专题经验交流会,对经络敏感人的敏感度做出标准定义。不敏感型:系指初测时所测六条经均无传导感,或其中仅一条能沿经传至腕踝关节以上,但不过肘、膝关节,或六条皆有传感但不能超过腕踝关节者。稍敏感型:系指初测时六条经中两条以上能传至腕踝关节以上,或一条以上能传至肘膝关节以上者。较敏感型:系指复测时十二条经中两条以上能沿经传完全经,或三条以上能沿经传至肘膝关节以上者。敏感型:复测时所测十二条经中六条以上能沿经传完全经,其余的传至肘、膝关节以上者[6]22。1975年经络敏感人研究被列入全国针刺麻醉规划,并建立了经络敏感人研究协作组,并统一规划研究工作,将解放军309医院测试经络敏感人的方法作为全国统一的标准[4]56。1979年,人民卫生出版社将经络感传相关研究报道的文献资料汇编成本,并以"经络敏感人"冠以书名。

至此,"经络敏感人"作为规范名被逐渐确定下来。现代著作和文献均使用"经络敏感人"作为规范名。在《中国中医药学术语集成》一书中,经络敏感人定义为:针灸学名词。指对外界刺激容易产生经络反应的人[7]205。辞书类著作《中医大辞典》[8]1020《针灸新知识辞典》[9]950《中国针灸学辞典》[10]488《实用汉英针灸辞典》[11]146《中国针灸辞典》[12]857等均以"经络敏感人"作为规范名。已经广泛应用于中医药学文献标引和检索的《中国中医药学主题词表》也以"经络敏感人"作为正式主题词。说明"经络敏感人"作为规范名已成为共识。

综上所述,古籍文献中并没有指代经络敏感人的专有名词,然而对经络敏感人所代表的经络感传现象有着较丰富的记载。随着现代经络实质与针麻研究的开展,发现了循经感传的特殊典型案例,即经络敏感人。这类人身上所出现的经络感传现象与古典经络循行路线基本一致,1975年成立全国经络敏感人协作组,开展普查研究。此后该词逐渐被著作、文献等沿用至今。

## 五、文献辑录

《针灸新知识辞典》:"指对针刺特别敏感的人。这种人接受针刺或电针时,沿经络循行路线出现感传现象或皮肤反应,十二经脉中有六条以上出现全经传导,其余各经的感传也通过肘膝关节以上。"[9]950

《中医大辞典》:"指对针刺特别敏感的人。这种人接受针刺或电针时,沿经络循行路线出现感传现象或皮肤反应,十二经脉中有六条以上出现全经传导,其余的感传也通过肘膝关节以上,即称经络敏感人。"[8]1020

《中国针灸辞典》:"指对针刺特别敏感的人。这种人在接受针刺或电针时,沿经络循行路线出现经络现象或感传反应,十二经脉中有六条以上出现全经传导,其余的感传也通过肘膝关节以上,具备这些特点的,都可称之为经络敏感人。"[12]857

《经络敏感人》:"用'六二六'综合诊疗机低频脉冲电刺激,将电极逐次按放在十二经的井穴,都见到受刺激的经有明显的刺激感传导现象,基本上可以走完本经全程,因此我们称之为经络敏感人"[13]79

《实用汉英针灸辞典》:针刺时较易出现经络现象的人。[11]146

《四十年来经络研究的回顾与建议》:所谓经络敏感人,就是采用低频电脉冲刺激人体四肢末端的十二经络的井穴,测试者提问受试者有否向心性感觉传导、在六条经以上走完全经者,称经络敏感人。[9]950

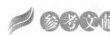 参考文献

［1］长滨善夫,丸善昌朗著.承淡安译.经络之研究[M].上海:上海卫生出版社,1956:56.

［2］祝总骧,郝金凯.针灸经络生物物理学——中国第一大发明的科学验证(增订版)[M].北京:北京出版社,1989:155.

［3］中国人民解放军总后勤部卫生部.全军中西医结合工作会议资料选编[M].中国人民解放军战士出版社,1974:111.

［4］孟竞璧.四十年来经络研究的回顾与建议[J].中国中医基础医学杂志,1996(2):56-58.

［5］祝总骧,徐瑞民.中国经络科学的现代化研究[J].世界科学技术.2000(5):23.

［6］镇江经络感传协作组.对16例"经络敏感人"的观察报告(摘要)[J].江苏医药杂志.1977(3-12):22.

［7］李剑,曾召.中国中医药学术语集成:治则治法与针灸学[M].北京:中医古籍出版社.2006:205.

［8］李经纬,余瀛鳌,蔡景峰,等.中医大辞典[M].北京:人民卫生出版社.1995:1020.

［9］李如.针灸新知识辞典[M].北京:人民卫生出版社,1994:950.

［10］高忻洙,等.中国针灸学辞典[M].江苏:江苏科学技术出版社,2010:488.

［11］高希言,饶洪.实用汉英针灸辞典[M].北京:中国医药科技出版社,2004:146.

［12］宋宇红.中国针灸辞典[M].郑州:河南科学技术出版社.2002:857.

［13］人民卫生出版社.经络敏感人:经络感传现象研究资料集[M].北京:人民卫生出版社,1979:79.

（罗菊芬　林　弛　郑美凤）

5 · 036

# 药物灸

yào wù jiū

## 一、规范名

【汉文名】药物灸。

【英文名】medicinal moxibustion;medicinal blister-causing moxibustion;natural moxibustion.

【注释】将有关的药物涂敷于腧穴或患处,使局部充血潮红,皮肤起泡,达到治疗疾病的灸法。

## 二、定名依据

药物灸的具体操作早在《五十二病方》中就有所体现;唐代虽然没有药物灸的命名,但药物冷灸法操作已经广泛应用,在《针灸资生经》中还出现"天灸"一名,是指用药物引起皮肤发泡来治疗疾病;宋代出现的"替灸膏""外灸膏""代灸膏"等均是药物灸的具体应用;明代《本草纲目》中将石龙芮、毛茛又称为"天灸",毛茛还称做"自灸"。

现代相关著作,如《中医大辞典》《中国针灸大词典》《中国灸法大全》《中国灸法学》,以及全国高等中医药院校教材《针灸学》等均有"天灸"描述,并将其作为规范名,又名药物灸。在《中国中医药学主题词表》中,以"发泡疗法"作为正式主题词,将"天灸疗法"作为入口词进行检索。

2005年出版的全国科学技术名词审定委员会审定公布的《中医药学名词》中将"药物灸"作为规范名。

## 三、同义词

【又称】"天灸"（《针灸资生经》）；"自灸"（《本草纲目》）。

## 四、源流考释

药物灸又名天灸、自灸[1]1，亦称冷灸[2]1,2。是指将天然药物敷贴于一定的穴位，由于药物的刺激作用，而引起局部皮肤发泡，表皮发泡后变薄，药物的有效成分易于吸收，并通过含有药液的水泡刺激穴位，以增强刺激量，而且泡内液体吸收缓慢，能维持较长的刺激时间，颇似针法中的留针。在药物有效成分直接作用于穴位经络和较长时间的刺激作用下，促进了气血运行，调整了脏腑阴阳而达到治疗效果。这种疗法是通过药物敷贴自然地发泡，所使用药物大多取自天然生药，无需燃艾烧灼，故又称之为天灸、自灸或冷灸。

该疗法起源较早，因其操作简便而广泛使用。在《五十二病方》中就有"蚖……以蓟印其中颠……"[3]51 的记载，即用白芥子敷贴于百会穴上使局部红赤治疗蚖蛇咬伤。在历代的本草学、方剂学专著中也有较多论述，如《肘后备急方》记载，"治寒热诸症，临发时，捣大附子下筛，以苦酒（醋）和之，涂背上"[4]248，即是用药物贴敷与患处或穴位处促使局部发泡而治疗疾病的方法。《备急千金要方》也记载了在孔穴处外敷药膏治疗"头面上风"的方法："治头面上风方：松脂，石盐，杏仁，蜜蜡（各一两），熏陆香（二两），蓖麻仁（三两），上六味熟捣作饼，净剃百会上发贴膏，膏上安纸三日一易。若痒刺药上不久风定。"[5]365 这种药物敷贴疗法在古代十分盛行。宋代还出现了"替灸膏""外灸膏""代灸膏"，如《杨氏家藏方》卷九"痼冷方一十"道："替灸膏治下焦虚冷，真气衰弱，泄利，腹痛，气短，不食。附子（一两），吴茱萸、马兰花、蛇床子（三味各一分），木香（一钱），肉桂（去粗皮，二钱）。上伴为细末，每用一大匙，先生姜汁入少面作糊方，调药

摊纸上，贴脐，并脐下，须臾觉脐腹热为度。"[5]483

"天灸"一词，首见于宋《针灸资生经》[6]74[7]61，其记载："用旱莲草椎碎，置手掌上一夫，当两筋中间便穴，以古文钱压之，系之以故帛，未久即起小泡，谓之天灸，尚能愈症。"[8]288 但在南北朝时期的《荆楚岁时记》已有"八月十四日，民并以朱水点儿头额，名为天灸，以厌疾"[9]59 相关记载，虽然与现代所称的"天灸"含义不同，但仍可认为是"天灸"名词的最早起源。据马继兴考证，这种天灸疗法盛行于我国六朝时期的荆楚地区，虽无科学依据，但在少数民族中普遍流传，并一直延续到近代[5]649。

可见，古代"天灸"的含义却又多种，并非发疱灸的专称。如《荆楚岁时记》记载的是古代民俗，以朱水点额或身以去病灾，称为天灸；在明代徐春甫的《古今医统大全》中也有类似的描述："八月七日沐，令人聪明，十日以朱贴小儿头上，名曰天灸，以厌疾也。"而明代李时珍在《本草纲目》中记载的"露水，八月朔日收取，摩墨点太阳穴，止头痛；点膏肓穴，治痨瘵，谓之天灸"，却是指采收八月朔日的露水点穴治疗相应疾病的一种露水灸法。

后世也将"天灸"一词作为多种中药敷贴的别称称谓中药，如《苏沈良方》："石龙芮，今有两种，水生者叶光而末圆，地生者其叶毛而末锐。入药用水生者，陆生者亦谓之天灸，取少叶揉臂上，一夜作大疱如火烧，是也"[10]134；《本草纲目》："毛茛（毛建草、毛董、自灸、水茛、天灸、猴蒜）……俗名毛董，似水董而有毛也。山人疟疾，采叶持贴寸口，一夜作疱如火燎，故呼为天灸、自灸。"[11]卷十七 将石龙芮、毛茛别名都称做天灸，均与其有刺激皮肤局部发泡有关。

"天灸"是一种外治方法，既用来治疗疮、疽、疣、痣等外科疾病，也用来治疗内科病证，对诸如黄疸、传染性肝炎、偏头痛、风湿性关节炎、疟疾、干癣、面神经麻痹、风湿性神经痛、虚劳、乳蛾、鼻衄不止、脑漏、鼻渊、肺结核、痛经、哮喘等症均有特殊疗效。如《肘后备急方》："治寒热

诸症,临发时,捣大附子下筛,以苦酒和之,涂背上。"《太平圣惠方》:"治阳黄,面黄,全身俱黄如橘色,宜毛茛草捣烂如泥,缚寸口,俟发泡,挑去黄水,净帛裹护。"

晚清外治名医吴师机在《理瀹骈文》中对天灸的论述更加详尽。吴氏认为内服汤药与外贴膏药有"殊途同归"之效,"凡病多从外入,故医有外治法,经文内取外取并列,未尝教人专用内治也……"他认为凡属内治汤剂均可熬制成外用贴剂治疗同类疾病。正可谓"外治之理,即内治之理;外治之药,亦即内治之药;所异者法耳""且治在外则无禁制,无窒碍,无牵掣,无沾滞。"同时,他还强调外用"膏中用药味,必得通经走络,开窍透骨,拔病外出之品为引"。特别是吴氏认为外用膏贴亦具补益之效,只是"须知外治者,气血流通即是补,不药补亦可"。

现代《针灸学》教材[12]151 和针灸专业著作[13]328 中药物灸也称天灸、发泡灸、发疱灸,并根据采用的刺激性天然药物不同又命名为相应的灸法。民间应用较多[14]45,46,其刺激穴位皮肤表面发泡的方法,故又称为发泡疗法,一般常用于炎症,多在远处取穴。

2005 年出版的《中医药学名词》收录药物灸为规范名,在修订版中增加天灸、自灸、发泡灸等为又称。

### 五、文献辑录

《五十二病方》:"蚖……以葪印其中颠……"[3]51

《抱朴子内篇·肘后备急方今译》:"治寒热诸症,临发时,捣大附子下筛,以苦酒(醋)和之,涂背上。"[4]248

《荆楚岁时记》:"八月十四日,民并以朱水点儿头额,名为天灸,以厌疾。"[9]59

《针灸资生经卷三·疟(脾寒)》:"治疟之方甚多,惟小金丹惟最佳。予尝以予人,皆效。然人岂得皆有此药哉?此灸之所以不可废也。乡居人用旱莲草椎碎,置在手拿上一夫(四指量

也),当两筋中,以古文钱压之,击之以故帛,未久即起小泡,谓之天灸,尚能愈疟。"[8]288

《苏沈良方》:"石龙芮,今有两种,水生者叶光而末圆,地生者其叶毛而末锐。入药用水生者,陆生者亦谓之天灸,取少叶揉臂上,一夜作大疱如火烧,是也"[10]134

《本草纲目》:"毛茛……俗名毛堇,似水堇而有毛也。山人疟疾,采叶持贴寸口,一夜作疱如火燎,故呼为天灸、自灸。"[11]卷十七

《中医天灸疗法》:"天灸,古代又称自灸。它是用对皮肤有刺激性的药物敷贴于穴位或患部,使局部皮肤充血、起泡,甚至化脓,有如灸疮。以其能发泡如火燎,故名曰灸。这种以天然药物刺激局部使其自然发泡以达到治疗效果的疗法称天灸疗法,或称自灸疗法。近代又称之为发泡疗法。"[1]1

《中医天灸疗法大全》:"'天灸'一词最早见于唐·孙思邈的《千金要方》,该书记载'用旱莲草椎碎,置手掌上一夫,当两筋中(间使穴)以古文钱压之,系之以故帛,未久即起小疮,谓之天灸,尚能愈疟。'而晚清外治名医吴师机则在《理瀹骈文》中对天灸进行了更为详尽的论述……天灸疗法又称发疱灸法、冷灸法、自灸法等,因其可以引起皮肤局部起疱,故称'发疱灸';又因其相对于火灸、艾灸来讲,不需要热源,又被称作'冷灸';同时,由于本疗法是利用药物本身对皮肤的刺激性,进而使局部皮肤发热、充血、起疱,发生类似瘢痕灸的作用,而达到灸的效果,所以又被称作'自灸'。古代'天灸'一词并非发疱灸的专有称谓:① 旧俗以朱水点额或身以去病灾,亦谓天灸。如:南朝·梁宗懔《荆楚岁时记》:'八月十四日民并以朱水点儿头额,名为天灸,以厌疾。'明·徐春甫《古今医统大全》中曰:'八月七日沐,令人聪明,十日以朱贴小儿头上,名曰天灸,以厌疾也。'② 一说是指露水灸。《本草纲目·水部第五卷》:'露水,八月朔日收取,摩墨点太阳穴,止头疼;点膏肓穴,治痨瘵,谓之天灸。'③ 另有天灸指中药名称者。《苏沈良

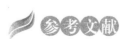

方》：'石龙芮，今有两种，水生者叶光而末圆，地生者其叶毛而末锐。入药用水生者，陆生者亦谓之天灸，取少叶揉臂上，一夜作大疱如火烧，是也。'《本草纲目别录·本草纲目联名》有七茛（毛建草、毛堇、自灸、水堇、天灸、猴蒜）的记载，石龙芮、毛茛别名都叫作自灸、天灸，与其有发疱作用有关。"[2]1,2

《针灸学通史》："药物冷灸法……这是用贴附在人体局部孔穴的药膏，不予燃点而藉药物本身的作用对孔穴进行治疗刺激着，后世称这种方法为'冷灸'，唐代虽无慈铭，但这类治疗方法则已出现……《千金要方》卷十三记有在孔穴处外敷药膏治疗'头面上风'方，系以松脂、石盐、杏仁、蜜蜡（各一两），熏陆香（二两）、蓖麻仁（三两），上六味熟捣作饼，净剃百会上发贴膏，膏上安纸三日一易。若痒刺药上不久风定。"[5]365"替灸膏……这是用数味中药配制的外用药膏贴在脐部或脐下部，使其自然发生热量以代替艾炷烧灼的一种疗法。"[5]483"我国于六朝时期的荆楚地区（相当于今湖北省一带），当地少数民族中流行着一种所谓'天灸法'，这是一种仿照灸法治疗的民间预防疾病方法，这可以从当时北周学者宗懔氏的《荆楚岁时记》一书中看出。《荆楚岁时记》：'八月十四日民并以来水点小儿头额，名为天灸，以厌疾。'《汉魏丛书》另据《佩文韵府》卷八十五'二十六宥，灸，天灸'条项下也引用《荆楚岁时记》之语与上记略有出入，即：'八月十日泗民为朱点小儿头，名为天灸，以厌疾。'此处所说的'泗民'是指今江苏省地区，与湖北相隔的安徽省界。据此可知'天灸'之说影响之广。此外，在清代顾铁卿的《清嘉录》卷八所记吴中（今江苏一带）风土时也说：'(8月)朔日，早起取草头露，磨墨，点小儿额，腹，以祛百病，谓之天灸。'可见，这种所谓'天灸'来预防疾病的方法，虽无科学根据，但在少数民族中曾普遍流传，并一直延续到了近代。"[5]649

《中国针灸学词典》："天灸，指药物发泡法。又称'自灸'。出《资生经》。是用对皮肤有刺激性的药物敷贴于穴位或患部，使局部充血、起泡犹如灸疮，因名。如毛茛灸、斑蝥灸、白芥子灸、旱莲灸、蒜泥灸等均是，详见各条。"[6]74

《中国灸法大全》："天灸又名自灸，始见于《针灸资生经》。是用对皮肤有刺激性的药物涂敷于穴位或局部而施灸的一种灸法，灸后局部皮肤呈现潮红，充血甚至起泡有如灸疮。因发泡有如火燎，故名灸，近世又称为发泡疗法。"[7]61

《针灸学》：天灸是将一些具有刺激性的药物涂敷于穴位或患处，使局部充血、起疱，犹如灸疮，故名天灸，又称药物灸、发疱灸。常用中药有白芥子、细辛、大蒜、斑蝥等。[12]151

《针灸推拿全书》："天灸又称'药物灸''发泡灸'。它是用某些刺激性的药物贴敷在穴位上，让其局部发泡，从而治疗疾病的一种方法。常用的药物有以下几种：① 白芥子灸：将白芥子研成细面，用水调和，敷贴于应涂的腧穴或患处，利用其较强的刺激作用，敷贴后促使发泡，借以达到治疗目的。一般可用于关节痹痛、口眼㖞斜、阴疽、痰核或配合其他药物治疗哮喘等症。② 毛茛灸：取毛茛叶子揉烂，贴于寸口部，隔夜就发生水泡，如被火灸。可以治疟疾。③ 斑蝥灸：将斑蝥浸于醋中，擦抹患部，用以治疗顽癣。④ 旱莲灸：用旱莲草捣烂，敷置穴位上，使之发泡，可以治疗疟疾等症。⑤ 蒜泥灸：用蒜泥贴于手太阴经的鱼际穴处，使之发泡，可治喉痹。此外，还有甘遂灸、蓖麻子灸等，不再详述。"[13]328

《谢锡亮灸法》："天灸也叫自灸、发疱灸。用斑蝥、巴豆、大蒜泥任选一种，涂在穴上覆盖包扎，让其局部发泡，即谓之天灸。一般常用于炎症，多在远处取穴。如咽痛、口疮，取合谷。此法民间多用。现在也有人用此法治疗肝炎。"[14]45

参考文献

[1] 谭支绍.中医天灸疗法[M].南宁：广西科学技术出版社,1991：1.

[2] 马玉侠,韩兴军,姜硕.中医天灸疗法大全[M].济南：济南出版社,2011：1,2.

［3］马王堆汉墓帛书整理小组.马王堆汉墓帛书：五十二病方[M].北京：文物出版社,1979：51.

［4］[晋]葛洪.抱朴子内篇：肘后备急方今译[M].梅全喜编译.北京：中国中医药出版社,2015：248.

［5］马继兴.针灸学通史[M].长沙：湖南科学技术出版社,2011：365,483,649.

［6］高忻洙,胡玲.中国针灸学词典[M].南京：江苏科学技术出版社,2010：74,75.

［7］张奇文.中国灸法大全[M].北京：人民卫生出版社,2004：61.

［8］[宋]王执中.针灸资生经[M]//黄龙祥主编.针灸名著集成.北京：华夏出版社,1996：288.

［9］[南朝]宗懔.荆楚岁时记[M].太原：山西人民出版社,1987：59.

［10］[宋]沈括,苏轼.苏沈良方[M].杨俊杰,王振国点校.上海：上海科学技术出版社,2003：134.

［11］[明]李时珍.本草纲目[M].手抄印影本：卷十七.

［12］梁繁荣,王华.针灸学[M].北京：中国中医药出版社,2016：151.

［13］李学武.针灸推拿全书[M].北京：科学技术文献出版社,2006：328.

［14］谢锡亮.谢锡亮灸法[M].北京：人民军医出版社,2007：45,46.

（吴子建）

## 砭 石

biān shí

### 一、规范名

【汉文名】砭石。

【英文名】bian stone。

【注释】又称"砭针"。一种石制医疗工具，由锥形或楔形的石块制成，用于割刺、温熨、按摩体表以治疗病痛，或作排脓放血之用。

### 二、定名依据

在规范名称出现之前，砭石疗法就可见于汉墓出土的文献中。如《五十二病方》中有"燔小隋（椭）石，淬醯中，以熨"，在张家山汉墓出土的文献中也有"用砭启脉必如式"。文献中说明当时已经有用石进行温熨或切开的方式进行治疗的行为。

砭石之名最早出现在《内经》中，如《灵枢·九针十二原第一》："余欲勿令被毒药，无用砭石，欲以微针通其经脉。"《素问·宝命全形论》："制砭石大小。"《素问·异法方宜论》："其病皆为痈疡，其治宜砭石。"唐代王冰注："砭石谓以石为针，则砭石也。"

在规范名出现前后，同时还有许多同义词出现。如简称为石，《战国策》第四卷，后汉高诱的注文："石砭，所以砭弹人痈肿也。"砭，《说文解字》："以石刺病也。"在《内经》中，同时也有针石之名，如《素问·血气形志》："形乐志乐，病生于内，治之以针石。"后世以砭代针，在明代龚廷贤撰《寿世保元》："其最不误人者，无如砭针出血，血出则病已。"砭针或针砭成为针刺的代名词，甚至应用于非医学领域。

砥石之称首见于《韩非子》卷十三："夫痤疽之痛也，非刺骨髓则烦心不可支也，非如是不能使人以半寸砥石弹之。"砺石见于《管子》："痤疽之矿石也。"镵石见于《素问·汤液醪醴论》："必齐毒药攻其中，镵石针艾治其外也。"

在所有的古代文献中，砭石使用最多，《中医大辞典》《中医名词术语精华辞典》及《中国针灸辞典》均以此为正式名称，定义为"指一种楔形石块，是我国最古的医疗工具。亦称针石、镵石、石针、砭针。约起源于新石器时代，用以砭刺患部治疗各种疼痛和排脓放血等。"新世纪全国高等中医药院校的《针灸学》教材中提到砭石，认为"是针刺的雏形或前身，砭刺就成为刺法的萌芽时期"。

## 三、同义词

【又称】"砭针"(《寿世保元》)。

【曾称】"石"(《战国策》);"砭"(《说文解字》);"针石"(《内经》);"砺石"(《管子》);"砥石"(《韩非子》);"镵石"(《内经》)。

## 四、源流考释

砭石疗法的起源与当时的生产条件密切相关,在金属工具出现之前,石器时代延续了数十万年之久。石器时代虽无文献可考,但在历代的古代文献中,都不乏有关砭石疗法的相关记录。

明确出现"砭石"一词的是《内经》,共有三处。但砭石疗法的方法,可能在更早的文献中已出现,如张家山汉墓出土的文献中就提到了以砭启脉,在马王堆出土的《五十二病方》中出现以烧热的石子进行温熨治疗。

根据古代文献,砭既可以做名词也可以做动词。如《汉典》中解释"砭"字为"中国古代用以治病的石针",《说文解字》"以石刺病曰砭"。其在古代文献中的异名或异形字有很多,如"砭针""针针""石针""砥石""厉石""矿石""药石""砭药""冷石""佳石""恶石""镵石""剽""砭射""温石",有时也简称为"石"或"砭"。[1]89

一直以来,各代的学者都认为砭是针的前身,如东汉服虔《春秋左氏传解》说:"石,砭石也,季世无复佳石,故以铁代之尔。"[2]12后世文献多采用此观点,如林亿引全元起注时解释说:"砭石是古外治,一针石,二砭石,三镵石,其实一也。古来未能铸铁,故用石为针,故名之针石。"李时珍在《本草纲目》金石部中说:"古者以石为针,季世又以针代石。"[3]264

但根据《内经》中对砭石疗法用途的描写,除了在《五十二病方》中的温熨功能外,主要的作用一是针的前身;二是用于切开脓疡,以治疗痈疽,《灵枢·玉版》[4]110"故痈疽已成脓血者,惟砭石被针之所取也",而且认为"其病皆为痈疡,

其治宜砭石。故砭石者,从东方来"。[4]110从而体现了砭石与微针、九针的发展演变过程。一方面是微针或毫针渐渐替代砭石的针刺功能;另一方面依旧保留砭石切开脓疡的功能,而这方面的功能,也将为九针中的铍针或手术刀所替代。同时,针石同用,作为一种方法,而与药物、艾灸等治疗方法而并列。如《素问·汤液醪醴论》中说:"帝曰:夫病之始生也,极微极精,必先入结于皮肤。今良工皆称曰病成,名曰逆,则针石不能治,良药不能及也。"[5]80

魏晋时期之后,人们延续了"后世无复佳石,以铁代之"的观点,而且,渐渐地名词性质的砭石淡出人们视野,而动词的砭即砭针、砭射等刺破、切开的治疗方法流行开来。南北朝的全元起就认为:"砭石者,是古外治之法,有三名一针石,二砭石,三镵石,其实一也。古来未能铸铁,故用为石针。"在《圣济总录》中进一步解释砭石的作用主要是"破坚决肉,砭射肿热者,则决之以砭石"[6]185。而唐代杨上善则指出,还有一种可用于熨法的砭石,"气血未盛,未为脓者,可以石熨,泻其盛气也"[7]319。

在宋以后的针灸及外科著作中,多以砭法代指破血切开等治疗方法,如《儒门事亲》中将砭列为治疗方法的一种,《外科精义》《外科大成》《外科十法》《外科心法要诀》中,均列有砭法,意为切开肿疡或针刺络脉出血,而且认为这种方法治疗疾病最为迅速。如《神应经》指出:"若人遇夜或在路,倘有微恙,药不可得也,惟砭之术,可以应仓卒之用。"《寿世保元》在治疗喉痹时亦指出,"其最不误人者。无如砭针出血。血出则病已"[8]390。

1933年出版的砭道人《砭经》,全书托孙真人所述,只有2191字,全面概述了砭术要点,包括"砭之本""砭之体""砭之形""砭之用""砭之诀""砭之效"和"主治要略"[2]12等。其中提出砭石疗法在温熨按摩中的作用。

近现代的一些砭石用具的考古发现,也支持了砭石疗法的上述作用。第一类可切开排

脓,如云南省大理古国境内一座宝塔基中(宋大宝年间)出土一长约 4.7 厘米、宽约 3 厘米的石锛,下端有刃,两侧有明显的用手挟持使用过的痕迹,用于切割脓肿。湖南长沙接驾岭新石器时代遗址出土的具有刃口的刀形砭石,长约 6 厘米、宽约 3.2 厘米,其上有一圆孔,可供切破痈脓、切开皮肉。西安浐河西岸出土的长 10 厘米、宽 5 厘米的石刀,即是仰韶时期先民们的生产工具,也可用于破痈排脓。第二类可浅刺放血,如山东和苏北的大汶口中、晚期文化层,苏南、上海和浙江的良渚文化层,以及广东石峡文化层出土的一类正锥型砭石中,有圆锥尖和四棱锥尖两种。锐利者可以刺破皮肉,排出脓血,圆钝者只能浅刺经脉。第三类可按摩作用者,如有少数的锥尖呈 100°～120° 者,则可"揩摩分间,不得伤肌肉者,以泄分气"。最后,第四类可起到温熨作用者,如广西武鸣县马头古墓出土的椭圆形的小砾石,其两端磨制平滑,表面有经火烧烤的痕迹。

20 世纪 80 年代,在山东泗滨地区发现一种浮石。经有关专家检测,认为泗滨浮石就是当年古人用作砭石疗法的佳石,从而创立了以按摩、温熨、刮痧等治疗为主要方式的新砭石疗法,也得到了一些针灸专家的认可与响应。

虽然许多现代的辞典类工具书都以砭石为规范名,但对其释义还局限于切开、刺破二端,如《中国针灸辞典》就定义为砭石"是我国古代的一种石制医疗工具,由锥形或楔形的石块制成,用以砭刺体表治疗病痛,或排脓放血之用"[9]957,忽视了其温熨、按摩等作用。在高等教材中也认为砭石只是针刺方法的前身,对其内涵的认识更为局限。因此,在新修订的《中医药学名词》中,通过对砭石相关文献的考证,认为将其定义为"一种石制医疗工具,由锥形或楔形的石块制成,用于砭刺、温熨、按摩体表以治疗病痛,或作排脓放血之用",可更加准确地表达其内涵,从而也可以更好地指导现代针灸临床应用与文化传播。

## 五、文献辑录

《管子·第六卷》:"故赦者,犇马之委鞍;毋赦者,痤睢之矿石。"[10]100

《左传·襄公二十三年》:"季孙之爱我,疾疢也。孟孙之恶我,药石也。美疢不如恶石。夫石犹生我,疢之美,其毒滋多。"[11]229

《山海经·东山经》:"高氏之山,其上多玉,其下多箴石。"[12]103

《五十二病方》:"燔小隋(椭)石,淬醯中,以熨。"[13]88

《脉书·三》:"用启脉必如式。"[14]96

《灵枢·九针十二原》:"余欲勿令被毒药,无用砭石,欲以微针通其经脉。"[4]1

"玉版":"故其已成脓血者,其唯砭石铍锋针所取也。"[4]110

《素问·宝命全形论》:"四曰制砭石小大。"[5]161

"汤液醪醴论":"……必齐毒药攻其中,镵石针艾治其外也……帝曰:夫病之始生也,极微极精,必先入结于皮肤。今良工皆称曰:病成名曰逆,则针石不能治,良药不能及也。"[5]87

"异法方宜论":"……其病皆为痈疡,其治宜砭石,故砭石者,亦从东方来。"[5]80

"血气形志论":"形乐志乐,病生于内,治之以针石。"[5]156

《难经·二十八难》:"其受邪气,畜则肿热,砭射之也。"[15]18

《史记·扁鹊仓公列传》:"疾之在腠理也,汤熨之所及;在血脉,针石之所及也……扁鹊乃使弟子子阳厉针砥石,以取外三阳五会。"[16]739

《山海经》:"其上多玉,其下多箴石"。晋代郭璞注:"箴石,可以为砥(砭)针,治痈肿。"[12]103

《汉书·艺文志》:"医经者,…………而用度箴石汤火所施。"[17]601

《黄帝内经太素·知方地》:"疡,养良反,疮也。砭铁破痈已成,冷石熨其初起,此言东方病异疗。平按:'为痈疡'《甲乙》作'多壅肿',无故砭石下九字。""气血未盛,未为脓者,可以石熨,写其盛气也。"[7]319

《圣济总录·治法》:"上古针法垂布于天卜,制砭石有小大者,乃随病所宜,用石代针。一曰针石,二曰砭石,三曰镵石,其实一也。破坚决肉,砭射肿热者,则决之以砭石,良由邪气暴戾。"[6]185

《儒门事亲·喉舌缓急砭药不同解二十一》:"咽与喉,会厌与舌,此四者,同在一门,而其用各异。"[18]1

《外科精义》:"夫上古制砭石大小者,随病所宜也。《内经》谓针石、砭石、镵针,其实一也。今时用镰者,从《圣济总录·丹毒论》曰:法用镰割出血明不可缓也。"[19]25

《神应经·序》:"若人遇夜或在路,倘有微恙,药不可得也,惟砭炳之术,可以应仓卒之用。"[20]2

《证治准绳·疡医》:"治之以砭石,欲细而长,疏砭之,涂以豕膏,六日已,勿裹之。"[21]1110

《寿世保元·喉痹》:"其最不误人者。无如砭针出血。血出则病已。"[8]390

《医门法律·一明络脉之法》:"故经盛入络,络盛返经,留连不已,是以有取于砭射,以决出其络中之邪。今医不用砭射,已不足与言至巧,而用药之际,不加引经透络,功效羁迟,安得称为良工耶?"[22]16

《外科大成·针砭灸烙烘照蒸拔等法》:"疽之发也。所患者惟内攻与外溃耳,盖毒不能外发,势必内攻,急宜护膜以托里,不能中出,势必旁溃,必外兼针灸等法以提其毒。"[23]25

《外科十法·刀针砭石法》:"凡毒有胀痛紧急,脓已成熟,无暇待灼艾火照者,即宜用刀法开之。但刀法,须在的确脓熟之时,又须要深浅合度。以左手按肿处,先看脓之成否。如按下软而不痛,肿随手起者,脓已成也;按下硬而痛,或凹陷不起者,脓未成也。已成脓者可刺,未成脓者,宜姑待之若脾气虚弱者,宜托补之。又须看其脓之深浅,以手指按下,软肉深者,其脓必

深;软肉浅者,其脓亦浅。若脓浅刀深,恐伤好肉。脓深刀浅,恐脓不出而肉败,最宜斟酌。更有伏骨之疽,脓腐于肉,皮色不变者,宜以刀刺入深处,放出瘀脓,或灸并大口,放出之,不得姑息因循,俾毒气越烂越深也。其小刀,须利刃,勿令病者见,恐惊彼耳。砭法,施于头面及耳前后,因其漫肿无头,急用此法,以泻其毒。取上细瓷锋,用竹箸,夹住紧扎,放锋出半分,对患处,另以箸敲之,遍刺肿处,俾紫血多出为善。刺毕,以精肉切片贴,再用鸡子清,调乳香末润之。此地不宜成脓,头肉中空,耳前后更多曲折,提脓拔毒,恒多未便,故砭法断宜早施。"[24]5

《医宗金鉴·外科心法要诀》:"初肿急宜磁针砭出紫血,庶免毒气攻里;砭后赤肿痛甚,烦躁脉实作呕,为有余之证,宜服双解贵金丸下之。"[25]1796

《疡医大全·论刀针砭石法》:"然而此法不可轻用,忌其太深。《内经》所刺皮无伤肉,以其九针之用,而各有所宜也。砭镰之法,虽治疮疽,不可轻用也。"[26]184

《续名医类案·针灸刺砭》:"以至疔肿、痈疡、丹毒、瘰疬、代指瘑病、气痛、流肿之类,皆须出血者,急以砭石砭之。大抵砭石之用,其法必泻。若在冬时,人气闭塞,则用药而少针石。"[27]679

《厘正按摩要术·砭法》:"砭,石针也。《山海经》:高氏之山多针石。《素问·异法方宜论》:东方之民,黑色疏理,其病痈疡,其治宜砭石。古人针砭并重,药石同称。"[28]50

《外科理例·针法总论五十一》:"《经》曰:冬则闭脏,用药多而少针石。"[29]51

《马王堆古医书考释》:"湖南长沙马王堆西汉古墓出土的帛书古医籍《五十二病方》中有'燔隋(椭)石,淬中,以熨'之语,说明砭石在汉代以前就用于按摩和热熨。1964年湖南益阳桃博战国墓中出土的一凹形圆石,凹槽中可纳入一手指,经鉴定认为是原始按摩工具。1972年河南新郑春秋战国时期的郑韩故城遗址出土一砭石,已经具有九针的某些特征,是两端皆用

的，其两端的形状与《灵枢》所载的圆针、锋针极为相似，其中的一端为卵圆形，可用于按摩。两枚砭石经考古学家鉴定，为专用于按摩的砭石，这种砭石即为圆针的雏型。"[30]508

《中国通史》："1927 年首次在我国北京周口店龙骨山洞穴内发现的'北京猿人'，经古地磁法测定，其绝对年代不少于距今六十九万年。这种猿人'已经知道选取砾石或石英，打击成为有棱角的石片，当作武器或生产工具来使用'。由于远古使用的工具，制作粗糙，用途多未分化，所以这'有棱角的石片'在需要时被用作医疗工具，当然就成了砭石。近年有人根据考古发掘中所见指出，'这类早期的砭石包括不同类型的打制小型石器'，可证中国砭石的起源不迟于旧石器时代晚期。"[31]3

《中国古代史》："1933 年出版砭道人的《砭经》，全书虽只有 2 191 字，却是自《黄帝内经》以来阐述砭石疗法最全面的一本专著。全面概述了砭术要点，包括'砭之本''砭之体''砭之形''砭之用''砭之诀''砭之效'和'主治要略'……在山顶洞还发现了一枚骨针，长 82 毫米，针身圆滑，针尖锐利，针眼窄小，是刮挖而成。"[32]89

《砭石与刮痧》："20 世纪 80 年代山东杨浚滋重新找到泗滨浮石，中国地震局的岩石物理学家耿乃光教授通过科学检测认定泗滨浮石是砭具佳石，创立了新砭石疗法，2000 年出版了《新砭石疗法》，并翻译成多国文字在国外发行。

谷世喆教授主持的'新砭镰治疗神经根型颈椎病的临床疗效观察及评估'和郭长青教授主持的'耿氏新砭石疗法治疗肩周炎的临床疗效观察及评估'两个课题分别在中国国家中医药管理局立项。

砭石采用的材质是特定地域泗滨浮石，泗滨浮石含有多种有益于人体的微量元素，质地细腻与人体摩擦使人感到舒适；与人体摩擦能产生大量超声波脉冲，可以疏通经络、改善微循环、清热排毒和消除多余的脂肪；泗滨浮石的红外辐射频带极宽，能使人和动物局部皮肤增温。

其形状样式比较丰富，依照其对人体的作用、功能和安全程度分为 3 类：第 1 类为按摩砭具，用于按摩、点穴。在正常使用过程中不会对人体造成伤害，包括砭球、砭砧、椭圆砭石、砭棒、砭锥（钝头不伤人体）、砭板（钝边，边厚大于 3 毫米，以不刮伤人体皮肤为限）。第 2 类为温熨砭具，用于热疗、热敷。使用过程中不会对人体造成机械伤害，但要防止烫伤。包括砭块、复扣热水袋、复扣电热宝、电热砭。第 3 类为割刺、罐疗砭具，用于割痛排脓、刺穴疗法、放血疗法、挑疹疗法、刮痧疗法和罐疗。这类砭具在使用过程中能对人体造成轻微的损伤。包括砭刀、石针、砭罐、砭石刮痧板（边厚小于 3 毫米）。"[32]95

《从近期的学术研究再认识史前砭石疗法》："史前先民手中石制的、可以涉及医疗手术的工具在史籍中称为'砭石''隧石'，具体按形制可分为：石刀、石镰、石斧以及石锥、石针等。"[33]63

《夏商社会生活史》："殷墟大司空村一商墓人架背下有两件石锥及骨匕，针尖对人体，呈八字形放置，其中一件深及胸椎骨，似属针刺失败致死的病例。这就是属于被后世称为'妄刺'的惨痛教训。"[34]34

《中国针灸通史》："'针灸疗法'一般是指'针法'与'灸法'的合称。最早的针法又称作'九针'。实际上，九针是包括了多种外科手术工具在内的器械总称，而九针的渊源又是在'砭石'疗法的基础上产生的。砭石疗法和灸法都是在我国原始社会中应用的最古老的疗法。这 3 种疗法虽然互有不同的特点，但是作为外治疗法的目的，彼此之间均有极大的类似性或共同性。其间由于工具和方法的不断改进，砭石疗法在医学的用途上逐渐为针法等所代替。"[35]3

《全国各地出土的秦汉以前医药文化资源》："锛形砭石湖南省华容县长岗庙新石器时代遗址中出土的 3 件磨制精致类似锛状的石器，其中一件为长方形，长 6 cm，一侧上方有半圆形缺口，另一件近似方形，长约 4.8 厘米，还有一件为正方形，每边长约 3.2 厘米。这 3 件都是单面斜刃，刃口锋利，做'砭石'用，容易切开皮肉排脓放血。

剑形砭石河南郑州商代遗址中出土的一种玉质小型剑状工具，其'末如剑锋'呈剑锋状的铍针，与九针中的铍针相似。"[36]14

《针具针法》："云南省大理古国境内一座宝塔基中(宋大宝年间)出土一长约4.7厘米、宽约3厘米的石锛，下端有刃，两侧有明显的用手挟持使用过的痕迹，用于切割脓肿。"[37]32

《针灸溯源——九针的起源、运用与发展》："刀形砭石湖南长沙接驾岭新石器时代遗址出土的具有刃口的刀形砭石，长约6厘米，宽约3.2厘米，其上有一圆孔，可供切破痈脓、切开皮肉。"[38]47

《中国医学通史：文物图谱卷》："西安浐河西岸出土的长10厘米，宽5厘米的石刀，即是仰韶时期先民们的生产工具，也可能用于破痈排脓。

内蒙古乌蒙头道洼遗址出土的三枚玛瑙石叶，长约2厘米，绿色一件，赭色两件，有锋刃，可用以放血、破痈。出土于河南淅川下王岗仰韶文化遗址的砭石，长7厘米，宽3厘米，尖端锋利，两侧有刃，可用以放血、破痈、去腐肉。"[39]31

《解放后考古发现的医药资料考述》："河北定县43号汉墓出土的刀形玉饰，可能是医用的玉砭。"[40]180

《台西村商墓中出土的医疗器具砭镰》："镰形砭石河北藁城台西村商代墓葬中出土的一件原始石医刀，长20厘米，最宽5.4厘米，置于一漆盒内，经考证系当时的医疗用具。"[41]54

《早期锥形砭石——砭石形制试探之二》："镞形砭石……湖南孟阳鹿角山新时期时代遗址发现的5枚石镞，末端锋利，可用以刺百疾痈肿。

山东和苏北的大汶口中、晚期文化层，苏南、上海和浙江的良渚文化层，以及广东石峡文化层出土的一类正锥型砭石中，按其尖端形状分为圆锥尖和四棱锥尖两种。这两种样式的锥

尖钝锐不等。少数较为锐利，锥角在50°左右，类似现代的磁(瓷)锋，可以刺破皮肉，排出脓血。大多数的锥角为60°~90°，并不锐利，只能浅刺经脉。另有少数的锥尖呈100°~120°钝角，当能起《灵枢·九针十二原》中'揩摩分间，不得伤肌肉者，以泄分气'的圆针作用。如果把其作为矛镞，则不利于杀伤，作为锥钻，则不利于穿刺，唯有作为浅刺和按摩经络的医疗工具，才能发挥作用。"[42]48

《郑韩故城出土的石针》："内蒙古多伦旗头道新石器时代遗址出土的石针，长4.5厘米，一端有锋，呈四棱锥形，可作针刺之用；另一端扁平有弧刃，刃部宽0.4厘米，可用以切开痈肿；中身四棱略扁，横断面呈矩形，可以容纳拇、示二指夹持。其形状大小同内蒙古发现的古青铜砭针极为相似，与河北满城汉墓出土的金针具有共同的方柄特征。河南郑韩故城遗址出土的磨制针形石器，长6.3厘米，直径约0.7厘米，一端卵圆，可以用来按摩，另一端呈三棱锥形，锋尖缺损，可以放血。针灸史学家认为九针中的圆针、锋针即由此仿制而来。"[43]59

《从"针"的字型演变看中医针具的起源和发展》："长沙燕子嘴汉墓出土的圆柱形砭石，用河卵石制成，长约9.5厘米，末端窄细而圆钝，极似《黄帝内经》九针中的圆针。可用于刺激体表特殊部位。"[44]46

《马头古墓出土铜针为医具论试证——兼论壮族先民的针灸疗法》："熨石是一类熨贴于肌表供温热体表的砭石，可祛除寒疾。如广西武鸣县马头古墓出土的椭圆形的小砾石，其两端磨制平滑，表面有经火烧烤的痕迹，长6厘米，最大径2.5厘米。有学者认为其是用来或熨贴、或砭、或灸以治病的砭石。"[45]102

《古代医用砭石的应用》："我国古代医用砭石多是'新石器时代—商周—春秋战国—汉'这一时期出土的。新石器时代早期砭石多是锛形、刀形，用以切开皮肉、排脓放血，晚期出现了针形、锥形、镞形等，用于刺破皮肉、排泄脓血或

浅刺、按摩体表。到商周时期,出现了专门按摩或熨贴体表的砭石及铍针的雏形。春秋战国时期,按摩石、熨石更多见,其形状也愈丰富,出土的砭石中有《黄帝内经》所述'九针'的圆针、锋针原形。汉代出土的砭石制作工艺更加复杂、精细,但出土的数量却较前减少,这很可能与金属针的盛行和取代有关。成书于春秋战国时期的《黄帝内经》标志着针灸学理论体系的建立,其中关于'九针'的叙述更是对春秋以前关于针具的第一次总结。作为最早使用的针具,砭石为针灸学的形成、发展奠定了物质基础,同时针灸学理论的发展、完善也促进砭石的进一步发展。"[46]749

《考古发掘中所见砭石的初步探讨》:"用于熨法的砭石,唐初杨上善说:'气血未盛,未为脓者,可以石熨,写(泻)其盛气也。'熨法有水、火二法。《砭经》说:'水者,温石于水,以保其热也。''火者,煨于灰,以传其热也。'后者还在醋中淬沾,利用其余热温熨患处。水热的砭石,如1956年江西上高县战国墓出土一件放在鼎内的磨光穿孔石器,可以用绳穿系放进鼎内水中,煮热应用。火热的砭石,如1964年长沙下麻战国墓中出土的一种扁圆形石器,长6厘米,两端有琢磨浪和火烧裂痕,一面光滑如镜,显然是经过煨热用于熨烫的。

《砭经》说:'摩即按也,摩其周而不必振其骨。'1964年湖南益阳桃博战国墓(M5)出土一件凹面圆石 L,直径32厘米,内外两面都有明显的摩痕,凹槽中能容纳一手指指腹,应是用于按摩体表的。又如1995年长沙燕子嘴汉墓(MS)填土中发现的一件由河卵石磨制成的圆柱形石器,长约95厘米,末端窄细而圆钝,颇与'九针'中的员针相似。

用于切割痈脓,刺泻瘀血的砭石。杨上善说:'气盛脓血聚者,可以砭石之针破去也。'"[47]81

《针灸学》:"是针刺的雏形或前身,砭刺就成为刺法的萌芽时期。"

《中医名词术语精华辞典》:"针灸学名词。

古代原始的医疗工具,一种楔状石块。约起源于新石器时代。用以砭刺患部以治疗各种疼痛和排脓放血等。"[49]1018

《中医名词术语选释》:"是我国石器时代产生和应用的一种最古的医疗工具。开始是人们为了解除疾病痛苦,用普通石块在患病局部进行撞击。随着石器时代工具的产生,出现了医疗专用的石制工具即砭石,并更广泛地用于切脓包块。"[50]932

《中医文献辞典》:"是我国最古的医疗工具,一种楔形石块。约起源于新石器时代,用于砭刺患部以治疗各种疼痛和排脓放血等。"[51]689

《中医大辞典》:"指一种楔形石块,是我国最古的医疗工具。亦称针石,镵石,石针,砭针。约起源于新石器时代,用以砭刺患部治疗各种疼痛和排脓放血等。"[52]1095

《中医辞海》:"针灸术语。古针具之一。又称针石、镵石、石针、砭针。是我国古代最早用于治痛排血放脓的医疗工具。起源于新石器时代。"[53]1235

《中国针灸辞典》:"针具名。也称针石、镵石、石针、砭针。是我国古代的一种石制医疗工具,由锥形或楔形的石块制成,用以砭刺体表治疗病痛,或排脓放血之用。"[9]957

《中国百科大辞典》:"指经过磨制而成的锥形或楔形的小石器,是我国最古的医疗工具。亦称'针石''砭针'等。约起源于新石器时代,用以叩击皮肤的一定部位,浅刺出血和割治排脓。砭刺法可以说是针刺疗法的前身。"[54]675

《实用汉英针灸辞典》:"又称砭针,是中国古代用尖石做成的医用针具。可用于治疗痈肿、排脓、放血、止痛等。"[55]850

《汉英双解针灸大辞典》:"古针具名。出《素问·宝命全形论》等篇。中国古代的一种石制医疗工具,又称石针。其形状或者有锋,或者有刃,所以又称针石或镵石。因此,砭石是各种不同石针的总称。"[56]920

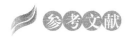参考文献

［1］刘泽华.中国古代史：上［M］.北京：人民出版社，1979：89.

［2］孟竞璧，孟子敬.砭石学［M］.北京：中医古籍出版社，2007：12.

［3］［明］李时珍.本草纲目［M］.张守康校.北京：中国中医药出版社，1998：264.

［4］未著撰人.灵枢经［M］.人民卫生出版社，1963：1，110.

［5］未著撰人.黄帝内经素问［M］.人民卫生出版社，1963：80，87，156，161.

［6］［宋］赵佶.圣济总录：上［M］.北京：人民卫生出版社，1962：185.

［7］［隋］杨上善.黄帝内经太素［M］.北京：人民卫生出版社，1965：319.

［8］［明］龚廷贤.寿世保元［M］.孙洽熙，等点校.北京：中国中医药出版社，1993：390.

［9］高希言.中国针灸辞典［M］.郑州：河南科学技术出版社，2002：957.

［10］佚名.房玄龄注.［明］刘绩补注.管子［M］.［唐］刘晓艺校点.上海：上海古籍出版社，2015：100.

［11］［春秋］左丘明.左传［M］.李维琦，等注.长沙：岳麓书社，2001：229.

［12］袁珂校.山海经校注［M］.上海：上海古籍出版社，1980：103.

［13］马王堆汉墓帛书整理小组编.五十二病方［M］.北京：文物出版社，1979：88.

［14］高大伦.张家山汉简《脉书》校释［M］.成都：成都出版社，1992：96，97.

［15］［汉］秦越人.难经［M］.北京：科学技术文献出版社，1996：18.

［16］［汉］司马迁.史记：肆［M］.萧枫编.西安出版社，2009：739.

［17］［东汉］班固.汉书［M］.赵一生点校.杭州：浙江古籍出版社，2000：601.

［18］［金］张子和.儒门事亲：卷3［M］.上海：上海卫生出版社，1958：1.

［19］［元］齐德之.外科精义［M］.裘钦豪点校.北京：人民卫生出版社，1990：25.

［20］［明］陈会.神应经［M］.李宁点校.北京：中医古籍出版社，1990：2.

［21］［明］王肯堂.证治准绳［M］.吴唯校注.北京：中国中医药出版社，1997：1110.

［22］［清］喻昌.医门法律［M］.赵俊峰点校.北京：中医古籍出版社，2002：16.

［23］［清］祁坤编.外科大成［M］.上海：上海卫生出版社，1957：25.

［24］［清］程钟龄.《外科十法》释义［M］.宋洋，陈瑶编著.太原：山西科学技术出版社，2011：5.

［25］［清］吴谦.医宗金鉴：下册［M］.北京：人民卫生出版社，1982：1796.

［26］［清］顾世澄.疡医大全［M］.叶川，夏之秋校注.北京：中国中医药出版社，1994：184.

［27］［明］江瓘.［清］魏之琇.名医类案：正续编［M］.潘桂娟，侯亚芬校注.北京：中国中医药出版社，1996：679，680.

［28］［清］张振鋆.厘正按摩要术［M］.曲祖贻点校.北京：人民卫生出版社，1990：50.

［29］［明］汪机.外科理例［M］.北京：商务印书馆，1957：51.

［30］马继兴.马王堆古医书考释：五十二病方考释［M］.长沙：湖南科学技术出版社，1992：508，3746.

［31］范文澜.中国通史：第一册［M］.北京：人民出版社，1949：3.

［32］胡波，谷世喆，秦丽娜，等.砭石与刮痧［J］.中国针灸，2007，增刊：95，96.

［33］郝保华，徐花荣.从近期的学术研究再认识史前砭石疗法［J］.南京中医药大学学报（社会科学版），2005，6（6）：63-65.

［34］宋镇豪.夏商社会生活史［M］.北京：中国社会科学出版社，1964：34.

［35］马继兴.中国针灸通史［M］.长沙：湖南科学技术出版社，2011：3.

［36］马继兴.全国各地出土的秦汉以前医药文化资源（续四）［J］.中医文献杂志，2003，21（3）：14-16.

［37］贺普仁.针具针法［M］.北京：科学技术文献出版社，2003：32，33.

［38］欧阳八四.针灸溯源——九针的起源、运用与发展［J］.针灸临床杂志，2005，21（7）：47，48.

［39］傅维康，李经纬，林少庚.中国医学通史：文物图谱卷［M］.北京：人民卫生出版社，1999：31-33.

［40］戴应新.解放后考古发现的医药资料考述［J］.考古，1983，23（2）：180-186.

［41］马继兴.台西村商墓中出土的医疗器具砭镰［J］.文物，1979，23（6）：54-56.

［42］叶又新.早期锥形砭石——砭石形制试探之二［J］.山东中医学院学报，1986，10（1）：48-55.

［43］永寿.郑韩故城出土的石针［J］.新中医，1976，8（2）：59.

［44］左媛媛，迟越.从"针"的字型演变看中医针具的起源和发展［J］.云南中医学院学报，2007，30（6）：46-48.

［45］叶浓新.马头古墓出土铜针为医具论试证——兼论壮族先民的针灸疗法［J］.广西民族研究，1986，2（3）：102-107.

［46］张入文.古代医用砭石的应用［J］.河南中医，2014，34

(4)：749，750.

[47] 马继兴，周世荣.考古发掘中所见砭石的初步探讨[J].文物，1978，11（09）：81，82.

[48] 石学敏.针灸学[M].北京：中国中医药出版社，2007：1.

[49] 李经纬，余瀛鳌，蔡景峰.中医名词术语精华辞典[M].天津：天津科学技术出版社，1996：1018.

[50] 中医研究院，广东中医学院.中医名词术语选释[M].北京：人民卫生出版社，1973：932.

[51] 余瀛鳌，李经纬.中医文献辞典[M].北京：北京科学技术出版社.2000：689.

[52] 李经纬，余瀛鳌，欧永欣，等.中医大辞典[M].北京：

人民卫生出版社，1995：1095.

[53] 袁钟，图娅，彭泽邦，等.中医辞海：中册[M].北京：中国医药科技出版社，1999：1235.

[54] 中国百科大辞典编委会.中国百科大辞典[M].北京：华夏出版社，1990：675.

[55] 高希言，饶洪.实用汉英针灸辞典[M].北京：中国医药科技出版社，2004：850.

[56] 石学敏，张孟辰.汉英双解针灸大辞典[M].北京：华夏出版社，1998：920.

（黄　涛）

# 根结

gēn jié

## 一、规范名

【汉文名】根结。

【英文名】root and knot。

【注释】"根"是经气始生的腧穴或部位；"结"是经气归结的腧穴或部位。

## 二、定名依据

"根结"用于描述在四肢远端经脉与头身躯干的联系，最早见于《内经》，如《灵枢·根结》"奇邪离经，不可胜数，不知根结，五脏六腑，折关败枢，开合而走，阴阳大失，不可复取"。《内经》之后的书籍中大都沿用"根结"一词，如《黄帝内经灵枢注证发微·根结第五》。

在金元时期针灸名家窦汉卿的《标幽赋》依据根结的具体内容，将其称为"四根三结"。由于根结的内容具体，概念明确，含义清晰，自《内经》以降，历代均以"根结"进行讨论经脉远端与头身躯干的联系，并用于指导应用。现代相关著作，如《中医大辞典》《中国针灸大词典》，以及全国高等中医药院校教材《针灸学》等均有"根结"描述，并将其作为规范名。

我国2005年出版的全国科学技术名词审定委员会审定公布的《中医药学名词》已以"根结"作为规范词。

## 三、同义词

【曾称】"四根三结"（《标幽赋》）。

## 四、源流考释

"根结"一词最早见于《内经》之《灵枢·根结》[1]16。此篇明确记载了足三阳经和足三阴经的根与结的部位和临床应用。《素问·阴阳离合论》也记载了足三阳和足三阴经的"根"与"结"，其根穴即是各个经脉的井穴。[2]51

后世医家均使用根结一词，并对其做出不同的解释。如隋代杨上善《黄帝内经太素·阴阳合》中在解释"太阳根于至阴，结于命门"时说"至阴，是肾少阴脉也，是阴之极，阳生之处，故曰至阴。太阳接至阴而起，故曰根于至阴。上行络项，聚于目也。结，聚也。"《黄帝内经太素·经脉根结》中亦将"九针之要，在于终始，故知终始，一言而毕，不知终始，针道绝灭"一句中的终始解释为根结，"终始，根结也。知根结之言,即一言也"。《黄帝内经太素·阴阳合》中指出井为根,"《流注》以所出为井,此为根者,井为出水之处,故根即井也"。[3]58

四晋皇甫谧《针灸甲乙经·经脉根结第五》中有专章记载《灵枢·根结》篇内容。[4]18

金代阎明广《子午流注说难·终始根结释义》中摘录了足六经根与结的具体穴位,并将十二经脉终始称为根结,阴阳经、手足经各有根结,根结的穴位不同,并提出根结偏重在足,针者重足不重手。金元时期窦汉卿在《标幽赋》中称"根结"为"四根三结",这里的"四根三结"意为十二经脉以四肢为"根",以头、胸、腹三部为"结"。[5]160此后,《针灸大全》等均收录本赋[6]50。

明代马莳的《黄帝内经灵枢注证发微·根结第五》中解释根与结都为固定的穴位,脉气的所起与归结之处,"内有阴阳诸经根于某穴,结于某穴,故名篇。""脉气所起为根,所归为结。"[7]39张介宾《类经·本神》中解释《内经》根结篇中的内容,指出形气不足、病气不足者不可刺,用针者应当谨慎。[8]131

清代张志聪《黄帝内经素问集注·阴阳离合论篇第六》指出根结的穴位并对各穴位的具体位置进行了解释。[9]30日本丹波元简《素问识·阴阳离合论篇第六》总结了前人对根结的不同解释。[10]42张隐庵《黄帝内经灵枢集注·根结第五》中指出根结是六气合六经之本标。根为经气相合而始生之处,结为经气相将而归结之处。[11]88清代黄元御《灵枢悬解·根结》解释根结亦为"根为开始,结为终结"。[12]58

当代《针灸学》《中医大辞典》《简明中医辞典》等中都是沿用《灵枢》根结中提出的根结穴位、部位、治疗、病症等,认为经脉以四肢末端的井穴为根,头面胸腹的一定部位为结,用以说明四肢与头面胸腹之间生理功能和穴位主治上的联系。

历代以来,根结的概念明确,意义清晰,作为经络部位的名称,根指根本,一般在四肢末端部,为井穴;结尾经气结聚的部位,一般在头面胸腹部。根结主要用来说明四肢末端与头面胸腹之间的生理功能和穴位主治上的联系,对腧穴分类和辨证取穴治疗具有指导意义。因此,《中医药学名词》将根结定为规范名:"'根'是经气始生的腧穴或部位;'结'是经气归结的腧穴或部位。"

## 五、文献辑录

《素问·阴阳离合论》:"岐伯曰:……太阳根起于至阴,结于命门,名曰阴中之阳……阳明根起于厉兑,名曰阴中之阳……少阳根起于窍阴,名曰阴中之少阳……太阴根起于隐白,名曰阴中之阴……少阴根起于涌泉,名曰阴中之少阴……厥阴根起于大敦,阴之绝阳,名曰阴之绝阴。"[2]51

《灵枢·根结》:"九针之玄,要在终始;故能知终始,一言而毕,不知终始,针道咸绝。

太阳根于至阴,结于命门。命门者,目也。阳明根于厉兑,结于颡大。颡大者,钳耳也。少阳根于窍阴,结于窗笼。窗笼者,耳中也。太阳为开,阳明为合,少阳为枢,故开折,则肉节渎而暴病起矣。故暴病者,取之太阳,视有余不足。渎者,皮肉宛膲而弱也。合折,则气无所止息而痿疾起矣。故痿疾者,取之阳明,视有余不足。无所止息者,真气稽留,邪气居之也。枢折,即骨繇而不安于地。故骨繇者,取之少阳,视有余不足。骨繇者,节缓而不收也。所谓骨繇者,摇故也。当窍其本也。

太阴根于隐白,结于太仓。少阴根于涌泉,结于廉泉。厥阴根于大敦,结于玉英,络于膻中。太阴为合,少阳为枢。故开折,则仓廪无所输,膈洞。膈洞者,取之太阴,视有余不足,故开折者,气不足而生病也。合折,即气绝而喜悲。悲者取之厥阴,视有余不足。枢折,则脉有所结而不通。不通者,取之少阴,视有余不足,有结者,皆取之不足。

足太阳根于至阴,溜于京骨,注于昆仑,入于天柱、飞扬。足少阳根于窍阴,溜于丘墟,注于阳辅,入于天容、光明也。足阳明根于厉兑，溜于冲阳，注于下陵，入于人迎，丰隆也。手太阳根于少泽，溜于阳谷，注于小海，入于天窗，支正也。少阳根于关冲，溜于阳池，注于支沟，入于天牖、外关也。手阳明根于商阳，溜于合谷，注于阳溪，入于扶突、偏历也。此所谓十二经者，盛络皆当取之。"[1]17

《针灸甲乙经·经脉根结第五》："黄帝曰：……奇邪离经，不可胜数，不知根结，五脏六腑，折关败枢，开阖而走，阴阳大失，不可复取。九针之要，在于终始，能知终始，一言而毕，不知终始，针道绝矣。"[4]18

《黄帝内经太素·阴阳合》："太阳根于至阴，结于命门（至阴，是肾少阴脉也，是阴之极，阳生之处，故曰至阴。太阳接至阴而起，故曰根于至阴。上行络项，聚于目也）。结，聚也……阳明根起于厉兑，结于颡大（阳明脾腑之脉，在太阴表前，从足指厉兑，上行聚于颡上额颅。颡，额也，苏荡反。平按：'结于颡大'，《素问》无此句，《灵枢》作'结于颡大，颡大者钳耳也'，《甲乙经》作'结于颃颡，颃颡者钳大，钳大者耳也'。原抄本作颡大，又本书卷十《经脉根结》亦作'颡大'，袁刻作'颡上'），名曰阴中之阳（人腹为阴，阳明从太阴而起，行于腹阴，上至于颡，故为阴中阳）。厥阴之表，名曰少阳，少阳根起于窍阴，结于窗笼，名曰阴中之少阳（厥阴之脉，起于足大趾藂毛之上，循阴股上注于肺，阴藏行内也。少阳肝腑之脉，起足窍阴，上聚于耳，为表阳腑也。以少阳属木，故为阴中少阳也。平按：《素问》无'结于窗笼'四字）……太阴根起隐白，结于太仓，名曰阴中之阴（冲在太阴之下，少阴脉上。足太阴脉从隐白而出，聚于太仓，上至舌本。是脾阴之脉，行于腹阴，故曰阴中之阴也。平按：《素问》'隐'上有'于'字，'隐白'下无'结于太仓'四字）。太阴之后，名曰少阴，少阴根起于涌泉，结于廉泉，名曰少阴（肾脉足少阴从足小指之下，入涌泉，上行聚于廉泉，至舌本也。平按：《素问》无'结于廉泉'四字，'名曰少阴'作'名曰阴中之少阴'）。少阴之前，名曰厥阴，厥

阴根起于大敦，结于玉英（肝脉足厥阴在少阴前，起于大指藂毛之上，入大敦，聚于玉英，上头与督脉会于巅，注于肺中也。平按：《素问》无'结于玉英'四字），阴之绝阳，名曰阴之绝阴（无阳之阴，是阴必绝，故曰阴之绝阴）。"[3]58

"经脉根结"："不知根结五脏六腑，折关败枢开阖而走，阴阳大失，不可复取（根，本也。结，系也。人之不知根结是脏腑之要，故邪离经脉，折太阳骨节关，亦败少阳筋骨维枢，及开阳明之阖，胃及太阳气有失泄也。良以不知根结，令关枢阖不得有守，故阴阳失于纲纪，病成不可复取也）。"[3]160

"九针之要，在于终始，故知终始，一言而毕，不知终始，针道绝灭（终始，根结也。知根结之言，即一言也）。太阳根于至阴，结于命门（此太阳根结与标本同，唯从至阴上跟上五寸为本有异耳。平按：命门下《灵枢》《甲乙经》有'命门者目也'五字）。阳明根于厉兑，结于颡大。颡大者，钳耳也（此与标本终始同也。平按：颡大《甲乙经》作颃颡）。少阳根于窍阴，结于窗笼（亦与标本同也。平按：窗笼下《灵枢》有'窗笼者耳中也'六字，《甲乙经》同，惟无'中'字。'窍'《灵枢》作'穷'）。"[3]161

《子午流注说难·终始根结释义》："凡用针者，必通十二经脉之所终始。营卫偕行二十八，此其常例。外邪病人，奇邪离经，阴经典阳经各别，则各有根结，各有终始。阴经阳经不同，手经足经各异，用针者应重足不重手。盖阴者主脏，阳者主腑。足三阴三阳，接近于脏腑。手三阴三阳之脉度，不接近于脏腑。但补泻迎随，和气之方，必通阴阳脏腑。故根结偏重在足，然脉会大渊，阴阳之有余或不足，又当从手诊脉。"[5]58 "其有病变者，则三阴三阳各有终始，各有根结，推而言之。尤有根而不结者，散于络别而倒行，会于项中，始于任而终于督，七次八穴十四行（二），尚未尽也，此根而不结之变例。"[5]59

《黄帝内经灵枢注证发微·根结第五》："内有阴阳诸经根于某穴，结于某穴，故名篇。"[7]39

"脉气所起为根,所归为结。""言不正之邪,至变难纪,用针者,若不知穴之根结,则五脏六腑关折枢败,开阖误走,其气阴阳大失,气难复取。是故九针玄妙之法,其要在《终始篇》中,人肯知否,乃针道之所以明暗也。""此言足三阳经之有根结,而成病有由,治病有法也。"[7]40

《类经·诸经根结开阖病刺》:"奇邪离经,不可胜数,不知根结,五脏六腑,折关败枢,开阖而走,阴阳大失,不可复取(奇邪,弗常之邪也。离经,流传无定也。下者为根,上者为结。疾之中人,不可胜数,而治之者,当审根结之本末,察脏腑之阴阳,明开阖枢之浅深出入,斯得其要,否则败折其关枢,走失其阴阳,不可复取矣)。九针之玄,要在终始,故能知终始,一言而毕,不知终始,针道咸绝(终始,本末也,即下文根结开阖之义。又本经有终始篇,所载者皆针道,故不知终始,针道咸绝。见针刺类诸章)。太阳根于至阴,结于命门,命门者目也(足太阳下者根于至阴穴,上者结于睛明穴,故曰命门者目也。王氏曰:命门者,藏精光照之所,则两目也)。阳明根于厉兑,结于颡大,颡大者钳耳也。足阳明下者根于厉兑,上者结于承泣。今曰颡大者,意谓项颡之上,大迎穴也。大迎在颊下两耳之旁,故曰钳耳(钳音钤)。少阳根于窍阴,结于窗笼,窗笼者耳中也(足少阳下者根于窍阴,上者结于窗笼。耳中者,乃手太阳听宫穴也,为手足少阳手太阳之会,故足少阳结于此)。太阳为开,阳明为阖,少阳为枢(开阖枢义见前章。所谓开阖枢者,不过欲明内外而分其辨治之法也)。故开折则肉节渎而暴病起矣,故暴病者取之太阳,视有余不足,渎者皮肉宛膲而弱也(折,损伤也,下同。开属太阳,为阳中之表,故气在肌肉为肉节渎也。表主在外,邪易入之,故多新暴病也。凡治开折之为病者,当取太阳之经,因其虚实而补泻。所谓渎者,其皮肉宛膲而弱,即消瘦干枯之谓)。阖折则气无所止息而痿疾起矣,故痿疾者取之阳明,视有余不足,无所止息者,真气稽留,邪气居之也(阖属阳明,为阳中之里,其气在

内,故阖折则气无所止息也。阳明主润宗筋,束骨而利机关,故为痿疾。凡治阖折之为病者,当取阳明之虚实而补泻之。真气稽留,谓胃气不行也,故邪居之,则气上逆而痿生于下矣)。枢折即骨繇而不安于地,故骨繇者取之少阳,视有余不足,骨繇者节缓而不收也,所谓骨繇者摇故也,当穷其本也(枢属少阳,为三阳之半表半里,故其气在筋骨间。骨繇者,骨节纵缓不收,摇动不安于地。凡治枢折之为病者,当取少阳经之虚实而补泻之。穷其本者,穷此三阳所在之本,或开或阖或枢以治之也。繇,摇同)。太阴根于隐白,结于太仓。足太阴下者根于隐白,上者结于太仓(太仓即中脘,任脉穴也)。少阴根于涌泉,结于廉泉(足少阴下者根于涌泉,上者结于廉泉任脉穴也)。厥阴根于大敦,结于玉英,络于膻中(足厥阴下者根于大敦,上者结于玉英。玉英即玉堂,任脉穴也)。太阴为开,厥阴为阖,少阴为枢(此三阴开阖之义,详如前章)。故开折则仓廪无所输膈洞,膈洞者取之太阴,视有余不足,故开折者气不足而生病也(开属太阴,主于脾也。输,运行也。膈,膈塞也。洞,如邪气脏腑病形篇曰:洞者,食不化,下嗌还出也。脾伤则运行失职而为是病,故当取之太阴,视其有余不足以治之。然脾虽阴经,而开折者,则亦阴中之阳气不足而生病也)。阖折即气绝而喜悲,悲者取之厥阴,视有余不足(阖属厥阴,主于肝也。肝伤即气绝于里,而肺气乘之,则为悲。故阖折者当取足厥阴,视其有余不足而治之)。枢折则脉有所结而不通,不通者取之少阴,视有余不足,有结者皆取之不足(枢属少阴,主于肾也。肾伤则脉有所结,而下焦有所不通。故枢折者当取足少阴,视其有余不足而治之。然脉有结者,皆不足之所致)。

足太阳根于至阴,溜于京骨,注于昆仑,入于天柱、飞扬也(此下言手足三阳之盛络,凡治病者所当取也。足太阳之至阴,井也。京骨,原也。昆仑,经也。天柱在头,飞扬在足,皆本经之当取者。后仿此。溜,良救切)。足少阳根于窍阴,溜

于丘墟,注于阳辅,入于天容、光明也(足少阳之窍阴,井也。丘墟,原也。阳辅,经也。天容乃手太阳经穴,此在头者当为天冲,在足者为光明也)。足阳明根于厉兑,溜于冲阳,注于下陵,入于人迎、丰隆也(足阳明之厉兑,井也。冲阳,原也。下陵当作解溪,经也。人迎在头,丰隆在足)。手太阳根于少泽,溜于阳谷,注入小海,入于天窗、支正也(手太阳之少泽,井也。阳谷,经也。小海,合也。天窗在头,支正在手)。手少阳根于关冲,溜于阳池,注于支沟,入于天牖、外关也(手少阳之关冲,井也。阳池,原也。支沟,经也。天牖在颈,外关在手)。手阳明根于商阳,溜于合谷,注于阳溪,入于扶突、偏历也(手阳明之商阳,井也。合谷,原也。阳溪,经也。扶突在颈,偏历在手)。此所谓十二经者,盛络皆当取之(此六阳盛络之当取也。所谓十二经者,以手足左右共言之)。"[8]131

《针灸大全·标幽赋》:"更穷四根三结,依标本而刺无不痊。"[6]50

《黄帝内经素问集注·阴阳离合论篇第六》:"太阳根起于至阴,结于命门,名曰阴中之阳(至阴,穴名,在足小指外侧,太阳经脉之根,起于此也。结,交结也)。"[9]30

《黄帝内经灵枢集注·根结第五》:"根结者,六气合六经之本标也。开阖枢者,脏腑阴阳之六气也。终始者,经脉血气之始终也。""根结是也。根者,经气相合而始生。结者,经气相将而归结于命门葱笼之间,复从此而出于气街,走空窍而仍行于脉外也。"[11]88

《素问识·阴阳离合论篇第六》:"马云:阴阳者,阴经阳经也。其义论离合之数,故名篇。此与灵枢根结篇相为表里。""结于命门,张云:下者为根,上者为结。志云:按《灵枢》根结篇曰:太阳根于至阴,结于命门。命门者,目也。"[10]42

《灵枢识·根结篇第五》:"九针之玄,要在终始,《甲乙》作九针之要,在于终始。马云:九针玄妙之法,其要在终始篇中。张云:终始,本末也。即下文根结开阖之义,又《本经》有终始篇,所载

者皆针道,故不知终始,针道咸绝。"[13]58

《灵枢悬解·根结》:"淫泆流衍,不可胜数,然病机虽繁,悉有根结(根,始。结,终)。"[12]80

《针灸逢源·标幽赋》:"更穷四根三结。依标本而刺无不痊(四根,诸经根于四肢,即井穴也。三结即太阴结于大包,少阴结于廉泉,厥阴结于玉堂也)。"[14]102,103

《中医词释》:"经脉以四肢末端为根,头面胸腹为结,将头面、躯干与四肢联结成为一个统一的整体。出自《灵枢·根结》:'太阳根于至阴,结于命门,命门者,目也。阳明根于厉兑,结于颡大,颡大者钳耳也。少阴根于窍阴,结于窗笼,窗笼者耳中也……太阴根于隐白,结于太仓。少阴根于涌泉,结于廉泉。厥阴根于大敦,结于玉英,络于膻中。'以上为足之三阴、三阳。另外尚有手之三阴、三阳经的根结。"[15]457

《中国医学大词典》:"脉气所起为根,所归为结。《灵枢·根结篇》:不知根结,五脏六腑,折关败枢,开阖而走。"[17]1112

《中医大辞典》:"①《灵枢》篇名。根,是经气始生的根穴;结,是经气相将而归结。本篇着重讨论经络的根结本末与治疗的关系,故名。主要论述三阴三阳经的根穴与结穴在治疗上的作用,指出人体内脏与外界气候相应,在于阴阳腧穴的开、合、枢、转。文中还提到手足三阳经脉的根、溜、注、入的主穴及经气昼夜营运的情况。讨论了由脉的动、止、数的多少来测定脏气损坏的情况以及根据不同对象而决定治疗原则等。②经络部位名。《灵枢·根结》:'奇邪离经,不可胜数,不知根结,五脏六腑,折关败枢,开合而走,阴阳大失,不可复取。'经脉以四肢末端的井穴为根,头面胸腹的一定部位为结,用以说明四肢与头面胸腹之间生理功能和穴位主治上的联系……手三阴三阳的根结《灵枢·根结》中没有记述,据理也应以四肢末端的'井'穴为根,头、胸、腹三部的一定部位为结。"[18]1397

《中国医学大成·内经分册》:"根结者,六气合六经之本标也。"[19]8

《汉英双解针灸大辞典》："出《灵枢·根结》。根，即根本。结，即结聚。经脉以四肢末端（井穴）为根，头面、胸、腹为结。根和结强调经脉以四肢为出发点，突出各经从四肢上达头胸和腹的联系特点。"[20]140"出《灵枢·根结》。根，即根本。结，即结聚。经脉以四肢末端（井穴）为根，头面、胸、腹为结。根和结强调经脉以四肢为出发点，突出各经从四肢上达头胸……"[19]141

《中医辞海》："① 人体部位名。经脉以四肢末端为根，头面、胸、腹为结。说明四肢与头面、躯干之间的联系。②《灵枢》篇名……③ 基础理论名词。根，即根本。结，即结聚。经络分布人体各部，其各部地位和作用既相互联系而又有所区别。为了阐明这种关系，古人提出了'根结理论'。'根'在四肢末端的井穴；'结'在头、胸腹的一定部位。根和结，强调经脉以四肢为出发点，突出各经从四肢上达头胸腹的联系特点。这一理论对临床辨证及取穴治疗都有重要的指导意义。"[21]978

《黄帝内经词典》："《灵枢》第五篇篇名。本篇主要讨论各经根穴与结穴的部位和治疗作用。还论述了根据体质不同而采用疾徐、浅深、多少等不同刺法。'根'是经气相合、始生之处，'结'是经气相搏、归结之处。本篇着重论述经脉的根结本末与治疗的关系，故以'根结'名篇。"[22]617

《简明中医词典》："经脉以四肢末端为根，头面、胸、腹为结。说明四肢与头面、躯干之间的联系。"[23]800

《中医药常用名词术语辞典》："出《灵枢·根结》。经气的所起与所归。根，指根本、开始，即四肢末端的井穴；结，指结聚、归结，即头、胸、腹部。"[24]302

《中国针灸辞典》："指足六经根结的总称，是对足六经从四肢末端到头面胸腹之间联系的说明。'根'，在四肢末端的井穴，是经气相合而始生；'结'，则在头、胸、腹的一定部位。根和结，是相对的概念。根有根源和根本之意；结有结聚和归结之意。根结大体上指经脉从四肢末

端到头面胸腹之间的联系，强调以四肢为出发点。"[25]212

《中华针灸学》："《灵枢·根结》指出，足六经的'根'即四肢末端的井穴，'结'则在头、胸、腹的一定部位。窦汉卿《标幽赋》则进一步指出，十二经脉有'四根''三结'，即十二经脉以四肢为'根'，以头、胸、腹三部为'结'……十二经脉的'根'与'本'，'结'与'标'位置相近或相同，它们的意义也相似。根、本，部位在下，皆经气始发之地，为经气之所出；标、结，部位在上，皆为经气终结之地，为经气之所归。标本、根结的理论补充说明了经气的流注运行情况。《灵枢·经脉》《灵枢·逆顺肥瘦》《灵枢·营气》等所阐述的十二经脉逐经循环传注的体系，使气血环流不息，营养全身；而标本、根结理论不仅说明了人体四肢与头身的密切联系，而且更强调四肢为经气的根与本。在临床上，针刺这些部位的腧穴易于激发经气、调节脏腑经络的功能，所以，四肢肘膝关节以下的腧穴主治病症的范围较远较广，不仅能治局部病，而且能治远离腧穴部位的脏腑病、头面五官病。"[26]79

《实用汉英针灸辞典》："即四根三结。十二经根于四肢的井穴，结于头面胸腹的一定部位。是对经脉起止的概括。"[27]101

《中医药名词术语》："'根'是经气始生的腧穴或部位；'结'是经气归结的腧穴或部位。"[28]75

《中国针灸全书》："'根'本意指树木之根，'根，木株（树根之古称）也'（《说文解字》），引申……除足六经的根结外，《灵枢·根结》中同时记载了手足六阳经的根、溜、注、入，这种理论与根结理论有相同之处，与五输穴的关系更为密切。'根'，是经脉之气的根……"[16]6

 参考文献

［1］ 未著撰人.黄帝内经灵枢［M］.北京：人民卫生出版社，1963：16，17.
［2］ 未著撰人.黄帝内经素问［M］.北京：人民卫生出版社，1983：51.

［3］［隋］杨上善.黄帝内经太素［M］.北京：人民卫生出版社,1965：58-60,160,161.

［4］［晋］皇甫谧.针灸甲乙经［M］.王晓兰点校.沈阳：辽宁科学技术出版社,1997.08：18.

［5］［金］阎明广.子午流注说难［M］.北京：中国中医药出版社,1965：58,59.

［6］［明］徐凤.针灸大全［M］.北京：人民卫生出版社,1987：50.

［7］［明］马莳.黄帝内经灵枢注证发微［M］.北京：人民卫生出版社,1985：39,40.

［8］［明］张介宾.类经［M］.郭洪耀,吴少祯校注.北京：中国中医药出版社,1997：131,132.

［9］［清］张隐庵.黄帝内经素问集注［M］.上海：上海科学技术出版社,1959：30.

［10］［日］丹波元简.素问识［M］.北京：人民卫生出版社,1955：42.

［11］［清］张隐庵.黄帝内经灵枢集注［M］.上海：上海科学技术出版社,1958：88,89.

［12］［清］黄元御.黄元御读内经灵枢悬解［M］.北京：人民军医出版社,2015：80.

［13］［日］丹波元简.灵枢识［M］.北京：人民卫生出版社,1957：58,59.

［14］［清］李学川.针灸逢源［M］.上海科学技术出版社,1987：102,103.

［15］徐元贞,曹健生,赵法新,等.中医词释［M］.郑州：河南科学技术出版社,1983：457.

［16］王民集,朱江,杨永清.中国针灸全书［M］.郑州：河南科学技术出版社,2012：6.

［17］谢观.中国医学大词典［M］.北京：中国中医药出版社,1994：1112,1113.

［18］李经纬,余瀛鳌,欧永欣,等.中医大辞典［M］.北京：人民卫生出版社,1995：1397.

［19］曹炳章.中国医学大成：内经分册［M］.田思胜校.北京：中国中医药出版社,1997：8.

［20］石学敏,张孟辰.汉英双解针灸大辞典［M］.北京：华夏出版社,1998：140,141.

［21］袁钟,图娅,彭泽邦,等.中医辞海：中册［M］.北京：中国医药科技出版社,1999：978.

［22］郭霭春.黄帝内经词典［M］.天津：天津科学技术出版社,2000：617.

［23］李经纬,区永欣,余瀛鳌,等.简明中医辞典［M］.北京：中国中医药出版社,2001：800.

［24］李振吉.中医药常用名词术语辞典［M］.北京：中国中医药出版社,2001：302.

［25］高希言.中国针灸辞典［M］.郑州：河南科学技术出版社,2002：212.

［26］王玲玲.中华针灸学［M］.南京：江苏科学技术出版社,2004：79.

［27］高希言,饶洪.实用汉英针灸辞典［M］.北京：中国医药科技出版社,2004：101.

［28］中医药学名词审定委员会.中医药学名词［M］.北京：科学出版社,2005：75.

（逯　阳）

5·039

# 晕　针

yūn zhēn

## 一、规范名

【汉文名】晕针。

【英文名】fainting during acupuncture。

【注释】由于针刺而产生的晕厥现象。

## 二、定名依据

"晕针"最早见于 1388 年刘纯的《医经小学》,在此之前,《子午流注经·流注指微针赋》称为"闷昏针运",元代《针经摘英集》中有"随针而晕"。《医学入门》中将其称为针晕,《针灸内篇》称为眩针,与规范名同义。

规范名出现后,历代针灸学著作及各种类书均以此为正名,高等中医药院校教材及《中医大辞典》等也以此为正名,《中医药学名词》中将其收录,以晕针为规范名。

## 三、同义词

【曾称】"闷昏针运"（《子午流注经》）；"随针而晕"（《针经摘英集》）；"针晕"（《医学入

门》）；"眩针"（《针灸内篇》）。

## 四、源流考释

虽然没有出现晕针的规范名称，在《内经》时期还是记载了许多有关针刺后昏倒等类似针刺后晕厥的现象。如《灵枢·血络论》中称"脉气盛而血虚者，刺之则脱气，脱气则仆"，[1]80 其发病原因是由于患者血虚，针刺后则出现脱气、昏倒。该现象也有因针刺不当而引起的，《灵枢·行针》"针入而气逆者，何气使然？岐伯曰：其气逆与其数刺病益甚者，非阴阳之气，浮沉之势也。此皆粗之所败，上之所失，其形气无过焉。"[1]124《灵枢·经脉》也有"凡刺寒热者……其青而短者少气，甚者泻之则闷，闷甚则仆不得言，闷则急坐之也"，[1]37 是因为施术者技术不佳，不能根据患者的情况进行恰当治疗，而导致气逆、闷仆等现象。

淳化三年（992 年），北宋王怀隐等奉敕编写的《太平圣惠方·卷九十九》中，在提到肩井穴时提到，"肩井二穴……针不得深。深即令人闷……若闷倒不识人。即须三里下气。先补而不用泻。须臾即平复如故"。[2]3193 后世的许多医家都据此认为，如果针刺肩井过深，则会引起昏厥。如《针灸大成·七卷》"肩井……针五分……若针深闷倒，急补足三里"，并且将肩井列入禁针穴，"肩井深时亦晕倒，急补三里人还平"，[3]933 与现代医学认为深刺肩井穴后可引发气胸的临床表现有所不同。

与现代所认为的晕针的临床表现比较接近的记载，最早见于《子午流注经·流注指微针赋》，书中称为"闷昏针运"，后文注解说"若学人深明气血往来，取穴部分不差，补泻得宜，必无针运昏倒之疾"。[4]17 这一记载与现代认为的造成晕针的原因相近，包括了辨证不清、取穴有误、补泻失宜等。收录于元代杜思敬辑注的《济生拔萃》中的《针经摘经英集》提出了"随针而卒"的概念，并指出原因，"一则不知刺禁，假令刺中心即死之类也。二则不明脉候，假令

下痢其脉忽大者死，不可刺之"。[5]8 这一文献为后世的《针灸聚英》[6]374《古今医统大全》[7]5《针灸大成》采用。

规范名"晕针"出现在 1388 年刘纯的《医经小学·针法》中："有晕针者，夺命穴救之。男左女右，取左不回，却再取右，女亦然。此穴正在手膊上侧筋陷中，即是蛤蟆上缝也，从肩至肘，正在当中。"[8]119 指出治疗晕针的特效穴夺命穴，后世又有文献称为惺惺穴，位于"甚者针手膊上侧筋骨陷中，即虾蟆肉上惺惺穴"。[9]118

稍后出现的《针灸大全·金针赋》中还记载了治疗晕针的原因及救治的一些方法，"其或晕针者，神气虚也，以针补之，以袖掩之，口鼻气回，热汤与之"。[10]521 与现代的做法非常类似。这一文献，为后世的《针灸聚英》《古今医统大全》《医学入门》等引用。

《针灸大成》对晕针的文献引用十分全面，除了上述气血不足的原因外，还提出了空腹"空心恐怯，直立侧而多晕"[3]822 和心理紧张、畏惧等原因，"大抵晕从心生，心不惧怕，晕从何生？如关公刮骨疗毒，而色不变可知"[3]825。同时还提出天时与晕针的关系，《针灸大成·相天时》："《千金》云正午以后乃可灸，时谓阴气未至，灸无不着，午前平旦谷气虚，令人癫眩。"[3]990 "按日正午，气注心经，未时注小肠经，止可灸极泉、少海……等穴，其余经络，各有气至之时。"[3]990

在《金针赋》中指出的"下针贵迟，太急伤血；出针贵缓，太急伤气"，为清江上外史的《针灸内篇》所引用，提出了眩针的概念，"古法进针宜缓，出针宜迟，不可骤然拔出针头。且有一等眩针，或呕吐，或浑身发汗，或人事莫知遗大小便者，其针头切不可拔出，只须嚼老姜三片即醒，倘拔出针头或不出汗即死无救。生死呼吸之间，学者宜不慎之，针把烧艾三壮觉痛为度"。[11]8

在清及民国时期的针灸学著作中，均专门论述了晕针的原因与救治的措施，如《针灸要诀与按摩十法》[12]19《金针秘传》[13]363 等。在承淡

安先生的著作中,则将西医的知识引入,提出晕针的原因为"神经质、腺病质之患者或身体衰弱者,在下针时,往往因神经受刺激而起剧烈反射,发生急性脑缺血,名曰晕针(休克),危险殊甚;尤以腺病质之患者,发生晕针更严重"。[14]18

对于这种危险性,1957 年出版的《针灸学》[15]296 教材中还附加解释,有人认为晕针之后,疗效甚好,但还是应尽量避免出现类似问题,这是第一次提出晕针的另外性质。

在现代的一些辞典中,虽然对其症状描述基本一致,但对晕针的定义颇有争议。《中医名词术语精华辞典》[16]841《简明中医辞典》[17]815《中医大辞典》《中医辞海》[18]1044《中医药常用名词术语辞典》[19]313 等均认为晕针是由于针刺而产生的晕厥现象,是一种临床现象或者综合表现;而《中医词释》和《现代汉语大辞典》认为是"针刺操作过程中的一种异常反应",《中国针灸辞典》直接定义为"针刺意外",现代的《针灸学》[20]160 教材中也指出应避免发生该现象。

经过对历代文献的梳理与考证,结合临床实践,修订版的《中医药学名词》取晕针为规范名,将其定义为:"由于针刺而产生的晕厥现象,主要表现为头晕,恶心,目眩,心悸,继而面色苍白,冷汗出,四肢厥逆,血压降低,脉象微弱,甚至突然意识丧失。"不再增加针刺意外或不良反应的表述。

### 五、文献辑录

《灵枢·血络论》:"脉气盛而血虚者,刺之则脱气,脱气则仆。"[1]80

"行针":"针入而气逆者,何气使然? 岐伯曰:其气逆与其数刺病益甚者,非阴阳之气,浮沉之势也。此皆粗之所败,上之所失,其形气无过焉。"[1]124

"经脉":"凡刺寒热者,……其青而短者少气,甚者泻之则闷,闷甚则仆不得言,闷则急坐之也"。[1]37

《太平圣惠方·卷九十九》:"肩井一穴……

针不得深。深即令人闷……若闷倒不识人。即须三里下气。先补而不用泻。须臾即平复如故。"[2]3193

《子午流注经·流注指微针赋》:"闷昏针运,经虚补络须然(《本论》云:若学人深明气血往来,取穴部分不差,补泻得宜,必无针运昏倒之疾;或匆忙之际,畏刺之人,多感此伤,壮者气行自已,怯者当速急疗。假令针肝经感气运,以补本经曲泉穴之络;假令针肝络血运,以补肝经合曲泉穴之经,针入复苏,效如起死,他皆仿此)。"[4]17

《济生拔萃》:"有随针而卒者,何? 曰:一则不知刺禁。假令刺中心即死之类是也。二则不明脉候。假令下痢其脉忽大者死,不可刺之。凡针灸者,先须审详脉候,观察病证,然后知其刺禁。"[5]8

《医经小学·针法》:"有晕针者,夺命穴救之,男左女右,取左不回,却再取右,女亦然。此穴正在手膊上侧,筋骨陷中,即是虾蟆上边也,从肩至肘,正在当中。"[8]119

《针灸大全·卷三》:"其或晕针者,神气虚也……热汤与之"。

《针灸聚英·卷三》:"晕针……《济生拔萃》云:有随针而晕者,何? 曰:一则不知刺禁,如刺中心一日死之类也;二则不明脉候,如下利其脉忽大者死之类。凡针灸者,先须审详脉候,观察病证,然后知其刺禁,其经络穴道远近气候息数深浅分寸。

《金针赋》云:其或晕针者,神气虚也。以针补之,以袖掩之,口鼻气回,热汤与之,略停少顷,根据前再施。

按:以针补之,以所内之针施补也。以袖掩之,掩其口毋令气泄,掩其面毋令迎风也。

《指微赋》注云:医人深明气血往来,取穴部分不差,补泻得宜,必无晕针昏倒之疾。或匆忙之际,畏刺之人多感此,壮者气行自已,怯者当速救疗。假令针肝经,感气晕,以补肝经曲泉穴之络;假令针肝络血晕,以补本经曲泉穴之经。

针入复苏，效如起死。余皆仿此。

刘宗厚曰：晕针者，夺命穴救之。男左女右取之；不回，却再取右，女亦然。此穴正在手膊上侧筋骨陷中虾蟆儿上，自肩至肘止壮当中。

按：晕针三法，《指微赋》有理，刘氏止言夺命穴，而不言何经何络，今按此穴分是肺大肠脉分，而古亦无夺命穴之名也。"[10]521

《古今医统大全》："晕针……《金针赋》云：其或晕针者，神气虚也，以针补之，以袖掩之；口鼻气回，热汤与之。略停少顷，根据前再施。《指微赋》云：医人深明气血往来，取穴部分不差，补泻得宜，必无晕针昏倒之患。或慌忙之际，畏刺之人多感此。壮者气行自已，怯者当速救疗。假令针肝经，感气晕，以补肝经，合曲泉穴之络；假令针肝络，血晕，以补本经曲泉穴之经，针入复苏，效如起生。余皆仿此。刘宗厚曰：晕针者，夺命穴救之，男左女右取之。不回，却再取右，女亦然。此穴正在手膊上侧筋骨陷中虾蟆儿上，自肩至肘，正在当中。《济生拔萃》云：有随针而卒者何？曰：一则不知刺禁，如刺中心一日死之类也；二则不明脉候，如下利，其脉忽大者死之类。凡针灸者，先须审详脉候，观察病证，然后知其刺禁，其经络穴道，远近气候，息数深浅分寸。"[7]5

《医学入门·附杂病穴法》卷一："一针晕者，神气虚也。不可起针，以针补之，急用袖掩病人口鼻回气，内与热汤饮之即苏，良久再针。甚者针手膊上侧筋骨陷中，即蛤蟆肉上惺惺穴，或三里即苏，若起针坏人。"[9]118

《针灸大成·卷之二》："空心恐怯，直立侧而多晕。空心者，未食之前，此言无刺饥人，其气血未定，则令人恐惧，有怕怯之心，或直立，或侧卧，必有眩晕之咎也。"[3]822 "凡针晕者，神气虚也，不可起针，急以别针补之，用袖掩病患口鼻回气，内与热汤饮之即苏，良久再针。甚者，针手膊上侧筋骨陷中，即虾蟆肉上惺惺穴，或足三里穴，即苏。若起针，坏人。"[3]860 "如刺肝经之穴，晕，即补肝之合穴，针入即苏，余仿此。或有

投针气晕者，即补足三里，或补人中，大抵晕从心生，心不惧怕，晕从何生？如关公刮骨疗毒，而色不变可知。""下针贵迟，太急伤血；出针贵缓，太急伤气。以上总要，于斯尽矣"。"《素问》补遗篇注云：动气至而即出针，此猛出也。然与此不同，大抵经络有凝血，欲大泻者当猛出。若寻常补泻，当根据此可也。亦不可不辨。"[3]825

"卷之四"："凡针晕者，神气虚也……"[3]860 "如病人晕针，用袖掩之，热汤饮之即醒，补之七法也。"[3]861 "肩井深时亦晕倒，急补三里人还平。"[3]871

"卷之七"："肩井……针五分……若针深闷倒，急补足三里。"[3]933

"卷之九"："《千金》云：正午以后乃可灸，谓阴气未至，灸无不着，午前平旦谷气虚，令人癫眩，不可针灸……按日正午，气注心经，未时注小肠经，止可灸极泉、少海……等穴，其余经络，各有气至之时"。[3]990

《针灸内篇》："古法进针宜缓，出针宜迟，不可骤然拔出针头。且有一等眩针，或呕吐，或浑身发汗，或人事莫知遗大小便者，其针头切不可拔出，只须嚼老姜三片即醒，倘拔出针头或不出汗即死无救。生死呼吸之间，学者宜不慎之，针把烧艾三壮觉痛为度。"[11]8

《针灸要诀与按摩十法》："晕针之现象不一，有进针后，略施泻法数手，而见晕针者；有手术将尽，针未离穴，而骤至晕针者；又有出针后，未过片刻，而随后晕针者。其时，或先恶心发呕，或先头晕眼眩，甚或面色突然发黄白，吐出食物；手足厥冷，仆地卧倒，气若将绝者，此其故，盖因正气不足，邪气已尽，脉络空虚，胃气未来，且邪气将尽时，脉内已觉空虚，正本不足；而泻邪时，又稍为损正，故现此危险病状。还有因病人过度情绪紧张，怯惧太过；亦致晕针。然晕针虽危险可惧，而邪退寸始有此等状态，邪盛时不至晕针，故晕针为病愈吉兆，病者不可惊慌。"[12]19

《金针秘传》："古穴法歌、论晕针吸针解救

法……汪绍达先生曰：穴法歌传世已数百年，并未说明何用，但云相应而已。昔尝举以问老友濮云依，据转述其师陆九芝先生云：此针灸家一大秘密也。凡救晕针及拔针不出种种危险，皆于此相应诸穴下针，但从未有注明何穴救晕针，何穴救吸针，致后人无从措手。然果能明于各经脉中之气机，某经与某经互相贯通，此穴法歌中所云某穴与某穴互相为应者，有如何关系，自不难由此例彼，推类而知也。愚按：吾师石屏先生于救晕针各穴，多至十余处，皆与此歌所云之各穴相符。盖吾师之针法，传于异人聂君，聂君又传于济宁州之高僧，除传授针法外，尚须授以炼气运气诸法，故能于极柔之金针，运以刚劲之真气，由孔穴以入经络，济危救急，指挥如意，又不仅在穴道之相应已也。

汪先生又云：古法救晕针者，但取夺命穴救之。其穴在手膊上侧筋骨陷中，从肩至肘正在当中，即是虾蟆儿上边也。今各穴相应之法，既经发明，救急之法益广。愚按：吾师石屏先生于百会、人中、曲池、合谷、足三里、三阴交，皆能随时取以救治晕针之危急。信乎吾师门之所发明者，于古歌若合符节，尤足征渊源之有自矣。"[13]363

《中国针灸学》："神经质、腺病质之患者或身体衰弱者，在下针时，往往因神经受刺激而起剧烈反射，发生急性脑缺血，名曰晕针（休克），危险殊甚；尤以腺病质之患者，发生晕针更严重。故下针前后，应予特别注意。第七节中已经详述，请参看。如发生晕针，宜急速予以救治，万不可惊惶失措，忽于处置。兹略述晕针之病理与情况，俾知处置挽救之办法。

病理：神经衰弱与贫血者，在下针捻拨时，神经猝受刺激而反射脑部，先为兴奋，旋即麻痹，血压急速下降，全身微血管猝然收缩，尤以头部为甚，形成急性脑缺血，意识不清，心脏功能亦急速减退，或竟停止搏动。

晕针之情状，轻者头晕目眩、恶心欲呕、心悸亢进，重者面色陡白、四肢厥冷、汗出淋漓，甚至脉伏心搏骤停，知觉尽失，陷于危险状态。

救治之法，则不外重复刺激其知觉神经，再反射脑皮层，唤醒其功能。当发觉患者有头晕恶心时，立即出针。如坐者，使其卧床，给予热开水，稍停即复。如眩晕甚者，面色苍白，知觉半失，肢冷脉细，则使其卧床后，灸百会穴，复以爪掐水沟穴，使其感受剧痛；在灸时一手按其脉，脉搏由细微而渐明显，即可停灸，并减轻水沟之爪掐，同时饮以葡萄酒或热开水，亦可注射樟脑强心注射剂。晕针虽可救治，但应尽量避免，故对体弱与未有受针经验之人，以卧位施针为宜。进针必在刺激点先予爪掐，使其感受成习惯而后进针。进针透过皮下分许，即停止不进，视其面色与感觉，如无反常现象，始可轻缓深入，并将捻动减轻。应予抑制时，则用留针法。如是，晕针事故则不致发生。"[14]18

《针灸学》（江苏省中医学校针灸学科教研组）："凡晕针的人，大都由于体质虚弱，或久病元气亏损，或精神情绪不安，或初次受针，或针刺后捻运手术过重，这种现象，多发现予进针后，也有在出针后发现的。"[15]296

《中医名词术语精华辞典》："患者由于针刺而产生的晕厥现象。《针灸大全·金针赋》：'其或晕针者，神气虚也。'临床针刺之时，患者因针刺而出现头晕，恶心，目眩，心悸，继而面色苍白，出冷汗，四肢厥逆，血压降低，脉搏散弱，甚至突然意识丧失者称晕针。"[16]841

《简明中医辞典》："针刺术语。指因针刺而发生的晕厥现象。金·窦汉卿《金针赋》：'其或晕针者，神气虚也……热汤与之。'晕针的原因主要是患者体质虚弱，饥饿疲劳，精神紧张和体位不当等。"[17]815

《中医大辞典》："指由于针刺而产生的晕厥现象。《针灸大全·金针赋》：'其或晕针者，神气虚也。'当针刺时，患者感觉头晕，恶心，目眩，心悸，继而面色苍白，冷汗出，四肢厥逆，血压降低，脉搏散弱，甚至意识丧失者，即为晕针。"[21]1422

《中医词释》："针刺期间患者出现异常反

应。如头晕、恶心、胸闷、颜面苍白、四肢厥冷、冷汗淋漓、血压下降、虚脱休克等症状。一般与患者的体质虚弱、精神过度紧张，或术者手法过强，刺激强烈等因素有关。[1,22,40]

《中医辞海》："病症名。指由于针刺而产生的晕厥现象。《金针赋》：'其或晕针者，神气虚也。'当针刺时，患者感觉头晕、恶心、目眩、心悸，继而面色苍白，冷汗出，四肢厥逆，血压降低，脉象微弱，甚至突然意识丧失者，即为晕针。"[17]815

《中国针灸辞典》："针刺意外。因针刺而引起的晕厥现象。症见头晕、眼花、心慌、恶心、面色苍白、冷汗淋漓、呵欠、血压下降、脉搏沉伏等。"[23]859

《临床医学多用辞典》："指因接受针刺而引起的晕厥现象。症见面色苍白、冷汗淋漓、心慌、恶心、头晕等症。出现晕针时应迅速出针，嘱患者平卧，休息后一般即可缓解。"[24]1118

《中医药常用名词术语辞典》："在针刺过程中患者发生的晕厥现象。当针刺时，患者突然出现面色苍白，心慌气短，头晕目眩，胸闷泛恶，精神不振，出冷汗，脉象沉细，严重者出现神志昏迷，四肢厥冷，二便失禁等现象。"[19]313

《现代汉语大辞典》："针刺操作过程中的一种异常反应。即在进针后患者突然头晕、恶心、目眩、心悸，继而面色苍白、肢冷汗出、血压降低，甚至丧失意识等现象。"[25]2221

《针灸学》（邱茂良）："晕针（fainting during acupuncture）是在针刺过程中患者发生的晕厥现象，这是可以避免的，医者应该注意防止。"[20]160

## 参考文献

[1] 未著撰人.灵枢经[M].人民卫生出版社,1963：37,80,124.

[2] [宋]王怀隐.太平圣惠方：下[M].北京：人民卫生出版社,1958：3193.

[3] [明]杨继洲.针灸大成.[M]//黄龙祥主编.针灸名著集成.北京：华夏出版社,1996：822,825,860,861,871,933,990.

[4] [金]阎明广.子午流注针经[M].上海：上海中医学院出版社,1986：17.

[5] [元]杜思敬辑注.济生拔萃[M]//黄龙祥主编.针灸名著集成.北京：华夏出版社,1996：8.

[6] [明]高武.针灸节要聚英[M]//黄龙祥主编.针灸名著集成.北京：华夏出版社,1996：374,375.

[7] [明]徐春甫.古今医统大全 上[M].崔仲平,王耀廷主校.北京：人民卫生出版社,1991：5.

[8] [明]刘纯.医经小学[M].郑红斌,钟海平,裘伟国校注.北京：中国中医药出版社,2015：119.

[9] [明]李梴.医学入门[M].金嫣莉校注.北京：中国中医药出版社,1995：118.

[10] [明]徐凤.针灸大全[M]//黄龙祥主编.针灸名著集成.北京：华夏出版社,1996：521.

[11] [清]江上外史.针灸内篇[M].北京：中医古籍出版社,1984：8.

[12] 赵缉庵.针灸要诀与按摩十法[M].北京：中医古籍出版社,1986：19,20.

[13] 方慎盦.金针秘传[M]//陆拯主编.近代中医珍本集：针灸按摩分册.杭州：浙江科学技术出版社,1994：363.

[14] 承淡安.承淡安中国针灸学[M].上海：上海科学技术出版社,2016：18.

[15] 江苏省中医学校针灸学科教研组.针灸学[M].南京：江苏人民出版社,1957：296.

[16] 李经纬,余瀛鳌,蔡景峰.中医名词术语精华辞典[M].天津：天津科学技术出版社,1996：841.

[17] 《中医辞典》编委会.简明中医辞典[M].北京：中国中医药出版社,2001：815,816.

[18] 袁钟,图娅,彭泽邦,等.中医辞海：中册[M].北京：中国医药科技出版社,1999：1044.

[19] 李振吉.中医药常用名词术语辞典[M].北京：中国中医药出版社,2001：313.

[20] 邱茂良.针灸学[M].上海：上海科学技术出版社,1985：160.

[21] 李经纬,余瀛鳌,欧永欣,等.中医大辞典[M].北京：人民卫生出版社,1995：1422.

[22] 徐元贞,曹健生,赵法新,等.中医词释[M].郑州：河南科学技术出版社,1983：467.

[23] 高希言.中国针灸辞典[M].郑州：河南科学技术出版社,2002：859.

[24] 柯天华,谭长强.临床医学多用辞典[M].南京：江苏科学技术出版社,2006：1118,1119.

[25] 阮智富,郭忠新.现代汉语大词典：下册[M].上海：上海辞书出版社,2009：2221.

（黄 涛）

## 徐疾补泻

xú jí bǔ xiè

### 一、规范名

【汉文名】徐疾补泻。

【英文名】 slow-rapid reinforcing-reducing method。

【注释】通过掌握毫针进针、出针以及行针的速度快慢进行针刺补泻的操作方法。

### 二、定名依据

徐疾补泻最早在《黄帝内经太素》中被作为一种独立的针刺补泻方法记载于文献中。

《内经》中有"徐疾"之说法,若"刺之微在数迟者,徐疾之意也",但并未成为独立的针刺补泻方法,而是一系列使人体达到"虚实"状态的针刺操作中的一环,复以"迟""数"来解释何谓"徐疾"。故在《黄帝内经太素》之前,本术语仅作为针刺补泻最大特征而存在。正因于此,"疾徐"成为了除"迎随"之外的针刺补泻常用代称,如在"明于五腧,徐疾所在"和"先知虚实而行疾徐"中的用法。自《黄帝内经太素》之后,除"徐疾补泻""徐疾/疾徐"本术语并未有其他称呼,对于本术语的应用,也基本集中对于《内经》条文的阐述、理解方面。

在当代,《针灸学辞典》《实用针灸学词典》《中华人民共和国国家标准·针灸学通用术语》等工具书皆收录了"徐疾补泻",下定义为"是以针刺进出的快慢区分补泻的一种方法",普通高等教育中医药类教材《针灸学》《针灸推拿学》使用"疾徐补泻"为规范名,前者补充本法又称"徐疾补泻",说明"徐疾/疾徐"的表达并不存在差异。

### 三、同义词

【又称】"疾徐补泻"(石学敏《针灸学》)。

### 四、源流考释

"徐疾补泻"的操作方法最早源于《内经》。此时的"徐疾"含义有三,指代脉象者,如《黄帝内经灵枢注评·九针十二原》《黄帝内经灵枢注评·邪客》中所说之"徐疾"[1]2,399;指代留针时间者,如《黄帝内经灵枢注评·根结》[1]36;指代出针速度者,如《黄帝内经素问注评·八正神明论》[2]187。此外,根据"徐而疾则实,疾而徐则虚",[1]2 还演绎两种操作方式,一为"徐而疾则实者,言徐内而疾出也。疾而徐则虚者,言疾内而徐出也"[1]21,一为"徐而疾则实者,徐出针而疾按之,疾而徐则虚者,疾出针而徐按之"。[2]238 尽管《内经》非一人一时所做,但这两种操作也是南辕北辙。后世历代医家对于"徐疾"的理解主要集中于对《内经》诸篇原文的阐发。

隋代杨上善在操作中秉承《素问·针解》方法[3]406,复提出"徐疾"是作用于五输穴的操作[3]338,并针对《黄帝内经灵枢注评·根结》中对王公与布衣经气强弱给予不同的留针时间。

宋代官方规定补泻的施术力道,在《太平圣惠方》中重新对"徐疾"做出了说明[4]3171,以此作为针灸考试的标准,此举在当时实属首创。《刺法论》对针刺补泻进行了最为详细而系统的总结性阐述,兼顾《内经》中两种"徐疾"操作的差异,另发挥出分级补泻。补法,分步进针、徐徐出针,着重于《内经》之"徐";泻法,快速进针、出针,着重于《内经》之"疾"[5]卷二。此法对金元时代针家影响很大,也为"烧山火""透天凉"的产生奠定了雏形[6]308[7]337。

明清医家已习惯在"烧山火""透天凉"中使用"徐疾"。明代的楼英自创"一飞三退""一退三飞"之说;[8]118 泉石老人较为简练地用"紧提慢按""慢按紧提"来描述;[9]73 董宿、汪机则详细地描述了"慢"与"紧"的步骤、节奏、分寸、时机。[10]428[11]73 另有部分医家则对《内经》中"徐疾"含义有较为细致的分析。针对《黄帝内经灵枢注评·小针解》,马莳直指"徐疾"为"用针之徐疾也";[12]24 而对于《黄帝内经灵枢注评·邪客》中,则为"气之虚实疾徐"[12]342,即二处一指医者运针的速度;一指患者经气运行的速度。在《黄帝内经灵枢注评·官能》中,张景岳认为"徐疾,针法也";[13]691 在《黄帝内经灵枢注评·根结》中,张景岳指出依据气之慓悍滑利而施徐疾。[13]822 对此,清代御医黄元御深表认同。[20]441 除此以外,周学海、丹波元简等医家亦有所见解,但未有新的论点产生。

在当代,《针灸学辞典》《实用针灸学词典》皆收录"徐疾补泻",并将之定义为"是以针刺进出的快慢区分补泻的一种方法"[14]309[15]510,与此同时,还收录了"徐而疾则实""疾而徐则虚"两词条。除"徐疾补泻"外,个别工具书、教材选用了"疾徐补泻",如 2008 版的《中医药学主题词表》[16]403,普通高等教育中医药类教材《针灸学》中更直接点明"疾徐补泻:又称徐疾补泻。进针时徐徐刺入,少捻转,疾速出针者为补法;进针时疾速刺入,多捻转,徐徐出针者为泻法"[17]148。值得注意的是,石学敏增加了捻转内容[17]148。本术语定名前后,医家之争普遍集中于操作部分,而对于命名皆从其操作特点出发,并未产生分歧。

## 五、文献辑录

《黄帝内经灵枢·九针十二原》:"《大要》曰:徐而疾则实,疾而徐则虚。"[1]2

"小针解":"刺之微在数迟者,徐疾之意也。粗守关者,守四肢而不知血气正邪之往来也。上守机者,知守气也。机之动不离其空中者,知气之虚实,用针之徐疾也。"[1]20"徐而疾则实者,言徐内而疾出也。疾而徐则虚者,言疾内而徐出也。"[1]21

"根结":"膏粱菽藿之味,何可同也。气滑即出疾,其气涩则出迟,气悍则针小而入浅,气涩则针大而入深,深则欲留,浅则欲疾。以此观之,刺布衣者深以留之,刺大人者微以徐之,此皆因气慓悍滑利也。"[1]36

"终始":"补须一方实,深取之,稀按其痏,以极出其邪气;一方虚,浅刺之,以养其脉,疾按其痏,无使邪气得入。"[1]58

"邪客":"其外经病而脏不病,故独取其经于掌后锐骨之端。其余脉出入屈折,其行之徐疾,皆如手少阴心主之脉行也。故本输者,皆因其气之虚实疾徐以取之,是谓因冲而泻,因衰而补,如是者,邪气得去,真气坚固,是谓因天之序。"[1]399"持针之道,欲端以正,安以静,先知虚实而行疾徐。"[1]400

"官能":"明于五输疾徐所在,屈伸出入,皆有条理。"[1]410"是故工之用针也,知气之所在而守其门户。明于调气,补泻所在,疾徐之意,所取之处,泻必用员,切而转之,其气乃行,疾而徐出,邪气乃出,伸而迎之,遥大其穴,气出乃疾。补必用方,外引其皮,令当其门。左引其枢,右推其肤,微旋而徐推之,必端以正,安以静,坚心无解,欲微以留,气下而疾出之,推其皮,盖其外门,真气乃存。用针之要,无忘其神。"[1]412

《黄帝内经素问·八正神明论》:"泻必用方,方者,以气方盛也,以月方满也,以日方温也,以身方定也,以息方吸而内针,乃复其方吸而转针,乃复候其方呼而徐引针,故曰泻必用方,其气乃行焉。补必用员,员者行也,行者移也,刺必中其荣,复以吸排针。故员与方,非针也。故养神者,必知形之肥瘦,荣卫血气之盛衰。血气者,人之神,不可不谨养。"[2]187

"针解":"菀陈则除之者,出恶血也。邪胜则虚之者,出针勿按。徐而疾则实者,徐出针而疾按之。疾而徐则虚者,疾出针而徐按之。"[2]338

"调经论":"刺此者取之经隧,取血于营,取气于卫,用形哉,因四时多少高下。帝曰:血气以并,病形以成,阴阳相倾,补泻奈何?岐伯曰:

泻实者气盛乃内针，针与气俱内，以开其门如利其户，针与气俱出，精气不伤，邪气乃下，外门不闭，以出其疾，摇大其道，如利其路，是谓大泻，必切而出，大气乃屈。帝曰：补虚奈何？岐伯曰：持针勿置，以定其意，候呼内针，气出针入，针空四塞，精无从去，方实而疾出针，气入针出，热不得还，闭塞其门，邪气布散，精气乃得存，动气候时，近气不失，远气乃来，是谓追之。"[2]381

《黄帝内经素问遗篇·刺法论中上》第二卷："自口中取针，先刺二分，留六呼，次入针至三分，动气至而徐徐出针，以手扪之，令受针人咽气三次，又可定神魂者也……先以口衔针令温，欲下针时咒曰：帝扶天形，护命成灵。诵之三遍，乃刺三分，留七呼，动气至，急出其针。"[5]八

《黄帝内经太素》卷第十九："明于五输，徐疾所在（明脏腑之经各有五输，输中补泻徐疾所在，并须知之。二十一也）。屈伸出入，皆有条理（行针之时，须屈须伸，针之入出条数，并具知之。二十二也）。"[3]338

《黄帝内经太素》卷第二十二："夫王公大人血食之君，身体柔脆，肌肉脆弱，血气慓悍滑利，其刺之徐疾浅深多少，可得同乎？……岐伯答曰：夫膏粱菽藿之味，何可同也？气滑则出疾，气涩则针大而入深，深则欲留，浅则欲疾。以此观之，刺布衣者深以留，刺大人者微以徐，此皆因气慓悍滑利者也（脉气五十动有代者，顺也；不满五十动一代者，逆也。言大人食以膏粱，布衣□□□□□□□□故刺之深浅去留之异也。平按：气滑则出疾下《灵枢》有'其气涩则出迟，气悍则针小而入浅'，《甲乙》同，惟气涩上无其字。注'布衣'二字下原缺八字，袁刻补食以菽藿四字，仍与缺处未尽合，谨依经文拟作'匹夫之士食以菽藿'八字）。"[3]348,349

《黄帝内经太素》卷第二十四："候病人吸气，疾引其针，即不得使正气泄，令各在其所虚之处，速闭其门，因名曰补。"[3]406

《太平圣惠方·针经序》："虚者徐而疾，实者疾而徐。徐即是泻，疾即是补。补泻之法，一

依此也。下针之时，掐取穴，置针于营上三十六息，以左手掐穴令定，法其地不动，右手持针，象其天而运转也，于此三十六息然定得针。右手存息捻针，左手掐穴，可重五两以来，计其针。如转如不转，徐徐下之，若觉痛，即可重二两。若不觉，以经下之，入人营之卫，至病得气，如鲔鱼食钓。即得其病气也。量其轻重，以经取之，名曰疾徐者，至病即得气。欲出针时，子午缓缓而出，令引病气不绝，名曰徐也。既引气多，一向无补，名之曰泻。问曰：凡下针时，若为是好？答曰：徐徐下之，坚持为实。"[4]3171

《针经指南·真言补泻手法》："假令补冷，先令病人咳嗽一声，得入腠理；复令病人吹气一口，随吹下针，至六七分，渐进肾肝之部，停针。徐徐良久，复退针一豆许，乃撅针，问病人觉热否？然后针至三四分，及心肺之部。又令病人吸气，内针、撅针，使气下行至病所。却外撅针，使气上行，直达所针穴一二寸，乃吸而外撅捻针出，以手速按其穴，此为补。夫病后热者，治之以寒也，何如？须其寒者，先刺入阳之分，后得气，推内至阴之分。复令病人地气入而天气出，谨按生成之息数足，其病人自觉清凉矣。夫病恶寒者，治之以热也，何如？须其热者，先刺入阴之分，后得气，徐引针至阳之分。复令病人天气入而地气出，亦谨按生成之息数足，其病人自觉知暖矣。"[6]308,309

《卫生宝鉴》卷二十："泻法：先以左手揣按得穴，以右手置针于穴上，令病人咳嗽一声，捻针入腠理，得穴。令病人吸气一口，针至六分，觉针沉涩，复退至三四分，再觉沉涩，更退针一豆许，仰手转针头向病所，以手循经络，循扪至病所，气至病已，合手回针，引气过针三寸，随呼徐徐出针，勿闭其穴，命之曰泻。补法：先以左手揣按得穴，以右手按之，置针于穴上，令病人咳嗽一声，捻针入腠理，得穴。令病人呼气一口将尽，内针至八分，觉针沉紧，复退一分许，如更觉沉紧，仰手转针头向病所，依前循扪至病所，气至病已，随吸而疾出针，速闭其穴，命之曰

补。"[7]337,338

《医学纲目》卷之七："盖补者针入腠理,得气后渐渐作三次推内,进至分寸,经所谓徐内疾出,世所谓一退三飞,热气荣荣者是也。泻者宜针入分寸,得气后渐渐作三次动伸,退出腠理,经所谓疾内徐出,世所谓一飞三退,冷气沉沉者是也。"[8]118

《奇效良方》卷之五十五："烧山火 夫用针时,先行九阳之数,入于五分中,得气便进之,渐进一寸之内,三慢出,三紧入。如觉热,紧闭其穴,即时热气复生,其冷病自除。如不效,依前再施。透天凉夫用针时,先进入分寸之内,行六阴之数。若得气便进伸,渐退至五分之中,三慢入,三紧出,其针自紧,徐徐举之,得冷气渐至,其热自愈,不效再施。"[10]428

《针灸问对》卷之上："刺之微,在速迟。(徐疾之意也)。"[11]49

"卷之中":"烧山火……针入先浅后深。约入五分,用九阳三进三退,慢提紧按,热至,紧闭针穴,方可插针。令天气入,地气出,寒可除矣。又云:一退三飞。飞,进也。如此三次为三退九进,则成九矣。其法:一次疾提至天,三次慢按至地,故曰疾提慢按。随按,令病人天气入,地气出,谨按生成息数,病愈而止。一说:三进三退者,三度出入,三次则成九矣。九阳者,补也。先浅后深者,浅则五分,深则一寸。"[11]73 "透天凉……先深后浅。约入一寸,用六阴三出三入,紧提慢按,寒至,徐徐退出五分。令地气入,天气出,热可退也。又云:一飞二退。如此三次,为三进六退,即六阴数也。其法:一次疾插入地,三次慢提至天,故曰疾按慢提。随提,令患人地气入,天气出,谨按脏腑生成息数,病自退矣。一说:一度三进三退,则成六矣。六阴者,补也。"[11]74

《黄帝内经灵枢注证发微》卷之一:"刺之微在数迟者,徐疾之意也。粗守关者,守四肢而不知血气正邪之往来也。上守机者,知守气也。机之动不离其空中者,知气之虚实,用针之徐疾也。"[12]24

卷之八:"其余脉之出入曲折,所行之徐疾,皆如手厥阴心包络之脉行也。故本经本输篇谓治手少阴者,即治心包络经,皆调其气之虚实疾徐以取之,是谓因邪气所冲而泻之,真气衰而补之。如是者,则邪去而真固,有以循天道四时之序矣。"[12]342

《针灸大成》卷二:"一曰烧山火,治顽麻冷痹。先浅后深,凡九阳而三进三退,慢提紧按,热至、紧闭、插针,除寒之有准。二曰透天凉,治肌热骨蒸,先深后浅,用六阴而三出三入,紧提慢按,寒至徐徐举针,退热之可凭。皆细细搓之,去病准绳。"[9]73,74

《类经评注》十九卷:"明于五输,徐疾所在,屈伸出入,皆有条理(此下复详明针论也。五输,井荥俞经合也。徐疾,针法也。屈伸出入,经脉往来也)。"[13]691

二十二卷:"膏粱菽藿之味,何可同也(膏,脂肥也。粱,粟类,谷之良者也。菽,豆也。藿,豆叶也。贵者之用膏粱,贱者之用菽藿,食味有厚薄,禀质所以不同也)?气滑即出疾,气涩则出迟,气悍则针小而入浅,气涩则针大而入深,深则欲留,浅则欲疾(气滑者易行,故出宜疾。气涩者难致,故出宜迟。气悍者来必勇利,故针宜小而入宜浅。气涩者至必艰迟,故针宜大而入宜深。所以宜深者则欲留,宜浅者则欲疾也)。以此观之,刺布衣者深以留之,刺大人者微以徐之,此皆因气慓悍滑利也(布衣气涩,故宜深宜留。大人气滑,故宜微宜徐。盖贵人之气,慓悍滑利,有异于布衣之士耳)。"[13]822

《针灸学辞典》:"针刺手法名。指以进针的快慢来分别补泻的方法。"[14]309

《实用针灸学词典》:"徐疾补泻 是以针刺进出的快慢区分补泻的一种方法。"[15]510

《中医药学名词》:"徐疾补泻……slow-rapid reinforcing-reducing method。通过掌握毫针进针、出针以及行针的速度快慢进行针刺补泻的操作方法。"[18]238

《针灸学》:"疾徐补泻……又称徐疾补泻。

211

进针时徐徐刺入，少捻转，疾速出针者为补法；进针时疾速刺入，多捻转，徐徐出针者为泻法。"[17]148

《中国中医药学主题词表》："疾徐补泻……Rapid-Slow Reinforcing-Reducing Method 属针刺补泻以进出针快慢为补为泻的手法；或以出针快慢及出针后按揉针孔之快慢为补为泻的手法。"[16]403

《针灸学通用术语》："徐疾补泻法……quick-slow reinforcing and reducing method。通过掌握毫针进针、出针以及行针的速度快慢进行针刺补泻的操作方法。"[19]63

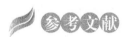 参考文献

［1］ 未著撰人.黄帝内经灵枢注评[M].中医研究院研究生班.北京：中国中医药出版社,2011：2,20,21,36,58,399,400,410,412.

［2］ 未著撰人.黄帝内经素问注评[M].中医研究院研究生班.北京：中国中医药出版社,2011：187,188,338,381,382.

［3］ [隋] 杨上善.黄帝内经太素[M].北京：人民卫生出版社,1965：338,339,348,349,406.

［4］ [宋] 王怀隐.太平圣惠方[M].李佑生整理.海口：海南国际新闻出版中心,1995：3171.

［5］ 未著撰人.黄帝内经素问遗篇：卷 2.[M].据正统道藏影印本.上海：涵芬楼.

［6］ [金] 阎明广,窦杰.子午流注针经 针经指南合注[M].李鼎等注评.上海：上海科学技术出版社,1998：308,309.

［7］ [元] 罗天益.卫生宝鉴[M].北京：人民卫生出版社,1963：337,338.

［8］ [明] 楼英.医学纲目[M].阿静,等校注.北京：中国中医药出版社,1996：118.

［9］ [明] 杨继洲.针灸大成[M].刘从明,等点校.北京：中医古籍出版社,1998：73,74.

［10］ [明] 董宿.奇效良方[M].[明] 方贤续补,可嘉校注.北京：中国中医药出版社,1995：428.

［11］ [明] 汪机.针灸问对[M].上海：上海科学技术出版社,1959：49,73,74.

［12］ [明] 马莳.黄帝内经灵枢注证发微[M].田代华主校；刘更生,郭瑞华点校.北京：人民卫生出版社,1994：24,342.

［13］ [明] 张介宾.类经评注[M].郭教礼,张西相等主编.西安：陕西科学技术出版社,1996：691,822.

［14］ 安徽中医学院,上海中医学院.针灸学辞典[M].上海：上海科学技术出版社,1987：309.

［15］ 高忻洙.实用针灸学词典[M].南京：江苏科学技术出版社,1999：510.

［16］ 吴兰成.中国中医药学主题词表[M].北京：中医古籍出版社,2008：403.

［17］ 石学敏.针灸学[M].北京：中国中医药出版社,2007：148.

［18］ 中医药学名词审定委员会.中医药学名词[M].北京：科学出版社,2005：874.

［19］ GB/T 30232—2013 中华人民共和国国家标准针灸学通用术语[M].北京：中国标准出版社,2013：63.

（李 辰）

5 · 041

## 得 气

dé qì

### 一、规范名

【汉文名】得气。

【英文名】arrival of qi。

【注释】进行针刺时,患者所产生的酸、麻、重、胀、疼痛或触电样反应等针感以及医者刺手手下的沉紧等感觉。

### 二、定名依据

"得气"一词源于《内经》,在《灵枢·小针解》《素问·针解篇》《灵枢·终始》中也称"气至"。

在近现代的许多文献中,得气与针感经常被混淆。如《简明中医学辞典》认为"得气""即

針感"。但更准确地说，得气与针感并不完全一致，如《中医词释》的释义更为全面，包括与"气至"（在针刺达到预定深度后，产生酸、麻、沉、胀，或冷、热等感觉）同义；此外还指针刺后，邪气得以疏泄；治病时必须掌握天时气候，以及人的脏腑生化关系以用药等两个含义。但不论何种阐释，均以得气为规范名。

我国 2005 年出版的全国科学技术名词审定委员会审定公布的《中医药学名词》将"得气"作为规范名。

## 三、同义词

【曾称】"气至"（《内经》）。

## 四、源流考释

与许多中医学基本术语一样，"得气"一词源于《内经》，如《灵枢·终始》说："令志在神，浅而留之，微而浮之，以移其神，气至乃休。男内女外，坚拒勿出，谨守其内，是谓得气。"还有："空中之机，清静以微者，针已得气，密意守气，无失也。"[1]（《灵枢·小针解》）得气后的表现，《灵枢·终始》这样描述："静意视义，观适之变，是谓冥冥，莫知其形。见其乌乌，见其稷稷，从见其飞，不知其谁。"[1]2 是说针刺之后，气血发生了变化，这些变化非常细微，需要人们凝神静气地观察也不一定能完全看到形质的变化，但手下或许会感觉像鸟飞一样的气在来回地运行。这是非常玄妙的一种感觉，还有一种常见的现象就是针下寒或针下热，这是受刺者的反应，如《素问·针解》："刺实而虚之者，针下热也，气实乃热也，满而泻之者，针下寒也。气虚乃寒也。刺实须其虚者，留针阴气隆至，乃去针也。刺虚须其实者，阳气隆至，针下热乃去针也。经气已至，慎守勿失者，勿变更也。"[2]170,171 肉眼能看见的一些气至现象还有如《素问·调经论》："（如血）不足，则视其虚经内针其脉中，久留而视，脉大，疾出其针，无令血泄。"[2]281

"得气"在《内经》里也称"气至"。这里的气是指谷气或正气，刺灸之后，气血运行，人体正气来复，阴阳平和。气是无形的，看不见的。《灵枢·小针解》和《素问·针解》中就说："刺之要，气至乃效，慎守勿失。"

关于针刺得气后的处理，《内经》时期的观念是气至之后应即刻拔针，《灵枢·九针十二原》说："刺之而气不至，无问其数；刺之而气至，乃去之，勿复针。""睹其色，察其目，知其散复；视其形，听其动静，知其邪正。右主推之，左持而御之，气至而去之。"[1]1 其实，《内经》中的"气至而有效"是得气后的总体反应，"刺之气至，乃去之"（《九针十二原》），《灵枢·终始》释之为："气至而有效者，泻则益虚……补则益实。"[1]1 气至之后不宜再施行补泻手法，否则就会虚虚实实，起到相反的效果。

《灵枢·终始》还进一步解释说："凡刺之属，三刺至谷气。一刺则阳邪出，再刺则阴邪出，三刺则谷气至，谷气至而止。所谓谷气者，已补而实，已泻而虚，故以知谷气至也。邪气独去者，阴与阳未能调，而知愈也。"[1]1 提出针刺目的就是要通过扶正祛邪的补泻手法把阴阳失衡的气机恢复正常，"谷气至""邪气去"，机体的阴阳恢复平衡，则应当止而不针。而这整个气至或得气的过程就是补或泻的过程，《灵枢·小针解》："右主推之，左持而御之，言持外而出入也。气至而去之者，言补泻气调而去之也。"[1]2

《素问·离合真邪论》："吸则内针，无令气忤；静以久留，无令邪布；吸则转针，以得气为故；候呼引针，呼尽乃去；大气皆出，故命曰泻。呼尽内针，静以久留，以气至为故，如待所贵，不知日暮，其气以至，适而自护；候吸引针，气不得出，各在其处，令神气存，大气留止，故命曰补。"[2]283 这段文字被后人认为是对呼吸补泻操作过程的描述和解释，实际上是讲述针刺过程中气至的变化及对机体产生的影响。

到《难经》[3]38 时期这一过程则稍稍有了变化，《难经·八十难》："所谓有见如入者，谓左手见气来至，乃内针，针入见气尽，乃出针，是谓有见如入，有见如出也。"是说在得气之时及时地进行操作以达到补泻目的，目的一旦达到，便可立即出针。《七十六难》说："当补之时，从卫取气；当泻之时，从荣置气。荣卫通行，此其要也。"[3]39《七十八难》中更为具体地指出："得气，因推而内（纳）之，是谓补；动而伸之，是谓泻。"[3]39 就是说在进针得气后，将针推进下插的为补法；将针动伸上提的为泻法。因为补法系从卫分取气，由浅向深按插，是从卫分引气深入以纳之。泻法系从营分散气，由深向浅抽提，是从营分引气外出以散之。

《内经》后的医家也有"针下热"的记载："一人患脑衄，日夜有数升，诸药不效。余为针关元穴，入二寸留二十呼，问病人曰：针下觉热否。曰：热矣。乃令吸气出针，其血立止。"[4]67

《三国志》里也记述了华佗的经验："若当针，亦不过一两处，下针言'当引某许，若至，语人。'病者言'已到'，应便拔针，病亦行瘥。"[5]192 这可能是较早的气至病所，针刺感传记述。

类似的记载在元代亦有，如在《针经摘英集·治病直刺诀·治偏正头痛》中就有："次针手阳明合谷二穴，在手大指歧骨间陷中，随患人咳嗽一声下针刺五分，内捻针，令病人吸气三口，令人觉针下一道痛如线，上至头为度，长呼一口气出针。"[6]407 其他的针刺后感觉还有热气走行："治卒心痛不可忍，刺任脉上脘一次。刺入八分，先补后泻之。其穴下针，令患人觉针下气行如滚鸡子入腹为度。"[6]407 至元代的《标幽赋》中进一步描述气至的感觉，"气之至也，如鱼吞钩饵之浮沉；气未至也，如闲处幽堂之深邃"，而且强调"气速至而速效，气迟至而不治"[7]68。这种现象常出现在各种文献中，在针刺穴位时，针下感觉被牵拉，同时肉眼即可观察到肌肉的跳动，如鱼吞饵，攸尔即逝，这种跳动感，受刺者亦也可体会。或者，针下感觉沉紧涩滞，也是气滞的表现之一。

《扁鹊神应针灸玉龙经》还引申了"静以久留，以得气为故，如待所贵"的说法，出现了候气

的概念："次察应至之气，轻滑慢而未来，沉紧涩而已至，即至也量寒热而留疾，未至也据虚实而候气。"[8]430《针灸大成》更强调"用针之法，以候气为先"[9]867。当针刺不得气时，就应耐心地候气，如候气不至，其中《神应经》中又提出了催气："用右手大指及食指（示指）持针，细细摇动、进退、搓捻，其针如手颤之状，是谓催气。"[9]857 通过各种手法，催促经气速至。《针灸大成》更是根据"邪气来也紧而疾，谷气来也徐而和"的不同，认为针下得气，尚有正气、邪气之分："若针下气至，当察其邪正，分清虚实。"辨别机体的气血、阴阳、正邪等盛衰情况，得气之后再施以不同的补泻刺法。

明代李梴在《医学入门》[10]115 里明确"气至"是刺者针下的感觉："如针下沉重胀满者，为气已至，如患人觉痛则为实，如患人觉酸则为虚，如针下轻浮虚活者，气犹未至。"还认为"补则从卫取气，宜轻浅而针，从其卫气随之于后而济其虚也。泻则从荣弃置其气，宜重深而刺，取其荣气迎之于前而泻夺其实也"。

可以看出，早先的气至强调的多是刺者的感觉，即使《内经》中提到了某些情况下针下寒或针下热的现象也只是针后气至之后患者感觉的变化。

早期的中医文献中并无将受刺者的酸麻胀痛等感觉视为得气或气至的记载，直到清末一部署名江上外史的凌氏传人所作的《针灸内篇》中记述凌云的学术思想，才有了针后酸麻胀等的雏形："针灸之道，治有三法，风病则痛，寒病则酸，湿病则肿，如酸麻相兼，风寒两有之疾。凡针入穴，宜渐次从容而进，攻病者，知酸知麻知痛，或似酸似麻似痛之不可忍者即止。"[11]1

民国时期著名的针灸教育家承淡安在针灸学教材中提到施行捻转刺法时，"每捻只针柄半转，非若轮之旋转不已，一方问病者觉有酸重散出否，苟只觉痛或痛与酸皆不觉，可将针微深入或退出些而捻运之，待患者觉酸重之后二三分钟，然后拔出再刺他穴。"[12]117 这或许就是今日

针灸临床凡得气皆谓酸麻胀的源头所在。但承氏亦提到了得气也包括有刺者的感觉："凡针下若气不至，用指于所属部分、经络上下左右循之，使血气往来上下均匀，针下气者沉紧，得气即泻之故也。"

总之，得气不只是针感，而是一组现象的总称，是一个广泛的概念，它表达了经络被刺激后机体内气血变化的一种状态，经络之气因针刺、艾灸或其他刺激激发而产生（如按压穴位或耳部穴位）从而可以改善机体的不平衡状态，起到治疗的效果。针感，也就是针刺后的感觉，针刺者可在得气时感到针下沉紧等感觉，而被刺者则能体会到酸、麻、胀等各种不同的感受。针感只是"得气"针刺后可体察的表现之一，既包括有施者的感觉，也有受者的感受。在《中国百科大辞典》[13]1009 中，将得气等同为针感：指进行针刺时，患者在针刺部位所产生的酸、麻、重、胀感或不同程度的感传现象以及医生持针手下的沉重紧涩感，现代称为"针感"。历代医生都十分重视针刺的得气，认为"刺之要，气至而有效"（《灵枢·九针十二原》）。如已得气，则应"密意守气勿失"（《灵枢·小针解》）。如未得气，可采取候气或催气的方法，促使得气。《中国针灸辞典》也采用此观点。

因此，在《中医药学名词》[14]237 中，将"得气"收录为规范名，以"气至"为曾用名，释义为："进行针刺时，患者所产生的酸、麻、重、胀、疼痛或触电样反应等针感以及医者刺手手下的沉紧等感觉。"

## 五、文献辑录

《难经·七十六难》："当补之时，从卫取气；当泻之时，从荣置气。荣卫通行，此其要也。""顺针而刺之，得气因推而内之，是谓补。动而伸之，是谓泻。"[3]38

八十难："所谓有见如入者，谓左手见气来至，乃内针，针入见气尽，乃出针，是谓有见如入，有见如出也。"[3]39

《扁鹊心书·失血》："一人患脑衄，日夜有数升，诸药不效。余为针关元穴，入二寸留二十呼，问病人曰：针下觉热否。曰：热矣。乃令吸气出针，其血立止。"[4]60

《三国志·华佗传》："若当针，亦不过一两处，下针言'当引某许，若至，语人。'病者言'已到'，应便拔针，病亦行瘥。"[5]192

《针经摘英集·治病直刺诀》："治闪著腰疼，错出气腰疼，及本脏气虚，以圆利针。刺任脉气海一穴，肥人入针一寸，瘦人针入五分，三补三泻，令人觉脐上或脐下，满腹生痛，停针，候二十五息。左手重按其穴，右手进针三息，停针二十五息，依前进针。令人觉从肾处热气上入小腹，满肚，出针，神妙。""治五噎，黄瘅，醋心，多唾，呕吐不止，刺任脉天突一穴，在结喉下宛宛中，阴维任脉额之会，针入五分，留三呼，得气即泻；次针足少阴经通谷二穴，在中脘穴两旁同身寸之相去各五分，用长针针入八分，左捻针能进饮食，右捻针能和脾胃。许氏云：此穴一针四效，凡下针后良久，先脾磨食，觉针动写一效。次针破病根腹中，作声写二效。次觉流入膀胱，写三效。然后觉气流行入腰后肾堂间为四效矣。""治偏正头痛，次针手阳明合谷二穴在手大指歧骨间陷中，随患人咳嗽一声下针刺五分，内捻针，令病人吸气三口，令人觉针下一道痛如线上至头为度，长呼一口气出针。""治卒心痛不可忍，刺任脉上脘一次　刺入八分，先补后泻之。其穴下针，令患人觉针下气行如滚鸡子入腹为度。"[6]407

《扁鹊神应针灸玉龙经》："气速至而速效，气迟至而不治。""气之至也，如鱼吞钩饵之浮沉；气未至也，如闲出处堂之深遂。""次察应至之气，轻滑慢而未来，沉涩紧而已至，即至也量寒热而留疾，未至也据虚实而候气。"[8]430

《医学入门》："补则从卫取气，宜轻浅而针，从其卫气随之于后而济其虚也。泻则从荣弃置其气，宜重深而刺，取其荣气迎之于前而泻夺其实也……"[10]115 "如针下沉重胀满者，为气已至；如患人觉痛则为实，如患人觉酸则为虚，如针下轻浮虚活者,气犹未至。"[10]116

《针灸内篇》:"针灸之道,治有三法,风病则痛,寒病则酸,湿病则肿,如酸麻相兼,风寒两有之疾。凡针入穴,宜渐次从容而进,攻病者,知酸知麻知痛,或似酸似麻似痛之不可忍者即止。""每捻只针柄半转,非若轮之旋转不已,一方问病者觉有酸重散出否,苟只觉痛或痛与酸皆不觉,可将针微深入或退出些而捻运之,待患者觉酸重之后二三分钟,然后拔出再刺他穴。"[11]1 "凡针下若气不至,用指于所属部分、经络上下左右循之,使血气往来上下均匀,针下气者沉紧,得气即泻之之故也。"[11]2

《针灸学》:"当针刺腧穴得气时,医者会感到针下有徐和或沉紧的感觉,同时,患者也会在针下出现相应的酸麻胀重等感觉,这种感觉可沿着一定部位,向一定方向扩散传导。若无经气感应而不得气时,医者则感到针下空虚松滑,患者亦无酸麻胀重等感觉。""当针刺腧穴得气时,患者的针刺部位有酸麻胀重等感觉,有时还会出现热、凉、痒、抽搐、蚁行等感应,这些感应有时还可沿一定的方向和部位传导、扩散。少数敏感者还可出现循经肌肤 shun 动、震颤,或出现循经性皮疹带,红、白线状现象。在患者产生感应的同时,医者刺手亦能体会到针下沉、紧、涩、滞或针体颤动等感应。若针刺后未得气,患者则无任务特殊感觉或反应,医者刺手亦感到针下空松、虚滑。""得气是指接受针刺者的主观感觉和反应。主要有酸麻胀重凉热触电感、跳跃感、蚁走感、气流感、水波感和不自主的肢体活动,以及特殊情况下的疼痛感等。感觉的性质与机体反应性、疾病的性质和针刺部位密切有关。一般是敏感强壮者反应强,迟钝虚弱者反应弱;指趾末端多痛;四肢肌肉丰厚处多酸、麻、胀、重,易出现触电感,向上下传导,远端放散等;腹部多为沉压感;腰背多酸胀感。寒证、虚证为阴,得气后多为酸麻痒;热证、实证为阳,得气后多为胀、触电样感觉。"[12]117

《中国百科大辞典》:"指进行针刺时,患者在针刺部位所产生的酸、麻、重、胀感或不同程度的

感传现象以及医生持针手下的沉重紧涩感。现代称为'针感'。历代医生都十分重视针刺的得气,认为'刺之要,气至而有效'(《灵枢·九针十二原》)。如已得气,则应'密意守气勿失'(《灵枢·小针解》)。如未得气,可采取候气或催气的方法,促使得气。"[13]1009

《中医名词术语精华辞典》:"① 指针刺时医生持针手下取得的沉紧等感觉。《灵枢·终始》:'坚拒勿出,谨守勿内,是谓得气。'《医学入门》:'如针下沉重胀满者,为气已至,若患人觉痛则为实,觉酸则为虚。如针下轻浮虚活者,气犹未至。'得气与疗效有密切关系,历代针灸医家都十分重视针刺的得气,认为'刺之要,气至而有效。'(《灵枢·九针十二原》)。如未得气,应采取候气或催气的方法促使得气。近代更将医生持针的沉紧感觉与患者所产生的酸、麻、重、胀或触电样反应结合起来,称为针刺感应。详见该条。② 指用药与天时气候相符合,与人体气化相结合。《素问·至真要大论》:'少阴之主,先甘后咸……佐以所利,资以所生,是谓得气。'"[15]940

《中医名词术语选释》:"针法名词,语出《素问·离合真邪论》(《灵枢·九针十二原篇》称'气至',义同),即针感(或针响)。在针刺穴位后,经过手法操作或较长时间的留针,使患者出现酸、麻、胀、重等感觉;行针者则觉得针下沉紧,称为得气。这种针感产生的程度及其持续时间的长短,往往和疗效有密切的关系,特别是与镇痛效果的好坏有关。得气与否也是针刺麻醉成功的一个关键性问题。"[16]301

《中医大辞典》:"① 指进行针刺时,患者所产生的酸、麻、重、胀、疼痛或触电样反应以及医生持针之下的沉紧等感觉。《灵枢·终始》:'坚拒勿出,谨守勿内,是谓得气。'《医学入门》指出:'如针下沉重胀满者,为气已至,若患人觉痛则为实,觉酸则为虚。如针下轻浮虚活者,气犹未至。'历代针灸医家都十分重视针刺的得气,认为'刺之要,气至而有效'(《灵枢·九针十二原》)。如已得气,则应'密意守气勿失'(《灵枢·小针

解》)。如未得气,可采取候气或催气的方法,促使得气。目前,对得气的理解,大多着重于受针者的感觉,称为针刺感应。详该条。② 指针刺后,邪气得以疏泄。《灵枢·热病》:'索气于胃胳(通络),得气也。'③ 指治病时,必须掌握天时气候,以及人的脏腑生化关系而用药。《素问·至真要大论》:'少阴之主,先甘后咸……佐以所利,资以所生,是谓得气。'"[17]1599

《简明中医辞典》:"针灸术语。出《灵枢·小针解》。即针感。在针刺穴位后,经手法操作或较长时间留针,人体有一种特殊反应,主要表现酸、麻、胀、重等感觉;行针者则觉针下沉紧,如鱼上钩的感觉,称为得气。"[18]908

《中医词释》:"① 针法术语。与'气至'同。即在针刺达到预定深度后,产生酸、麻、沉、胀,或冷、热等感觉即谓之。② 指针刺后,邪气得以疏泄。③ 指治病时必须掌握天时气候,以及人的脏腑生化关系以用药。"[19]527

《中国针灸辞典》:"针刺术语。指针刺时医生取得针下沉紧及患者产生的酸、麻、沉、胀、痛等感应。《灵枢·终始》:'坚拒勿出,谨守勿内,是谓得气。'《素问·离合真邪论篇》:'吸则转针,以得气为故';'静以久留,以气至为故。'指通过转针或留针等法以取得感应。《灵枢·九针十二原》:'刺之要,气至而有效。'说明得气与疗效有密切关系。《标幽赋》中有具体描述:'轻滑慢而未来,沉涩紧而已至。气之至也,如鱼吞钩饵之沉浮;气未至也,如闲处幽堂之深邃。'意指针下空虚,缺少吸力(患者无酸胀等感觉)为不得气,针下沉紧,似有一种吸力(患者有酸胀等感觉)为得气。历代医家都十分重视针刺得气,如未得气,可采取候气或催气的方法,促使得气。近人将得气与患者的感觉结合起来,称为针感。"[20]104

《针刺得气与手法的客观评价参数和方法初步研究》:"采用针刺下穴位局部肌电变化、指尖微细动脉容积脉搏变化,人体上,针刺得气时,有穴位肌电信号发放,而且其强度、次数与得气程度呈正相关,用补法,容积脉搏波表现为

幅值变小,脉率减慢;泻法相反。"[21]119

## 参考文献

[1] 未著撰人.灵枢经[M].北京:人民卫生出版社,1963:1,2.

[2] 未著撰人.黄帝内经素问[M].北京:人民卫生出版社,1963:170,171,281-283.

[3] 旧题[汉]秦越人.难经[M].北京:科学技术文献出版社,1996:38,39.

[4] [宋]窦材.扁鹊心书[M].李晓露,于振宣点校.北京:中医古籍出版社,1992:67.

[5] [晋]陈寿.三国志[M].长沙:岳麓书社,2015:192.

[6] 佚名.针经摘英集[M]//黄龙祥主编.针灸名著集成.北京:华夏出版社,1996:407.

[7] [明]徐凤.针灸大全[M].北京:人民卫生出版社,1987:68.

[8] [元]王国瑞.扁鹊神应针灸玉龙经[M]//黄龙祥主编.针灸名著集成.北京:华夏出版社,1996:430.

[9] [明]杨继洲.针灸大成[M]//黄龙祥主编.针灸名著集成.北京:华夏出版社,1996:857,867.

[10] [明]李梴.医学入门[M].金嫣莉校注.北京:中国中医药出版社,1995:115,116.

[11] [清]江上外史.针灸内篇[M].北京:中医古籍出版社,1984:1,2.

[12] 承淡安.中国针灸治疗学[M].上海:上海科学技术出版社,2016:117.

[13] 中国百科大辞典编委会.中国百科大辞典[M].北京:华夏出版社,1990:1009.

[14] 中医药学名词审定委员会.中医药学名词[M].北京:科学出版社,2005:237.

[15] 李经纬,余瀛鳌,蔡景峰.中医名词术语精华辞典[M].天津:天津科学技术出版社,1996:940.

[16] 中医研究院,广东中医学院.中医名词术语选释[M].北京:人民卫生出版社,1973:301.

[17] 李经纬,余瀛鳌,欧永欣,等.中医大辞典[M].北京:人民卫生出版社,1995:1599.

[18] 李经纬,区永欣,余瀛鳌,等.简明中医辞典[M].北京:中国中医药出版社,2001:908.

[19] 徐元贞,曹健生,赵法新,等.中医词释[M].郑州:河南科学技术出版社,1983:527.

[20] 高希言.中国针灸辞典[K].郑州:河南科学技术出版社,2002:104.

[21] 刘志朋.针刺得气与手法的客观评价参数和方法初步研究[J].中国临床康复,2005,29(9):119.

(黄　涛)

# 提插补泻

tí chā bǔ xiè

## 一、规范名

【汉文名】提插补泻。

【英文名】 lifting-thrusting reinforcing-reducing method。

【注释】以提插方法进行针刺补泻的操作方法。

## 二、定名依据

"提插补泻"一词首见于明代的《医学入门》。书中直接使用了本术语的规范名,说明了《内经》中所用之"伸、按"即为"提、插"。在此之前,古籍中并未产生正式名称,仅在描述操作时提及与本术语相关的动词。《灵枢·官能》使用"伸、推";《难经·七十八难》为"伸、(内)纳",后世认为是提插补泻的源头;《琼瑶神书》为"提、按";《金针赋》后开始描述为"提、插"。

规范名词出现后,"提插"多见于文献中。但也产生过《针方六集》中之"推纳动伸",《子午流注说难》中之"补泻提插"。对于本术语的操作除《针灸大成》《金针秘传》等个别篇章复仍延续《内经》《针灸聚英》等前代医书所用之"提""按""伸""入""推"外,其余文献皆固定于"提""插"。总体来说,本术语的演变过程中各名称的存在皆符合该术语所产生的时代特征、语言习惯,流传至当代也是符合目前的术语标准定义习惯。

当代《针灸学辞典》《中国针灸学词典》等工具书,《针灸学》《刺法灸法学》等教材,以及《中医药学主题词表》《中华人民共和国国家标准·针灸学通用术语》等均以本术语为规范名。

## 三、同义词

【又称】"提按补泻"(《实用针灸学词典》)。

【曾称】"补泻提针"(《奇效良方》);"推纳动伸"(《针方六集》);"补泻提插"(《子午流注说难》)。

## 四、源流考释

《黄帝内经灵枢注评·官能》中有一段较为完整的针刺补泻操作描述,其中强调了补泻的要点与行气的方法,首次提及"伸而迎之""微旋而徐推之",但在此提插是作为行气的方法而被记录下来[1]412。《难经·七十八难》则明确地指出针刺补泻的方法不在于呼吸而在于"出内针",且是得气基础上的"推而内""动而伸",方成补泻[2]244。

自唐代孙思邈在《千金翼方》"用针法篇"中提出"重则为补,轻则为泻"[3]282 后,宋代又进一步对下针"轻重"作出量化[4]3171,并结合《素问遗篇》演绎出了"寒热刺法"[5]308 与"三才法"[6]77,这对后世以轻重、缓急、分层提插补泻具有指导意义。在以上学术基础下,金元时期的窦杰根据《黄帝内经素问注评·针解》所言认为"针下热"为补法、"针下寒"为泻法[7]338,将提插补泻精简地总结为"动退空歇,迎夺右而泻凉;推内进搓,随济左而补暖",从而演绎出寒热刺法[5]216,308,并以此作为达成补泻的信号。

明代医家引"寒热"之说为风,对于提插创建颇丰。在"提插"操作方面的发展有二,一为根据性别、时间、左右、胸背有区别的操作,泉石老人[8]72 是此论的首提人,不拘《内经》《难经》之说,认为在补泻之中,呼吸与手指同样重要,并依上述内容划分提插之寒热。此论一出,便引来董宿、高武、李梴、杨继洲等人的认同[8]72[9]429[10]165[11]224。董宿则在认同泉石老人的同时结合捻转补泻引为歌诀,并首次提出

"九六数"在补泻中的应用[9]429。李梴是首位提出本术语标准名词之人，也是首位界定了古籍中描述"提插"所用动词的实意之人，他认为"动""推"皆有"转"之意，"伸""按"才是"提插"[11]226。在系统地总结前人对提插补泻之论的同时，结合捻转补泻、呼吸补泻、《易经》"九六数"，以及"三才之法"，将提插补泻直接转化为当代所言之复式补泻手法"烧山火""透天凉"[11]226。然而，吴昆却持反对观点，认为此论并无依据乃人云亦云[12]148。二为对凉热针感的寻求，此观点发展自窦杰的寒热刺法[5]216,308，此时"寒、热"意味"气虚、气实"，刘瑾与泉石老人等承袭宋代轻重、缓急之说，并结合呼吸、左右捻转而达成针感[6]77[8]160。

清代对于提插补泻并无甚发展，只是为前代之人亦云，如李守先只是精简了杨继洲在"四明高氏补泻"中的言论。[13]4

近代的方慎盦认同泉石老人之学，并将前辈所言之各类刺法加以收集整理，比如《金针秘传》中"通关过节等十六法""近世针家十四法"等所及之三退、四动、赤凤迎源、白虎摇头等。[14]133,208

当代医家同样遵循旧法，但亦有各人之新解，较为集中的是针对量化方面的研究。吴棹仙首先分析了提插分"男女早晚"的原因与奇经循行相关，认为若为流注穴分左右阴阳即可，其次具体地说明了提插的操作禁忌，如"插不可越骨、提不可离皮"，限数为三，提多则伤卫分，插多则伤营分[15]64,70。刘清国等认为时间、幅度、力度等是提插补泻的关键[16]592。程立红等认为应从深度与力度上谈补泻[17]1。楼百层则认为提插是最为基本的针刺手法，常与捻转结合应用，均匀操作可以催气，若结合速度变化则有补泻之功[18]63。

纵观"提""插"操作的历史沿革，医家们对于"提"的认同度明显高于"插"。基于"重则为补，轻则为泻"原则对于提插补泻定型于重插轻提、左转、"九阳数"为补，反之为泻。基于"当补之时，从卫取气；当泻之时，从荣置气"，提出"插

针为热，提针为寒"，复有提针过多伤卫气、插针过多伤营气的说法。在术语发展方面，虽已达成共识，但在概念说明方面至今尚未得到较为一致的说法，《针灸学辞典》《针灸学》《中医药学主题词表》等皆偏重唐代"轻重缓急"之说[19]561[20]148[21]874，但《针灸学》又不拘泥于轻重之说，认为"下插用力为主者为补法""上提用力为主者为泻法"[20]148；《实用针灸学词典》提出"又名"之说[22]592，《中医药学名词》《中华人民共和国国家标准·针灸学通用术语》较为单纯，即"以提插方法进行针刺补泻的操作方法"[23]238[24]62。

## 五、文献辑录

《黄帝内经灵枢注评·官能》："泻必用员，切而转之，其气乃行，疾而徐出，邪气乃出，伸而迎之，摇大其穴，气出乃疾。补必用方，外引其皮，令当其门。左引其枢，右推其肤，微旋而徐推之。"[1]412

"针解"："刺虚则实之者，针下热也，气实乃热也。满而泄之者，针下寒也，气虚乃寒也。"[7]338

《难经》七十八难："针有补泻，何谓也？然：补泻之法，非必呼吸出内针也。然知为针者，信其左；不知为针者，信其右。当刺之时，必先以左手厌按所针荥俞之处，弹而努之，爪而下之，其气之来，如动脉之状，顺针而刺之，得气，因推而内之，是谓补；动而伸之，是谓泻。不得气，乃与男外女内。不得气，是为十死不治也。"[2]244

《针经指南·针经标幽赋》："动退空歇，迎夺右而泻凉；推内进搓，随济左而补暖。"[5]216

"真言补泻手法"："假令补冷，先令病人咳嗽一声，得入腠理；复令病人吹气一口，随吹下针，至六七分，渐进肾肝之部，停针。徐徐良久，复退针一豆许，乃撚针，问病人觉热否？然后针至三四分，及心肺之部。又令病人吸气，内针、撚针，使气下行至病所。却外撚针，使气上行，直达所针穴一二寸，乃吸而外撚捻针出，以手速按其穴，此为补。夫病后热者，治之以寒也，何

如？须其寒者，先刺入阳之分，后得气，推内至阴之分。复令病人地气入而天气出，谨按生成之息数足，其病人自觉清凉矣。夫病恶寒者，治之以热也，何如？须其热者，先刺入阴之分，后得气，徐引针至阳之分。复令病人天气入而地气出，亦谨按生成之息数足，其病人自觉知暖矣。"[5]308

《针灸神书》卷三："急提慢按，自然凉泻；慢提急按，自然热补。"[6]75"夫欲行针，先用观神定志，然后审其俞穴，分明此穴主何病、通何路。既得其穴，先以右手持针重四两，左手按穴重七斤，令穴脉针开，使病人咳嗽一声，随即入针，则徐徐催之。令及分寸，则停针候气，左转动以相天，又吸气右转动以法地，再吸气提之，以相人。所谓针有三才之道也。"[6]77

《奇效良方》卷之五十五："午时前后歌曰 提针是热插针寒，此是先贤真妙诀。午后右补左为泻，怎生此法寒与热。（妇人反此）插针为热提针寒，女人反此要分别。顺入为左逆为右，不是知人休与说……补泻提针 此法用之大有验。"[9]429

《针灸聚英》卷三："《金针赋》云：一曰烧山火。治顽麻冷痹，先浅后深，用九阳而三进三退。慢提紧按，热至紧闭，插针除寒之有准也……七曰留气之诀，疝癖癥瘕，刺七分，用纯阳，然后乃直插针，气来深刺，提针再停。"[10]165

卷四下："急按慢提阴气升，急提慢按阳气降，取阳取阴皆六数，达人刺处有奇效。"[10]241

《医学入门》卷一："补泻提插分男女早晚，其理深微。"[11]224"动而伸之，推而按之，动者，转动也；推者，推转也。凡转针太急则痛，太慢则不去疾。所谓推动，即分阴阳左转右转之法也。伸者，提也；按者，插也。如补泻不觉气行，将针提起，空如豆许，或再弹二三下以补之。紧战者，连用飞法三下，如觉针下紧满，其气易行，即用通法。若邪盛气滞，却用提插先去病邪，而后通其真气。提者，自地部提至人部天部；插者，自天部插至人部地部。病轻提插初九数，病重者提插三九二十七数，或老阳数，愈多愈好。或

问：治病全在提插，既云急提慢按如水冷，慢慢急按火烧身。又云：男子午前提针为热，插针为寒；午后提针为寒，插针为热。女人反此，其故何耶？盖提插补泻，无非顺阴阳也。午前顺阳性，提至天部则热；午后顺阴性，插至地部则热。〈奇效良方〉有诗最明。补泻提插活法，凡补针先浅入而后深入，泻针先深入而后浅。凡提插，急提慢按如冰冷，泻也；慢提急按火烧身，补也。或先提插而后补泻，或先补泻而后提插可也，或补泻提插同用亦可也。如治久患瘫痪；顽麻冷痹，遍身走痛及癫风寒疟，一切冷证，行浅入针，而后渐深入针，俱补老阳数。气行针下紧满，其身觉热，带补慢提急按老阳数，或三九二十七数，即用通法。扳倒针头，令患人吸气五口，使气上行，阳回阴退，名曰进气法，又曰烧山火。"[11]226

《针灸大成》卷二："原夫补泻之法，妙在呼吸手指。男子者，大指进前左转呼之为补，退后右转吸之为泻，提针为热，插针为寒；女子者，大指退后右转吸之为补，进前呼之为泻，插针为热，提针为寒。左与右各异，胸与背不同，午前者如此，午后者反之。"[8]72

卷四："子后要知寒与热，左转为补右为泻，提针为热插针寒，女人反此要分别；午后要知寒与热，右转为补左为泻，顺则为左逆为右，此是神仙真妙诀。"[8]174"紧提慢按似冰寒，慢提紧按如火热。脉外阳行是卫气，脉内阴行是荣血。"[8]189

《针方六集》卷之三："补泻之法，经有随济迎夺，推纳动伸之论，至善至当。独奈何男子者大指进前左转为补，退后右转为泻？提针何以为热？插针何以为寒？男女何以各异？左右何以相殊？胸背何以更别？早暮何以背弛？不知男女无二道，左右无二理，胸背无二因，早暮无二法。假令谬妄者曰：人参补男而泻女，巴豆泻左而补右，芩连凉胸而热背，桂附朝温而暮寒，不知人亦信之乎？针学不明，何以异此。"[12]148

《针灸易学》卷上："治热针去疾，治寒针久

留。提针为补为热，插针为泻为寒。"[13]4

《金针秘传》八："青龙摆尾 如扶船舵，不进不退，一左一右，慢慢拨动。又云：青龙摆尾行气，龙为阳属之故。行针之时，提针至大部，持针摇而按之，如推船舵之缓。每穴左右各摇五息，如龙摆尾之状，兼用按者，按则行卫也。""白虎摇头似手摇铃，退方进员，兼之左右摇而振之。又云：行针之时，开其上气，闭其下气，气必上行。开其下气，闭其上气，气必下行。如刺手足，欲使气上行，以指下抑之，欲使气下行，以指上抑之，用针头按住少时，其气自然行也。进则左转，退则右转，然后摇动是也。又云：白虎摇头行血，虎为阴属之故。行针之时，插针地部，持针提而动之，如摇铃之状，每穴每施五息。退方进员，非出入也，即大指进前往后，左右略转，提针而动之，似虎摆头之状。兼行提者，提则行荣也，龙补虎泻也。"[14]133"赤凤迎源 展翅之仪，入针至地部，提针至天部。候针自摇，复进其源，上下左右，四围飞旋。病在上，吸而退之；病在下，呼而进之。（吸而右退，呼而左进，此即上下左右也。）又云：下针之时，入天插地，复提至天，候气入地，针必动摇。又复推至人部，持住针头左盘，按而捣之，如凤冲风摆翼之状。盘而捣者，行络脉也，凤补龟泻也。以上四法，所谓通关过节者也。"[14]134

十四："或问近世补泻之法，男用大指进前左转，呼之为补，退后右转，吸之为泻，提针为热，插针为寒；女用大指退后右转，吸之为补，进前左转，呼之为泻，插针为热，提针为寒，午前如此，午后反之。"[14]208

《子午流注说难》下卷："提针为热。插针为寒。内转为泻。外转为补。补泻之法。可停针候气。迟迟转之。提插之法。不可偏用。盖尽量插之。而至于骨。则不可再插。尽量提之。而针以外出。则不能再用。故定为三提一插。提针呼气。插针吸气。为烧山火。盖提数多。则气之出于卫分者多振振恶寒之证。用此手法。阳日用偶数。阴日用奇数。必能使之发热。反言之。三插一提。插针吸气。提针呼气。为透天凉。盖插数多。则气之入于营分者多蒸蒸发热之证。用此手法。阳日用奇数。阴日用偶数。必能使其热退……歌曰：三插一提凉透天。三提一插火烧山。提针吹气插针吸。女午后兮男午前。"[15]64"补泻提插。分男女早晚。其理深微。原为奇经不拘十二经常度。故参互错综如是。若流注穴。但分左右阴阳可也。"[15]70

《针灸学词典》："针刺补泻法之一。针刺时以提针和插针的轻重缓急来区分补泻。"[19]561

《实用针灸学词典》："针刺手法名。是运用提针、插针的动作以行补泻的一种方法，又称提按补泻"[22]592

《中医药学名词》："lifting-thrusting reinforcing-reducing method。以提插方法进行针刺补泻的操作方法。"[23]238

《针灸学》："针下得气后，先浅后深，重插轻提，提插幅度小，频率慢，操作时间段，以下插用力为主者为补法；先深后浅，轻插重提，提插幅度大，频率快，操作时间长，以上提用力为主者为泻法。"[20]148

《中国中医药学主题词表》："Reinforcing and Reducing by Lifting and Thrusting the Needle……属针刺补泻……重插轻提为补，重提轻插为泻。"[21]874

《针灸学通用术语》："lifting-thrusting reinforcing-reducing method。以针上下进退的快慢和用力的轻重来分别补泻的方法。"[24]62

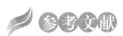 参考文献

[1] 未著撰人.黄帝内经灵枢注评[M].中医研究院研究生班点校.北京：中国中医药出版社，2011：412.

[2] 未著撰人.难经[M].刘渊，吴潜智主编.成都：四川科学技术出版社，2008：244.

[3] [唐]孙思邈.千金翼方[M].彭建中，魏嵩有点校.沈阳：辽宁科学技术出版社，1997：282.

[4] [宋]王怀隐.太平圣惠方[M].李佑生整理.海口：海

南国际新闻出版中心,1995:3171.

[5] [金]阎明广,窦杰.子午流注针经 针经指南合注[M].李鼎,等注评.上海:上海科学技术出版社,1998:216,308,309.

[6] [宋]琼瑶真人.针灸神书[M].陆寿康点校.北京:中医古籍出版社,1999:75,77.

[7] 未著撰人.黄帝内经素问注评[M].中医研究院研究生班点校.北京:中国中医药出版社,2011:338.

[8] [明]杨继洲.针灸大成[M].刘从明,等点校.北京:中医古籍出版社,1998:72,160,161,174,189.

[9] [明]董宿[明]方贤续补.奇效良方[M].可嘉校注.北京:中国中医药出版社,1995:429.

[10] [明]高武.针灸聚英[M].高俊雄,等点校.北京:中医古籍出版社,1999:165,241.

[11] [明]李梴.医学入门[M].北京:人民卫生出版社,2006:224,226,227.

[12] [明]吴昆.针方六集[M].合肥:安徽科学技术出版社,1992.02:148.

[13] [清]李守先.针灸易学[M].董晋宝点校.北京:人民卫生出版社,1990:4.

[14] 方慎庵.金针秘传[M].北京:人民卫生出版社,2008:133,134,208,.

[15] 吴棹仙.子午流注说难[M].成都:四川人民出版社,

1958:64,65,70.

[16] 王朝阳,薛敏,刘清国,等.《内经》补泻手法中相关要素的研究[J].北京中医药大学学报,2007,(09):592-594.

[17] 缑燕华,陈晓军,程立红.浅谈"疾徐补泻与提插补泻"[J].针灸临床杂志,2002,18(4):1,2.

[18] 胡焕华.楼百层老师论针刺提插补泻[J].中国针灸,2000,20(S1):63,64.

[19] 安徽中医学院,上海中医学院编著.针灸学辞典[M].上海:上海科学技术出版社,1987:561.

[20] 石学敏.针灸学[M].北京:中国中医药出版社,2007:148.

[21] 吴兰成.中国中医药学主题词表[M].北京:中医古籍出版社,2008:874.

[22] 高忻洙.实用针灸学词典[M].南京:江苏科学技术出版社,1999:592.

[23] 中医药学名词审定委员会.中医药学名词[M].北京:科学出版社,2005:238.

[24] GB/T 30232—2013 中华人民共和国国家标准.针灸学通用术语[M].北京:中国标准出版社,2013:62.

（李　辰）

5 · 043

## 循经感传

xún jīng gǎn chuán

### 一、规范名

【汉文名】循经感传。

【英文名】 propagated sensation along channels/meridians(PSC/PSM)。

【注释】经穴受到刺激,沿着经络循行路线产生酸、麻、胀、热等感觉的传导现象。

### 二、定名依据

"循经感传"是针灸学术语,描绘了一种常见的经络现象,即用针刺、艾灸或其他方法刺激穴位时,人体出现酸、麻、胀、痛等特殊感觉,从受到刺激的穴位开始,基本沿古典医籍记载的经脉路线传导,并被大脑感知的现象。在古典医籍中,这一现象未被直接定义赋名,但可找到描述性记载。

1949 年日本长滨善夫和丸善昌朗的《经络之研究》一书,首先报道了"针响"现象,引起国内学者关注。较有代表性的是 1972 年起开展的经络敏感人普查工作,这一时期的文献多用"经络感传""经络的传导和感应"或"感传"等描述。通过研究,"经络感传"的重要特征——循经性,被普遍认同。为此逐渐出现了"循经感传"这一突出其循经性特征的表述。直到 1978 年全国经络研究协作组建议统一使用"循经感传"这一名称。从此"循经感传"作为规范名,被沿用至今。

2005 年出版的由中医药学名词审定委员会审定公布的《中医药学名词》和全国中医药行业

高等教育"十三五"规划教材《刺法灸法学》《实验针灸学》等均以"循经感传"作为规范名。在辞书类著作"中国医学百科全书"、《中医药常用名词术语辞典》《中医人辞典》《中国针灸辞典》《中国灸法大全》等亦均以"循经感传"作为规范名。已经广泛应用于中医药学文献标引和检索的《中国中医药学主题词表》也以"循经感传"作为正式主题词。现代有代表性的针灸学著作如《中医经络现代研究》《经脉学说起源》《中国针灸学术史大纲》中，也使用了"循经感传"，说明"循经感传"作为规范名已成为共识。

### 三、同义词

【简称】"感传"。

【全称】"经络感传现象"。

【曾称】"针响"(《经络之研究》);"经络感传"(《经络敏感人：经络感传现象研究资料集》)。

### 四、源流考释

循经感传是指经穴受到刺激，沿着经络循行路线产生酸、麻、胀、热等感觉的传导现象。

古典医籍中虽然没有对"循经感传"的直接定义，但该现象古人早有描述。早在《内经》中，就有不少相关描述。例如《灵枢·九针十二原》有"若行若止，如蚊虻止，如留如还"[1]9，《针灸甲乙经》有"热病刺陷谷，足先寒，寒上至膝乃出针"[2]187，《三国志·魏书·方技传》有"下针言，当引某许，若至语人。病者言，已到，应便拔针，病亦行差"[3]372，均描述了循经感传的针感感应或传导特点。《灵枢·刺节真邪》记载"……久留之，已刺则熨项与肩胛，令热下合乃止，此所谓推而上之者也"，描述了针感产生并传导的方法。[2]187 另外，《灵枢·邪气脏腑病形》的"中气穴，则针游于巷"，《素问·宝命全形论》中的"见其乌乌，见其稷稷，从见其飞"，这两处记载也被部分学者认为是描述了针刺得气后循经感传的现象。魏晋时期的《针灸甲乙经》有"热病刺陷谷，足先寒，寒上至膝乃出针"[2]187，非常形象地描述了寒感循经从足传至膝部的现象。《针灸大成·标幽赋》则有"此乃远刺寒热之法，故凡病热者，先使气至病所，次微微提退豆许，以右旋夺之，得针下寒而止；凡病寒者，先使气至病所，次徐徐进针，以左旋搓提和之，得针下热而止"，都描述了针刺得气后，寒热针感循经感传的现象。此外，在《针灸大成·金针赋》里的"龙虎升腾之法，按之在前，使气在后，按之在后，使气在前，运气走至疼痛之所"，还描述了循经感传的方向及其引导方法。[4]42 可见古代医籍中不乏对循经感传现象的记载和描述。

纵观古代文献，之所以没有对"循经感传"直接定义，是因为古人多将"感"和"传"分开表述。对于"感"的记载，例如《灵枢·热病》有载"热病体重，肠中热，取之以第四针，于其腧及下诸指间，索气于胃胳(络)得气也"。再如《针灸大成·经络迎随设为问答》中有："待针沉紧气至，转针头向病所，自觉针下冷，寒热痛痒，病势各退，针下微松，提针一豆许，摇而停之，呼之乃去，疾人徐出，其穴不闭也。"[4]59 均描述了循经感传时可能出现的"冷""热"感应。对于"传"的记载，如宋代的《琼瑶神书·赤凤摇头》卷一中有"凡下针得气……气上下，看虚实，要上行，闭其气下行；要下行，闭其气上行。"[5]12 元代《针经摘英集·治病直刺诀》："……然后觉气流行入腰后肾堂间，为四效矣。"[6]361《卫生宝鉴·寒热补泻法》有"若病人患热者，觉针气至病所，即退针三二分……"[7]631 再如明《针灸问对·十四法》中有："得气便卧倒针，候气前行，催运到于病所，便立起针，复向下纳，使气不回。"《针灸问对》中还有："运气走至病所，再用纳气之法，扶针直插……""气至，速卧倒针，候其气行，令病人吸气五七口，其针气上行，此乃进气之法。"[8]64《奇效良方·龙虎升腾》卷五十五有："夫用针法，以手大指自前捻入，左大指向后捻入，经得气向前推转，以大指弹其针，引其阳气，按而提之，其气自行。"[9]1109 如上均是对循经感传中"传"的描述。

由以上描述可见，古医籍描述循经感传现象的记载中，"得气""行气/气行""气至/气至病所"是高频词，与循经感传内涵相关。"得气"一词首见于《素问·离合真邪论》："吸则内针，无令气忤，静以久留，无令邪布，吸则转针，以得气为故。"其概念是指医者将毫针刺入腧穴一定深度后，施以一定的行针手法，使针刺部位产生经气感应，这种针下的经气感应又称"气至"或"针感"。临床上可以通过患者对针刺的反应与医者手下的感觉两个方面加以判定。可见，得气是针刺过程中医患双方的同步感应，而其中的患者主观感觉便是循经感传概念中"刺激穴位时，患者感到的酸、麻、胀、重、冷热等感觉"。同时得气的客观表象还包括穴位局部肌肉跳动、循经皮疹等现象。因此循经感传是在得气基础上产生的。气至病所是指通过一定的针刺手法，使针刺感应向着病变部位所在的方向扩延和传布，最终达到病变部位。气至病所强调了经气最终到达的地方，而循经感传则强调了到达病所前的循经路径，两者往往同时出现，即针刺所得经气沿着经脉走行传导，达到病变部位，从而获得更好疗效。因此，《刺法灸法学》一书中这样描述"循经感传是指针刺得气后，针感沿着经脉走行传导的现象。循经感传气至病所，是针刺所得之经气沿着经脉走行传导达到病变部位，是得气、行气的主要目的，亦是得气的最佳表现……"[10]28 明确表述了循经感传与得气、气至病所三者的关系。

循经感传的现代报道始自20世纪50年代初期。1949年日本长滨善夫和丸善昌朗合著《经络之研究》，1955年承淡安先生将其译为中文，其中不再仅仅描述循经感传现象，而是赋予了专有名词——针响，并且认为这一现象是经络路线客观存在的一个证据。[11]35 随后，国内的许多学者也陆续对感传现象展开研究，循经感传研究成为揭示经络实质和针麻原理的重要研究，其中最有影响力的是1972年前后开始的"循

经感传和可见的经络现象的研究"项目。该研究由中医研究院针灸研究所、福建中医药研究院、安徽中医学院针灸经络研究所等共21个单位参与，历时将近15年的一项研究，最终获得七方面的成果：① 证明了循经感传是普遍存在于人群中的一种正常功能现象。② 发现隐性循经感传现象。③ 通过激发或诱发可以显著提高循经感传出现率及其显著程度。④ 系统研究了循经感传的一些基本特征。⑤ 记录到感传过程中循经出现的一些功能反应。⑥ 观察了针刺时循经出现的各种皮肤血管神经性反应和循经皮肤病。⑦ 证实了循经感传和针刺疗效有密切关系。[12]20 而在这近15年的过程中，"循经感传"一词也经历了变迁。在1975年研究伊始，研究者更多采用"经络感传"这一表述，例如1975年在北京召开的第一次全国经络感传研究专题经验交流会，从会议名称和之后的文献报道都采用了"经络感传"的名称。[13]31 而后随着研究的不断深入，"经络感传"的循经性特征逐渐突显，研究者发现一方面感传路线与经络循行路线基本一致体现了"循经性"，其次感传过程中出现的红线、白线、皮下出血、丘疹和发汗等现象也具有循经的特点，再次针刺镇痛区域的分布也表现出循经性特点。机械压迫等因素作用在经络线上可阻滞感传现象，从另一个侧面体现了循经性特征。[14]161 为此逐渐出现了"循经感传"这一突出其循经性特征的表述。因此，这一时期的文献报道中，"经络感传"和"循经感传"同时出现，也存在"针响""经络传导和感应""经络针刺感应现象"等名词表述。于是，1978年全国经络研究协作组建议统一定名为"循经感传现象"或"循经感传"，简称为"感传"。

至此，"循经感传"作为规范名被逐渐确定下来。现代著作或其他文献均使用"循经感传"作为规范名。在中医药学名词审定委员会的《中医药学名词》一书中，就以"循经感传"为规范名，并定义为：经穴受到刺激，沿着经络循行路线产生酸、麻、胀、热等感觉的传导现象。在

全国中医药行业高等教育"十三五"规划教材《刺法灸法学》[10]28《实验针灸学》[15]61[16][17]46 等中亦均以"循经感传"作为规范名。辞书类著作《中国医学百科全书·针灸学》[18]71《中医药常用名词术语辞典》[19]384《中医大辞典》[20]1741《中国针灸辞典》[21]786《中国灸法大全》[22]149《中国针灸学辞典》[23]676《中国中医独特疗法大全》[24]280 等均以"循经感传"作为规范名。已经广泛应用于中医药学文献标引和检索的《中国中医药学主题词表》也以"循经感传"作为正式主题词。现代有代表性的针灸学著作如《中医经络现代研究》[25]24《经脉学说起源》[26]101《中国针灸学术史大纲》[27]137 中,也以"循经感传"作为规范名。

循经感传的定义随时间不同也发生变化。目前全国中医药行业高等教育"十三五"规划教材《实验针灸学》定义"循经感传"为:针刺、艾灸、低频脉冲电或其他方法刺激穴位时,人体会出现一种酸、胀、麻、痛等"得气"感觉,从受刺激的穴位开始,基本沿古典医籍记载的经脉循行路线传导,并能通过大脑感知的现象。[28]26 该定义中包括了可由哪些手段诱发产生,产生感应的特点、传导的特点等内容。这一定义沿用了"十二五"规划教材的定义内容。[15]61 回溯至"十五"和"十一五"规划教材,定义则是:针刺、电脉冲及其他方法刺激穴位时,人体出现酸、胀、麻等特殊感觉,从受刺激的穴位开始,沿古典医籍记载的经脉循行路线传导的现象。[16]64[17]46 比较定义内容,大致相同,新定义将酸、胀、麻谓之"得气"感觉,明确了循经感传是在得气基础上产生的,同时新增了"并能通过大脑感知的现象",强调了高级中枢在循经感传中的重要作用,使得"循经感传"定义更加准确、全面。

### 五、文献辑录

《灵枢·九针十二原》:"刺之要,气至而有效,效之信,若风之吹云,明乎若见苍天。""若行若止,如蚊虻止,如留如还"。[1]1

"邪气脏腑病形":"中气穴,则针游于

巷。"[1]9

"行针":"重阳之人,其神易动,其气易往也。"[1]98

《素问·宝命全形论》:"静意视义,观适之变,是谓冥冥,莫知其形,见其乌乌,见其稷稷,从见其飞,不知其谁,伏如横弩,起如发机。"[29]42

"八正神明论":"是故天温日明,则人血淖液而卫气浮,故血易泻,气易行;天寒日阴,则人血凝泣而卫气沉……是以因天时而调血气也。"[29]43

"针解":"刺虚则实之者,针下热也,气实乃热也。满而泄之者,针下寒也,气虚乃寒也。"[29]82

"调经论":"按摩勿释,著针勿斥,移气于不足,神气乃得复。"[29]93

《三国志·魏书·方技传》:"下针言,当引某许,若至语人。病者言,已到,应便拔针,病亦行差。"[3]372

《针灸甲乙经》:"热病刺陷谷,足先寒,寒上至膝乃出针。"[2]187

《标幽赋》:"轻滑慢而未来,沉涩紧而已至","气之至也,如鱼吞钩饵之沉浮;气未至也,如闲处幽堂之深邃。"[4]42

《金针赋》:"一曰烧山火,治顽麻冷痹,先浅而深,凡九阳而三进三退,慢提紧按,热到,紧闭插针,除寒之有准。二曰透天凉,治肌热骨蒸,先深后浅,用六阴而三出三入,紧提慢按,徐徐举针,退热之可凭。"[4]59

《卫生宝鉴》:"先以左手揣按得穴,以右手置针于穴上,令病人咳嗽一声,捻针入腠理,得穴。令病人吸气一口,针至六分,觉针沉涩,复退至三四分,再觉沉涩,更退针一豆许,仰手转针头向病所,以手循经络,循扪至病所。气至病已,合手回针,引气过针三寸,随呼徐徐出针,勿闭其穴,命之曰泻。补法:先以左手揣按得穴,以右手按之,置针于穴上。令病人咳嗽一声,捻针入腠理,得穴。令病人呼气一口将尽,内针至八分,觉针沉紧,复退一分许,如更觉沉紧,仰手转针头向病所。依前循扪至病所,气至病已,随吸而疾出针,速闭其穴,命之曰补。"[7]631

《医学入门》:"审其气到未,如针下沉重紧满者,为气已至……如针下轻浮虚活者,气犹未至"。[30]116

《备急灸法》:"今此二穴所以为效者,使心火通流周遍一身。盖妙在悬一身骑于竹杠之上,则尾闾双关流注不得俟。灸罢二穴,移下竹杠,其艾火即随流注先至尾闾,其热如蒸,又透两外肾俱觉蒸热,移时复流足涌泉穴,自下而上渐渐周遍一身,奇功异效盖原于此也。"[33]14

《实验针灸学》(余曙光等):"循经感传现象又称循经感传或简称感传,是指用针刺、艾灸或其他方法刺激穴位时,人体出现一种酸、麻、胀、痛等特殊感觉,从受到刺激的穴位开始,基本沿古典医籍记载的经脉路线传导的,并被大脑感知的现象。能由受试者指明传导途径者称之为显性感传,不能直接感知传导途径者称之为隐性感传。"[31]27

《实验针灸学》(张露芬):"针刺、电脉冲及其他方法刺激穴位时,人体出现酸、胀、麻等特殊感觉,从受刺激的穴位开始,沿古典医籍记载的经脉循行路线传导的现象。"[32]27

《生理学》:"以针刺或电刺激等方法刺激人体腧穴时,受试者主观上所感到的酸、麻、胀等特殊感觉,从被刺激腧穴开始,沿着古典经脉的路线移动,这一现象称为循经感传现象(propagated sensation along channel, PSC),可以比较明显地出现这一现象的人称为循经感传显著者——经络敏感人。"

"循经感传现象早在《黄帝内经》中就有记载,经国内外学者的不断研究,肯定了这一现象,并建立了循经感传显著程度的分型标准。根据传感的敏感性,提出了四度分型,Ⅰ级为显著型,Ⅱ级为较显著型,Ⅲ级为稍敏感型,Ⅳ级为不显著型。对尚处于未被感知的'隐性'状态,提出了隐性循经感传现象(latent propagated sensation along channel, LPSC)这一概念。隐性循经感传在人群中比较普遍,其出现率在95%

以上,说明循经感传是普遍存在于人群之中的一种正常生命现象。"[34]341

《中医药常用名词术语辞典》:"常见经络现象。用毫针、脉冲电、按压等方法刺激人体穴位时,所产生的一种酸、麻、胀、重等感觉沿着经脉路线传导的现象。针灸临床中最为常见的一种经络现象。可能是古人创立经络学说的主要依据。"[19]384

《中医大辞典》:"针灸经络学名词。指当患者接受针灸等刺激时常出现的从被刺激穴位开始,沿着经络路线传导的酸、麻、胀、痛、蚁走感或流水感等特殊的感觉或各种皮肤改变。"[20]1741

《中国针灸辞典》:"又称经络现象,经络敏感现象,经络感传现象或针灸感应现象。指感觉沿经络循行路线传导或循经出现的各种皮肤病症。这种现象在某些人身上可因针刺、艾灸、通电、按压等刺激穴位或在气功练功的过程中产生。经络感传的性质,因刺激原和个体之不同而有所不同。如针刺多感酸、胀、重、麻;艾灸则现热气感;低频脉冲电可有电麻感;按压可有胀、麻等,一般呈带状、线状或放射状,其感传路线与经络主干的分布基本相符,有的还出现表里经之间,手足同名经之间的互传现象。感传速度一般缓慢,能为受试者清楚描述,而且可呈双向性传导。这种传导可被机械压迫或局部注射麻醉剂所阻断。刺激一旦停止,感传也就逐渐减弱乃至消失。经络感传现象还可以表现为沿经抽痛,皮疹,脱毛和引起皮肤出现红线、白线、皮丘带、过敏带、麻木带等特异现象。经络感传现象对于研究经络实质有重要意义。"[21]786

《中国灸法大全》:"通过对循经感传现象的调查研究,尤其对感传显著者的观察,掌握了一些循经感传的规律,其主要有……以上诸循经感传现象主要是通过针刺体穴时产生的。有报道艾灸也可产生循经感传现象,蒋幼光等对气管炎患者进行艾灸后,十四经均可出现经络感传现象。其表现是:① 患者的自我感觉是一股热流上行下达,呈宽2～3厘米的条状热流,部分区域呈明显增宽的片状；② 感传的速度较针刺感传为慢；③ 感传的路线与经络的循行路线基本一致，某些部位有偏离，少数循行过程中经交会穴时传人另一经；④ 完成一条经的感传时间需3～5壮，与经络本身的长度无明显关系。"[22]149

《中国医学百科全书·针灸学》："循经感传现象，主要是指患者或受试者在接受穴位刺激时产生的酸、麻、重、胀等沿经传导的主观感觉而言，为最常见的一种经络现象。"[18]34

《中国针灸学辞典》："循经感传现象人体接受针灸等刺激时，常会出现一种异常的感觉，如酸、麻、胀、蚁行感等，沿着古典经络路线扩布传导的现象，因称。"[23]676

《中医经络现代研究》："以针刺或电脉冲等方法刺激人体穴位时，受试者会产生一种酸胀麻等特殊的感觉，从被刺激的穴位开始，沿着古典的经络循行路线传导，这种现象就称为循经感传。"

"在我国最早的医学著作《黄帝内经》中已有循经感传现象的记载，历代医家也有不少生动的描述。它是古人创立经络学说的一个重要根据。中华人民共和国成立以来，在针灸临床治疗中也发现了一些循经感传的典型病例，国外学者也有类似的报道，但都只是散在个例，因而未能引起人们应有的注意。1972年在针刺麻醉研究的推动下，中国人民解放军309医院等单位率先对循经感传现象进行了调查，证明循经感传现象是客观存在的，并有一定的分布规律，绝非偶然现象。此后，根据有关部门制定的统一标准，一个大规模的调查工作随即在全国各地广泛展开。其规模之大，范围之广，为国内外所罕见，取得了大量的第一手资料，发现了循经感传的一些共同特征。"

"循经感传在古代医籍中被称为'气'，在近代的文献中则有'针响''经络针刺感应现象''经络敏感现象''经络感觉现象''针刺感传现象'等等不同提法，并把具有典型循经感传的人称为经络敏感人。为了更确切地反映刺激穴位

时所引起的这种特殊感觉沿着经络循行路线传导的事实，1978年全国经络研究协作组建议统一使用'循经感传现象'的名称。并把调查标准中原定的'经络敏感程度'改为'感传显著程度'，把'经络敏感人'改称为'循经感传显著者'。这一建议得到各地学者的赞同，并在全国广泛使用，本书各章亦将采用这一统一的术语。"[25]24

《经脉学说起源》："20世纪50年代以来，我国利用'循经感传'论证'经络实体'的存在有一个历史发展过程，它受'针响''良导点''良导络'等的影响是显而易见的。"[26]101

《中国针灸学术史大纲》："可以说现代经络研究，始于一种'循经脉感传现象'的重新发现，40多年前人们正是带着这种惊喜开始了大规模的寻找'经络'实质的研究。这一研究的出发点就是：证实感传线路与古典经络循行线的拟合性。其最终目标大概是：阐明循经感传现象的机理，或者是寻找出与古代文献记载的经脉循行线相对应的某种结构，使经脉循行线能客观显现出来；其立题的基础是：循经感传线＝经脉循行线。"[27]137

《中国中医独特疗法大全》："循经感传疗法是诱发经络感传现象并促使循经感传至患病部位，以提高针灸疗效的一种方法。所谓循经感传，是指沿经络路线出现的各种感觉传导现象，如蚁行感、气流感、水流感等。这些现象一般是在针灸、按压及电脉冲等刺激方式作用于穴位后产生。但也可在某些病理状态下自发地出现……"

"诱发感传并使之到达患病部位，古称'气至病所'。历代针灸家一致认为，这是提高针灸疗效的关键，特别是'远道取穴'时。故《针灸大成》有'病道远者，必先使气直到病所'之说。为了使针灸操作能'气至病所'，古代运用了以下一些方法：（1）治神调气之法。即针刺结合入静之法。如《灵枢·终始》主张针刺时，使病人'深居静处'……（2）导气手法……（3）在气温高时针灸……（4）针刺结合'以意领气'之法……"[24]280

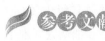

[ 1 ] [唐]王冰.黄帝内经灵枢[M].北京:中医古籍出版社,1997:1-4,9-13,98.

[ 2 ] [晋]皇甫谧.针灸甲乙经[M].北京:人民卫生出版社,2006:187.

[ 3 ] [晋]陈寿撰.三国志[M].[宋]裴松之注.北京:中华书局,1982:372.

[ 4 ] [明]杨继洲.针灸大成[M].北京:人民卫生出版社,2006:42,59.

[ 5 ] [宋]琼瑶真人.琼瑶神书[M].北京:中医古籍出版社,1999:12.

[ 6 ] [元]杜思敬.针经摘英集[M].北京:人民卫生出版社,2007:361.

[ 7 ] [元]罗天益.卫生宝鉴[M].1417(明永乐十五年)丁酉吴郡韩彝刻本:631.

[ 8 ] [明]汪机.针灸问对[M].上海:上海科学技术出版社,1959:64,65.

[ 9 ] [明]董宿.奇效良方:下[M].天津:天津科学技术出版社,2012:1109.

[10] 王富春,马铁明.刺法灸法学[M].北京:中国中医药出版社,2016:28.

[11] 长滨善夫,丸善昌朗.承淡安译.经络之研究[M].上海:上海卫生出版社,1956:35.

[12] 向龙.循经感传和可见的经络现象通过鉴定[J].中国针灸,1985,(4):20.

[13] 第二次全国经络感传经验交流座谈会资料组.一年来经络感传现象研究的概况[J].针刺研究,1977,(Z1):31-44.

[14] 胡翔龙.循经感传现象研究现状和问题[J].针刺研究,1981,(3):161-171.

[15] 郭义,方剑乔.实验针灸学[M].北京:中国中医药出版社,2012,61.

[16] 李忠仁.实验针灸学[M].北京:中国中医药出版社,2003:64.

[17] 李忠仁.实验针灸学[M].北京:中国中医药出版社,2007:46.

[18] 王雪苔.针灸学[M]//钱信忠.中国医学百科全书.上海:上海科学技术出版社,1989:34,35.

[19] 李振吉.中医药常用名词术语辞典[M].北京:中国中医药出版社,2001:384.

[20] 李经纬,余瀛鳌,欧永欣,等.中医大辞典[M].北京:人民卫生出版社,1995:1741.

[21] 高希言.中国针灸辞典[M].郑州:河南科学技术出版社,2002:786.

[22] 张奇文.中国灸法大全[M].天津:天津科学技术出版社,1999:149-155.

[23] 高忻洙.中国针灸学辞典[M].南京:江苏科学技术出版社,2010:676.

[24] 裘沛然.中国中医独特疗法大全[M].上海:文汇出版社,1991:280,281.

[25] 胡翔龙,包景珍,马廷劳.中医经络现代研究[M].北京:人民卫生出版社,1990:24.

[26] 严健民.经脉学说起源:演绎三千五百年探讨[M].北京:中医古籍出版社,2010:101-105.

[27] 黄龙祥.中国针灸学术史大纲[M].北京:华夏出版社,2001:137.

[28] 郭义.实验针灸学[M].北京:中国中医药出版社,2016:26.

[29] [唐]王冰.黄帝内经素问[M].北京:中医古籍出版社,1997:42,43,82,93.

[30] [明]李梴.医学入门[M].北京:中国中医药出版社,1995:116.

[31] 余曙光,郭义.实验针灸学[M].上海:上海科学技术出版社,2009:27.

[32] 张露芬.实验针灸学[M].北京:化学工业出版社,2010:27.

[33] 闻人耆年述.备急灸法[M].1892年(清光绪十八年)壬辰宁波钟氏刻本:14.

[34] 刘志敏,杨午鸣,邹原.生理学[M].北京:中国中医药出版社,2009:341.

（林　弛　罗菊芬）

5 · 044

## 滞　针

zhì zhēn

### 一、规范名

【汉文名】滞针。

【英文名】stuck needle。

【注释】针刺后发生的针下滞涩而捻转提插不便等运针困难的现象。

## 二、定名依据

滞针的规范名出自1957年上海中医学院主编的《针灸学讲义》中，在规范名出现之前，《内经》中有"肉著于针""肉果"等记载，《针灸大成》中有"人肉缠针"，《金针秘传》中称为"拔针不出""吸针"，在承淡安1940年的《中国针灸学讲义》中称之为"出针困难"。

规范名出现后，一直被认为是施针中的常见现象，或针刺的意外情况。在《中医名词术语精华辞典》中称之为"针刺后发生的针下滞涩而捻转提插受限等运针困难的现象"。2005年出版的《中医药学名词》中收录该词为规范名。

## 三、同义词

【曾称】"人肉缠针"（《针灸大成》）；"出针困难"（《中国针灸学讲义》）。

## 四、源流考释

滞针是指针刺后发生的针下滞涩而捻转提插不便等运针困难的现象。虽然当时并无滞针之名，但在《内经》中已有类似的记载，如《灵枢·血络论》："黄帝曰：针入而肉著者，何也？岐伯曰：热气因于针则针热，热则肉著于针，故坚焉。"[1]80《针灸甲乙经》亦引用"热气因于针则热，热则血着于针，故坚焉"一句。[2]20 其表现就是刺激针则使针体发热，热则使肌肉缠在针上，因而造成滞针。相似的记载在《灵枢·邪客》中，"持针之道，欲端以正，安以静，先知虚实，而行疾徐，左手执骨，右手循之，无与肉果"。[1]128 其中的果，是裹之异体。针与肉裹，是对滞针原因及现象的表述。

至明代，《针灸大成》中对滞针也有非常形象的描述："如针至深处而进不能，退不能，其皮上四围起皱纹，其针如生在内，此气实之极也。"[3]861 其原因，可能与"指搓"等的技法有关："凡转针如搓线之状，勿转太紧，随其气而用之。若转太紧，令人肉缠针，则有大痛之患。"[3]862 人

肉缠针，也是滞针的形象表达。

《金针秘传》中在提及晕针时，说："凡救晕针及拔针不出种种危险，皆于此相应诸穴下针，但从未有注明何穴救晕针，何穴救吸针，致后人无从措手。"[4]363 此处的拔针不出是滞针的表现之一，在同句话中，提出吸针，指针与被吸住一样，很难拔出，也是滞针意义的表达。

民国时期，承淡安先生在苏州开办针灸教育，其所编写的《中国针灸学讲义》中并无滞针之名，仅以"出针困难"表达，如其指出造成出针困难的三大原因，便是今日造成滞针的主要因素："施行针治中，时有发生出针困难之事。其理由不外三点：一为体位移动，致针丝屈曲；二为针身有伤蚀痕，肌纤维嵌入伤痕中；三为运动神经俄然兴奋，起筋肉挛急，吸住针身。"[5]19

中华人民共和国成立后，在1957年江苏省中医学校所编写的教材中[6]38，仍然没有滞针的说法，而是沿袭了承淡安的"出针困难"说。直到1960年3月上海中医学院编写的《针灸学讲义》中，才在针刺的意外情况中将滞针列为第二种情况，表现为"针刺入后，发觉转针和提插时沉涩紧滞，不能左右转动"[7]19。同年11月人民卫生出版社出版的《针灸学讲义》中下定义为："针刺入后，发生不能捻转提插的现象叫滞针。"[8]190

之后的针灸学教材中，均仿此体例，将其列为针刺的意外情况。如《刺法灸法学》中认为滞针是"感觉针下滞涩，捻转、提插、出针均感困难，而患者则感疼痛的现象"[9]46。中医辞典中将其列为针灸术语或针刺意外，如《中国针灸辞典》[10]958 中认为滞针为"针刺意外。指进针后针身滞涩，提插、捻转、出针均感困难而病人感觉痛剧时，称为滞针。多因患者过于紧张致肌肉收缩或因捻转过度、留针过久、体位变动等情况引起。可在穴位旁轻轻按摩或在附近再刺一针，使滞针部肌肉放松，然后轻轻转动退出"。而《中医辞海》则认为是"针灸术语。指进针后针身涩滞而不能转动和进退的现象。多因患者

精神紧张，针刺入后，局部肌肉强烈收缩；或因毫针刺入肌腱、行针时捻转角度过大，或连续进行单向捻转，而致肌纤维缠绕针身所致。因精神紧张造成者，可按揉局部，消除紧张状态，使局部肌肉放松。或在附近部位加刺一针，以转移患者注意力，随将针取出。或可留针一段时间，然后再行捻转出针。因体位移动而致者，则应纠正体位。因单向捻转而致者，须反向捻转[11]196。在《中医名词术语精华辞典》中称之为"针刺后发生的针下滞涩而捻转提插受限等运针困难的现象"[12]1039。

现代，有学者通过研究，认为滞针多是由于肌纤维和结缔组织缠绕针身的结果。缠绕的肌纤维及所牵涉的肌纤维强力收缩，形成对针的绞索力是滞针阻力的主要来源，不同的腧穴造成的滞针情况也有所不同[13]1005。滞针可无缠绕物或仅有结缔组织纤维带出，可能与皮肤针孔的大小、皮肤的紧张状态有关[14]263。同时，有学者指出滞针不应是为针刺意外，而是一种特殊的针术，或者是针刺过程中的现象，而且，认为凡毫针治疗范围内的病症，基本都适用滞针术，对于那些对针刺反应迟钝、得气迟缓、冷痹顽麻等病症的治疗更具优势[15]931。因为滞针的机械牵拉松解组织粘连的作用，能够有效地改善局部的血液循环，促进气血运行，达到"以松止痛""通则不痛"之目的，广泛适用于全身各部多种慢性软组织损伤所致的疼痛以及内脏病痛，如肠粘连等内脏术后粘连的治疗、对下垂内脏所发挥的升提作用[16]50[17]227。

总之，通过对以上古今文献的考证分析，修订版的《中医药学名词》收录滞针为规范名，将其定义为"针刺后发生的针下滞涩而捻转提插不便等运针困难的现象"[18]237，比较客观。

## 五、文献辑录

《灵枢·血络论》："黄帝曰，针入而肉著者，何也？岐伯曰：热气因于针，则针热，热则肉著于针，故坚焉。"[1]80

"邪客"："持针之道，欲端以正，安以静，先知虚实，而行疾徐，左手执骨，右手循之，无与肉果（裹）。"[1]128

《针灸甲乙经》："热气因于针则热，热则血着于针，故坚焉。"[2]20

《针灸大成》："如针至深处而进不能，退不能，其皮上四围起皱纹，其针如生在内，此气实之极也……"[3]861"八指搓者：凡转针如搓线之状，勿转太紧，随其气而用之。若转太紧，令人肉缠针，则有大痛之患。"[3]862

《金针秘传》："凡救晕针及拔针不出种种危险，皆于此相应诸穴下针，但从未有注明何穴救晕针，何穴救吸针，致后人无从措手。"[4]363

《中国针灸学讲义》："出针困难之处置……施行针治中，时有发生出针困难之事。其理由不外三点：一为体位移动，致针丝屈曲；二为针身有伤蚀痕，肌纤维嵌入伤痕中；三为运动神经偶然兴奋，起筋肉挛急，吸住针身。"[5]19

《针灸学》（1957）："出针困难的处理。"[6]38

《针灸学讲义》：滞针"针刺入后，发生不能捻转提插的现象叫滞针。"[7]19

《刺法灸法学》："感觉针下滞涩，捻转、提插、出针均感困难，而患者则感疼痛的现象。"[9]46

《中医名词术语精华辞典》："针刺后发生的针下滞涩而捻转提插受限等运针困难的现象。《针灸大成》：'如针至深处，而进不能，退不能，其皮上四围起皱纹，其针如生在内，此气实之极也。'多因患者精神紧张，操作失当，患者体位移动，或留针时间过久而致局部肌肉痉挛或组织缠绕针体而致。可在针刺穴位附近循按或另刺一针，或再加温针，能予缓解；如因同一方向捻转过度而致，则需向反方向回捻予以消除。"[12]1039

《中医名词术语选释》："针法操作时出现的异常反应。即将毫针刺入体内后，出现不能捻转、提插或手法操作困难等现象。多因病人精神紧张引起肌肉痉挛或捻转手法幅度太大，肌纤维缠绕针尖所致。处理方法首先要解除病人顾虑,然后在滞针部位的周围轻度按摩,并将针轻轻提插,或在附近再刺一针,使局部肌肉松弛,再将针拔出。"[19]588

《简明中医辞典》:"针刺术语。针刺过程中出现运针困难的现象。多因局部肌肉痉挛,单向捻针过甚或体位移动所致。处理时,如因肌肉痉挛者,可延长留针时间,或用手指在穴位上下循按切压,必要时在其近处再扎一针,解除痉挛;如因单向捻转太甚者,须反向退转;如因体位移动而致者,则应纠正体位。"[23]998

《中医大辞典》:"指针刺后发生的针下滞涩而捻转提插不便等运针困难的现象。《针灸大成》:'如针至深处,而进不能,退不能,其皮上四围起皱纹,其针如生在内,此气实之极也。'多因患者精神紧张,操作失当,患者体位移动,或留针时间过久而致局部肌肉痉挛或组织缠绕针体而致。可在针刺穴位附近循按或另刺一针,或再加温针,能予缓解;如因同一方向捻转过度而致,则需向反方向回捻,方可消除。"[20]1771

《中国针灸辞典》:"针刺意外。指进针后针身滞涩,提插、捻转、出针均感困难而病人感觉痛剧时,称为滞针。多因病人过于紧张致肌肉收缩或因捻转过度、留针过久、体位变动等情况引起。可在穴位旁轻轻按摩或在附近再刺一针,使滞针部肌肉放松,然后轻轻转动退出。"[10]958

《中医辞海》:"针灸术语。指进针后针身涩滞而不能转动和进退的现象。多因患者精神紧张,针刺入后,局部肌肉强烈收缩;或因毫针刺入肌腱、行针时捻转角度过大,或连续进行单向捻转,而致肌纤维缠绕针身所致。因精神紧张造成者,可按揉局部,消除紧张状态,使局部肌肉放松。或在附近部位加刺一针,以转移患者注意力,随将针取出。或可留针一段时间,然后再行捻转出针。因体位移动而致者,则应纠正体位。因单向捻转而致者,须反向捻转。"[11]196

《针灸学》:"滞针(sticking of needle)是指在行针时或留针后医者感觉针下涩滞,捻转、提插、出针均感困难而患者则感觉剧痛的现象。

原因 患者精神紧张,当针刺入腧穴后,患者局部肌肉强烈收缩;或行针手法不当,向单一方向捻针太过,以致肌肉组织缠绕针体而成滞针。若留针时间过长,有时也可出现滞针。

现象 针在体内,捻转不动,提插、出针均感困难,若勉强捻转、提插时,则患者痛不可忍。

处理 若病人精神紧张,局部肌肉过度收缩时,可稍延长留针时间,或于滞针腧穴附近进行循按或叩弹针柄,或在附近再刺一针,以宣散气血,而缓解肌肉的紧张。若行针不当,或单向捻针而致者,可向相反方向将针捻回,并用刮柄、弹柄法,使缠绕的肌纤维回释,即可消除滞针。

预防 对精神紧张者,应先做好解释工作,消除患者的顾虑。注意行针的操作手法和避免单向捻转,若用搓法时,应注意与提插法的配合,则可避免肌纤维缠绕针身而防止滞针的发生。"[22]158

《中国针灸学辞典》:"指进针后或行针过程中,于提插捻转或出针时,针下感觉非常沉重、紧涩,甚至捻转不动,进退困难者。可由于患者精神过度紧张;或因疼痛而引起局部肌肉挛缩;或由于医者指力不匀,用力过猛;或因向同一方向捻针,使肌肉纤维缠裹针体等原因所致。所以,对于精神紧张者,针前要做好解释工作,说明针刺过程中会发生的各种感觉,以便消除顾虑,缓解紧张状态;行针时捻转角度不宜太大,更不宜向单一方向连续捻转,而且指力要均匀,避免用力过猛等。如果由于患者精神过度紧张等引起局部肌肉挛缩者,可以延长留针时间,以缓解紧张状态;或以手指在局部或循经摄按,或于刺针近旁另刺一针即可缓解。由于向一个方向捻转而发生肌纤维缠裹针体者,可以向相反方向捻退,或左右轻轻捻动,即可松解。"[21]458

《滞针的形态学基础研究》:"滞针多是由于肌纤维和结缔组织缠绕针身的结果。缠绕的肌纤维及所牵涉的肌纤维强力收缩,形成对针的绞索力是滞针阻力的主要来源。滞针可无缠绕物或仅有结缔组织纤维带出,可能与皮肤针孔的大小、皮肤的紧张状态有关。"[14]263

《浅谈滞针术》:"滞针术具备了针刺得气的条件,它不仅注意到操作时医生指下的感觉,而且更重视患者的反应,是促进和加强针刺得气的有效手段,它与其他针刺手法有一定的渊源关系,在临床上有广泛的适应证,是提高针刺疗效的有效方法。"[16]50

《滞针术》:"目前针灸临床资料表明,滞针相关的针刺方法很多,如'局部多针滞针刺法''滞针兼透刺疗法''齐刺滞针法''合谷刺滞针法''平刺滞针提插法''毫针平刺滞针提插法''滞针提拉法''透刺滞针牵拉法''透刺滞针术''芒针滞提针法''滞针拉拔法'等诸多滞针法与其他针法组成的复合针法。

凡毫针治疗范围内的病症,基本都适用滞针术,对于那些对针刺反应迟钝、得气迟缓、冷痹顽麻等病症的治疗更具优势。以其机械牵拉松解组织粘连的作用,能够有效地改善局部的血液循环,促进气血运行,达到'以松止痛''通则不痛'之目的,广泛适用于全身各部多种慢性软组织损伤所致的疼痛以及内脏病痛,如肠粘连等内脏术后粘连的治疗、对下垂内脏所发挥的升提作用。"[17]227

《根据腧穴局部组织特点对滞针意外的不同处理》:"近几年,许多学者提出了对'滞针'的新认识,在长期的临床实践过程中,我们也发现不是所有的'滞针意外'都产生单纯的负面影响,有些患者的病情甚至因滞针产生了更佳的治疗效果,由此'滞针术'这一种新的针刺技法应运而生。王尚臣等认为,滞针术是指以治疗为目的,将针常规刺入体内一定深度后,通过单向捻针等手法操作,造成人为滞针,以获得较强烈针感,试图提高针刺治疗效果的针刺方法。许多学者认为,'滞针术'与'搓法'类似,其区别在于搓法就是人为造成滞针,其刺激量及针感

持续时间较滞针术大而长,其与滞针意外情况的主要区别为有意而为、针感可控。"[13]1005

《苍龟探穴法合滞针术治疗梨状肌损伤101例》:"手法滞针,只有针头部分与周围组织缠绕,针体少有与肌肉组织、表皮相缠。起针时轻轻地倒捻几转,就可顺利出针。此手法借鉴苍龟探穴和滞针手法,产生滞针后,不轻轻地倒捻几转,而是迅速出针。对于病程长、症状较重者,可以看到淡黄色类似肌纤维的物质随针尖、针体裹挟牵拉而出。苍龟探穴和滞针术手法可以将阿是穴核心区的筋结点纤维牵拉出来,可有效松解肌肉粘连,释放肌肉内部压力,具有疏导经络、通畅气血、助其荣卫运行、解除疼痛之作用。"[15]931

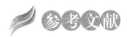 参考文献

[1] 未著撰人.黄帝内经灵枢[M].北京:人民卫生出版社,1963:80,128.

[2] [晋]皇甫谧.针灸甲乙经[M]//黄龙祥主编.针灸名著集成.北京:华夏出版社,1996:20.

[3] [明]杨继洲.针灸大成[M]//黄龙祥主编.针灸名著集成.北京:华夏出版社,1996:861,862.

[4] 方慎盦.金针秘传[M]//陆拯主编.近代中医珍本集:针灸按摩分册.杭州:浙江科学技术出版社,1994:363.

[5] 承淡安.承淡安中国针灸学讲义[M].上海:上海科学技术出版社,2016:19.

[6] 江苏省中医学校针灸学科教研组.针灸学[M],1957:38.

[7] 上海中医学院针灸教研组.针灸学讲义[M].上海:上海科学技术出版社,1960:19.

[8] 南京中医学院针灸教研组编.针灸学讲义[M].北京:人民卫生出版社,1961:190.

[9] 陆寿康.刺法灸法学[M].北京:中国中医药出版社,2007:46,47.

[10] 高希言.中国针灸辞典[M].郑州:河南科学技术出版社,2002:958.

[11] 袁钟,图娅,彭泽邦,等.中医辞海:下册[M].北京:中国医药科技出版社,1999:196.

[12] 李经纬,余瀛鳌,蔡景峰.中医名词术语精华辞典[K].天津:天津科学技术出版社,1996:1039.

[13] 赵艺初,任毅,郑义,等.根据腧穴局部组织特点对滞针意外的不同处理[J].上海针灸杂志,2016,35(8):1005-1007.

[14] 史学义,吴景兰,宗安民,等.滞针的形态学基础研究

[J].河南中医,1992,12(6)：263.

[15] 黄亚林,黄超,李瀚鹏,等.苍龟探穴法合滞针术治疗梨状肌损伤 101 例[J].中国针灸,2016,36(9)：931,932.

[16] 董中国,潘颖华.浅谈滞针术[J].中国针灸,1995,(6)：50,51.

[17] 王尚臣,单文哲,孙淑芬.滞针术[J].中国针灸,2011,31(3)：227-231.

[18] 中医药学名词审定委员会.中医药学名词[M].北京：科学出版社,2005：237.

[19] 中医研究院,广东中医学院.中医名词术语选释[M].北京：人民卫生出版社,1973：300.

[20] 李经纬,余瀛鳌,欧永欣,等.中医大辞典[K].北京：人民卫生出版社,1995：1771.

[21] 高忻洙.中国针灸学词典[M].南京：江苏科学技术出版社,2010：458.

[22] 梁繁荣.针灸学[M].2 版.上海：上海科学技术出版社,2012：158.

[23] 《中医辞典》编委会.简明中医辞典[M].北京：中国中医药出版社,2001：998.

（黄　涛）

5 · 045

# 腧　穴

shù xué

## 一、规范名

【汉文名】腧穴。

【英文名】point；acupoint；acupuncture point。

【注释】人体脏腑经络之气输注出入的特殊部位,既是疾病的反应点,又是针灸临床的刺激点。

## 二、定名依据

"腧穴"一词最早见于宋代《铜人腧穴针灸图经》,在此之前,《史记·扁鹊仓公列传》中有"俞"与"砭灸处"的说法,《内经》中称作"节"（《灵枢·九针十二原》）、"空"（《素问·骨空论》）、"会"（《灵枢·小针解》）、"气穴"（《灵枢·邪气脏腑病形》）。

《明堂孔穴针灸治要》称为"孔穴";《太平圣惠方》称作"穴道";晚清《神灸经纶》中首次提出"穴位"这个名称。"中国医学百科全书"中以腧穴为规范名,但同时将"穴位"作为又称,将"穴"为简写。针灸学相关教材中均以腧穴作为规范名。

我国 2005 年出版的全国科学技术名词审定委员会审定公布的《中医药学名词》已以"腧穴"作为规范名,所以"腧穴"作为规范名也符合术语定名的协调一致原则。

## 三、同义词

【简称】"穴"（《针灸甲乙经》）。

【又称】"穴位"（《神灸经纶》）。

【俗称】"穴道"（《太平圣惠方》）。

【曾称】"砭灸处""俞"（《史记》）;"气穴""骨空""输""节""会""孔穴"（《内经》）。

## 四、源流考释

腧穴是人体脏腑经络之气输注出入的特殊部位,既是疾病的反应点,又是针灸临床的刺激点。

在远古的文献中,有对于经脉的专门论述,如出土文献的《脉经》《足臂十一脉灸经》《阴阳十一脉灸经》等,并无关于腧穴的专门记载。在《史记·扁鹊仓公列传》中："当论俞所居,及气当上下出入邪逆顺,以宜镵石定砭灸处。"[1]746说明在那个时代有了俞的概念,《说文解字》释俞为"空中木为舟也",有两个特性,一是其处空虚,"乘木舟虚也"[2]723;二是开始有了运转之意,舟者,船也,"以济不通"。

结合上下文文义,此处的俞表示的就是气的出入之所,并且可以用来进行镵石砭灸的所在。因此,今日腧穴的概念,在当时的表述为俞和砭灸处,应有两层意思:气转运之处和治疗的部位。

在《内经》中,对腧穴的认识非常丰富,不同章节对对于腧穴的不同表述体现了当时不同学派的医者对腧穴概念的不同认识。

(1) 气血转运,经脉流注,转输之意:如《灵枢·经筋》:"治在燔针劫刺,以知为数,以痛为输,名曰仲春痹也。"[3]43 输,《说文解字·车部》:"委输也。从车,俞声。"[2]1272 王筠《说文句读》载:"《后汉书·张纯传》注'委输,转运也。'"[4]1249 段玉裁《说文解字注》:"委者,委随也。委输者,委随输写也。"《广韵·遇韵》:"输,送也。"由此可见"输"字的本义是转注、运送。"输"由本义直接引申为具有转运气血特点的腧穴。

同样用输字表达,五输穴中的输,不仅可以转输经脉气血,也有经脉流注之意。《灵枢·本输》:"凡刺之道,必通十二经络之所终始,络脉之所别处,五输之所留,六府之所与合。"[3]4 张介宾注:"如下文井荥输经合穴,各有所留止。"[5]249《灵枢·顺气一日分为四时》载:"人有五藏,五藏有五变,五变有五输,故五五二十五输,以应时。"[3]86 张志聪注:"五变有五输者,一脏之中,有春刺荥,夏刺输,长夏刺经,秋刺合,冬刺井之五输。故五五有二十五输,以应五时也。"

(2) 孔穴之意:如气穴,《灵枢·邪气脏腑病形》:"黄帝曰:刺之有道乎? 岐伯答曰:刺此者,必中气穴,无中肉节,中气穴,则针游于巷,中肉节即皮肤痛。补泻反则病益笃。"[3]15 所谓气穴者,即气之所居,"气穴之处",也是"游针之居"即用针之所在。《说文解字·穴部》云:"穴,土室也。"从窑洞之义,引申泛指洞穴窟窿。又

特指坟墓、墓坑。"穴"字描述了这些特殊部位的形状是中空的,形似洞穴,是孔隙、凹陷处。气穴一词,在古代文献中使用较广,后世的《针灸甲乙经》[6]35《十四经发挥》[7]480 等均采用气穴一词。

如骨空,《素问·骨空论》:"伤食灸之,不已者,必视其经之过于阳者,数刺其俞而药之。"[8]326《说文》:"空,窍也。"本义指孔,引申为空虚,内无所有。《中医名词术语精华辞典》中解释骨空有三层含义,其一是指人体部位名,两骨间的空隙部位。如《素问·骨空论》:"臂骨空在臂阳,去踝四寸两骨空之间。"[8]326 其二是指人体部位名,骨髓腔。如《灵枢·五癃津液别》:"五谷之津液和合而为膏者,内渗于骨空,补益脑髓,而下注于阴股。"[3]77 其三是指人体部位名,关节腔。如《素问·骨空论》:"骺骨空,在辅骨之上端。"[8]326

(3) 分布交汇之意:如"节",《灵枢·九针十二原》:"节之交,三百六十五会,知其要者,一言而终,不知其要,流散无穷。所言节者,神气之所游行出入也。非皮肉筋骨也。"[3]3

"节"字从宏观角度指出腧穴在人体、经络上的大致分布特点:多处于经络分支点、纵横交叉处以及骨骼连接的缝隙处,表示是神气游行出入的所在。

与节类似者,是会,《灵枢·小针解》:"节之交三百六十五会者,络脉之渗灌诸节者也。"指其为经络气血会聚之处。

《内经》是腧穴学奠基发祥之作,在其之后,魏晋时期的《针灸甲乙经》中将腧穴称为孔穴,具体论述中均简称为穴,如在"诸穴"篇中,提到腧穴称"头直鼻中发际傍行至头维凡七穴"[6]35。唐代《千金要方》[9]917 中,列"孔穴主对法","凡云孔穴主对者,穴名在上,病状在下,或一病有数十穴,或数病共一穴,皆临时斟酌作法用之。"当然《千金翼方》中亦称孔穴,元代《针经指南》[10]374 亦以孔穴指腧穴。宋代赵佶的《圣济总录》中亦用孔穴来表达,"论曰:凡用针当先明骨

节,骨节既定,然后分别经络所在,度以身寸,以明孔穴,为施刺灸,观病所在,或浅或深。若在皮毛,若在血脉,是动者治其气,所生病者治其血。"[11][1]宋代李璆的《岭南卫生方》[12][11]和《普济方》[13][2]中也用此词。

北宋天圣年间,鉴于当时经济文化科技发展水平和对提高健康的需要,宋仁宗赵祯下诏"命百工以修政令,敕大医以谨方技……创铸铜人为式……保我黎烝介乎寿考"[14][1]。主持铸造铜人的是当时的医官王惟一,并同时撰成《铜人腧穴针灸图经》,虽然书中多处仍有孔穴之名,但腧穴一词首次在书名中出现,对后世影响深远。如《圣济总录》中除了称孔穴之外,也用了腧穴,"凡针灸腧穴,并依《铜人经》及《黄帝二部针经》参定,各随经络编次"。南宋庄绰所编灸法专著即名为《膏肓腧穴灸法》(又名《灸膏肓俞穴法》)[15][1],金刘完素的《素问要旨》中亦用腧穴一词,"惟针补泻,最为急用,偏取一脏,不防他脏也。假令治心者,依前说,左手扪背腧穴,第三椎两傍各一寸半,捻定其穴。"[16][172]不过,背腧穴现用规范表述背俞穴表示。

在《普济方·针灸》中收录了《太平圣惠方》的针经序,其中提到"穴道"一词,"夫针术玄奥,难究妙门……陈穴道而该通,指病源而咸既。"[13][25]此后,穴道一词也为其他著作所用,与孔穴等一起表达腧穴的意义。如宋徽宗崇宁五年的《针灸神书》(亦称《琼瑶神书》):"《针灸神书》穴道分寸歌括尝闻穴道在乎分寸之间,取法周身之法,编成歌括,心玩意会。"[17][92]1760年的《疡医大全》[18][383]中便有一章节,"五指所属脏腑穴道图说";1883年的《灸法秘传》中也使用该词,"穴道取寸法正面穴道证治背面穴道证治太乙神针正面背面穴道诗"[19][189]。在民国时期的《金针秘传》中,"故能于极柔之金针,运以刚劲之真气,由孔穴以入经络,济危救急,指挥如意,又不仅在穴道之相应已也。"[20][371]孔穴与穴道同用。由于一些武术类书籍也多用该词,故近现代的一些针灸标准类书如《简明中医辞典》[21][318]

《中医词释》[22][167]《中医大辞典》[23][536]等均以穴道为俗称,如《中国武术大辞典》[24][270]中解释"穴位"一词:"俗称穴道。《内经》名腧、气穴。腧有输注的含义,穴有空隙的意思。为人体脏腑经络气血输注出入的处所。它通过经络的传导作用影响气血的功能。"

至于目前在生活与临床应用中使用最广泛的穴位一词,出现得相当晚。在1851年吴砚丞的《神灸经纶》中,才第一次提出穴位的概念,"将本人乳下约离一指许,有低陷之处,与乳直对不偏者,名直骨穴。如妇人即按其乳头直向下看乳头所到之处,即是直骨穴位,灸艾三炷。"[25][1]这一术语在现代文献中使用得如此广泛,甚至比腧穴使用得更为普遍。2017年8月,在进行"中医药名词术语规范化研究"中,笔者分别以穴位和腧穴在CNKI的数据库中进行搜索,结果分别得到77 024和8 287结果,说明了穴位在相关文献中使用的普遍性。

但是,在近现代的一些针灸学著作中,仍然以腧穴、孔穴为规范名,甚至以经穴为规范名,如1955年承淡安的《中国针灸学》中提到"关于经穴学说之记载,出于《内经》,直行者曰经,支出者曰络,穴为孔穴"[26][47]。1957年的《针灸学》[27][83]中,还是以腧穴为规范名,将"孔穴"作为又称,在书中标题"孔穴总论""孔穴各论"。1958年的《简易针灸学》中,也是以经穴为规范名,这样释义经穴:"经,脉气通行的道路;穴,孔隙的含义。"是"人体上的经络脏腑之气聚集于体表的部位而言,因为这些部位都联系在一定的经脉通路上,所以称为经穴。"[28][29]至于阿是穴、经外奇穴之类的,则"一切穴位广泛称为腧穴或孔穴"。虽然这本书以经穴为规范名,但当中将论述的重点着眼于体表的部位,与穴位的概念更加接近。因此,在其后的针灸学教材中,多以腧穴为规范名,但在文中论述时,多以穴位称之。而且,在一些非专业性的辞典中,也多以穴位为规范词,如《中国中学教学百科全书·体音美卷》:"在气功和传统武术理论中,指脏腑之气在经络上运行、输注、积聚、出入之处,也是脏腑、经络的功能在体表的特定反应点。"[29]173

综上所述,2005 年出版的《中医药学名词》[30]210 中,便以腧穴为规范词,将"穴位"为又称,"穴"为简称,以"穴道"为俗称,在历史上曾经出现过的"孔穴"等词为曾用名,在释义中体现出腧穴诊断与治疗的双重内涵,"人体脏腑经络之气输注出入的特殊部位,既是疾病的反应点,又是针灸临床的刺激点"。

## 五、文献辑录

《史记·扁鹊仓公列传》:"臣闻上古之时,医有俞跗……一拨见病之应,因五藏之输,乃割皮解肌,诀脉结筋。"张守节《史记正义》注:"此五藏六府之输也。"[1]738 "当论俞所居,及气当上下出入邪逆顺,以宜镵石定砭灸处。"[1]746

《灵枢·九针十二原》:"黄帝曰:愿闻五藏六府所出之处。岐伯曰:五藏五腧,五五二十五腧;六府六腧,六六三十六腧。经脉十二,络脉十五,凡二十七气,以上下,所出为井,所溜为荥,所注为腧,所行为经,所入为合,二十七气所行,皆在五腧也。节之交,三百六十五会,知其要者,一言而终,不知其要,流散无穷。所言节者,神气之所游行出入也。非皮肉筋骨也。"[3]3

"本输":"黄帝问于岐伯曰:凡刺之道,必通十二经络之所终始,络脉之所别处,五输之所留,六府之所与合,四时之所出入,五藏之所溜处,阔数之度,浅深之状,高下所至。愿闻其解。"[3]4

"邪气脏腑病形":"黄帝曰:刺之有道乎?岐伯答曰:刺此者,必中气穴,无中肉节,中气穴,则针游于巷,中肉节即皮肤痛。补泻反则病益笃。中筋则筋缓,邪气不出,与其真相搏,乱而不去,反还内着。用针不审,以顺为逆也。"[3]15

"官针":"病在皮肤无常处者,取以镵针于病所,肤白勿取。病在分肉间,取以员针于病所。病在经络痼痹者,取以锋针,病在脉,气少

当补之者,取以锓针于井荥分输。病为大脓者,取以铍针。病痹气暴发者,取以员利针。病痹气痛而不去者,取以毫针。病在中者,取以长针,病水肿不能通关节者,取以大针。病在五藏固居者,取以锋针,泻于井荥分输,取以四时。"[3]21

"四时气":"黄帝问于岐伯曰:夫四时之气,各不同形,百病之起,皆有所生,灸刺之道,何者为定?岐伯答曰:四时之气,各有所在,灸刺之道,得气穴为定。故春取经血脉分肉之间,甚者深刺之,间者浅刺之;夏取盛经孙络,取分间绝皮肤。秋取经腧,邪在府,取之合。冬取井荥,必深以留之。"[3]53

"海论":"岐伯曰:胃者水谷之海,其输上在气街,下至三里。冲脉者为十二经之海,其输上在于大杼,下出于巨虚之上下廉。膻中者为气之海,其输上在于柱骨之上下,前在于人迎。脑为髓之海,其输上在于其盖,下在风府。""黄帝曰:余已闻逆顺,调之奈何?岐伯曰:审守其输而调其虚实,无犯其害,顺者得复,逆者必败。"[3]73

"胀论":"黄帝问于岐伯曰:胀论言无问虚实,工在疾泻,近者一下,远者三下。今有其三而不下者,其过焉在?岐伯对曰:此言陷于肉、肓,而中气穴者也。不中气穴,则气内闭;针不陷肓,则气不行;上越中肉,则卫气相乱,阴阳相逐。其于胀也,当泻不泻,气故不下,三而不下,必更其道,气下乃止,不下复始,可以万全,乌有殆者乎。"[3]76

"背腧":"黄帝问于岐伯曰:愿闻五藏之腧,出于背者。岐伯曰:背中大腧在杼骨之端,肺腧在三焦之间,心腧在五焦之间,膈腧在七焦之间,肝腧在九焦之间,脾腧在十一焦之间,肾腧在十四焦之间,皆挟脊相去三寸所,则欲得而验之,按其处,应在中而痛解,乃其输也。灸之则可,刺之则不可。"[3]100

《素问·诊要经终论》:"故春刺散俞,及与分理,血出而止,甚者传气,间者环也。夏刺络

俞,见血而止,尽气闭环,痛病必下。秋刺皮肤,循理,上下同法,神变而止。冬刺俞窍于分理,甚者直下,间者散下。春夏秋冬,各有所刺,法其所住。春刺夏分,脉乱气微,人淫骨髓,病不能愈,令人不嗜食,又且少气。"[8]92

"血气形志":"欲知背俞,先度其两乳间,中折之,更以他草度去半已,即以两隅相拄也,乃举以度其背,令其一隅居上,齐脊大柱,两隅在下,当其下隅者,肺之俞也。复下一度,心之俞也。复下一度,左角肝之俞也。右角脾之俞也,复下一度,肾之俞也,是为五藏之俞,灸刺之度也。形乐志苦,病生于脉,治之以灸刺。形乐志乐,病生于肉,治之以针石。形苦志乐,病生于筋,治之以熨引。形苦志苦,病生于咽嗌,治之以百药。形数惊恐,经络不通,病生于不仁,治之以按摩醪药。"[8]155

"八正神明论":"黄帝问曰:用针之服,必有法则焉,今何法何则?岐伯对曰:法天则地,合以天光。帝曰:愿卒闻之。岐伯曰:凡刺之法,必候日月星辰,四时八正之气,气定乃刺之。"[8]164

"刺热":"热病气穴:三椎下间主胸中热,四椎下间主鬲中热,五椎下间主肝热,六椎下间主脾热,七椎下间主肾热。荣在骶也。项上三椎,陷者中也。"[8]194

"气穴论":"……凡三百六十五穴,针之所由行也。帝曰:余已知气穴之处,游针之居,愿闻孙络溪谷,亦有所应乎?岐伯曰:孙络三百六十五穴会,亦以应一岁,以溢奇邪,以通荣卫。荣卫稽留,卫散荣溢,气竭血着。外为发热,内为少气。疾泻无怠,以通荣卫,见而泻之,无问所会。帝曰:善。愿闻溪谷之会也。岐伯曰:肉之大会为谷,肉之小会为溪,肉分之间,溪谷之会,以行荣卫,以会大气。邪盛气壅,脉热肉败,荣卫不行,必将为脓,内销骨髓,外破大腘。留于节凑,必将为败。积寒留舍,荣卫不居,卷肉缩筋,肋肘不得伸。内为骨痹,外为不仁,命曰不足,大寒留于溪谷也。溪谷三百六十五穴会,亦应一岁。其小痹淫溢,循脉往来,微针所

及,与法相同。"[8]302

"气府论":"足太阳脉气所发者七十八穴两眉头各一……"[8]303

"骨空论":"伤食灸之,不已者,必视其经之过于阳者,数刺其俞而药之。"[8]326

"调经论":"帝曰:实者何道从来?虚者何道从去?虚实之要,愿闻其故。岐伯曰:夫阴与阳皆有俞会,阳注于阴,阴满之外,阴阳均平,以充其形,九候若一,命曰平人。夫邪之生也,或生于阴,或生于阳。其生于阳者,得之风雨寒暑。其生于阴者,得之饮食居处,阴阳喜怒。"[8]340

《针灸甲乙经》:"头直鼻中发际傍行至头维凡七穴第一。"[6]35

《千金要方·孔穴主对法》:"论曰:凡云孔穴主对者,穴名在上,病状在下,或一病有数十穴,或数病共一穴,皆临时斟酌作法用之。其有须针者,即针刺以补泻之,不宜针者,直尔灸之。然灸之大法,但其孔穴与针无忌,即下白针若温针讫,乃灸之,此为良医。其香港脚一病,最宜针之。若针而不灸,灸而不针,皆非良医也。针灸而药,药不针灸,亦非良医也,但恨下里间知针者鲜耳,所以学人深须解用针,燔针、白针皆须妙解,知针、知药固是良医。"[9]917

《针灸神书》:"《针灸神书》穴道分寸歌括尝闻穴道在乎分寸之间,取法周身之法,编成歌括,心玩意会。"[17]92

《素问要旨》卷第八:"惟针补泻,最为急用,偏取一藏,不防他藏也。假令治心者,依前说,左手扪背腧穴,第三椎两傍各一寸半,捻定其穴。"[16]172

《圣济总录·针灸门》:"论曰凡用针当先明骨节,骨节既定,然后分别经络所在,度以身寸,以明孔穴,为施刺灸。观病所在,或浅或深,若在皮毛,若在血脉。是动者治其气,所生病者治其血,在浮络者取其浮络之血,在筋者以燔针劫刺之。有余则写,不足则补。不盛不虚,以经取之,治之大体也。然人身骨节之数,三百六十有五,以应一期之日。骨节所在,大小长短,广狭

厚薄，或隐或显，有势无势，有体无体，有液无液，皆有定体。实刺法之先务也。《内经》具载，但有骨空去处，其骨度之说，徒有其名，未载其法。至于三百六十之数，因亦泯然。使用针之人，妄意腧穴，不知骨节本原，徒为针灸。未得其法，枉伤肌肉，良可惜也。今摭自古医经，有骨度之数，析骨之论。凡三百六十五骨之法，以此论骨胳，其庶矣。故著于篇，以冠针法之首云。"[11]3123

《岭南卫生方》："多纪氏言脏腑间薄膜，外连于皮肉孔穴者，盖以经络混募原。夫人身之孔穴，三百六十有五，悉系于十二经络及任、督二经之所流注，故无一穴不由经络者。岂须举募原哉？自古至今，未有就孔穴论募原者。至若直其次者，谓之幕穴，肝募作肝幕，胆募作胆幕，取义于帷幕，殆乎妄诞矣。《甲乙经》三焦募即任脉石门穴，然而三焦有名无形，《难经》曰：心主与三焦为表里，俱有名无形。盖三焦谓肾间原气之别使，以营周身者。故秦越人呼肾曰三焦之原，详见《八难》及《六十六难》。然则帷幕、三焦者，即周身者皮肤耳。乃知三焦不位石门之分，募穴亦不可以帷幕喻也。《内经》诸篇所载十二经募穴，岂尽幕穴之讹乎？又以为从脊骨间而输出，故谓之腧穴者，恐非。盖五脏六腑之腧穴，各在背部，或曰心腧，或曰肺腧，皆谓某穴主治某病。滑伯仁云：在背为阳，则谓之腧。腧，《史记·扁鹊传》作输，犹委输之输，言经气由此而输于彼也。而诸腧悉系背部足太阳一经，即是经气之所输也，岂有从脊骨间而输出乎？滑伯仁又云：在腹为阴，则谓之募，犹募结之募，言经气聚于此。此足以解募穴之义。窃谓募穴之募，莫故切，音暮。募原之募，未各切，音勤。"[12]130

《普济方·针灸》："夫针术玄奥。难究妙门。历代名工。恒多祖述。盖指归有异。机要互陈。或隐秘难明……今则采摭前经。研核至理。指先哲之未悟。达古圣之微言。总览精奥诸经。穷理尽性。通幽洞玄。陈穴道而该通。

指病源而咸既。用昭未悟。以道迷津。传示将来。以期悠远云尔。"[13]2 "凡用针，当先明骨节。骨节既定，然后分别经络所在，度以身寸，以明孔穴，为施刺灸。观病在或浅或深，若在皮毛，若在血脉，是动者治其气，所生病者治其血，治浮络者取其浮络之血。在筋者以燔针劫刺之。有余则泻，不足则补，不盛不虚，以经取之，治之大体也。然身骨本之数，三百六十有五以应一期之日。骨节所在，大小长短，广狭厚薄，或隐或显，有势无势，有体无体，有液无液，皆有定体。实刺法之先务也，内经俱载。但有骨穴去处，其骨度之说，徒有其名，未载其法。至于三百六十五之数，因亦泯然。使用针之人，妄意腧穴，不知骨节本原，徒为针灸。未得其法，枉伤肌肉，良可惜也。今摭自古医经，有骨度之数。析骨之论，凡三百六十五骨之法，以此论骨骼，其庶几矣。故著于篇，以冠针法之首云。"[13]25

《疡医大全》："五指所属脏腑穴道图说。"[18]383

《神灸经纶》："若夫针灸之治，苟不明经络俞穴，无从下手。""灸法亦与针并重，而其要在审穴，审得其穴，立可起死回生。""将本人乳下约离一指许，有低陷之处，与乳直对不偏者，名直骨穴。如妇人即按其乳头直向下看乳头所到之处，即是直骨穴位，灸艾三炷。艾炷如赤豆大。"[25]1

《金针秘传·针法秘传》："汪绍达先生曰：穴法歌传世已数百年，并未帮助何用，但云相应而已。昔尝举以问老友濮云根据，据转述其师陆九芝先生云：此针灸家一大秘密也。凡救晕针及拔针不出种种危险，皆于此相应诸穴下针，但从未有注明何穴救晕针，何穴救吸针，致后人无从措手。然果能明于各经脉中之气机，某经与某经互相贯通，此穴法歌中所云某穴与某穴互相为应者，有如何关系，自不难由此例彼，推类而知也。愚按：吾师石屏先生于救晕针各穴，多至十余处，皆与此歌所云之各穴相符。盖吾师之针法，传于异人聂君，聂君又传于济宁州之高僧，除传授针法外，尚须授以炼气运气诸法，故能于极柔之金针,运以刚劲之真气,由孔穴以入经络,济危救急,指挥如意,又不仅在穴道之相应已也。"[20]371

《说文解字注》:"俞,空中木为舟也。"[2]1272

《简明中医辞典》:"俞,通'腧'、'输',指腧穴。《素问·气府论》:'五脏之俞各五,六腑之俞各六'。"

"穴道:穴位的俗称……穴位:俗称穴道。《内经》名腧(俞、输)、气穴。《针灸甲乙经》又名孔穴。俞有输注的含义,穴有空隙的意思。为人体脏腑经络气血输注出入的处所。"[21]318

《中医大辞典》:"腧,通输,有输注的含义;穴,有空隙的意思。泛指人体脏腑经络气血输注出入的部位。文献上还有'气穴''孔穴''骨空''穴位''穴道'等不同名称。"

"穴位:俗称穴道。《内经》名腧(俞、输)、气穴。《针灸甲乙经》又名孔穴。俞有输注的含义,穴有空隙的意思。为人体脏腑经络气血输注出入的处所。"[23]536

"① 同孔,小洞。《素问·四气调神大论》:'邪害空窍。'② 孔穴,指经穴、穴位。《素问·五脏生成篇》:'血行而不得反其空。'《灵枢·九针十二原》:'机之动,不离其空。'③ 空虚。《灵枢·阴阳二十五人》:'跟空。'(即足后跟瘦而无肉)《脉经》:'胃中如空状。'"[23]536

《中医词释》:"(俞)① 输送,表现。如'病在肾,俞在腰股'。即肾病有时可在腰股部位表现出来。② 通'输'。③ 通'腧',穴位。④ 通'愈',疾病全愈。"[22]167

《中国中学教学百科全书·体音美卷》:"(穴位)在气功和传统武术理论中,指脏腑之气在经络上运行、输注、积聚、出入之处,也是脏腑、经络的功能在体表的特定反应点。"[29]173

《中国武术大辞典》:"(穴位)俗称穴道。《内经》名腧、气穴。腧有输注的含义,穴有空隙的意思。为人体脏腑经络气血输注出入的处所。它通过经络的传导作用影响气血的功能。"[24]270

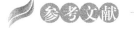 参考文献

[1] [汉] 司马迁.史记:犀[M].萧枫编.西安:西安出版社,2009:738,746.

[2] [汉] 许慎.说文解字注[M].[清] 段玉裁注.上海:上海古籍出版社,1981:723,1272.

[3] 未著撰人.灵枢经[M].北京:人民卫生出版社,1963:3,4,15,21,43,53,73,76,100.

[4] [清] 王筠.说文解字句读十一[M].上海:商务印书馆,1936:1249.

[5] [明] 张介宾.类经:上册[M].北京:人民卫生出版社,1965:249.

[6] [晋] 皇甫谧.针灸甲乙经[M]//黄龙祥主编.针灸名著集成.北京:华夏出版社,1996:35.

[7] [元] 滑寿.十四经发挥[M]//黄龙祥主编.针灸名著集成.北京:华夏出版社,1996:480.

[8] 未著撰人.黄帝内经素问[M].人民卫生出版社,1963:92,155,156,164,194,302,303,326,340.

[9] [唐] 孙思邈.备急千金要方[M].魏启亮,郭瑞华校.北京:中医古籍出版社,1999:917.

[10] [元] 窦汉卿.针经指南[M]//黄龙祥主编.针灸名著集成.北京:华夏出版社,1996:374.

[11] [宋] 赵佶.圣济总录:下册[M].北京:人民卫生出版社,1962:3123.

[12] [宋] 李璆.岭南卫生方[M].张效霞校.北京:中医古籍出版社,2012:130.

[13] [明] 朱橚.普济方:第十册针灸[M].北京:人民卫生出版社,1959:2,25.

[14] [宋] 王惟一.铜人腧穴针灸图经[M].影印本.北京:中国书店,1987:1.

[15] [宋] 方绰.西方子明堂灸经 灸膏肓俞穴法[M].上海:上海中医学院,1989:1.

[16] [金] 刘守真.素问要旨[M]//河间医集.北京:人民卫生出版社,1998:172.

[17] [宋] 琼瑶真人.针灸神书[M].陆寿康校.北京:中医古籍出版社,1999:92.

[18] [清] 顾世澄.疡医大全[M].叶川,夏之秋校.北京:中国中医药出版社,1994:383.

[19] [清] 雷丰.灸法秘传[M]//周仲瑛,于文明主编.中医古籍珍本集成:针灸推拿卷备急针灸、灸法秘传.长沙:湖南科学技术出版社,2014:189,197,201.

[20] 方慎盦.金针秘传[M]//近代中医珍本集针灸按摩分册.杭州:浙江科学技术出版社,1994:371.

[21] 李经纬,区永欣,余瀛鳌,等.简明中医辞典[M].北京:中国中医药出版社,2001:318.

[22] 徐元贞,曹健生,赵法新,等.中医词释[M].郑州:河南科学技术出版社,1983:167.

[23] 李经纬,余瀛鳌,欧永欣,等.中医大辞典[M].北京：人民卫生出版社.1995：536.

[24] 中国武术大辞典编辑委员会.中国武术大辞典[M].北京：人民体育出版社.1990：270.

[25] ［清］吴亦鼎.神灸经论[M].影印本.北京：中医古籍出版社,1983：1.

[26] 承澹盦.中国针灸学[M].北京：人民卫生出版社,1955：47.

[27] 江苏省中医学校针灸学科研组.针灸学[M].南京：江苏人民出版社,1957：83.

[28] 山东省中医进修学校.简易针灸学[M].济南：山东省人民出版社,1958：29.

[29] 周正国,高奉仁,常锐伦.中国中学教学百科全书：体音美卷[M].沈阳：沈阳出版社,1991：173.

[30] 中医药学名词审定委员会.中医药学名词[M].北京：科学出版社,2005：210.

（黄　涛　逯　阳）

# 瘢痕灸

### bān hén jiū

## 一、规范名

【汉文名】瘢痕灸。

【英文名】scarring moxibustion。

【注释】将艾炷直接置于施灸部位上点燃施灸,以使局部皮肤起泡、化脓,形成永久性瘢痕的直接灸法。

## 二、定名依据

瘢痕灸是直接灸的治疗方法之一,因使局部皮肤起泡、化脓,形成永久性瘢痕,故以瘢痕灸命名。

现代相关著作,如《中医大辞典》《中国针灸大词典》《中国灸法大全》《中国灸法学》,以及全国高等中医药院校规划教材《针灸学》等均以"瘢痕灸"作为规范名。同时,已经广泛应用于中医药学文献的标引和检索的《中国中医药学主题词表》也以"瘢痕灸疗法"作为正式主题词,将"瘢痕灸"作为入口词,表明"瘢痕灸"作为针灸疗法的一种规范名已成为共识。

我国2005年出版的全国科学技术名词审定委员会审定公布的《中医药学名词》已以"瘢痕灸"作为规范名,所以"瘢痕灸"作为规范名也符合术语定名的协调一致原则。

## 三、同义词

【曾称】"灸花"(《针灸集成》);"有瘢痕灸"(《近世医学全书》)。

## 四、源流考释

瘢痕灸是直接灸的一种,因其灸后局部皮肤起泡、化脓,形成瘢痕而命名,又称化脓灸,古称"灸发""发灸疮"。瘢痕灸的历史非常悠久,随着灸法的出现而出现,并随着时代发展,从灸疮的产生、灸疮护理、艾灸操作等方面逐渐发展。"发灸疮"被认为是艾灸治疗的关键。

最早有文字记载瘢痕灸法的是《针灸甲乙经》:"欲令灸发者,履鞴熨之,三日即发。"[1]53也是早期应用灸法治疗疾病和防病保健的主要方式,在唐宋时期非常盛行。在施灸时一般用小艾炷,依据患者体质情况确定灸量(壮数),同时非常关注取穴方法,如《备急千金要方》载:"凡点灸法,皆需平直,四肢无使倾侧,灸时孔穴不正,无益于事,徒破皮肉耳。若坐点则坐灸之,卧点则卧灸之。"[2]634施灸时,在穴位上涂敷蒜汁,将艾炷立即粘上,用线香点燃施灸,直至艾炷燃尽,艾火熄灭,即为1壮。由于着肤直接灸的缘故,患者往往会感到灼痛,施灸部位会起泡,被称为"灸发"。唐代,瘢痕灸不仅用于治疗疾病,而且用于养生保健、防病治病,孙思邈在《备急千金要方》强调:"凡入吴蜀地游宦,体上常须二两处灸之,勿令疮暂瘥,则瘴疠温疟毒气不能着人也,故吴蜀多行灸法。"[2]635 王执中在《针灸资生经》里强调的"若要安,丹田三里不曾干"[1]255,更是把瘢痕灸的作用提高到了至关重要的位置。古人已经认识到灸疮的发与不发,直接关系的治疗疾病的疗效,是瘢痕灸成败的标志,如《针灸资生经》:"凡着艾得疱发,所患即瘥,不得疱发,其病不愈。"[1]269《医心方·灸例法第六》卷二引:"陈延之曰:《经》说夫病以汤药救其内,针灸营其外……但逐病所在便灸之,皆良法。但避其面目肢显露处,以疮瘢为害耳。"并表示:"凡灸诸俞皆令如经也,不如经者徒病无益。灸得脓坏,风寒乃出;不坏,则病不除也。"[3]105《太平圣惠方》亦说:"灸炷虽然数足,得疮发脓坏,所患即差,如不得疮发脓坏,则疾不愈。"《针灸易学》更是强调:"灸疮必发,去病如把抓。"大量临床资料也证实,灸疮发否,与疗效有密切的关系。所以凡施瘢痕灸法,均宜使其疮发。

同时,古人也关注到灸后疼痛的问题,如《千金翼方》卷十七记载了:"生平风发,强忍怕痛不灸,忽然卒死。"说明该法虽有良效,但不易被患者所接受,"化脓灸(重直接灸)也称瘢痕灸、着肤灸,打脓灸。古代多用此法。因艾炷大如枣核,要求下广三分,一二次灸成,令发灸疮、致皮焦肉烂,痛苦不堪,人多畏惧,不愿接受。"[4]45 因此,历代医家对防止和减轻施灸时的烧灼痛,也提出了许多方法,如《扁鹊心书》:"如癫狂人不可灸,及膏粱人怕痛者,先服睡圣散,然后灸之。一服止可灸五十壮,醒后再服,再灸。"[5]23 同时也在附方中记载了"睡圣散:人难忍艾火灸痛,服此即昏睡,不知痛,亦不伤人。"[5]97 并详细说明了内服睡圣散进行全身麻醉,然后施灸的方法。此外,明代龚信在《古今医鉴》中描述了"用药制过纸擦之,使皮肉麻木",然后施行针灸的局部麻醉法;《寿世保元》有"着艾火痛不可忍,预先以手

指紧罩其穴处,更以铁物压之即止"的指压麻醉法记载,均为缓解灸疮引起的疼痛提供了较好的支持。现代临床为了解决施灸时烧灼痛,除曾通采用拍打法外,还有采用局麻药入位皮内或皮下注射,及中药外涂局麻无痛施灸法,均有较好的效果[6]34[7]56。

清代《勉学堂针灸集成》中记载了灸后灸疮未发脓的治疗方法,并将成脓的灸法称为"灸花"[8]12。民国时期,在《近世医学全书》中,杨医亚将灸法分为了"有瘢痕灸""无瘢痕灸"和"今之特殊灸"三种[9]106。现代,瘢痕灸也被称为化脓灸[10]149,752、打脓灸[11]49。

瘢痕灸历史源远流长,疗效显著,具有扶正祛邪、疏通经络、调理脏腑、行气活血的功能[12]1,尽管创伤较大,患者难以接受,但至今仍广泛应用。

## 五、文献辑录

《针灸甲乙经》:"欲令灸发者,履蹯熨之,三日即发。"[1]53

《针灸资生经》:"关元……多者千余壮,少亦三二百。不知全活者几何人,然亦宜频灸。故曰:若要安,丹田、三里不曾干。"[1]253 "凡着艾得疱发,所患即瘥,不得疱发,其病不愈。"[1]269

《备急千金要方》:"凡点灸法,皆需平直,四肢无使倾侧,灸时孔穴不正,无益于事,徒破皮肉耳。若坐点则坐灸之,卧点则卧灸之。""凡入吴蜀地游宦,体上常须三两处灸之,勿令疮暂瘥,则瘴疠温疟毒气不能着人也,故吴蜀多行灸法。"[2]635

《扁鹊心书》:"如癫狂人不可灸,及膏粱人怕痛者,先服睡圣散,然后灸之。一服止可灸五十壮,醒后再服,再灸。"[5]23 "人难忍艾火灸痛,服此即昏睡,不知痛,亦不伤人。"[5]97

《医心方》:"陈延之曰:《经》说夫病以汤药救其内,针灸营其外……但逐病所在便灸之,皆良法。但避其面目肢显露处,以疮瘢为害耳……凡灸诸俞皆令如经也,不如经者徒病无益。灸得脓

坏,风寒乃出;不坏,则病不除也。"[3]105

《谢锡亮灸法》:"化脓灸(重直接灸)……也称瘢痕灸、着肤灸,打脓灸。古代多用此法。因艾炷大如枣核,要求下广三分,一二次灸成,令发灸疮,致皮焦肉烂,痛苦不堪,人多畏惧,不愿接受。"[4]45

《中国灸法大全》:"因直接灸对皮肤刺激程度的不同,又分为无瘢痕灸、发泡灸和瘢痕灸3种……瘢痕灸:又称化脓灸。因将艾炷直接置于穴位上施灸,以灸至皮肤烧破,并致局部化脓、结痂,脱落后留有永久性瘢痕,故名。此灸法最早总结记载于《针灸甲乙经》,尔后唐宋时期非常盛行……在施灸过程中,为减轻患者的灼痛,施术者可在穴位四周用手轻轻拍打。借以缓解疼痛。灸毕,在施灸穴位上贴敷淡水膏药,并嘱患者多吃羊肉、豆腐等营养丰富的食物,促使灸疮的正常透发,有利于提高疗效。施灸穴位一般约为1周化脓(正常的无菌性化脓,脓色较淡,多为白色),化脓时每日换膏药1次,避免污染。灸疮45日左右愈合,留永久性瘢痕。施灸时需防晕灸,施灸后如有继发感染(脓色多呈黄绿色),应给予积极治疗。此灸法适用于哮喘、瘰疬、肺痨、痞块、癫痫、溃疡病和发育障碍等症,对高血压病患者,有预防中风的作用。常人施此灸法还有较好的防病健身作用。正因如此,古人强调要'发灸疮'。所谓发灸疮,就是用艾炷直接灸灼穴位,使灸处皮肤起泡后所致的无菌性化脓状态。《针灸集成》称作'灸花'。古人认为,灸疮的发与不发是瘢痕灸成败的标志……现代,为了解决施灸时烧灼痛,临床上除普遍采用穴周皮肤拍打法外,还有人用0.2%盐酸普鲁卡因1~2毫升,注入施灸穴位皮内或皮下的无痛瘢痕灸法。此法不但能产生局部麻醉,且因普鲁卡因'阻断恶性刺激,产生良性刺激',对发灸疮和化脓状态的向愈也有帮助。近人也有采用中药外涂局麻无痛施灸法,具体操作如下:将川乌、细辛、花椒各30克,蟾蜍1.8克,以75%乙醇300毫升浸泡24小时后,

取棕红色上清液,用消毒棉球涂于施灸穴位上,1~5分钟即可施灸。上述各法均取得了较好的效果。"[6]34

《中国灸法集萃》:"着肤灸因其对皮肤刺激程度的不同,又分为无瘢痕灸、瘢痕灸两种。瘢痕灸又称化脓灸。是指艾炷直接置于穴位上施灸,以灸至皮肤起泡,并致局部化脓、结痂,脱落后留永久瘢痕,故名。有文字记载,最早见于《针灸甲乙经》,在唐宋时期非常盛行。施灸时用小艾炷,一般每穴每次灸3~6壮,对小儿及体弱者灸1~3壮。体位选择和点穴:《千金要方》载,'凡点灸法,皆需平直,四肢无使倾侧,灸时孔穴不正,无益于事,徒破皮肉耳。若坐点则坐灸之,卧点则卧灸之'。患者的体位对取穴和施灸关系很重要,特别要注意体位的平正和舒适。一般四肢及胸腹部取仰卧位,背部取坐位或俯卧位。

施灸的具体操作及注意事项:摆正体位,选好穴位,并在穴位上涂敷蒜汁,将艾炷立即粘上,用线香点燃施灸,直至艾炷全部燃尽,艾火熄灭。除去艾灰,另按所需壮数,重新点燃艾炷。每灸完1壮,即涂蒜汁1次。在施灸过程中,如患者感到灼痛,医者可在穴位四周用手轻轻拍打。借以缓解疼痛。灸治完毕,在施灸穴位上贴敷淡水膏。嘱患者多吃羊肉、豆腐等。一般约为1周左右化脓,化脓时每日换膏药1次,灸疮约45日愈合,留永久性瘢痕。施灸时谨防晕灸,若有继发感染。则应给予积极治疗。对身体很弱者,糖尿病、皮肤病者及面部穴位不宜用此法。

发灸疮:用艾炷直接灸灼穴位,使灸处皮肤起泡后所致的无菌性化脓状态,即为'发疮灸',《针灸集成》谓之'灸花'。古人认为是瘢痕灸成败的关键。如《小品方》载有:'灸得脓坏,风寒乃出;不坏,则病不除也。'又宋代王怀隐等的《太平圣惠方》也说:'灸炷虽然数足,得疮发脓坏,所患即差,如不得疮发脓坏,则疾不愈。'李守先在他的《针灸易学》中甚至提示:'灸疮必

发,去病如把抓。'大量临床资料也证实,灸疮发否,与疗效有密切的关系。所以凡施瘢痕灸法,均宜使其疮发。

防止或减轻施灸时烧灼疼痛的方法:临床上施用艾炷瘢痕灸法,最大的缺点是烧灼痛,古人甚至有'生平风发,强忍怕痛不灸,忽然卒死'的记载(《千金翼方》卷十七),说明该法虽有良效,但不易被患者所接受。历代医家对防止和减轻施灸时的烧灼痛,提出了许多方法,如《扁鹊心书》载:'如癫狂人不可灸,及膏粱人怕痛者,先服睡圣散,然后灸之。一服止可灸五十壮,醒后再服,再灸。'该书《附方》亦指出:'人难忍艾火灸痛,服此即昏睡,不知痛,亦不伤人。'提出了内服睡圣散进行全身麻醉,然后施灸的方法。除此以外,明代龚信《古今医鉴》还提出'挑筋灸癖法',即'用药制过纸擦之,使皮肉麻木'的局部麻醉法,然后施行针挑和艾灸其具体操作为:'制纸法,用花椒树上的马蜂窝为末,用黄蜡蘸末并香油,频擦纸。将此纸擦患处皮,即麻木不知痛。'《寿世保元》也提出了'着艾火痛不可忍,预先以手指紧罩其穴处,更以铁物压之即止'的指压麻醉法等。近人为了解决施灸时烧灼痛,除普遍采用拍打法外,还采用了 0.2% 盐酸普鲁卡因 1~2 毫升注入施灸穴位皮内或皮下的无痛瘢痕灸法,及中药外涂局麻无痛施灸法,其具体操作如下:将川乌、细辛、花椒各 30 克,蟾酥 1.8 克,用 75% 乙醇 300 毫升浸泡 24 小时后,取棕红色上清液,用消毒棉球涂于施灸穴位上,1~5 分钟达局部麻醉即可施灸。以上方法均取得了较好的效果。"[7]56,57

《勉学堂针灸集成》:"灸疮无汗则未易发脓……用薄荷、桃柳叶,煎汤淋洗;因用盐汤和麦末如泥,形如厚棋子著布上,敷贴灸疮;若干,更用盐汤水润其布上,即脓。俗名灸花。"[8]12

《近世针灸医学全书》:"有瘢痕灸……在人体一定局部,即施灸点处,捻指头大之艾叶,置于施灸点之皮肤上,以线香之火燃烧艾叶,使皮肤上起一种火伤,并生一种之瘢痕。此种施灸方法,普通民间疗法多行之,此之谓'有瘢痕灸'治,若施灸点化脓时,其残留之瘢痕亦稍大。"[9]106

《中国针灸学词典》:"瘢痕灸……灸法之一,即化脓灸。"[10]11

"化脓灸……灸法名。直接灸法之一,又称瘢痕灸。是将艾炷直接置于穴位上点燃施灸,以使局部皮肤起泡化脓,最后留有瘢痕。施灸时先以蒜汁涂灸处,然后放置艾炷施灸,每炷必须燃尽,除去灰烬,易炷再灸。一般每穴灸 5~7 壮,然后用灸疮膏药封贴,每日更换膏药一次,经 4~7 日,灸处化脓,形成灸疮。多用于哮喘、慢性肠胃病、肺结核、瘰疬等,并可用于预防保健。"[10]752

《灸法医鉴》:"瘢痕灸法,又称化脓灸、着肤灸、打脓灸。系指以艾炷直接灸灼穴位皮肤,渐致化脓,最后形成瘢痕的一种灸法。有文字记载,最早见于《针灸甲乙经》,而且在唐宋时期非常盛行。"[11]49

《瘢痕灸》:"瘢痕灸是直接灸的一种,是我国古老的灸法之一……这种灸法根据病情不同,在人体上选不同的穴位,用陈旧的细艾绒,制成一定大小的艾炷。用大蒜汁涂在选定的穴位上,燃艾施灸。将规定壮数灸完,用大蒜汁涂在选定的穴位上,燃艾施灸。将规定壮数灸完,贴淡水膏或胶布以保护灸后的伤面,并促使灸处化脓。化脓过程约需 40 日,故叫作化脓灸。灸后伤面愈合后,留下瘢痕,故又叫瘢痕灸。此法具有扶正祛邪、疏通经络、调理脏腑、行气活血的功能,应用这种灸法治病的技术,就叫瘢痕灸……晋代皇甫谧著的《针灸甲乙经》还记载了灸后促使化脓的方法:'欲令灸发者,灸履辅熨之,三日即发。'唐代,瘢痕灸不仅用于治疗,而且用于防病。灸法在当时不仅应用于内、外、小儿各科疾病,并认为是治疗大病、挽救危笃的重要方法之一,以上对灸法研究提供了很多宝贵资料。元代王国瑞所撰《扁鹊神应针灸玉龙经》对灸术治病方法论述颇多,如'玉龙歌'云:'……哮喘之症最难当,夜间不睡气遑遑。

天突妙穴宜寻得，膻中着艾便安康。'明代李梴认为灸法的范围极其广泛：'虚者灸之，使火气以助元气也。实则灸之，使实邪随火气而发散也。寒者灸之，使其气之复温也，热者灸之，引郁热之气外发，火就燥之义也。''药之不及，针之不到，必须灸之。'《针灸易学》也提出：'气盛泻之。气虚补之。针所不能者，则艾灸之。针虽捷不如艾稳，灸虽稳不如针捷。如气血两亏，年高少小之人，并腹背咽喉胸上，针不如艾稳也。'在预防保健方面，《针灸问对》曾记载：'若要安，膏肓、三里常不干。'杨继洲著《针灸大成》指出：'中风之候，但宜灸足三里、绝骨四处。'瘢痕灸的操作方法在清代的《医宗金鉴》及《针灸集成》两书内，均有详细的记载。"[12]1

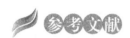

参考文献

［1］黄龙祥.针灸名著集成［M］.北京：华夏出版社，1996：53，269.

［2］李景荣.备急千金要方校释［M］.北京：人民卫生出版社，1998：634，635.

［3］［日］丹波康赖.医心方［M］.高文柱注.北京：华夏出版社，2011：105.

［4］谢锡亮.谢锡亮灸法［M］.北京：人民军医出版社，2007：45，46.

［5］［宋］窦材.扁鹊心书［M］.李晓露，于振宣点校.北京：中医古籍出版社，1992：23，97.

［6］张奇文.中国灸法大全［M］.北京：人民卫生出版社，2004：34，35.

［7］田从豁.中国灸法集萃［M］.沈阳：辽宁科学技术出版社，1987：56，57.

［8］［清］廖润鸿.勉学堂针灸集成［M］.北京：人民卫生出版社，1994：12.

［9］［民国］杨医亚.近世医学全书［M］.上海：上海千顷堂书局，1954：106.

［10］高忻洙，胡玲.中国针灸学词典［M］.南京：江苏科学技术出版社，2010：149，752.

［11］王富春.灸法医鉴［M］.北京：科学技术文献出版社，2009：49.

［12］李志明.瘢痕灸［M］.合肥：安徽科学技术出版社，1986：1－9.

（吴子建　黄　涛）

# 推拿养生康复

# 小儿推拿

xiāo ér tuī ná

## 一、规范名

【汉文名】小儿推拿。

【英文名】infantile massage。

【注释】以中医基础理论为指导,运用各种手法刺激于小儿特定穴位和部位,来调整小儿脏腑、气血、经络功能,从而达到防病治病目的的一种外治法。

## 二、定名依据

《秘传看惊掐筋口授手法论》是我国现存最早的小儿推拿专题文献,见于《补要袖珍小儿方论》第十卷,明代徐用宣撰。主治的病证以小儿惊风为主,因此,有的医家认为"看惊掐筋"可能是小儿推拿的早期称谓。

"小儿推拿"一词出于明代龚云林撰写的《小儿推拿秘旨》。因小儿推拿以推法居多,且患儿大多不能配合完成操作,施术者需拿持而推之,故改称小儿推拿,"推拿"正是从这时的"小儿推拿"名称沿革而开始的。

小儿推拿亦称小儿按摩,可见于清代《厘正按摩要术》。

2005年出版的由全国科学技术名词审定委员会审定公布的《中医药学名词》,工具书"中国医学百科全书"、《中医大辞典》均以"小儿推拿"作为规范名。

## 三、同义词

【曾称】"小儿按摩"(《厘正按摩要术》)。

## 四、源流考释

"小儿推拿"与"推拿"同宗同源,因此,在考证"小儿推拿"源流之始,不得不重新梳理"推拿"一词的发展历史。

"推拿"一词的历史并不悠久,但作为一项临床技能,它的历史可追溯到甲骨文时期。在"推拿"正式出现之前,"按摩"被认为是这一临床技能的代名词,《厘正按摩要术》中述有:"按摩一法,北人常用之。曩在京师见直隶满洲人,往往饮啖后,或小有不适,辄用此法,云能消胀懑,舒经络,亦却病之良方也。南人专以治小儿,名曰推拿。"[1]2 "推拿者,即按摩之异名也"。[1]4 从中可以看出,"推拿"和"按摩"实为同义词,北方惯称"按摩",南方惯称"推拿",而南方的推拿手法更为轻柔,更适合对小儿使用。早在《内经》中,就有关于"按摩"的记载:"形数惊恐,经络不通,病生于不仁,治之以按摩醪药。"[2]194 在后世的很多文献中,"按摩"也被广泛运用,如《旧唐书》中记载:"按摩博士一人,从九品下。按摩师四人,按摩工十六人,按摩生十五人。"[3]1279《医宗金鉴》中:"按者,谓以手往下抑之也。摩者,谓徐徐揉摩之也。"[4]2282 除"按摩"之外,"推拿"在古文献中还有"案抓""按蹻""导引""抑搔""折枝""摩挲"等异名,但皆不如"按摩"一词沿用时间长、范围广。"推拿"一词最早出现于明代张四维的《医门秘旨》,但此书已在国内失传,今在日本宫内厅书陵部内藏有万历同安恒德堂刊本,故无从考证。[5]51 现有考证的首次出现的"推拿"见于明代万全的《幼科发挥》中"慢惊有三因":"一小儿得真搐。予曰:不治。彼家请一推拿法者掐之,其儿护痛,目瞪口动,一家尽喜……"[6]21 因小儿推拿以推法居多,且患儿大多不能配合完成操作,施术者需拿持而推之。至此"推拿"正式出现,并沿用至今。《小儿推拿秘旨》中有:"余曰:养育小儿,难事也。读康浩'保民如保赤',诚求可知矣。盖因体骨未全，血气未定，脏腑薄弱，汤药难施。一有吐泄、惊风、痰喘、咳嗽诸症，误投药饵，为害不浅。唯推拿一法，相传上帝命九天玄女，按小儿五脏六腑经络，贯串血道。因其寒热温凉，用夫推拿补泄。一有疾病，即可医治，手到病除，效验立见，洵保赤之良法也。"[7]18

"小儿推拿"与"推拿"出现时间相仿，在此之前，"小儿推拿"并没有出现较为正统的代名词。《秘传看惊掐筋口授手法论》是我国现存最早的小儿推拿专题文献，见于《补要袖珍小儿方论》第十卷，明代徐用宣撰，主治的病证以小儿惊风为主，因此，有的医家认为"看惊掐筋"可能是小儿推拿的早期称谓。但笔者认为"看惊掐筋"并不能作为"小儿推拿"出现前的名称，虽然很多文献中记载的用推拿方法治疗的小儿疾病以"瘛疭""惊风""惊痫"为主，但同时也有文献记载了治疗"小儿壮热""腹胀满"等其他疾病的按摩方法，除了"掐"法，也有关于"摩"法、"捏"法的记录。所以，"看惊掐筋"一词并不能完整概括"小儿推拿"的临床适应证以及操作手法特点，因此不适合作为"小儿推拿"的异名同义词。

明代万全的《幼科发挥》中虽提及"推拿"以及小儿疾病的推拿病案，但未及"小儿推拿"。"小儿推拿"一词首次出于1604年成书的明代龚云林撰写的《小儿推拿方脉活婴秘旨全书》。

## 五、文献辑录

《肘后备急方·卷一》："使病人伏卧，一人跨上，两手抄举其腹，令病人自纵重，轻举抄之，令去床三尺许，便放之，如此二七度止""拈取其脊骨皮，深取痛引之，从龟尾至项乃止，未愈更为之。"[8]7

《圣济总录卷第一百七十·小儿夜啼》："天之阴，阴中之阴也，夜为阴盛之时，凡病在阴者，至夜则邪气亦甚令啼治小儿夜啼，至明不得寐。芎，防己，白术，上三味等分，捣罗为散……亦以摩儿顶上及脊。至验。"[9]2766

《小儿药证直诀·卷下》："甘桔汤主治小儿

肺热，手掐眉目鼻面。"[10]50

《针灸大成·卷十》："脾虚则生风，风盛则筋急，俗名天吊风者，即此候也。宜补中为主，仍以掐按揉穴之法，细心运用，可保十全矣。又有吐泻未成慢惊者，急用健脾养胃之剂，外以手法按掐对症经穴，脉络调和，庶不致变慢惊风也。如有他症，穴法详开于后，临期选择焉。"[11]304

《幼科发挥卷之上·急惊风有三因》："一儿发搐，先取善推法推之止，后发，病益危甚。予曰：推法者，乃针灸按摩之遗意也。《经》曰：无刺大虚人。推掐之法，壮实者可用之。如怯弱者，其气不行，推则有汗，反伤元气也。其家不信。予曰：不死必成痫疾。半月后果死。"[12]20

《幼科铁镜·凡例》："凡推拿，古人以之代药后人竟以推拿为儿戏，并不知推应何经，拿应何脏，所代何药。以致轻症加重，重予速死。予特载出某推当某药，某拿抵某味，使人晓得用推拿，便是用药味，药味既不可误投，推拿又何可乱用。"[13]5

《厘正按摩要术叙》："按摩一法，北人常用之。曩在京师见直隶满洲人，往往饮啖后，或小有不适，辄用此法，云能消胀懑，舒经络，亦却病之良方也。南人专以治小儿，名曰推拿。习是术者，不必皆医。每见版镌某某氏推拿惊科，悬诸市，故知医者略而不求，而妇人女子藉为啖饭地也。岁丁亥，自都中归，访张广文筱衫仁棣于城东。远近就医者，户外履满，室中医书数百卷，罗列纵横。为时时目涉者，案置抄本一，涂抹几遍，阅之，则《推拿要诀》也。云系丹徒张君属为厘订，将醵资刊刻，广惠婴孩。张君号心樵，名言礼，前寓湖西，距余不远，间在亲串家一识之。古道可风，孰知留心医学为活人传世计耶。"[1]4

《小儿推拿学》："小儿推拿学是在中医基础理论和相关临床知识指导下，根据小儿的生理病理特点，研究在其体表特定的穴位或部位施以手法，以防治疾病、助长益智的一种外治方法,是一门独具特色的中医临床学科。

小儿推拿又称小儿按摩,是指运用特定手法作用于小儿特定部位,来调整小儿脏腑、气血、经络功能,从而达到防病治病目的的一种外治法。小儿从出生到长大,处于不断生长发育的过程中,无论在生理、病理、保育、辨证、治疗等方面,都与成人有所不同,而且年龄越小,特点越明显。因此掌握这些特点,对小儿疾病的诊断、防治等方面,具有极其重要的意义。"[14]7

《中医药学名词》:"用于防治小儿病证的推拿方法。"[15]244

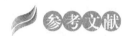

［1］［清］张振鋆.厘正按摩要术[M].天津:天津科学技术出版社,2002:2,4.

［2］南京中医药大学.黄帝内经素问译释[M].上海:上海科学技术出版社,1997:194.

［3］［晋］刘昫.旧唐书[M].北京:中华书局,1999:1279.

［4］［清］吴谦.医宗金鉴[M].北京:人民卫生出版社,2005:2282.

［5］王之虹.推拿学[M].北京:高等教育出版社,2013:51.

［6］［明］万全.幼科发挥[M].北京:中国古籍出版社,1997:21.

［7］［清］龚云林.小儿推拿秘旨[M].天津:天津科学技术出版社,2012:18.

［8］［晋］葛洪.肘后备急方[M].北京:人民卫生出版社,1963:7.

［9］［宋］赵佶.圣济总录[M].北京:人民卫生出版社,1982:2766.

［10］［宋］钱乙.小儿药证直诀[M].江苏:江苏科学技术出版社,1983:50.

［11］［明］杨继洲.针灸大成[M].北京:人民卫生出版社影印,1955:304.

［12］［明］万全.幼科发挥[M].北京:中国中医药出版社,2007:20.

［13］［清］夏禹铸.幼科铁镜[M].上海:上海科学技术出版社,1982:5.

［14］刘明军.小儿推拿学[M].北京:中国中医药出版社,2012:7.

［15］中医药学名词审定委员会.中医药学名词[M].北京:科学出版社,2015:244.

（王宇航　姚梦凡）

5·048

# 太极拳

tài jí quán

## 一、规范名

【汉文名】太极拳。

【英文名】taijiquan。

【注释】中国传统武术中拳术之一,基本动作为圆柔连贯螺旋式的弧形缠绕运动,动作连贯而圆活,绵绵不断,犹如太极图。用作健身和搏击。

## 二、定名依据

"太极拳"一词出自清代《王宗岳太极拳论》,王氏在民间武术界地位崇高,其太极理论被太极拳各流派视为圭臬,故一直沿用至今,无异名及歧义。

历史上与"太极拳"有关的"三十七式""先天拳""太极十三式"等名词,与清初以后传流的太极拳并不相同,应当属于"太极拳"的原型或来源。

2005年出版的经全国科学技术名词审定委员会公布的《中医药学名词》,工具书《中国医学百科全书》《中医大辞典》《中国大百科全书·体育卷》,以及1956年中华人民共和国体育运动委员会向全国推广的"简化太极拳"和2006年5月20日国务院批准公布的第一批国家级非物质文化遗产名录等,均以"太极拳"作为规范名。

太极拳运动在海外较为普及,海外译名多为"taijiquan",或其简称"taiji""taichi",均是以"太极拳"之音而成。

## 三、同义词

未见。

## 四、源流考释

"太极"一词源出《周易·系辞》,含有至高、至极、至广、极致、纯粹的意思。太极拳,是吸取中国古典哲学思想和中医理论,综合历代各家拳法,结合古代导引术和吐纳术而形成的一种内外兼练,柔和、缓慢、轻灵的拳术。

"太极拳"一词的起源,历史上有较多说法,流传较广的有:唐代许宣平、宋代张三峰、明代张三丰,但以上均无确凿证据。近年来,随着史料的陆续发现,学者多认为太极拳招式、套路基本定型的年代大约是明末清初,是河南陈家沟明末武庠生、清初文庠生陈王廷(约 1600—1680)总结发展祖传拳法和军队中戚继光总结的各种拳法而创制[1]102,但"太极拳"之名,却是清代王宗岳在《太极拳论》中所提出的[2]1。

"太极拳"名称形成并固定后,形成不同的流派。根据流派的不同,太极拳也衍生出多个下位名词,如"陈氏太极拳""杨氏太极拳""吴氏太极拳""武氏太极拳""孙氏太极拳""简化太极拳"等。

中国民间武术历来有秘而不传的习俗,传承多以口传心授形式,给源流考据带来不少困难。根据现有有关文献记载,与"太极拳"一词起源的记载包括:

(1)唐代许宣平"三十七式":清末民初宋书铭托其祖宋远桥名所著的《宋氏家传太极功源流及支派论》认为"太极拳"一词源于唐代许宣平所传授的三十七式"太极拳功",如"始得太极之功者,授自唐代于欢子许宣平,至余十四代,有断亦有续者。许先师系江南徽州府歙县

人……其所传之太极拳功,名三世七,因共三十七式而名之。又名长拳,长拳者,因如长江大河滔滔不绝无间断也。总名三十七式,其各式名称,与太极拳十三式大致相同……"拳家吴图南所述:"唐之徐宣平、李道子之流,皆以太极拳为修养身心之具,又为养生之术"[3]24,则是据宋氏论述得来。

(2)唐代李道子"先天拳":同样是宋氏,指出另有一位"李道子"传承下来一种叫做"先天拳"的功法,与许宣平所传三十七式太极拳功类似,云:"李道子,唐时江南安庆人,尝居武当山南岩宫……所传太极功,名曰先天拳,亦曰长拳。其拳法至宋时传于江南宁国府俞氏。先天拳亦如三十七式,而为太极拳之别名。至明时宋远桥、俞莲舟、俞岱岩、张松溪、张翠山、殷利亨、莫谷声等得其传……"[4]4

以上宋氏所谓太极拳以及"太极拳"名词源于唐代的说法,并无任何证据,已被学者否定。[5]4[6]47

(3)明代张三丰"太极十三式":张三丰创太极,在民间流传极广。"张三丰,名通,字全一,又名君宝。三丰,其号也。辽东懿州人,又名张邋遢。本武当丹士,身长七尺余,美髯如戟,寒暑戴一箬笠。自洪武初,至太和山修道。宋远桥、俞莲舟等七人往访,共拜之,耳提面命,月余始归,自此不绝往来。其所传张松溪、张翠山之拳,名十三式,盖今人所习之太极拳也。"[4]4 此说自 20 世纪 90 年代以后被学界公认为不实,因此,"太极拳"一词自然也就不会出自张三丰。

(4)明末清初陈王廷《拳经总歌》:初见于河南温县陈家沟陈氏两仪堂古拳谱。武术考据家唐豪、顾留馨等认为,太极拳基本套路是明末清初战将、河南温县陈王廷所创[7]3。拳家王新午说:"武术之源流,自有人类始,盖古者人与兽争,人与人争,逐渐择其确切能施于实用之斗争应用方法,编为定式,从事教习,是即武术之嚆矢。其相传递嬗之迹,虽不得而详……则武术

之兴创,始于有信史之前,并非创自一人也"[4]4。武术理论家顾留馨于临终前三个月,曾经留下一段文字:"太极拳在中国流传有三百余年,河南县陈家沟村人陈长兴教了杨露禅,经杨氏祖孙三代教学于北京。逐渐流传到全国。今已遍及世界。"[8]45 这些都是对陈王廷传承创新太极拳所做贡献的肯定。但是顾留馨亦言:"太极拳虽为明末清初陈王廷所创造,然而,陈王廷所作《拳经总歌》和其遗词'闷来时造拳',都未明言其所造拳命名为'太极拳',陈氏后裔从何时起采用'太极拳'名称,有待继续考证。"[9]350

(5)清代王宗岳《太极拳论》:据武术考据家唐豪考证[9]395,王宗岳为清乾隆年间(一说明万历年间)山西人,著有《太极拳论》,以《易经》太极阴阳学说,融合武术等相关理论,写成太极拳理论与实践方法。顾留馨认为"太极拳各流派的出现,均在王宗岳《太极拳论》之后,而各流派均把王宗岳《太极拳论》奉为经典"[7]3。此说虽有一定道理,但是王氏著述可以认为是太极拳理论的阐释,也可以确认是"太极拳"一词正式定名的文献,但不能认为太极拳是王氏创造。

(6)"太极拳"衍生名词:在太极拳发展传承的历史中,因不同拳家在不同时期对太极拳创新、发展、演绎、改造过程中形成了多种流派,这些流派的名称也就成为"太极拳"的分支词汇。简介如下。

"陈氏太极拳":河南陈家沟陈氏第九世陈王廷(1600—1680)整理出太极拳的武术套路,吸收明代抗倭名将戚继光《拳经》"三十二势"之所长,编制成《拳经总歌》。陈王廷所造拳套,有太极拳(一名十三势)五路、长拳一百零八势一路、炮捶一路。[9]352

陈王廷之后,陈氏太极拳术世代相传,到十四世陈长兴(1771—1853),在其祖传套路基础上,由博归约,将陈氏拳术整理定型为现在的陈氏太极拳一路、二路(又名炮捶)。著有《太极拳十大要论》《太极拳武要言》《太极拳战斗》,是近

代太极拳的集大成者。他对太极拳的另一贡献是敢于打破门户之见,将太极拳传于外姓杨露禅,后由杨氏出外广泛传教,形成了近代杨、吴、武、李、孙等各个流派,致使太极拳出现百花纷陈的景象。

鉴于陈氏拳术均以口传为主,第十六世陈鑫(1849—1929)以十二年时间写成《陈氏太极拳图说》。书中除了阐发陈氏历代积累的练拳经验外,更结合了易理与中医经络学说,是陈氏太极拳理论最重要的著作,为太极拳的进一步发展奠定了雄厚的理论基础。

陈氏后裔在陈氏太极拳的发展上,无论在理论或拳架上一直有继承,有发扬。其拳术基本上仍保持原有的传统风格,速度快慢相兼,动作多有螺旋缠绕,运动量较大。

"杨氏太极拳":始于杨露禅(1799—1872),露禅师从陈氏十四世陈长兴,艺成后至北京教拳。后经其孙杨澄甫将拳势加以修改,成为目前流行较广的杨氏太极拳。其特点是,拳架中正舒展,动作均匀和顺。杨澄甫(1883—1936)著有《太极拳体用全书》《太极拳使用法》,是杨氏太极拳的重要代表人物。

"吴氏太极拳":杨露禅在清宫王府授拳时,满人全佑从学之。全佑传其子鉴泉(1870—1942),鉴泉后从汉姓为吴。吴氏拳架特点柔和紧凑,斜中寓正,架式大小适中。

"武氏太极拳":武禹襄(1812—1880)初学于杨露禅,后亦师从陈氏十五世陈清平。在杨氏大架与陈氏小架基础上演变成武氏太极拳。因其兄武澄清于1852年任河南舞阳县知县时于盐店得王宗岳《拳论》,遂宗王氏太极学说。后传其甥李亦畬(1832—1892),李传郝为真(1849—1920),郝传其子月如。郝月如以教拳为业,武氏太极拳因此开始外传。武氏太极拳,动作轻灵,步伐敏捷,紧凑缠绵。

"孙氏太极拳":孙禄堂(1860—1930)先学形意拳,兼习八卦,后从郝为真学太极拳,将形意、八卦与太极拳融为一体,形成动作小巧,开

合鼓荡,架高步活,独具风格的孙氏太极拳。

"简化太极拳":1956年,中国国家体委以杨氏太极拳为主,辅以其他各流派太极拳动作,陆续整编成简化太极拳二十四势、四十八势、八十八势等套路。北京体育学院阚桂香在陈氏老架太极拳基础上,编写陈氏简化三十六势太极拳;河南省武术教练陈小旺则在陈氏太极老架、新架基础上,整编而成陈氏三十八势太极拳。

从上述的渊源与发展来看,太极拳是历代前人吸取了中国古代哲学、医学与吐纳导引等养生理论,并结合民间与军队中流行的各家拳法,综合性地继承、创新与发展而成。

## 五、文献辑录

《六十年拳讲习录·拳经总歌》引明末清初陈王廷:

"纵放屈伸人莫知,诸靠缠绕我皆依。

劈打推压得进步,搬撂横采也难敌。

钩掤逼揽人人晓,闪惊取巧有谁知?

佯输诈走谁云败,引诱回冲致胜归。

滚拴搭扫灵微妙,横直劈砍奇更奇。

截进遮拦穿心肘,迎风接步红包捶;

二换扫压挂面脚,左右边簪庄跟腿;

截前压后无缝锁,声东击西要熟识;

上笼下提君须记,进攻退闪莫迟迟。

藏头盖面天下有,攒心剁肋世间稀。

教师不识此中理,难将武艺论高低。"[10]50

《太极拳谱·太极拳论》:"太极者,无极而生。动静之机,阴阳之母也。动之则分,静之则合,无过不及,随曲就伸。人刚我柔谓之走,我顺人背谓之粘。动急则急应,动缓则缓随。虽变化万端,而理唯一贯。由著熟而渐悟懂劲,由懂劲而阶及神明,然非功力之久,不能豁然贯通焉。虚领顶劲,气沉丹田。不偏不倚,忽隐忽现。左重则左虚,右重则右杳,仰之则弥高,俯之则弥深。进之则愈长,退之则愈促。一羽不能加,蝇虫不能落。人不知我,我独知人。英雄

所向无敌,盖皆由此而及也。斯技旁门甚多,虽势有区别,概不外乎壮欺弱,慢让快耳。有力打无力,手慢让手快,皆是先天自然之能,非关学力而有为也。察四两拨千斤之句,显非力胜。观耄耋能御众之形,快何能为,立如秤准,活似车轮。偏沉则随,双重则滞。每见数年纯功,不能运化者,率皆自为人制。双重之病未悟耳。欲避此病,须知阴阳,粘即是走,走即是粘,阴不离阳,阳不离阴,阴阳相济方为懂劲,懂劲后愈练愈精,默识揣摩,渐至从心所欲。本是舍己从人,多误舍近求远。所谓差之毫厘,谬之千里,学者不可不详辨焉,是为论。"[11]24

《太极拳谱·长拳、十三势解》:"一名长拳,一名十三式。长拳者,如长江大海,滔滔不绝也。十三势者,分掤、捋、挤、按、采、挒、肘、靠、进、退、顾、盼、定也。掤、捋、挤、按,即乾、坤、坎、离四正方也。采、挒、肘、靠,即巽、震、兑、艮四斜角也。此八卦也。进步、退步、左顾、右盼、中定,即金、木、水、火、土也。此五行也。合而言之,曰'十三势'。"

"十三总势莫轻视,命意源头在腰隙。

变换虚实需留意,气遍身躯不少滞。

静中触动动犹静,因敌变化示神奇。

势势存心揆用意,得来不觉费功夫。

刻刻留心在腰间,腹内松净气腾然。

尾闾中正神贯顶,满身轻利顶头悬。

仔细留心向推求,屈伸开合听自由。

入门引路需口授,功用无息法自修。

若言体用何为准,意气君来骨肉臣。

想推用意终何在,益寿延年不老春。

歌兮歌兮百四十,字字真切义无遗;

若不向此推求去,枉费工夫贻叹息。"[11]34

《太极拳谱·打手歌》引清乾隆间王宗岳:"掤捋挤按须认真,上下相随人难进;任他巨力来打我,牵动四两拨千斤;引进落空合即出,沾连黏随不丢顶。"[11]37

《太极拳古典经论集注·武禹襄太极拳论》:"一举动,周身俱要轻灵,尤须贯串。气宜

鼓荡,神宜内敛,无使有缺陷处,无使有凹凸处,无使有断续处。其根在脚,发于腿,主宰于腰,行于手指,由脚而腿而腰,总须完整一气,向前退后,乃能得机得势。有不得机得势处,身便散乱,其病必于腰腿求之,上下前后左右皆然。凡此皆是意,不在外面,有上即有下,有前则有后,有左则有右。如意要向上,即寓下意,若将物掀起而加以挫之之力。斯其根自断,乃坏之速而无疑。虚实宜分清楚,一处有一处虚实,处处总此一虚实,周身节节贯串,无令丝毫间断耳。长拳者,如长江大海,滔滔不绝也。掤、履、挤、按、采、挒、肘、靠,此八卦也。进步、退步、左顾、右盼、中定,此五行也。掤、履、挤、按,即干、坤、坎、离,四正方也。采、挒、肘、靠,即巽、震、兑、艮,四斜角也。进、退、盼、顾、定,即金、木、水、火、土也。合之则为十三势也。"[12]91

"十三势行功心解":"以心行气,务令沉着,乃能收敛入骨。以气运身,务令顺随,乃能便利从心。精神能提得起,则无迟重之虞,所谓头顶悬也。意气须换得灵,乃有圆活之趣,所谓变转虚实也。发劲须沉着松静,专注一方;立身须中正安舒,支撑八面。行气如九曲珠,无微不至;运动如百炼钢,何坚不摧。形如搏兔之鹘,神如捕鼠之猫。静如山岳,动如江河。蓄劲如开弓,发劲如放箭。曲中求直,蓄而后发。力由脊发,步随身换。收即是放,放即是收。断而复连,往复须有折叠,进退须有转换。极柔软,然后极坚刚;能呼吸,然后能粘依。气以直养而无害,劲以曲蓄而有余。心为令,气为旗,腰为纛。先求开展,后求紧凑,乃可臻于缜密矣。又曰:彼不动,己不动;彼微动,己先动。劲似松非松,将展未展,劲断意不断。又曰:先在心,后在身,腹松气敛入股。神舒体静,刻刻在心。切记一动无有不动,一静无有不静。牵动往来气贴背,而敛入脊骨。内固精神,外示安逸。迈步如猫行,运劲如抽丝。全身意在精神,不在气,在气则滞。有气者无力,无气者纯刚。气若车轮。腰如车轴。"[12]103

《太极拳讲义》:"人之周身,心为一身之主宰,太极也;二目为日月,即两仪也;头像天,足像地,人中之人及中腕合之为三才也;四肢,四象也;肾水、心火、肝木、肺金、脾土皆属阴,膀胱水、小肠火、胆木、大肠金、胃土皆阳也,兹为内也。颅丁火,地阁承浆水;左耳金,右耳木,两命门也,兹为外也。神出于心,目眼为心之苗,精出于肾,脑肾为精之本。气出于肺,胆气为肺之原。视思明心动神流也,听思聪脑动肾滑也……明斯理则可与言修身之道矣"[13]55。

《太极拳释义》:"气宜鼓荡,呼吸即气之表现,鼓荡似湖中之水,随微气而鼓荡,一起一伏,轻微而有次序……所谓气者,对于人体则不外呼吸,太极拳之所谓气者即内功。除呼吸之外,尚有一种内之养气,该气混合于血球间之气,俗称气功。太极拳之练此种气,非徒然或勉强可得。必先练意,从意之修养,而至于自觉自悟,穷神达化之气功。生理学所谓人体之血球,当其运行时,有一种无体之气,此即养气,常与血球相扣而行。设无此种养气之存在,则血不能行,此气乃人体有生具来之纯然正气……""……神宜内敛,静心凝神,用意思将精神收聚入内,斯为内敛……凡练拳者,能功致于意气相生,延年益寿之效焉。口鼻之呼吸虽在动之时,倘能保持与安静时无大差别,则体内之气用之不竭矣。神者,意之表现,心之征象……"[14]49

《中医大辞典》:"太极拳,中国民间流传的一种卓有成效的保健拳法。原为技击,据说来自明代戚继光根据民间拳术总结出来的拳经三十二势。近代太极拳按流派可分为五类:陈氏太极拳、杨氏太极拳、吴氏太极拳、吴氏太极拳和孙氏太极拳,各有特点。现在国家体委根据流行最广的杨式太极拳改编成简化太极拳和八十八式太极拳该拳法的特点是运动柔软、放松,适合于老弱者的健身。它对于慢性疾患如高血压、心脏病和慢性支气管炎等都有较好的防治效果。"[15]217

《辞海》:"太极拳,拳术的一种。创始于清初。医疗体育的重要内容之一。有陈（陈王廷）、杨（杨露禅）、吴（吴鉴泉）、武（武禹襄）、孙（孙禄堂）等流派。其套路和推手，在手法（掤、捋、挤、按、采、挒、肘、靠八势）和步法（前进、后退、左顾、右盼、中定五势）方面基本一致，但在架式和劲力上，各派有不同的特点。太极拳动作柔和缓慢，贯穿圆活。练习时要求思想集中，精神专一，呼吸和动作配合，做到深、长、匀、静。对调摄精神，促进气血流通，改善内脏器官的功能都有良好作用。特别是对年老体弱者锻炼身体、增强体质的而有效手段。"[16]1827

《中医养生康复学》："太极拳，是我国传统的健身运动项目，以'太极'为名，系取我国古代《易经》哲学理论为指导思想，采太极图势之圆柔连贯，阴阳合抱之势为运动原则。运动中，手、眼、身、步法动作协调，与呼吸吐纳，神意内守有机结合。活动时形体外动，意识内静；动静结合，以静御动；内外兼修，以内制外；虚实相间，虚中求实；以意导气，以气动身；身动圆活，如环无端。以此达到经络疏通，气血流畅的目的。

太极拳的锻炼要领有：一要神静体松，以静御动。切忌精神和躯体肌肉的紧张，要始终保持神静，排除思想杂念，使意识内守，全神贯注；形体放松，上身要沉肩坠肘，下身要松胯宽腰，以使经脉畅达，气血周流。二要全身谐调，以腰为轴。要求全身谐调，浑然一体，以腰部为轴心运动，做到定根于脚，发劲于腿，主宰于腰，形动于指，神注于眼，手动于外，气动于内，神为主帅，身为神使，做到手到、意到、气到，而眼神先至。三要呼吸均匀，气沉丹田。以腹式自然呼吸为主。呼吸之深长均匀，与动作之轻柔圆活相应。一般说吸气时，动作为合，气沉丹田，呼气时，动作为开，气发丹田。

太极拳流派众多，主要有陈式、杨式、武式、吴式和孙式等五大流派，各派架式各有特点。中华人民共和国成立后，国家体委编有简化太极拳，通称太极二十四势，比较适用于强身

健体。

研究证实，太极拳能使脊柱周围的软组织和韧带保持旺盛的血液循环，从而减少和推迟骨质与韧带的硬化、钙化，阻止退行性变化的发生，防止或延缓驼背、关节不灵活等衰老现象的出现。此外，还可使机体的新陈代谢得到改善，提高消化功能，增强免疫能力，调节血压、血糖、血脂，防止高血压、高血脂、动脉硬化、糖尿病以及肥胖症等老年常见病的发生。"[17]187

《中国大百科全书》："太极拳 taijiquan；shadow boxing，中国武术拳种。始创于明末清初。清乾隆年间，山西民间武术家王宗岳用《周子全书》中阐发《易经》太极阴阳的哲理来解释拳理，写成《太极拳论》，太极拳名称得以确定。据中国武术史学家唐豪等考证：太极拳最早传习于明末清初河南省温县陈家沟陈姓家族中。陈式太极拳的创编人是武术家陈王廷（1600—1680）。太极拳的来源有下列3个方面：① 综合吸收明代多家拳法，特别是戚继光的三十二式长拳而编成的。② 结合古代导引、吐纳之术。太极拳讲究意念引导气沉丹田，讲究心静体松重在内壮，所以被称为内家拳之一。③ 运用中国古代的阴阳学说和中医的经络学说。随着历史的发展，武术逐渐从战场搏杀转为体育健身，太极拳正是如此。它经过长期流传，演变出除陈王廷所创陈式太极拳外，还有在陈氏太极拳基础上发展起来的杨式、吴氏、武氏、孙氏太极拳。

杨式太极拳，直隶（今河北）永年人杨露禅（1800—1873）创编。

吴氏太极拳，直隶（今河北）大兴（今属北京市）人吴鉴泉（1870—1942）创编。

武氏太极拳，直隶（今河北）永年人武禹襄（1812—1880）创编。

孙氏太极拳，直隶（今河北）完县（今顺平县）人孙禄堂（1861—1932）创编。

中华人民共和国成立后，新编了简化太极拳、48式太极拳，并相继编制了杨式、陈氏、吴

氏、孙氏、武氏太极拳竞赛套路及42式太极拳竞赛套路。各派太极拳在动作、套路、风格等方面都各成一体，但它们之间仍然保持着一些基本相同的技术方法和运动特点，练拳目的皆为健身治病。练拳要领是共通的，均要求：① 静心用意，呼吸自然——练拳要思想安静集中，以意识引导动作，呼吸平稳，深匀自然，不可勉强憋气。② 中正安舒，柔和缓慢——身体保持舒松自然，不偏不倚，动作如行云流水，连绵不断，轻柔匀缓。③ 动作弧形，圆活完整——动作要呈弧形螺旋形，转换圆活不滞，同时要以腰作轴，上下相随，周身组成一个整体。④ 连贯协调，虚实分明——动作要衔接和顺，处处分清虚实，重心保持稳定。⑤ 轻灵沉着，刚柔相济——每一动作都要不浮不僵，外柔内刚，发劲完整，富有弹性，不使拙力。

太极拳以掤、捋、挤、按、采、挒、肘、靠、进、退、顾、盼、定等为基本方法。在推手技击上别具一格，特点鲜明。要求以静制动，以柔克刚，避实击虚，借力发力，主张一切从客观出发，随人则活，由己则滞。为此，太极拳特别讲究"听劲"，即要准确地感觉判断对方来势，已做出反应。当对方未发动前，自己不要冒进，可先以招法诱发对方，试其虚实，术语称为'引手'。一旦对方发动，涉及要迅速抢在前面，'彼未动，己先动''后发先至'，将对手引进，使其失重落空，或者分散转移对方力量，乘虚而入，全力还击。太极拳的这种技击原则，体现在推手训练和套路动作要领中，不仅可以训练人的反应能力、力量和速度等身体素质，而且在攻防格斗训练中也有重要意义。

太极拳系的内容除拳以外，尚有太极刀、太极剑、太极枪以及对抗性推手等。经常练习太极拳，对于中枢神经系统、血液循环系统、呼吸系统等均有良好作用。中华人民共和国成立后，太极拳发展很快，打太极拳的人遍及全国。太极拳在国外，也受到普遍欢迎。欧美、东南亚、日本等国家和地区，都开展了太极拳活动。"[18]21

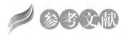

## 参考文献

［1］顾留馨.太极拳研究［M］.太原：山西科学技术出版社，2008：102.

［2］［清］王宗岳.王宗岳太极拳论［M］.郝和珍（1849—1920）藏清抄本.

［3］马有清.太极拳之研究［M］.香港：商务印书馆有限公司，1984：24，25.

［4］王新午.太极拳法精义［M］.香港：太平书局，1968：4.

［5］徐震.太极拳考信录［M］.太原：山西科学技术出版社，2006：4.

［6］龚克.许宣平、李道子与太极拳无涉［J］.中华武术，1994，（8）：47.

［7］唐豪，顾留馨.太极拳研究［M］.北京：人民体育出版社，1992：3－5.

［8］严翰秀.太极拳奇人奇功：太极名家顾留馨生前一席谈［M］.北京：人民体育出版社，1996：45.

［9］顾留馨.太极拳术［M］.上海：上海教育出版社，1983：350，352，395.

［10］蒋家骏.六十年拳讲习录［M］.北京：人民军医出版社，2010：50.

［11］［清］王宗岳，等.太极拳谱［M］.沈寿点校考译.北京：人民体育出版社，1995：24，34，37.

［12］张耀忠.太极拳古典经论集注［M］，太原：山西人民出版社，1989：91，103.

［13］吴公藻.太极拳讲义［M］.上海：上海书店，1985：55.

［14］董英杰.太极拳释义［M］.香港：商务印书馆，1948：49.

［15］中国中医研究院，广州中医学院.中医大词典［M］.北京：人民卫生出版社，1995：217.

［16］辞海编辑委员会.辞海（1999年版缩印本）［M］.上海：上海辞书出版社，2000：1827.

［17］王旭东，等.中医养生康复学［M］.北京：中国中医药出版社，2004：187.

［18］中国大百科全书总编委会.中国大百科全书［M］.2版.北京：中国大百科全书出版社，2009：21－453.

（王旭东）

# 气功

qì gōng

## 一、规范名

【汉文名】气功。

【英文名】qigong。

【注释】气功是我国传统保健养生方法，通过调节形体、呼吸、意念等调畅人体气机，达到调养身心、祛病延年的目的。

## 二、定名依据

"气功"一词最早见于晋代许逊《灵剑子》，意为练气之功，与今义不同。直至清代尊我斋主人《少林拳术秘诀·气功阐微》"气功"一词明确出现。

1950年代，随着气功锻炼的普及推广和刘贵珍的《气功疗法实践》一书问世后，"气功"这一名称被广泛使用，成为传统气功锻炼法的通用名使用至今。

气功这种锻炼形式在新石器时代已经萌芽。气功锻炼的方式非常多，在形态上有调形体、调呼吸和调意念之分，故名称众多。古代调形体的气功名称有熊经鸟申、宣导、导引、按跷、按摩等，调呼吸的气功名称有食气、吹呴呼吸、呼吸吐纳、服气、胎息、胎食等，调意念的气功名称有坐忘、心斋、守一、内视、存思、禅定、止观等。

当代辞书，如《中国方术大辞典》《中医名词术语精华辞典》《中国医药百科全书·气功学》《中医大辞典》等都收有"气功"词条，将"食气""服气""胎息"等作为"气功"的下位词。新世纪全国高等中医药院校创新教材《中医气功学》（刘天君）认为佛道儒等各家著作中静坐、坐忘、禅定、胎息、行气、调气等术语气功范畴。显然，"气功"一词作为气功类锻炼形式的通用名已约

定俗成。

## 三、同义词

【曾称】"食气"（《山海经》）；"熊经鸟申""吹呴呼吸""坐忘""心斋""守一"（《庄子》）；"宣导"（《吕氏春秋》）；"导引""按跷""按摩"（《内经》）；"呼吸吐纳"（《养生论》）；"服气"（《晋书》）；"胎息"（《胎息经》）；"止观"（《高僧传》）；"内视"（《备急千金要方》）；"禅定"（《坛经》）；"存思"（《通志》）。

## 四、源流考释

远古时期气功锻炼已经萌芽。青海大通县孙家寨出土的舞蹈纹饰彩陶盆，绘有三组人踢踏作舞的图案。考古学家确定此件属于马家窑文化，相当于神农时代的产品。这些新石器时代的原始舞蹈，是我国调形体气功的萌芽。调呼吸的气功在《山海经》中已有记载。

春秋战国时期气功锻炼从理论到形式已经比较成熟了。此期的经典著作《周易》《老子》《庄子》等对宇宙的生成变化规律及人与自然的相处方法都有论述，认识到"气"为宇宙生发之源。《吕氏春秋·尽数》："精气之集也，必有入也。集于羽鸟与为飞扬，集于走兽与为流行，集于珠玉与为精朗，集于树木与为茂长，集于圣人与为琼明。"[1]66 这一时期的气功锻炼有了明确的理论指导，《周易》和《老子》《庄子》及《内经》等都指明了无思无为的修练要旨。《周易·系辞上》："易无思也，无为也，寂然不动，感而遂通天下之故。"[2]592《庄子》中出现了"坐忘""心斋""守一"等调意念功法的名称。在调形体的方面，《庄子》中使用了"熊经鸟申"，《内经》中使用了"导引""按跷"，《吕氏春秋》中有使用了"宣

导"等名称。

汉代以降,气功理论和形式发展更加完善。汉代学者在前人的基础上,对自然规律和"气"的认识更加深刻,为"气功"这一名称的形成及气功锻炼形式的发展打下了基础。汉代学者已经明确认识到了"气"是宇宙万物的物质基础,同时认识到了"气"的层次性,认为宇宙的形成始于元气。《淮南子·天文训》:"道始于虚霩,虚霩生宇宙,宇宙生气,气有涯垠,清阳者薄靡为天,重浊者凝滞为地。"[3]165 在古代经典中,元气有很多别称,《论衡·对作》:"《易》之乾坤,《春秋》之元,杨氏之玄,卜气号不均也。"[4]1182 由"乾坤""元""玄"等这些别称可以看出,元气的内涵实际上等同于老子所言之"道"。"道"既是宇宙的本源,又是一个复杂运动的巨系统,具有层次性,有造化万物的能力,有自身的运动规律。"气"即为道,练气合道即是顺应自然,保养身体的根本,故自春秋以后,气功锻炼大多与修道相关。

魏晋南北朝时期,调形体的气功锻炼方法更加多样化,仿生气功大量出现。如华佗创立了五禽戏,《抱朴子·杂应》篇中记载了很多气功动作。调呼吸和调意念的方法也有发展,气功的名称也较多。如调呼吸的气功名称,在《养生论》中有"呼吸吐纳",《晋书》中有"服气";调意念的气功,在《胎息经》中有"胎息",在《高僧传》中有"止观"。

此期"气功"二字组合也出现了。晋代许逊的《灵剑子·道诫》:"出度一人,立减气功一年。授一人更度一久(人),减气功二年。二人不行此法,得此法不信,不修疑惑,师减气功三年。三人得趣,道气成功,传此文理,增得静纪。"[5]608 这里,气功二字组合只是一个偏正结构的词组,"气功"指练气之功,而气的内涵是道,气功即修道之功。

隋唐五代时期,医学、道教、佛教的空前发展,把气功练养事业推到了一个空前繁荣的阶段。隋代医学中设有导引按摩专业,标志着气功在官方医学中已占重要地位。这一时期的气功有新名称出现。调意念的气功,在《备急千金要方》称为"内视",在《坛经》中称为"禅定"。

宋代由于印刷术的发展,各类文献整理工作大规模开展。在由政府组织人力编辑的大型医学方书和道教丛书中,气功文献得到了整理,气功的概念没有大的变化,在郑樵的《通志》里出现了"存思"这种调意念气功的新名称。"气功"作为词组在宋代文献中也有出现。宋代张君房《云笈七签·延陵君修养大略》:"八十已上者,罪位已定,无可救之法。"桑榆子注:"此言无可救者,只谓气功已晚,自我之事不及矣。"[6]1296

明清时期,雕版印刷术促进了出版业的发展,气功文献的整理规模远超往代,气功著作也很多,但并没有新词出现。清代末年,尊我斋主人所集《少林拳术秘诀》一书,全面总结论述了少林派武术气功,该书首章"气功阐微",使用了"气功"这一名称,云:"气功之说有二,一养气,一练气。"[7]1 "气"专指流转之气,不再指"道",与今之"气功"概念的一致,与前两例"气功"的内涵不同。

中华人民共和国成立后,气功事业发展迅猛。气功学家刘贵珍1954年筹建了新中国的第一个气功医疗中心——唐山气功疗养院,之后在全国兴建起70多个气功医疗机构,"气功"这一名称迅速普及。1957年刘贵珍出版了《气功疗法实践》,使"气功"这一名称在文献中广泛使用。如《中国医学百科全书·气功学》:"气功学,是研究人体自我身心锻炼的方法与理论的科学。"[8]1《中医大辞典》:"气功,体育疗法之一。发挥病人主观能动性用以防治疾病的一种方法。"[9]311 "气功"一词涵盖了调形体、调意念、调呼吸等各种气功概念,成为这一类锻炼形式的统称,气功的名称自此得到规范统一。

## 五、文献辑录

《山海经·大荒北经》:"有继无民,继无民任姓,无骨子,食气、鱼。"[10]497

《老子》第十章:"载营魄抱一,能无离?专气致柔,能婴儿?涤除玄览,能无疵?爱民治国,能无知?天门开阖,能为雌?明白四达,能无知?"[11]37

《庄子·人间世》:"回曰:'敢问心斋?'仲尼曰:'无听之以耳而听之以心,无听之以心而听之以气!听止于耳,心止于符。气也者,虚而待物者也。唯道集虚。虚者,心斋也。'"[12]35

"大宗师":"仲尼蹴然曰:'何谓坐忘?'颜回曰:'堕形体,黜聪明,离形去智,同于大通,此谓坐忘。'"[12]69

《吕氏春秋·古乐篇》:"昔阴康氏之始,阴多滞伏而湛积。水道壅塞,不行其愿,民气郁阏而滞着,筋骨瑟缩不达,故作为舞以宜导之。"[1]119

《素问·金匮真言论》:"冬不按跷,春不鼽衄。"[13]43

"异法方宜论":"中央者,其地平以湿。天地所以生万物也众。其民食杂而不劳,故其病多痿厥寒热,其治宜导引按跷。"[13]125

"移精变气论":"黄帝问曰:余闻古之治病,惟其移精变气,可祝由而已。"[13]127

"奇病论":"帝曰:病胁下满气逆,二三岁不已,是为何病?岐伯曰:病名曰息积,此不妨于食,不可灸刺。积为导引,服药,药不能独治也。"[13]424

《嵇中散集·养生论》:"又呼吸吐纳,服食养身,使形神相亲,表里俱济也。"[14]23

《灵剑子·道诫》:"出度一人,立减气功一年。授一人更度一久(人),减气功二年。二人不行此法,得此法不信,不修疑惑,师减气功三年。三人得趣,道气成功,传此文理,增得静纪。"[5]608

《抱朴子·杂应》:"能龙导虎引,熊经龟咽,燕飞蛇曲鸟伸,天俯地仰,令赤黄之景,不去洞房,猿据兔惊,前二百至,则聪不损矣。"[15]250

《备急千金要方·大医精诚》:"夫大医之体,欲得澄神内视,望之俨然。"[16]22

《晋书·张忠传》:"恬静寡欲,清虚服气,餐芝饵石,修导养之法。"[17]2451

《胎息经》:"胎从伏气中结,气从有胎中息,气入身来为之生,神去离形为之死。知神气可以长生,固守虚无以养神气。"[18]48

《法苑珠林》卷八十四:"齐邺西龙山云门寺释僧稠,姓孙,元出昌黎,末居巨鹿之瘿陶焉。性受纯懿孝信知名……初从道房禅师受习止观。"[19]2437

《坛经·坐禅品》:"何名禅定?外离相为禅,内不乱为定。外若著相,内心即乱。外若离相,心即不乱。本性自净自定,只为见境思境即乱。若见诸境心部乱者,是真定也。善知识!外离相即禅,内不乱即定。外禅内定,是为禅定。"[20]193

《通志·艺文略·道家》:"《修生存思行气诀》一卷、《老子存思图》二卷。"[21]志791

《少林拳术秘诀·气功阐微》:"气功之说有二,一养气,一练气。"[7]1

《气功疗法实践》:"气功在我国有着悠久的历史,在历代医书中都有记载。诸如:'吐纳'、'导引'、'定功''静功''内功''调息''静坐'等都属于气功的范围。这些名称虽不相同,但都是从不同角度,通过姿势、呼吸、心神的调炼,来达到培育元气的目的。这就是我们统称的'气功'。"[22]1

《中国医学百科全书·气功学》:"气功学,是研究人体自我身心锻炼的方法与理论的科学,气功锻炼能增强体内元气,提高身体素质,发挥人体机能潜力,从而起到防病、治病、益智、延年的作用。"[8]1

《中医大辞典》:"体育疗法之一。发挥患者主观能动性用以防治疾病的一种方法。导源于古代的'吐纳导引',有坐、卧、站等姿式。经近年的实践研究,初步认为专心用功,用调息、意守等方法,调整呼吸之气,使其逐步达到缓、细、深、长,从而使大脑皮层得以发挥其对机体内部的主导调节作用,血中含氧量增加,促进全身气机的畅通,加强肠胃消化功能和全身物质代谢,达到疏通经络、调和气血阴阳,保健强身,防病治病的目的。练功方法多种,比较常见的如放松功、内养功等。但气功在古代的发展过程中,曾掺杂道家、佛家唯心之说,应加区别对待。"[9]311

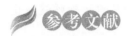 参考文献

[1] 许维遹.吕氏春秋集解[M].北京:中华书局,2009:66,119.

[2] [清]李道平.周易集解纂疏[M].北京:中华书局,1994:592.

[3] 何宁.淮南子集释[M].北京:中华书局,1998:165.

[4] 黄晖.论衡校释[M].北京:中华书局,1990:1182.

[5] [晋]许逊.灵剑子[M]//中华道藏.北京:华夏出版社,2004:608.

[6] [宋]张君房.云笈七签[M].北京:中华书局,2003:1296.

[7] [清]尊我斋主人.少林拳术秘诀[M].北京:中国书店,1984:1.

[8] 林雅谷.气功学[M]//钱信忠.中国医学百科全书.上海:上海科学技术出版社,1998:1.

[9] 李经纬.中医大辞典[M].北京:人民卫生出版社,2005:311.

[10] 袁珂.山海经校注[M].成都:巴蜀书社,1993:497.

[11] 朱谦之.老子校释[M].北京:中华书局,2000:21.

[12] [清]王先谦.庄子集解[M].刘武补正.北京:中华书局,1987:35,69.

[13] 郭霭春.黄帝内经素问校注[M].北京:人民卫生出版社,2013:43,125,127,424.

[14] [魏]嵇康.嵇中散集[M].北京:商务印书馆,1937:23.

[15] 王明.抱朴子内篇校释[M].北京:中华书局,1980:250.

[16] [唐]孙思邈.备急千金要方[M].高文柱,沈澍农校注.北京:华夏出版社,2008:22.

[17] [唐]房玄龄.晋书[M].北京:中华书局,1974:2451.

[18] 吕光荣,楼羽刚,吴家骏,等.道藏气功书十种[M].北京:中医古籍出版社,1987:48.

[19] [唐]释道世.法苑珠林校注[M].周叔迦,苏晋仁校注.北京:中华书局,2003:2437.

[20] [唐]慧能.坛经[M].陈秋平,尚荣译注.北京:中华书局,2007:193.

[21] [宋]郑樵.通志[M].北京:中华书局,1987:志791.

[22] 刘贵珍.气功疗法实践[M].石家庄:河北人民出版社,1957:1.

(范崇峰)

5 · 050

# 四时调摄

sì shí tiáo shè

## 一、规范名

【汉文名】四时调摄。

【英文名】 health maintenance in four seasons。

【注释】按照时令节气的变化规律,调整饮食、起居、情志状况,以防病延年的养生保健活动。

## 二、定名依据

"四时调摄"作为表达按照节气时令养生这一概念的术语,最早见于元代李鹏飞的《三元参赞延寿书》。此前在《内经》出现的"四气调神"一词,内涵与"四时调摄"有别。

另外,表达按照节气时令养生这一概念的名称还有很多,如《新唐书》中的"四时摄生",宋代陈直撰写,元代邹铉增续的《寿亲养老新书》中的"四时摄养",《宋史》中的"四时养颐",明代万全《养生四要》中的"法时",杜大章《医学钩玄》中的"四时调养",现代王玉川、郭海英、宋一同等各自主编的《中医养生学》教材中分别出现的"因时养生""四时制宜""四时养生"等。这些

虽与"四时调摄"概念一致，但使用频率不高，应用范围不广。

自元代《三元参赞延寿书》出现"四时调摄"之名后，其后的文献，如元代邹铉增续宋代陈直《养老奉亲书》时补入的序文、无名氏《居家必用事类全集》、明代冷谦《修龄要指》、徐春甫《古今医统大全》、高濂《遵生八笺》、清代尤乘《寿世青编》、曹庭栋《养生随笔》等都相继沿用。这些均为重要的养生著作，对后世有较大影响。所以"四时调摄"作为规范名便于达成共识，符合术语定名的约定俗成原则。

现代相关著作，如《中医大辞典》《中华养生大辞典》都将"四时调摄"定为规范术语。我国2005年出版的全国科学技术名词审定委员会审定公布的《中医药学名词》已以"四时调摄"作为规范名，但释义不够准确。

### 三、同义词

【曾称】"四气调神"（《内经》）；"四时摄生"（《新唐书》）；"四时摄养"（《寿亲养老新书》）；"四时养颐"（《宋史》）；"法时"（《养生四要》）；"四时调养"（《医学钩玄》）；"因时养生"（《中医养生学》，王玉川）；"四时制宜"（《中医养生学》，郭海英）；"四时养生"（《中医养生学》，宋一同）。

### 四、源流考释

上古时期，人们对自然季节已经有了明确认识。春、夏、秋、冬、四时等词都已出现，《书·尧典》："乃命羲和，钦若昊天，历象日月星辰，敬授民时……日中，星鸟，以殷仲春……日永，星火，以正仲夏……宵中，星虚，以殷仲秋……日短，星昂，以正仲冬……期三百有六旬有六日，以闰月定四时，成岁。允厘百工，庶集咸熙。"[1]28"时"及"春""夏""秋""冬"的命名已经蕴含了人们对自然变化和季节特点的认识。《释名·释天》："时，期也，物之死生各应节期而止。"又，"春，蠢也，万物蠢然而生也。""夏，假也。宽假万物使生长也。""秋，缩也，缩迫品物，使时成也。""冬，终也，

物终成也。"从这些词语的命名中可以看出人们对自然季节变化的生命运动特点已有明确认识，自觉地择地而居，以避寒暑。

春秋战国时期，自然变化规律已为人们所掌握。《易》用卦象的形式描绘了天地自然的演变规律，这种客观规律作用于宇宙万物。人们已经懂得顺应自然规律生活起居。《周礼》[2]8中对四季饮食滋味有具体指导。《管子》[3]1170提出了起居有时、节制饮食、适应四时等重要的养生原则。这些文献中虽有对四时养生的认识，但并没有形成相应的理论体系，也没有相应的术语出现。

秦汉时期，中医药理论体系建立，顺应自然，按照时令养生成为中医理论的重要组成部分。《内经》中根据四季变化调整饮食起居等已经形成了一套成熟的理论，《内经》对自然和人体的运动规律有深刻的认识，认为四时阴阳关系到人的藏气、经络、饮食、精神等。诊疗法则在于平衡人体阴阳，协调人体与自然阴阳变化，故而四时养生是《内经》的重要内容，"四时"一词多次出现，《素问·四气调神大论》[4]23专篇阐述四季起居、情志注意事项。"四气调神"是表达按照节气时令养生这一概念的专用词语，突出"气"与"神"，强调人的情志调养与四时之气相应。

魏晋至隋唐时期，养生类文献中多有顺应四时养生的内容。如陶弘景的《养性延命录》[5]65、孙思邈的《备急千金要方》都有四时饮食宜忌[6]428。另有四时养生类专著，如《摄生月令》，及《新唐书·艺文志》载"郑景岫《南中四时摄生论》一卷"[7]1572，用"四时摄生"表达根据季节变化养生这一概念。

宋金元时期，养生著作增多。元代陈鹏飞的《三元延寿参赞书》卷二有"四时调摄"篇[8]47，宋代陈直撰、元代邹铉增续的《寿亲养老新书》出现了"四时摄养"[9]7，《宋史》中有"四时养颐"[10]13509。其他养生著作如朱丹溪《格致余论》、邱处机《摄生消息论》、蒲虔贯《保生要录》虽然都有四时养生内容，但没有新的词语出现。

元代邹铉增续宋代陈直的《养老奉亲书》时补入的序文[9]1，使用了"四时调摄"一词。

明清时期，文献中关于四时养生的内容也很多，新的名称也随之出现。如万全的《养生四要》有"法时"[11]30、杜大章的《医学钩玄》有"四时调养"[12]3 等，都表示按照四时节令养生之义。但是总体来看，"四时调摄"一词在明清时代使用频率最高，是表达根据时令养生概念的常用词。高濂的《遵生八笺·四时调摄笺》[13]203、冷谦的《修龄要指·四时调摄篇》[14]1、徐春甫的《古今医统大全·四时调摄》[15]1411 都以"四时调摄"作为篇名。这些均为重要的养生著作，对后世有较大影响，说明"四时调摄"在明代已约定俗成为规范名，一直使用至今。

近年来，中医养生学成为中医药院校的专门课程，教材中多有根据季节养生的内容，但名称在各种教材中没有统一。高等医药院校试用教材《中医养生学》（王玉川）称为"因时养生"[16]203，新世纪全国中医药院校规划教材《中医养生学》（郭海英）称为"四时制宜"[17]188，国际高等中医院校系列教材《中医养生学》（宋一同）则称"四时养生"[18]85。因这几个名称在教材中是作为章节名出现，命名时考虑到前后章节的语言呼应，所以没有统一。

当代中医辞书，如《中华养生大辞典》[19]181《中医药学名词》[20]244《中医大辞典》[21]474 都将"四时调摄"作为规范名。

根据时令变化养生是人们在生活实践中总结出的养生方法，随着社会发展而不断完善丰富。历代文献中，表达四时养生概念的名称有"四气调神""四时摄生""四时调摄""四时摄养""四时养颐""法时""四时调养""因时养生""四时制宜""四时养生"等。从文献中的使用情况来看，这些词所表达根据四时季节变化进行养生的概念相同，但内涵略别。"四气调神"强调精神调养，之后出现的名称强调对身体的调养，除了起居、情志调养外，还包括了饮食调养，比"四气调神"的外延更宽。"四时调摄"在文献中

出现频率最高，使用面最广，故以"四时调摄"为表达四时养生的专有规范名。

《中医药学名词》将"四时调摄"定义为："应顺一年四季时令节气阴阳变化的规律，运用相应的养生保健方法。"表达不够完善，故修改为"按照时令节气的变化规律，调整饮食、起居、情志状况，以防病延年的养生保健活动"。

## 五、文献辑录

《书·尧典》："乃命羲和，钦若昊天，历象日月星辰，敬授民时。分命羲仲，宅嵎夷，曰旸谷。寅宾出日，平秩东作。日中，星鸟，以殷仲春。厥民析，鸟兽孳尾。申命羲叔，宅南交，曰明都。平秩南讹，敬致。日永，星火，以正仲夏。厥民因，鸟兽希革。分命和仲，宅西，曰昧谷。寅饯纳日，平秩西成。宵中，星虚，以殷仲秋。厥民夷，鸟兽毛毨。申命和叔，宅朔方，曰幽都。平在朔易。日短，星昴，以正仲冬……期三百有六旬有六日，以闰月定四时，成岁。允厘百工，庶集咸熙。"[1]28

《周礼·天官冢宰》："凡食齐眡春时，羹齐眡夏时，酱齐眡秋时，饮齐眡冬时。凡和，春多酸，夏多苦，秋多辛，冬多咸，调以滑甘。"[2]8

《管子·形势解》："起居时，饮食节，寒暑适，则身利而寿命益；起居不时，饮食不节，寒暑不适，则形累而寿命损。"[3]1170

《素问·四气调神大论》："夫四时阴阳者，万物之根本也，所以圣人春夏养阳，秋冬养阴，以从其根，故与万物沉浮于生长之门。逆其根，则伐其本，坏其真矣。故四时阴阳者，万物之始终也，死生之本也。逆之则灾害生，从之则苛疾不起，是谓得道。"[4]23

"金匮真言论"："故春善病鼽衄，仲夏善病胸胁，长夏善病洞泄寒中，秋善病风疟，冬善病痹厥。故冬不按跷，春不鼽衄，春不病颈项，仲夏不病胸胁，长夏不病洞泄寒中，秋不病风疟，冬不病痹厥，飧泄，而汗出也。"[4]43

"藏气法时论"："肝主春，足厥阴少阳主治，其日甲乙，肝苦急，急食甘以缓之。心主夏，手

少阴太阳主治,其日丙丁,心苦缓,急食酸以收之。脾主长夏,足太阴阳明主治,其日戊己,脾苦湿,急食苦以燥之。肺主秋,手太阴阳明主治,其日庚辛,肺苦气上逆,急食苦以泄之。肾主冬,足少阴太阳主治,其日壬癸,肾苦燥,急食辛以润之。"[2]225

《养性延命录》卷上:"春不食肝,夏不食心,秋不食肺,冬不食肾,四季不食脾。如能不食此五藏,尤顺天理。"[5]65

《备急千金要方》卷二十六:"春七十二日,省酸增甘以养脾气;夏七十二日省苦增辛以养肺气;秋七十二日省辛增酸以养肝气;冬七十二日省咸增苦以养心气;季月各十八日省甘增咸以养肾气。"[6]428

《新唐书·艺文志》:"郑景岫《南中四时摄生论》一卷。"[7]1572

《三元延寿参赞书·四时调摄》:"《内经》曰:春三月,此谓发陈,夜卧早起,生而勿杀,逆之则伤肝,夏为寒变,奉长者少。又春伤于风,夏必飧泄。"[8]47

《寿亲养老新书·四时养老》:"为人子者,依四时摄养之方,顺五行休王之气,恭怡奉亲,慎无懈怠。"[9]7

《宋史·赵自化传》:"遗表以所撰《四时养颐录》为献,真宗改名《调膳摄生图》,仍为制序。"[10]13509

《养生四要·法时》:"凡天地之气,顺则和,竞则逆,故能致灾咎也。所以古先哲王,立四时调神之法,春则夜卧早起,广步于庭,披发缓形形,以顺其发陈之气,逆则伤脾矣。夏则夜卧早起,无厌于日,使气得泄,以顺其蕃秀之气,逆则伤心矣。秋则早起,与鸡俱兴,收敛神气,以顺其容平之气,逆则伤肺矣。冬则早卧晏起,必待日光,无泄皮肤,以顺其闭藏之气,逆则伤肾矣。"[11]30

《医学钩玄·四时调养考》:"天地四时者,万物之终始也,死生之本也,逆之则灾害至,顺之则苛疾不起。当春之三月,春阳上升,寒气发散,宜夜卧早起,广步于庭,被发缓形,使志意发

生也,此春气之应,养生之道得矣。夏之三月,天地气交,万物华实,宜夜卧早起,使志无怒,以宽志意,使气得泄,以通肤腠,此夏气之应,养长之道得矣。秋之三月,天气以急而风声切,地气以明而物色变,宜早卧早起,盖恐中寒露,而欲使其志安宁也,此秋气之应,养收之道得矣。冬之三月,水冰地坼,无扰乎阳,宜早卧晚起,以待日光,以避寒气,无泄皮肤之汗,而使寒气迫夺。此冬气之应,养藏之道得矣。"[12]3

《遵生八笺·四时调摄笺》秋卷:"《礼记》:'西方曰秋,秋者,愁也。愁之以时,察守义也。'《太元经》曰:'秋者,物皆成象而聚也。'《管子》曰:'秋者,阴气始下,故万物收。'《淮南子》曰:'秋为矩,矩者,所以方万物也。'"[13]203

《修龄要指·四时调摄篇》:"春三月,此谓发陈。夜卧早起。节情欲,以葆生生之气;少饮酒,以防逆上之火。肝旺脾衰,减酸增甘。"[14]1

《古今医统大全·四时调摄》:"《内经》曰:春三月,此谓发陈,夜卧早起,生而勿杀,逆之则伤肝,夏为寒变,奉长者少。又曰:春伤于风,夏必飧泄。"[15]1411

《中医养生学》(王玉川):"因时养生,就是按照时令节气的阴阳变化规律,运用相应的养生手段保证健康长寿的方法。"[16]203

《中医养生学》(郭海英):"四时制宜,就是按照时令、节气的阴阳变化规律,运用相应的养生手段保证健康长寿的方法。"[17]188

《中医养生学》(宋一同):"四时养生,就是按照时令节气的阴阳变化规律,运用相应的养生手段促进健康长寿的方法。"[18]85

《中医养生大辞典》:"四时调摄,指随着一年四季的变化,进行相应的调养,以防病和延年益寿。"[19]181

《中医药学名词》:"四时调摄,应顺一年四季时令节气阴阳变化的规律,运用相应的养生保健方法。"[20]244

《中医大辞典》:"四时调摄,指养生要根据四时变化调节起居、饮食和精神情志活动,使人

体阴阳气血顺应于天地自然的变化。"[21]474

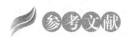

参考文献

[1] [汉]孔安国传.[唐]孔颖达疏.尚书正义[M].廖明春,陈明整理.北京：北京大学出版社,1999：28-31.
[2] 未著馔人.周礼[M].崔高维校点.沈阳：辽宁教育出版社,1997：8.
[3] 黎翔凤.管子校注[M].梁运华整理.北京：中华书局,2004：1170.
[4] 郭霭春.黄帝内经素问校注[M].北京：人民卫生出版社,2013：23,43,225.
[5] [梁]陶弘景.养性延命录[M].北京：中华书局,2011：65.
[6] [唐]孙思邈.千金方[M].北京：中国中医药出版社,1998：428.
[7] [宋]欧阳修,等.新唐书[M].北京：中华书局,1975：1572.
[8] [元]李鹏飞编.[明]胡文焕校.三元参赞延寿书[M].张志斌,等校点.福州：福建科学技术出版社,2013：47.
[9] [宋]陈直撰.[元]邹铉增续.寿亲养老新书[M].广州：广东高等教育出版社,1985：1,7.
[10] [元]脱脱,等.宋史[M].北京：中华书局,1977：13509.
[11] [明]万全.养生四要[M].范崇峰校注.北京：中国中医药出版社,2016：30.
[12] [明]杜大章.医学钩玄[M].胡馨,等校注.北京：中国古籍出版社,2012：3.
[13] [明]高濂.遵生八笺[M].王大淳校点.成都：巴蜀书社,1992：203.
[14] [明]冷谦.修龄要指[M].范崇峰校注.北京：中国中医药出版社,2016：1.
[15] [明]徐春甫.古今医统大全[M].北京：人民卫生出版社,1991：1411.
[16] 王玉川.中医养生学[M].上海：上海科学技术出版社,1992：203.
[17] 郭海英.中医养生学[M].北京：中国医药出版社,2009：188.
[18] 宋一同.中医养生学[M].北京：中国纺织出版社,2015：85.
[19] 王者悦.中华养生大辞典[M].大连：大连出版社,1990：181.
[20] 中医药学名词审定委员会.中医药学名词[M].北京：科学出版社,2005：244.
[21] 李经纬,余瀛鳌,蔡景峰,等.中医大辞典[M].北京：人民卫生出版社,2013：474.

（范崇峰）

5 • 051

# 产后康复

chǎn hòu kāng fù

## 一、规范名

【汉文名】产后康复。

【英文名】postnatal rehabilitation。

【注释】促使妇女分娩后身心康复的疗法。

## 二、定名依据

"产后康复"名词最早见于1971年《诊疗技术和药物》。古代文献中没有明确的提出"产后康复"名称，但其内涵早有阐述，如"产后诸疾""产后诸症""产后将护""产后调护""产后禁忌"

"产后须知"等。

"产后康复"的内涵范围较广。其一，产后妇女出现特殊的生理变化，因而易导致相应的病理改变，对产后疾病的治疗，促进疾病康复属于产后康复内涵范畴，如早在《诗经》中就有产妇顺产、产后健康及分娩产门裂伤的文字。汉代，张仲景《金匮要略·妇人产后病脉证治》提出新产妇常有三病"痉（痉）、二郁冒、大便难"，多因产后血虚多汗伤津，并有治疗方剂，其理法方药对后世医家产生较深远的影响。其二，根据产后妇女生理变化对其起居、饮食、情志等方面进行相应的调理，促使其生理和心理恢复到产前的正常状态亦属于产后康复内涵范畴。

1971年《诊疗技术和药物》中首次提出"产后康复"名词,其内涵仅指产后身体形态的恢复。《妇产科学》(第四版)中提出情志变化会影响产后康复,这个观点与古代文献相符,将情志因素包括在产后康复的内涵中。《妇产科学及护理》中产后康复的内涵涉及"产褥期卫生、营养、产后运动、计划生育和新生儿喂养、保暖、沐浴等"。这些内容亦与古代文献所述吻合,可见产后康复不仅仅是身体的恢复还包括心理。

### 三、同义词

未见。

### 四、源流考释

汉代及以前,《诗经》[1]349 中有产妇顺产、产后健康及分娩产门裂伤的文字记载。《金匮要略·妇人产后病脉证治》提出新产妇常有三病"痉(痓)、二郁冒、大便难"[2]432,对后世影响深远。《脉经》[3]82 记载产后郁冒、中风、发热、烦呕、下利诸病证及治疗。

晋代,《小品方》[4]143 提出产后康复时间应为百日而非三十日,起居有禁忌,房事不可过早,否则成五劳七伤之疾。

唐代,对产后疾病从病因病机认识,出现产后调护方法及禁忌的记载。孙思邈《备急千金要方》[5]78 出现产后护理摄生学。《诸病源候论》[6]229 妇人产后病诸候凡71论,开始认识到产后起居调护的重要。《外台秘要》[7]939 有20篇载产后病的证治。昝殷《经效产宝》[8]13 详述24个产后病症的症状、病因病机及方药。

宋金元时代,妇产科独立分科,发展迅速。记载产后疾病的同时较详细的阐述产后调护的方法,重视情志的调护。《太平圣惠方》[9]225 提出产后妇人具有气血脏腑俱虚的生理特点,满百日才能平复,而非一月,通过饮食调治产后诸证。《圣济总录》亦认为:"凡言满月者,谓满三月,非三十日也。"[10]1804 并具体记载了产后调理

的方法,饮食调治产后诸证。《鸡峰普济方》[11]7 载产后药物调理。《太平惠民和剂局方》[12]258 有产后将护法。《妇人大全良方》提出"须知产后疾病"[13]333,列64节记载产后病证的治疗,详载产后起居、情志、饮食等的护理及药物调理。《仁斋直指方论(附补遗)》[14]57 载产后赶血以防产后血块筑痛。

明代,产后调护方法日趋完善,《普济方》云产后百日方能平复,有产后将息护理及药物调理篇,"产后大须将慎……产后之病难治于余病也。"[15]727 产后食治。《丹溪心法》[16]103 提出产后大补气血为先。《松厓医径》[17]140 载产后大补气血方。《校注妇人良方》[18]406 载产后将护法和调理法。《古今医统大全》[19]1006 提出产后必须大补,载产后调护方法和产后须知十四条。《养生类要》[20]119 载产后调补气血方。《医学入门》[21]418 有产后调护篇,认为"将息百日以过乃可"。《万病回春》[22]358 载产后调护方法。《胤产全书》[23]274 产后调养法。《女科证治准绳》[24]388 产后将调法。《寿世保元》[25]520 产后调护方法。《孕育玄机》[26]62 产后药忌、产后不可服寒凉解。《妇人规》[27]429 论产后大补气血及产后"三禁"。《绛雪丹书》[28]83 载产后五急十九危证的辨治。

清代,阐述产后疾病辨治和产后调护的书籍更加丰富。《医灯续焰》[29]346 产后调理。《喻选古方试验》[30]173 汇集历代古籍中治疗产后病证的方法。《伤寒论纲目》[31]278 产后伤寒治法。《痧胀玉衡》[32]37 产后痧专论。《女科经纶》[33]124 产后调理、产后十二癥病、产后十八证、产后危证有三冲三急。《冯氏锦囊秘录》[34]476 产后调护、产后当知。《张氏医通》[35]201 产后目病。《医学心悟》[36]210 从四个方面"一曰倚坐,二曰择食,三曰避风、养神、慎言,四曰服药"详细讲述产后将护方法。《痈医大全》[37]255 论产后疮疡。《竹林女科证治》[38]394 产后调护、产后禁忌、产后调治。《罗氏会约医镜》[39]448 产后调护。《验方新编》[40]116 记载"产后宜挤两乳"的产后乳房护理方法。《喉科心法》[41]323 治妇人产后喉痛。《外

治寿世方》[42]125 提出产后乳房护理方法。《不知医必要》[43]192 产后宜大加培补、产后有三禁、起居将息护理。

1971年，由上海第一医学院《医学卫生普及全书》修订小组编写的《诊疗技术和药物》[44]80 一书中，首次提到了医疗体育能够促进产后康复，但又说其产后康复仅只适用于产后形体的恢复。乐杰第四版《妇产科学》[45]393 提出应避免产后情志刺激，以免影响产后康复。高际天《妇产科学及护理》[46]60 将产后康复内涵扩展，主要包括产褥期卫生、营养、产后运动、保暖、沐浴等方面。

## 五、文献辑录

《诗经·大雅·生民》："诞弥厥月，先生如达，不坼不副，无菑无害。"[1]349

《金匮要略·妇人产后病脉证治》："问曰：新产妇人有三病，一者病痉（痓），二者病郁冒，三者大便难……"[2]432

《脉经》卷九："平产后诸病郁冒中风发热烦呕下利证"。[3]82

《小品方·治产后诸方》："不可出户牖、至井灶所。""满月者，非为数满三十日，是跨月故也。""妇人产时，骨分开解……满百日乃得完合平复也。妇人不自知，唯满月便云是平复，合会阴阳，动伤百脉，则为五劳七伤之疾。"[4]143

《备急千金要方·妇人方中·虚损》："论曰：妇人非只临产须忧，至于产后，大须将慎……产后之病，难治于余病也……所以妇人产后百日以来，极须殷勤忧畏，勿纵心犯触及即便行房。""凡产后满百日，乃可合会。不尔，至死虚羸，百病滋长，慎之！"[5]78

《诸病源候论》卷之四十三："妇人产后病诸候上（凡三十论）。"[6]229

卷之四十四："妇人产后病诸候下（凡四十一论）。"[6]229

《外台秘要》卷三十四："产妇忌慎法六首""下乳汁方一十五首……""产后阴下脱方

六首。"[7]939

《经效产宝》："产后心惊中风方论"，"产后余血奔心烦闷方论……""产后乳结痈论。"[8]13

《太平圣惠方·卷第九十七·食治产后诸方》："百日之内，犹名产母，时人将谓一月便为平复，岂不谬乎！"[9]225

《圣济总录·产后门·产后统论》："论曰凡产妇胞胎既辨，无问是男是女……凡言盈月者，谓满三月，非三十日也。"[10]1804

《鸡峰普济方·诸论·产后用药次叙》："产后药物调理。"[11]7

《太平惠民和剂局方·卷之九·产图》："产后将护法。"[12]258

《妇人大全良方·卷之十八·产后门》："产后将护法第一""产后调理法第二。"[13]359

《仁斋直指方论（附补遗）·卷之二·产妇血块筑痛》："凡新产，须就床上赶血，下帐避风。"[14]57

《普济方·卷二百五十九·食治门·食治产后（附论）》："若饮食失节，冷热乖理，血气虚损，因此成疾。药饵不和，更增诸病，令宜以饮食调治，庶为良矣。""凡产后七日内恶血未尽，不可服汤，候脐下块散，乃进羊肉汤……"[15]727

《丹溪心法·卷五·产后九十二》："产后无得令虚，当大补气血为先。虽有杂证，以末治之。一切病多是血虚，皆不可发表。产后不可用芍药，以其酸寒伐生发之气故也。"[16]103

《松崖医径·卷下·产后（四十二）》："产后者，须大补气血为主。"[17]140

《校注妇人良方·卷十八·产后门》："产后将护法""产后调理法。"[18]406

《古今医统大全·卷之三十一·水肿门·治法》："产后必须大补气血为主。"

"卷之八十五·胎产须知"："产后余渝""产后须知（十四条）。"[19]1006

《养生类要·后集·济阴类》："产后调补气血方。"[20]119

《医学入门·外集·卷五·妇人门·产后》："产后必须先逐瘀……瘀消然后堪补助。"[21]418

《万病回春·卷之六·产后》："妇人产毕,饮热酒、童便共一钟,闭目少坐,上床倚高,立膝仰卧,……仍慎言语、七情、寒暑、梳头洗足,以百日为度。"[22]358

《胤产全书·卷三》："产后调养法。"[23]274

《证治准绳·女科卷之五·产后门》："产后将调法。"[24]388

《寿世保元·卷七》："产后。"[25]520

《孕育玄机·卷下》："产后药忌""产后不可服寒凉解。"[26]62

《妇人规·下卷·产后类》："论产后大补气血""论产后三禁。"[27]429

《绛雪丹书·附录》："《竹林》[产后]五急十九危症。"[28]83

《医灯续焰·卷十五·胎产脉证第七十七·胎产杂述》："产后调理。"[29]346

《喻选古方试验·卷四》："产后。"[30]173

《伤寒论纲目·卷十六·伤寒后症》："附录:产后伤寒治法。"[31]278

《痧胀玉衡·卷之中》："产后痧痛论。"[32]37

《女科经纶·卷五·产后证·上》："新产下有调理之法、新产妇人有三病、产后十二癥病、产后十八证、产后危证有三冲三急……"[33]124

《冯氏锦囊秘录·杂症大小合参卷十八》："产后当知""产后杂症门"。[34]476

《张氏医通·卷八·七窍门上》："产后目病。"[35]201

《医学心悟·卷五》："产后将护法。"[36]210

《疡医大全·卷六》："论产后疮疡。"[37]255

《竹林女科证治·卷三》："产后调护""产后禁忌""产后调治"。[38]394

《罗氏会约医镜·卷十五·产后门》："论产后调治。"[39]448

《验方新编·卷九》："妇人科产后门。"[40]116

《喉科心法》："妇人胎前产后喉痛。"[41]323

《外治寿世方·卷四·妇科》："产后宜挤两乳。"[42]125

《不知医必要·卷四·产后》："产后气血俱去,最多虚症,固宜人加培补。然有虚者,亦有实者……治之者要审症用药,不可执一,以致有误。""产后有三禁,发汗多恐亡阳,下大便则伤胃,下小便则津液竭,而胃中枯燥。"[43]192

《诊疗技术和药物》："医疗体育的适应证和禁忌证……妇产科:促进产后康复等。"[44]80

《妇产科学(第四版)》："与分娩有关的心理问题:新生儿出现问题,必须安排适当时机和恰当方式告诉给产妇,以免影响产后康复。"[45]393

《妇产科学及护理》："产褥期护理……七、产后宣教和随访:产后宣教内容以产褥期卫生、营养、产后运动、计划生育和新生儿喂养、保暖、沐浴等护理知识为主,以指导产妇掌握产后康复和育儿知识。"[46]60

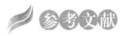

## 参考文献

[1] 屈万里.诗经诠释[M].上海:上海辞书出版社,2016:349.

[2] [汉]张仲景.金匮要略[M]张家礼主编.北京:中国中医药出版社,2004:432.

[3] [晋]王叔和.脉经[M].北京:人民卫生出版社,1956:82.

[4] [南北朝]陈延之.小品方[M].北京:中国中医药出版社,1995:143.

[5] [唐]孙思邈.备急千金要方校释[M].李景荣,等校释.北京:人民卫生出版社,1998:78.

[6] 丁光迪.诸病源候论校注[M].北京:人民卫生出版社,1955:229.

[7] [唐]王焘.外台秘要[M].北京:人民卫生出版社,1955:939.

[8] [唐]昝殷.经效产宝[M].北京:人民卫生出版社,1955:13-30.

[9] [宋]王怀隐.太平圣惠方校注[M].郑州:河南科学技术出版社,2005:225.

[10] [宋]赵佶.圣济总录:下册[M].北京:人民卫生出版社,2013:1804.

[11] [宋]张锐.鸡峰普济方[M].上海:上海科学技术出版社,1987:7.

[12] [宋]太平惠民和剂局.太平惠民和剂局方[M].北

京：人民卫生出版社，2007：258.

[13] [宋]陈自民.妇人大全良方[M].北京：人民卫生出版社，2006：359.

[14] [宋]杨士瀛.仁斋直指方论：附补遗[M].福州：福建科学技术出版社，1989：57.

[15] [明]朱橚.普济方[M].北京：人民卫生出版社，1959：727.

[16] [元]朱丹溪.丹溪心法[M].沈阳：辽宁科学技术出版社，1997：103.

[17] [明]程玠.松崖医径[M]//裘吉生原编.珍本医书集成.上海：上海科学技术出版社，1985：140.

[18] [宋]陈自明.校注妇人良方[M].上海：上海卫生出版社，1958：406.

[19] [明]徐春甫.古今医统大全：上册[M].北京：人民卫生出版社，1991：1006.

[20] [明]吴正伦.养生类要[M].北京：中医古籍出版社，1994：119.

[21] [明]李梴.医学入门[M].北京：中国中医药出版社，1995：418.

[22] [明]龚廷贤.万病回春[M].北京：人民卫生出版社，2007：358.

[23] [明]王肯堂.胤产全书[M].//周仲瑛，于文明.中医古籍珍本集成（续）.长沙：湖南科学技术出版社，2014：274.

[24] [明]王肯堂.证治准绳[M].北京：人民卫生出版社，2014：388.

[25] [明]龚廷贤.寿世保元[M].天津：天津科学技术出版社，1999：520.

[26] [明]陶本学.孕育玄机[M].北京：中国中医药出版社，2015：62.

[27] [明]张介宾.景岳全书[M].北京：科学出版社，1998：429.

[28] [明]赵贞观.绛雪丹书[M].北京：中国中医药出版社，2002：83.

[29] [清]潘楫.医灯续焰[M].北京：人民卫生出版社，1988：346.

[30] [清]喻嘉言.喻选古方试验[M].北京：中医古籍出版社，1999：173.

[31] [清]沈金鳌.伤寒论纲目[M].北京：中国医药科技出版社，2014：278.

[32] [清]郭志邃.痧胀玉衡[M].北京：人民卫生出版社，1995：37.

[33] [清]萧壎.女科经纶[M].北京：中国中医药出版社，1999：124.

[34] [清]冯兆张.冯氏锦囊秘录[M].北京：中国中医药出版社，1996：476.

[35] [清]张璐.张氏医通[M].北京：中国中医药出版社，1995：201.

[36] [清]程国彭.医学心悟[M].北京：中国中医药出版社，1996：210.

[37] [清]顾世澄.疡医大全[M].北京：人民卫生出版社，1987：255.

[38] [清]叶天士.竹林女科证治[M]//周仲瑛，于文明.中医古籍珍本集成.长沙：湖南科学技术出版社，2014：394-396，427.

[39] [清]罗国纲.罗氏会约医镜[M].北京：中国中医药出版社，2015：448.

[40] [清]鲍相璈.验方新编[M].北京：中国中医药出版社，1994：116.

[41] [清]沈善谦.喉科心法[M].//周仲瑛，于文明.中医古籍珍本集成.长沙：湖南科学技术出版社，2014：323.

[42] [清]邹存淦.外治寿世方[M].北京：中国中医药出版社，1992：125.

[43] [清]梁廉夫.不知医必要[M].上海：上海科学技术出版社，1986：192.

[44] 上海第一医学院《医学卫生普及全书》修订小组.诊疗技术和药物[M].上海：上海人民出版社，1971：80.

[45] 乐杰.妇产科学[M].4版.北京：人民卫生出版社，1980：393.

[46] 高际天.妇产科学及护理[M].合肥：安徽科学技术出版社，1986：60.

（于莉英）

5·052

# 导引

dǎo yǐn

## 一、规范文

【汉文名】导引。

【英文名】daoyin。

【注释】按照一定规律和方法进行的肢体运动及呼吸吐纳，以防病保健的方法。

## 二、定名依据

"导引"古称"道引",《庄子·刻意》篇中以"道引"为养生之法。"导引"和"道引"分别是从两方面对中国古老的运动养生方法的诠释。"导引"是动词,主要是指运动属性,"导"指呼吸的锻炼,"引"指肢体练习,说明这项运动主要是呼吸和肢体运动相配合的一种养生运动。"道引"是名词,有"为道日损"的意思,这在《诸病源候论》的众多养生方导引法记载的"日日损"中可以得到印证。而在《素问·异法方宜论》使用了"导引"这一词,"导引"一词便沿用至今。

古人对导引含义的解释的说法不一,大约有三:其一,如李颐注释《庄子》中所说,即通过呼吸的协调与肢体的运动相结合,使脏腑经络之气和畅,使身体轻柔灵便。其二,从导引文字上解释,也就是不结合呼吸修炼,单作引体令柔之法也称为导引。如隋代杨上善《黄帝内经太素》以及唐代王冰次在注释《素问》中所提及的摇筋骨动肢节之法。其三,唐代释慧琳《一切经音义》中所说其意在于活动肢体的同时,配合自我按摩之法,也称为导引。古人对"导引"的解释均使用"导引"一词。

我国 2005 年出版的全国科学技术名词审定委员会审定公布的《中医药学名词》已以"导引"作为规范名,所以"导引"作为规范名也符合术语定名的协调一致原则。

## 三、同义词

【曾称】"道引"(《庄子》)。

## 四、源流考释

导引的起源甚早,据史料记载,导引起源于唐尧时期具有"宣导"作用的"舞",中国最早的史书《尚书》及此后的《吕氏春秋》《史记》《孟子》等典籍中均记载了在 4000 多年前的唐尧时期,中原地区曾洪水泛滥成灾,由于气候多雨潮湿,人们气滞血瘀,易患周身及关节疼痛一类疾病,

于是就用"舞蹈"来宣导气血以治病。关于唐尧之"舞",宋人罗泌《路史·前纪》第九卷载:"阴康氏之时,水渎不疏,江不行其原,阴凝而,人既郁于内,腠理滞著而多肿尪,得所以利其关节者,乃制为之舞,教人引舞以利导之。"[1]51

通过夏、商、周到春秋时期,随着社会的发展,文化方面也得到了很大的促进。因而出现了"诸子峰起,百家争鸣"的学术高潮。

道家:道家方面对导引的研究最为深刻。相传我国最早练导引的彭祖,就是其中代表之一。庄子曾称导引为"彭祖寿考者之所好也"。[2]157《论语·述而》说:"述而不作,信而好古,窃比我于老彭。"[3]86《史记·舜本记》和《汉书·古今人表》记述了彭祖家世,葛洪《神仙传》称殷代末年,彭祖已有七百六十七岁,但他究竟多少年龄,恐难以考定,甚至连屈原在《楚辞·天问》中亦说彭祖"受寿永久夫何长?"[4]93曾有人问他延年之法,他总结为性情要恬静,常施服气内息之法,摩栅身体,当不适时可作导引闭气之术以治疾患,可见彭祖长寿得益于导引之术。道家的代表人物老子,又名老聃,曾著《道德经》一书,被奉为道家经典,内中的道法自然的自然观,对导引的发展具有重大影响。稍晚于老子后庄子曾记述了导引中的静坐法。《庄子·大宗师》中有记载了"古之真人……其息深深"的呼吸锻炼之法[2]64。这些都是导引之术的表现形式。

儒家:孔子是儒家的祖师,他提倡静坐之法以锻炼身体,经宋代朱熹发挥而成为儒家的十六字心传。《庄子·大宗师》中载:"颜回……曰:回坐忘矣。仲尼蹴然曰:何谓坐忘?颜回曰:堕肢体,黜聪明,离形去知,同于大通,此谓坐忘。"[2]68就是导引中的呼吸锻炼方法。儒家重要人物孟子曾有一句名言:"我善养吾浩然之气?"[5]57这正是他练导引的"夫子自道"。儒家的经典著作《大学》也详细记述导引中的静坐法:"知止而后有定,定而后能静,静而后能安,安而后能虑,虑而后能得。"[6]3

医家：我国现存第一部医学著作《内经》首先提出导引的适应证。认为导引养生包括两个方面："恬憺虚无，真气从之，精神内守，病安从来"[7]3 和"呼吸精气，独立守神，肌肉若一。"[7]7 在治疗方面认为息积等症，必须"积为导引服药，药不能独治也"。[7]30《素问·血气形志》说："形数惊恐，筋脉不通，病生于不仁，治之以按摩醪药。"[7]179《素问·异法方宜论》："中央者，其地平以湿……故其病多痿厥寒热，其治宜导引按蹻。故导引按蹻者，亦从中央出也。"[7]84《内经》还列举导引的禁忌证，如伏梁病。

杂家：杂家的著名著作《吕氏春秋·季春记》指出了导引锻炼的重要性："流水不腐，户枢不蠹，动也；形气亦然，形不动则精不流，精不流则气郁。"[8]23 提出"精神安乎形"的养生思想。其他如《行气玉佩铭》是现存最早完整地描述呼吸锻炼的文字记载。《山海经》里的"钟山之神，名曰烛阴，视为昼，瞑为夜；吹为冬，呼为夏。不饮、不食、不息"，[9]192 从侧面说明导引中的呼吸锻炼起源于远古时代人们仿效蛇类的冬眠。由此可见，春秋战国时期，导引锻炼遍及朝野，蔚然成风，为后世的发展奠定了重要基础。

汉代，以张仲景、华佗为代表的汉代医家，拓宽了导引应用的范畴。张仲景在《金匮要略》中指出："适中经络，未流传脏腑，即医治之。四肢才觉重滞，即导引、吐纳……勿令九窍闭塞。"[10]24 华佗则根据《吕氏春秋》"流水不腐，户枢不蠹"的思想和《淮南子》提到的5个动物动作，结合自己的临床经验，创了一套动功，名为"五禽之戏，一曰虎，二曰鹿，三曰熊，四曰猿，五曰鸟"，其功能是"除疾，兼利蹄足，以当导引。体有不舒，起作禽戏，怡而汗出，因以着粉，体自轻便，而嗜食"。[11]37 五禽戏开创了导引发展的一个新分支，以后出现了不同种类的导引健身法，如梁代的三十六势《导引养生图》，明代高濂《遵生八笺》收录的《婆罗门导引十二法》等。我国现存比较早的关于导引的文献也出自汉墓。现存最早的有关导引的文献当是长沙马王堆三号汉墓出土的44幅《导引图》。《导引图》集中论述了多种古代导引之法，如仿生导引、呼吸导引、辨证施功导引等，包含了健身与疗疾两个方面内容，展示了古代医疗与健身的状况。1984年在湖北江陵县张家山汉墓出土了又一部导引专著《引书》，该文物理论和方法全面，体系严谨，共分五部分内容：第一，是阐述四季养生之道；第二，是分则解释各种导引方法；第三，是罗列45条导引治病处方，每条针对一种病因；第四，为健身导引24条；第五，是论述病因及防治之道。

导引在魏晋南北朝时期发展达到一个新的高潮，当时导引书籍大为盛行。如张湛的《养生要集》将导引列为养生大要之一。其他如《黄庭经》《胎息经》等都是导引的重要参考资料。三国的曹操亦爱好导引，他曾向皇甫隆请教养生之诀，皇氏则向他介绍了漱津之法。晋代名医葛洪所著的《抱朴子内篇》，集我国晋代以前导引之大成，内容极为丰富，认为进行导引可以延年益寿。在《肘后方》中他介绍了某些疾病用导引治疗的方法，如用手按摩虎口治咽喉痛等。南北朝时期我国佛教开始兴旺起来，当时有古印度高僧在河南嵩山少林寺提出新的禅定方法，即面壁而坐，世称"壁观"。著名高僧达摩祖师鉴于当时按摩手法过于简单，增加了抖、搓、捻、揉等法，他所著的《易筋经》是一部导引肢体锻炼的专著，影响深远。南北朝陶弘景的《养性延命录》是较早的导引文献汇集，认为导引可治百病："其偶有疲倦不安，便导引闭气，以攻所患……便自消矣。"[12]147 另外还收集不少有价值的导引资料，如现存最早的"华佗五禽戏"的具体操作法也记载在该书中。许逊的《灵剑子》也有类似记载。

隋唐时期导引在医疗上被广泛应用。隋时巢元方所著《诸病源候论》中记载不同病证的导引吐纳法260种，辨证施术，如发汗退热法、止消渴法、治寒疝法等，颇有价值。同时杨上善所撰《黄帝内经太素》也对导引做了详尽的注解。据

《新唐书百官志》太医署有按摩博士一人、按摩师四人。到了唐代,导引有了更大的发展,据《唐六典》载太医署有按摩工五十六人、按摩生十五    名医孙思邈的《备急千金要方》有"按摩法""调气法"二篇,提倡胎息、内视、闭息、吐气四法,另外还记载"天竺国婆罗门按摩法""老子按摩法",其编集的《华佗神方》也将导引作为治法之一。隋代名僧智𫖮传有"止观法",其中调身、调息、调心三步骤,多为后人所采用。慧琳的《一切经音义》也记述按摩术。唐代道士司马承祯的《天隐子》《服气精气论》《坐忘论》都是导引的参考文献。

两宋金元时期对历代医书非常重视。公元1057年设校正医书局,专事医籍之整理,北宋初年,对于在五代兵火中散佚的道教经籍,由政府主持编成《云笈七签》,世称小道藏。该书收编了宋以前的导引资料,如《太清导引养生经》等。其他如蒲虔贯的《保生要录》、张紫阳的《悟真篇》、陈直的《养老奉亲书》等都是当时有名的导引书籍。宋代的一些文学家,如欧阳修、苏东坡、陆游等都进行导引锻炼,而理学家朱熹、程颐等均主张静坐导引。宋代董汲在《脚气治法总要》中提出导引按跷来治疗脚气病。宋代的医学著作《圣济总录》论述导引的理论和机理。金元时期,医家刘完素在《素问玄机原病式》中提出用六字诀治病,在《素问要旨论》中也提出用导引可以行积滞之气。张子和也在《儒门事亲》中把导引作为汗法之一。宋元时期的许多方书如危亦林所著《世医得效方》中也提及许多病症的导引之法。大医家朱丹溪在《丹溪心法》中有"气滞痿厥寒热者,治以导引"[13]13之语。郭思所著《千金宝要》中提及腰痛导引法。宋代医所著的《鸡峰普济方》、邹铉的《寿亲养老新编》、张道安的《养生要诀》以及东轩居士的《诸病主病诗》都提到导引按摩保健之法。

在明清时期,经过很多养生家、医家及众人的辛勤工作,提炼更新,使导引养生更加系统、

科学,导引的形式更加丰富。明代的《正统道藏》可称得上是对导引资料的一大总结,其中有许多导引专著,如《三要达道篇》《古仙导引按摩法》等。及后的《道藏精华录》亦有类似内容。明代张景岳所著的《景岳全书》提及按摩导引服破伤风药之法。明代俞桥撰写的《广嗣要语》强调导引之术可以延缓衰老。明代医家王肯堂在《证治准绳》中提出用导引治疗青盲症,所以傅仁宇将"动功六字诀"列于《审视瑶函》卷首,龚居中的《红炉点雪》是研究肺疗的专著,内有"郄病延年十六字诀"。万后贤的《贮香小品》介绍了脏腑病证导引法。而以《普济方》为首的明代方书中也强调了导引的治法。杨继洲的《针灸大成》中亦有译引内容。可见明代已将导引运用到临床各科。另外,胡文焕的《锦身机要》《养生导引法》《类修要诀》,罗洪先的《万寿仙书》,周履靖的《赤凤髓》,王文录的《胎息经疏》,幻真的《内服元气诀》,铁峰居士的《保生心鉴》,徐春甫的《养生余录》,冷谦的《修龄要旨》,高濂的《遵生八笺》,高攀龙的《静坐说》,陈继儒的《养生肤语》等,都是明代的著名导引著作。明末著名医家张景岳在《类经》中对导引作了正确评价。李时珍在《奇经八脉考》中也强调任、督两脉在导引中的重要性,其他如万全的《养生四要》及曹元白的《保生秘要》、李中梓的《颐生微论》等都是讲导引的医疗专书。清初尤乘的《寿世青编》收集了导引却病法、十二段动功等。廖平根据《诸病源候论》摘编成《巢氏病源补养宣导法》,将其中散录的功法摘录。张璐在《医通》中专门论述导引偏差,这在医学著作中是先例。张志聪在《侣山堂类辨》中记载用导引治病的医疗经验,病案较完整。名医叶天士用导引健身,年虽八十仍精神矍铄。沈金鳌对导引也颇有研究,他认为"导引、运动,本养生家修炼要诀,但欲长生,必先却病,其所导所运,皆属却病之法……实可佐参药力所不逮"[14]14。他著的《杂病源流犀烛》不仅保存佚散的导引资料,而且为辨证施功奠定了基础。陈士铎的《石室秘录》中

记载五论四时导引法。《医宗金鉴》提出将导引用于骨伤科。《理瀹骈文》介绍了饭后摩腹助脾运的方法。潘伟如的《卫生要术》经王祖源纂编为《内功图说》，包括十二段锦总诀等。席锡藩编的《内外功图说辑要》，采用图解之法来阐述导引。汪昂所撰《素问灵枢类纂约注》、薛雪撰注的《医经原旨》、姚止庵撰写的《素问经注节解》以及章虚谷的《灵素节注类编》中肯定了导引的治疗作用。柳华阳道人的《金仙论证》阐述许多导引术语。其他导引书籍还有晏寿芝的《八段锦坐立功图诀》、马齐录的《陆地仙经》、叶志洗的《颐身集》、徐文弼的《受世真传》等。

## 五、文献辑录

《庄子·刻意》："吹呴呼吸，吐纳故新，熊经鸟申，为寿而已矣，此道引之士，养形之人，彭祖寿考者之所好也。"[2]157

《黄帝内经素问·异法方宜论》："中央者，其地平以湿，天地所以生万物也众。其民食杂而不劳，故其病多痿厥寒热。其治宜导引按跷，故导引按跷者，亦从中央出也。故圣人杂合以治，各得其所宜。故治所以异而病皆愈者，得病之情，知治之大体也。"[7]84

《金匮要略·脏腑经络先后病脉证第一》："适中经络。未流传腑脏。即医治之。四肢才觉重滞。即导引吐纳。针灸膏摩。勿令九窍闭塞。更能无犯王法。"[10]51

《中藏经·论诸病治疗交错致于死候第四十七》："夫病者，有宜汤者，有宜丸者，有宜散者，有宜下者，有宜吐者，有宜汗者，有宜灸者，有宜针者，有宜补者，有宜按摩者，有宜导引者，有宜蒸熨者，有宜澡洗者，有宜悦愉者，有宜和缓者，有宜水者，有宜火者……导引，则可以遂客邪于关节。按摩，则可以驱浮淫于肌肉……宜导引而不导引，则使人邪侵关节，固结难通……不当导引而导引，则使人真气劳败，邪气妄行……内无客邪，勿导引。"[15]51

《诸病源候论·风病诸候上》："《养生方·导引法》云：正倚壁，不息行气，从头至足止。愈疸、疝、大风、偏枯、诸风痹。又云：仰两足指，五息止。引腰背痹、偏枯，令人耳闻声。常行，眼耳诸根，无有挂碍。又云：以背正倚，展两足及指，瞑心，从头上引气，想以达足之十趾及足掌心，可三七引，候掌心似受气止。盖谓上引泥丸，下达涌泉是也。又云：正住倚壁，不息行气，从口趣令气至头始止，治疸、痹、大风偏枯。又云：一足踏地，足不动，一足向侧相，转身欹势，并手尽急回，左右迭互二七，去脊风冷、偏枯不通润。"[16]2

《华佗神方》卷二："故古之为导引者，熊颈鸱顾，引挽腰体，动诸关节，以求不老。吾有一术，名五禽之戏：一曰虎，二曰鹿，三曰熊，四曰猿，五曰鸟，亦以除疾，兼利蹄足，以当导引。体有不舒，起作禽戏，怡而汗出，因以着粉，体自轻便，而嗜食。"[11]37

《千金翼方》卷第十二："使旨约而赡广，业少而功多，所谓易则易知，简则易从，故其大要，一曰啬神，二曰爱气，三曰养形，四曰导引，五曰言论，六曰饮食，七曰房室，八曰反俗，九曰医药，十曰禁忌。过此已往，未之或知也。"[17]311

《外台秘要》卷第六："养生方导引法云：偃卧展两胫两手外踝者相向，令鼻纳气自极七息，除两膝寒胫骨疼转筋。又云：覆卧旁视立两踵伸腰，鼻纳气去转筋。又云：张胫两足指，号五息止，令人不转筋，极自用力张，脚痛挽两足指，号言宽大，去筋节急挛躄痛，久行身开张。又云：覆卧旁视立两踵伸腰，以鼻内气自极七息，除脚中弦痛转筋酸疼，一本云疗脚弱。"[18]179

《圣济总录·神仙导引上》："导引按跷。踊身令起，平身正坐，两手叉项后仰视举首，左右招摇，使项与手争，次以手拔脚梢闭气，取太冲之气（太冲穴在大趾本节后二寸骨罅间陷者是），左挽如引弓状，右挽亦如之，左洞真经按摩篇云，又两手，乃度以掩项后，仰面视上，举首使项与手争，为之三四，令人精和血通，风气不入，能久行之无病，毕，又屈动身体，伸手四极，反张侧掣，宣摇百关，为之各三。《华佗别传》云：人身欲得劳动，但不当自极尔，体常动摇，谷气得消，血脉流迪，户枢不蠹，流水不腐，形体小然，真人按跷，盖取诸此。《元道经》云：元气难积而易散，关节易闭而难开。"[19]3259

《千金宝要》头风吐逆第十四："腰痛导引法：正东坐收手抱心，一人于前据蹑其两膝，一人后持其头，徐牵令偃卧，头到地，三起三卧，止便瘥。"[20]93

《针灸神书》卷三："虽不医人枯骨还魂，针到时刻见效。刺阳明，三进不止；刺阴经，五脏无伤。按摩导引，妙法神机也。"[21]102

《三因极一病证方论》卷八："以两手拇指压无名指本节作拳，按髀，跌坐，扣齿三十六，屏气二十一息，咽气三口；再屏息，再咽，如是三作，以气通为效，遇子午卯酉时则行。然按摩导引之法甚多，随意行之皆可，不必拘此法。"[22]150

《素问玄机原病式·暴病暴死》："凡治风热结滞，宜戒热药过盛。凡破伤中风，宜早令导引摩按，自不能者，令人以屈伸按摩挽之，使筋脉稍得舒缓，而气得通行，及频以概斡牙关，勿令口噤，若紧噤之，则常以概当之，及频斡之，勿损牙齿，免致口噤不开，而粥药不能下也。"[23]40

《儒门事亲·汗下吐三法该尽治病诠》："所谓三法可以兼众法者，如引涎、漉涎、嚏气、追泪，凡上行者，皆吐法也；灸、蒸、熏、渫、洗、熨、烙、针刺、砭射、导引、按摩，凡解表者，皆汗法也。"[24]51

《世医得效方》卷二十："凡人自觉十日以上康健，即须灸三数穴，以泄风气。每用必须调气补泻，按摩导引为佳。勿以康健便为常然，须常安不忘危，预防诸病也。灸法常须避人神。凡畜手力细累，春秋皆须与转泻药一度，则不中天行时气也。"[25]814

《针灸大成·四明高氏补泻》："若关节阻涩，气不通者，以龙虎大段之法，通经接气，驱而运之，仍以循摄切摩，无不应矣。又按扪摩屈

伸，导引之法而行。"[26]145

《古今医统大全》卷八十六："由是真阴妄行，脉络疏涩。昼则对人瞌睡，夜则独卧惺惺。故使之导引，按摩以通伤滞固，漱津咽液以灌溉焦枯。若扣齿集神而不能敛念，一曝十寒，而徒延岁月。"[27]803

《类经》卷十一："忽其契者，荐一伪诞庸流，以导引栽接称长技，极口眇医，冀要其功。且云：彼医药者，虽为古法，然但可除轻浅之疾，疗不死之病耳。至于存真接气，固本回天，岂果草根树皮之力所能及哉？"[28]288

《景岳全书》卷三十六："此外有如按摩导引、针灸熨洗，可以调经络之气。又如喜能胜忧，悲能胜怒，怒能胜思，思能胜恐，恐能胜喜，可以调情志之气。"[29]814

《医学入门·保养》："先以左手胛骨并肩，向前圆转九数；次以右手胛骨并肩，向前圆转九次；复以左右胛骨并左右肩，向前圆转九次。加至一九、三九亦好。但要从容和缓为之，或先缓后急，亦可为之。此法疏通膏肓，降心胞络火，与张紫丘治疗开关药方意同，善治少劳背痛胸紧。"[30]55

《素问经注节解·内篇》卷一："导引之术，本以却病延年，而行之于冬，反令四时生病何也？盖冬时阳气潜藏，宜静不宜动，动则气不密而易病。不按跷即终年不病者，岐伯特甚言之，以见冬宜安静以养阳，不可烦扰以动气也。否则凡人之病，何时不有，岂尽按跷之所致。盖欲导引之家知所戒慎，不得妄动以致病也。"[31]17

《神仙济世良方·下卷》："钟大仙曰：春夏秋冬各有其令，得其时则无病，失其时则病生矣。有导引法欲传世久矣，今择其要者行之，法开于后。先春养阳法：每日闭目冥心而坐，心注定肾中，咽津七口送下丹田，起立双手自抱，两胁微摇者三，如打恭状，起立俟气定再坐，如前法咽津七口送下丹田，永无风症之侵，一月行六次可也，多多益善。先夏养阴法：每日闭目冥心

而坐,心中注定于心,咽津十四口送下心中,永无暑气之侵。先秋养阴法:每日闭目冥心而坐,心注肺中,咽津送下丹田者十二口,以双手攀足心者三次,候气定,再如前送下丹田者七口而后止,永无燥热之病。先冬养阳法:每日五更坐起,心中注定两肾,口中候有津水送下丹田者三口,不必漱津,以手擦足心,火热而后已。再送津三口至丹田,再睡,永无伤寒之症,而长生亦在其中矣。何大仙曰:妙方也,惜乎人不肯耳,行则不但却病,更可长生,即妇人女子亦可行也。"[32]106

《杂病源流犀烛·周天》:"先立安土守中,得诀纯熟,后行周天,流通一身,散彻四肢滞气。其法从前运于脐轮,由小而大,大而收小,依次而上,至璇玑穴向左臂打圈而下,至曲池,经内关溯掌心及指尖,圈出手背外关,而上肘后肩井,及大椎而下,运于尾闾,由上复下过玉枕,逾昆仑泥丸面部,上鹊桥,降重楼,达胃口过脐,至玉柱,复气海,行于右腿,历膝关,由鞋劳穴穿足背,至指尖转涌泉踵后,上运过阴谷,通尾间,又圈至顶门,如前下鹊桥,依次送左腿,似右法而落涌泉,又升泥丸及璇玑穴右行,照左手转过肩背,贯昆仑而下摄元海,如此将周身经脉宣畅,徐徐回转,但意至而气相随,是为有作之周天法,亦可与造化参。"[14]25

《寿世传真·修养宜行外功第一》:"外功有按摩导引之诀,所以行血气,利关节,辟邪外干,使恶气不得入吾身中耳。《语》云:户枢不蠹,流水不腐。人之形体,亦犹是也,故延年却病,以按摩导引为先。"[33]2

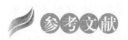

## 参考文献

［1］［宋］罗秘.路史[M].北京:中华书局四部备要影印本,1936;51.

［2］未著撰人.庄子[M].柴华译注.哈尔滨:黑龙江人民出版社,2012;64,68,157.

［3］未著撰人.论语[M].张燕婴译注.北京:中华书局,2007;86.

［4］［战国］屈原.楚辞[M].林家骊译注.北京:中华书局,2007;93.

［5］未著撰人.孟子[M].万丽华,蓝旭译注.北京:中华书局,2007;57.

［6］未著撰人.大学中庸[M].王国轩译注.北京:中华书局,2007;3.

［7］未著撰人.黄帝内经素问白话解[M].北京:人民卫生出版社,2004;3,7,30,84,179.

［8］未著撰人.吕氏春秋[M].张双棣,等译注.北京:中华书局,2007;23.

［9］未著撰人.山海经[M].方韬译注.北京:人民卫生出版社,2009;192.

［10］［东汉］张仲景.金匮要略[M].李克光译注.上海:上海科学技术出版社,1993;24,51.

［11］［汉］华佗元化.华佗神方[M].刘俊红,李连章点校.北京:人民军医出版社,2011;37.

［12］［南北朝］陶弘景,［元］丘处机.养性延命录[M].王家葵校注.北京:中华书局,2014;147.

［13］［元］朱震亨.丹溪心法[M].田思胜校注.北京:中国中医药出版社,2008;13.

［14］［清］沈金鳌.杂病源流犀烛[M].田思胜整理.北京:人民卫生出版社,2006;14,25.

［15］［汉］华佗.中藏经[M].谭春雨整理.北京:人民卫生出版社,2007;51.

［16］［隋］巢元方等.诸病源候论[M].北京:人民卫生出版社影印,1953;2.

［17］［唐］孙思邈.千金翼方[M].李景荣,等校释.北京:人民卫生出版社,2014;311.

［18］［唐］王焘.外台秘要[M].北京:人民卫生出版社,1955;179.

［19］［宋］赵佶.圣济总录[M].北京:人民卫生出版社,1962;3259.

［20］［宋］郭思.千金宝要[M].姜晓点校.北京:人民卫生出版社,1986;93.

［21］［宋］琼瑶真人.针灸神书[M].路寿康校注.北京:中医古籍出版社,2007;102.

［22］［宋］陈言.三因极一病证方论[M].王咪咪整理.北京:人民卫生出版社,2007;150.

［23］［金］刘完素.素问玄机原病式[M].宋乃光点校.北京:中国中医药出版社,2007;40.

［24］［金］张从正.儒门事亲[M].邓铁涛,等整理.北京:人民卫生出版社,2005;51.

［25］［元］危亦林.世医得效方[M].北京:中国中医药出版社,2009;814.

［26］［明］杨继洲.针灸大成[M].夏魁周校注.北京:中国中医药出版社,1997;145.

［27］［明］徐春甫.古今医统大全[M].北京:人民卫生出版社,1991;803.

［28］［明］张景岳.类经[M].北京:中医古籍出版社,

2016：288.

[29] ［明］张景岳.景岳全书[M].李继明,等整理.北京：
人民卫生出版社,2007：814.

[30] ［明］李梴.医学入门[M].田代华,等整理.北京：人
民卫生出版社,2006：55.

[31] ［清］姚止庵.素问经注节解[M].北京：人民卫生出
版社,1963：17.

[32] ［清］柏鹤亭.神仙济世良方[M].康维点校.北京：中
医古籍出版社,1988：106.

[33] ［清］徐闻弼.寿世传真[M].吴林鹏点校.北京：中医
古籍出版社,1986：2.

（王宇航　曹　韵）

# 胎 教

### tāi jiào

## 一、规范名

【汉文名】胎教。

【英文名】fetal education。

【注释】调节孕妇饮食起居、思想修养及视听言行,促进孕妇身体健康,预防胎儿发育不良及培养胎儿气质品格的调养方法。

## 二、定名依据

"胎教"一词首见于汉代贾谊《新书·胎教》中。

《素问·阴阳应象大论》虽无"胎教"一词,但有关于"胎病"的论述。汉代刘向《列女传》《大戴礼记·保傅》《韩诗外传·卷九》等有"胎教"的记载。

隋代巢元方《诸病源候论》记载的"养胎"以及明代万全的《育婴家秘》记载的"胎养",与本术语的概念相似,主要是指从饮食起居方面护养胎儿,其内涵没有"胎教"丰富和准确。后世仍沿用"胎教"一词较多,如宋代《妇人大全良方》《幼幼新书》,金代朱丹溪《格致余论》,明代《宜麟策》等。

现代辞书,如《中医名词术语精华辞典》《中医大辞典》等均以"胎教"作为规范名。我国2005年出版的全国科学技术名词审定委员会审定公布的《中医药学名词》已以"胎教"作为规范

名,所以"胎教"作为规范名也符合术语定名的协调一致原则。

## 三、同义词

【曾称】"养胎"（《诸病源候论》）;"胎养"（《育婴家秘》）。

## 四、源流考释

殷周时期就有关于胎教的记载,春秋战国时期已经比较成熟。湖南长沙马王堆3号汉墓出土的帛书《胎儿产》中,要求孕妇要注意自己的视听言行和交往接触,远侏儒沐猴,见君公大夫。这是医学文献中胎养、胎教的最早记载,并成为后世胎教理论的渊源。

《内经》虽无"胎教"一词,但有关于"胎病"的论述。《素问·阴阳应象大论》中说："酸生肝,苦生心,甘生脾,辛生肺,咸生肾,此五脏假五味而生也。"《素问·脏象论》中说："臊气凑肝,焦气凑心,香气凑脾,腥气凑肺,腐气凑肾。此五脏假五气以成形也。"说明人体五脏六腑禀受五气五味而来,若孕妇择食不得气味,就会使胎儿发生多种疾病。"人生而有癫疾者,病名为胎病。此得之在母腹时,其母有所大惊,气上而不下,精气并居,故令子发为癫疾也""精神内守,病安从来""喜则志和气达,荣已通利""喜怒不节则伤脏""忧恐忿怒伤气,气伤脏,乃病脏"。

孕妇的精神、情绪对胎儿的健康有着重要的作用。孕妇心情好，有利于身体健康，使胎儿发育良好，反之，会使胎儿发育不良，出生后会发生胎疾。春秋时期管仲《管子》中也论述了"精气"和生命的起源的关系。

"胎教"一词始于汉代，贾谊《新书·胎教》载："周妃后妊成王于身，立而不跛，坐而不差，笑而不喧，独处不倨，虽怒不骂，胎教之谓也。""王后有身七月而就蒌室，太师持铜而御户左，太宰持斗而御户右，太卜持蓍龟而御堂下，诸官皆以其职御于门内。比三月者，王后所求音声非礼乐，则太师抚乐而称不习。所求滋味非正味，则太宰荷斗而不敢煎调，而曰，不敢以侍王太子。""谨为子孙婚妻嫁女，必择孝悌世世有行义者。如是，则其子孙慈孝，不敢淫暴，倘有不善，三族辅之。故凤凰生而有仁义之意，虎狼生而有贪戾之心，两者不等，各以其母。呜呼！威之哉，天养乳虎将伤天下。"他认为，胎教的目的在于"正礼"，因此，凡"所求声音者非礼乐""所求滋味者非正味"，均不能迁就，这就是所谓"慎始敬终"[1]305。

西汉韩婴《韩诗外传·卷九》："吾怀妊是子，席不止不坐，割不正不食，胎教之也。"[2]76

西汉戴德《大戴礼记·保傅》："古者胎教，王后腹之七月，而就宴室。"[3]91

西汉刘向《列女传》载周文王之母太任在妊娠期间，"目不视恶色，耳不听淫声，口不出敖言，能以胎教"。他认为胎教的目的在于"慎所感"，"故妊子之时，必慎所感。感于善则善，感于恶则恶。人生肖万物者，皆其母感于物，故形音肖之。"[4]39

东汉王充《论衡·命义篇》说："母不谨慎，心妄虑邪，则子长大，狂悖不善。"[5]27

西晋张华《博物志》中，认为胎教的目的是追求"贤明、端正、寿考"，认为"席不正不坐，割不正不食，听诵诗书讽咏之音，不听淫声，不视邪色"。[6]233

北齐颜之推《颜氏家训》中列有"胎教之法"，从教育的角度论述胎教的重要性，"古者，圣王有胎教之法：怀子三月，出居别宫。目不邪视，耳不妄听。音声滋味，以礼节之"。[7]4

北齐徐之才提出了逐月养胎法，他提出孕早期"饮食精熟，酸美受御，宜食大麦，无食腥辛"，孕中期"其食稻麦，其羹牛羊""调五味，食甘美"。妊娠期宜调摄心神，"妊娠三月名始胎，当此之时，未有定仪，见物而化。""欲子美好，数视璧玉，欲子贤良，端坐清虚，是谓外象而内感也。""当静形体，和心志。""无悲哀，无思虑惊动。""无大言，无号哭。"并提出适当劳逸的观点，"身欲微劳，无得静处，出游于野"。

隋代巢元方在《诸病源候论》中指出："妊娠三月，名始胎。当此之时，血不流，开像始化，未有定仪，见物而变。欲令见贵盛公主，好人端正庄严。不欲令见伛偻侏儒，丑恶形人，及猿猴之类。无食姜兔，无怀刀绳。欲得男者，操弓矢，射雄鸡，乘肥马于田野，观虎豹及走犬；其欲得女者，则著簪珂环佩，弄珠玑。欲令子美好端正者，数视白璧美玉，看孔雀，食鲤鱼；欲令儿多智有力，则啖牛心，食大麦；欲令子贤良盛德，则端心正坐，清虚和一，坐无邪席，立无偏倚，行无邪径，目无邪视，耳无邪听，口无邪言，心无邪念，无妄喜怒，无得思虑，食无邪脔，无邪卧，无横足，思欲果瓜，啖味酸菹，好芬芳，恶见秽臭。是谓外象而变者也。"[8]193

唐代诗人元稹论述胎教："且周成王人中之才也，然而克终于道者，得不谓教之然耶。始为太子也，未生胎教，既生保教。"强调了生前胎教与生后保教相配合的重要性。

唐代孙思邈也提出过胎教理论。《千金要方·妇人方上·养胎》："旧说凡受胎三月，逐物变化，禀质未定。故妊娠三月，欲得观犀象猛兽、珠玉宝物，欲得见贤人君子、盛德大师。观礼乐、钟鼓、俎豆、军旅陈设。焚烧名香，口诵诗书、古今箴诫。居处简静。割不正不食，席不正不坐。弹琴瑟，调心神，和情性，节嗜欲，庶事清静。生子皆良，长寿、忠孝、仁义、聪慧、无疾，斯盖文王胎教者也。"[9]20

唐代《女孝经·胎教》记载，孕妇应"寝不侧，坐不边，立不跛，割不正不食，席不正不坐，目不视恶色，耳不听靡声，口不出敖言，手不执邪器。夜则诵经书，朝则讲礼乐"。[10]596

宋代陈自明《妇人大全良方》中设有专篇论述胎教，载："求嗣已明，须知胎教，故以次之。""论曰：胎教、产图之书，不可谓之迂而不加信，然亦不可狎泥之。方今俚俗之家，与不正之属，将息避忌，略不如仪。或药毒不侑，或产于风露。既无产厄，子母均安固有之，如不利嗣续，或骄居太甚，却动必成咎。虽邻家有所兴修，亦且犯其胎气，令儿破形殒命。如刀犯者，形必伤；泥犯者，窍必塞；打击者，色青黯；系缚者，相拘挛。诸如此等，验如返掌，福善祸淫，殆不可晓。"[11]303

南宋朱熹在《小学》中，以"胎孕之教"为首论。他论述："古者妇人妊子，寝不侧，坐不边，立不跛，不食邪味，割不正不食，席不正不坐，目不视邪色，耳不听淫声……如此，则生子形容端正，才过人矣。"

元代朱丹溪在《格致余论·慈幼论》中指出："古之胎教，具在方册，愚不必赘。若夫胎孕致病，事起茫昧，人多玩忽，医所不知。儿之在胎，与母同体。得热则俱热，得寒则俱寒，病则俱病，安则俱安。母之饮食起居，尤当慎密。"[12]10

明代董宿《奇效良方》："且妊娠胚胎，怀抱于此者，乃在母腹中之事，皆有经之可证也。所为妊者，食气于母，所以养其形，食味于母，所以养其精，滋育气味为本。故天之五气，地之五味，母既食之，而胎又食之，外则充乎形质，内则滋乎胎气，皆藉气味之养育也。""倘有奇偶之充耗，刚柔之强弱，荣卫之盈虚，一时所感，乃于气形禀赋之始，此皆冥默之中，禀于清者，其子聪明智慧，寿而且康。禀于浊者，愚痴不寿。"[13]516

明代万全《广嗣纪要·养胎》载："妇人受胎之后，最宜调饮食，淡滋味，避寒暑，常得清纯和

平之气以养其胎，则胎之完固，生子无疾。受胎之后，喜怒哀乐，莫敢不慎。"[14]84

其《万氏育婴家秘·胎养以保其真》中："子在腹中，随母听闻。自妊娠之后，就要行坐端严，性情和悦，常处静室，多听美言，令人诵读诗书，陈说礼乐，耳不闻非言，目不观恶事。"[15]459

明代虞抟《医学正传》："先正所谓古者妇人妊子，寝不侧，座不边，立不跸，不食邪味等语，厥有旨哉。其余饮食男女养胎幼幼之法，必深得造化生生不息之意，故古人多寿考、儿少夭折者，即此之由也。尝见今有禀性温良之妇，有娠不嗜欲口，生子少病而痘疹亦稀，亦可以为师法矣。"[16]386

明代徐春甫《古今医统》载："古人胎养、胎教之方，最为慎重。所以上古之人多寿多贤，良有以也，世之妇人，妊子既能如《列女传》所云矣，又要饮食清淡，饱饥适中，自然妊娠气清，身不受病，临产易生，子疾亦少。"[17]761

清代陈梦雷《古今图书集成·医部全录》中立"小儿未生胎养门"[18]1，将历代医家关于胎教学说的内容汇集在一起，列于儿科分卷之首。

民国康有为《大同书·去家界为天民·人本院》中总结前人胎教思想的精华，提出建立孕妇休养院，以施胎教的主张。"昔之人孔子乎，渊渊深思，盖知之矣，故反本溯源，立胎教之义，教之于未成形质以前。令人人如此，普天如此，则受气之先，魂灵之始，已无从染恶浊矣，源既清矣，流自不浊。必如是乃可至性善，乃可至太平。惜时未至大同，不能人人遽行之也。""有孕之妇入院后，自以高洁、寡欲、学道、养身为正谊，虽许其与男子往还，若其交合宜否，随时由医生考验。生产之道与交合之事碍否，及与一男之交合若众男之交会碍否，或定以月数，或限以人数，务令于胎元无损，乃许行之，否则应公议加以禁限，以保人元胎本。""凡入院之孕妇，皆当号为众母，赠以宝星，所在礼貌，皆尊异于众焉。盖大同之世无他尊，惟为师、为长、为母耳。而师长无苦母有苦，故尤宜尊崇其位，在大

师大长之下而在寻常众师众长之上。"[19]193

《中医名词术语精华辞典》：古人认为胎儿在母体中能受孕妇言行的感化，所以孕妇必须谨守礼仪，给胎儿以良好的影响，名为胎教。《大戴礼记·保傅》："古者胎教，王后腹之七月，而就宴室。"《列女传》中记载太任怀周文王时讲究胎教事例，一直被奉为胎教典范，并在此基础上提出了孕期有关行为、摄养、起居各方面之注意事项。如除烦恼、禁房劳、戒生冷、慎寒温、服药饵、宜静养等节养方法，以达到保证孕妇身体健康，预防胎儿发育不良，以及防止坠胎、小产、难产等目的。[20]764

《中医大辞典》："古人对孕期提出的有关摄养、起居等注意事项，以达到保证孕妇身体健康，预防胎儿发育不良，及防止坠胎、小产、难产等目的。如胎前节养六条：① 除烦恼。② 禁房劳。③ 戒生冷。④ 慎寒温。⑤ 服药饵。⑥ 宜静养。有关胎教的学说，古人还认为胎儿在母体中能够受孕妇的情绪和言行所感化，所以孕妇的言动必须谨守礼仪，心情保持恬静舒畅，给胎儿以良好的影响。"[21]1132

## 五、文献辑录

《新书·胎教》："周妃后妊成王于身，立而不跛，坐而不差，笑而不喧，独处不倨，虽怒不骂，胎教之谓也。""王后有身七月而就蒌室，太师持铜而御户左，太宰持斗而御户右，太卜持蓍龟而御堂下，诸官皆以其职御于门内。比三月者，王后所求音声非礼乐，则太师抚乐而称不习。所求滋味非正味，则太宰荷斗而不敢煎调，而曰，不敢以侍王太子。""谨为子孙婚妻嫁女，必择孝悌世世有行义者。如是，则其子孙慈孝，不敢淫暴，倘有不善，三族辅之。故凤凰生而有仁义之意，虎狼生而有贪戾之心，两者不等，各以其母。呜呼！威之哉，天养乳虎将伤天下。"[1]305

《韩诗外传·卷九》："吾怀妊是子，席不止不坐，割不正不食，胎教之也。"[2]76

《大戴礼记·保傅》："古者胎教，王后腹之七月，而就宴室。"[3]91

《列女传》："目不视恶色，耳不听淫声，口不出敖言，能以胎教"。[4]39

《论衡·命义篇》："母不谨慎，心妄虑邪，则子长大，狂悖不善。"[5]27

《博物志》："席不正不坐，割不正不食，听诵诗书讽咏之音，不听淫声，不视邪色。"[6]233

《颜氏家训》："古者，圣王有胎教之法：怀子三月，出居别宫。目不邪视，耳不妄听。音声滋味，以礼节之。"[7]4

《诸病源候论》："妊娠三月，名始胎。当此之时，血不流，开像始化，未有定仪，见物而变。欲令见贵盛公主，好人端正庄严。不欲令见伛偻侏儒，丑恶形人，及猿猴之类。无食姜兔，无怀刀绳。欲得男者，操弓矢，射雄鸡，乘肥马于田野，观虎豹及走犬；其欲得女者，则著簪珂环佩，弄珠玑。欲令子美好端正者，数视白璧美玉，看孔雀，食鲤鱼；欲令儿多智有力，则啖牛心，食大麦；欲令子贤良盛德，则端心正坐，清虚和一，坐无邪席，立无偏倚，行无邪径，目无邪视，耳无邪听，口无邪言，心无邪念，无妄喜怒，无得思虑，食无邪脔，无邪卧，无横足，思欲果瓜，啖味酸菹，好芬芳，恶见秽臭。是谓外象而变者也"。[8]193

《千金要方·妇人方上》："旧说凡受胎三月，逐物变化，禀质未定。故妊娠三月，欲得观犀象猛兽、珠玉宝物，欲得见贤人君子、盛德大师。观礼乐、钟鼓、俎豆、军旅陈设。焚烧名香，口诵诗书，古今箴诫。居处简静。割不正不食，席不正不坐。弹琴瑟，调心神，和情性，节嗜欲，庶事清静。生子皆良，长寿忠孝，仁义聪慧，无疾，斯盖文王胎教者也"。[9]20

《女孝经·胎教》："寝不侧，坐不边，立不跛，割不正不食，席不正不坐，目不视恶色，耳不听靡声，口不出敖言，手不执邪器。夜则诵经书，朝则讲礼乐。"[10]596

《妇人大全良方》："求嗣已明，须知胎教，故以次之。""论曰：胎教、产图之书，不可谓之迂而不加信，然亦不可狎昵之。方今俚俗之家，与不正之属，将息避忌，略不如仪。或药毒不侑，或产于风露。既无产厄，子母均安固有之，如不利嗣续，或侨居太甚，却动必成咎。虽邻家有所兴修，亦且犯其胎气，令儿破形殒命。如刀犯者，形必伤；泥犯者，窍必塞；打击者，色青黯；系缚者，相拘挛。诸如此等，验如返掌，福善祸淫，殆不可晓。"[11]303

《幼幼新书·卷第四》："《圣济经·原化篇·扶真翼正章》曰：泥在钧，金在熔，惟陶冶所成。子之在母，岂无待而然耶？盖专精孕气，大钧赋形，有人之形，不能无人之情。彼其视听言动，好憎欲恶，虽冥于隐默之中，而美恶特未定也。善母道者，引而发之。若为之训迪，若为之挑达，彼将因物而迁，因形而革。有不期然而然者，故示以贤人君子，使之知所以好德，示以礼法度数，使之知所以制心。扬之以声音之和，则若琴瑟钟鼓者，欲其厌足于耳。作之以刚毅之气，则若犀象军旅者，欲其感动于目。观圭璧珠玉则取。夫阴阳之至精，诵诗书箴诫则取。夫言语之至正，以至调心神，和情性，戒喜怒，节嗜欲，是皆因物随感，有益于得者也。若乃人有残废，物有丑恶，鸟兽之有毒怪者，则欲其勿见。若形有不全，割有不正，味有异常者，则欲其勿食。是又防闲忌慎，无所不用其至，夫其在母也如此。则居然而生明智，面忠厚端庄而好德，美好而寿考，无足怪矣！是谓外象而内感也。昔大任之妊文王，目不视恶色，耳不听淫声，口不出傲言，而世传胎教者以此。《圣惠》论曰：至精才遇，一气方凝，始受胞胎，渐成形质。子在胎内，随母听闻，所以圣贤传乎胎教。凡妊娠之后，才及月余，则须行坐端严，性情和乐，常处静室，多听美言。令人讲读诗书，陈说礼乐，玩弄珠玉，按习丝篁。耳不入其非言，目不观于恶事，如此则男女福寿，敦厚忠孝自全。若亏此仪，则男女或多狼戾及寿不长。斯乃圣人胎教之道。为人父母，可不行乎。"[22]84

《格致余论·慈幼论》："古之胎教，具在方册，愚不必赘。若夫胎孕致病，事起茫昧，人多玩忽，医所不知。儿之在胎，与母同体。得热则俱热，得寒则俱寒，病则俱病，安则俱安。母之饮食起居，尤当慎密。"[12]10

《普济方·卷三百三十七》："夫至精才化，一气方凝，始受胞胎，渐成形质。子在腹中，随母听闻，自妊娠之后，则须行坐端严，性情和悦，常处净室，多听美言，令人读诵诗书，陈礼说乐，耳不闻非言，目不视恶事，如此则生男女福寿敦厚，忠孝贤明。不然，则男女既生，则多鄙贱不寿而愚，此所谓因外象而内感也。昔太姒妊文王，目不视恶色，耳不听恶声，口不谈恶言，世传胎教之道，是谓此也，前论亦略叙之矣。然则妇人有终身无子者何也？按《巢氏病源》云：妇人无子者，盖有三焉：一者坟墓不嗣；二者夫妇年命相克；三者夫疹妇病；皆令无子。若夫疹妇病，可以服药而后能有子，余皆不可致也，今观是说，亦未尽善。有人以妇人无子，问西京常器之者，乃曰：女人自少多病，服燥药无节，使天癸耗动且早，故终身无子。又有问襄阳宋大亨者，亦然。然则妇人妊娠有两胎者何也？余按古今方书并无论及此者，惟《巢氏论》云：阳施阴化，精气有余，故生二胎，且谓成一胎之理，其精有几耶！今观妇人有两胎者，其精神气宇略无小异，至于数有两胎或间成两胎者，有俱男俱女者，有一男一女者。《道藏经》云：有求子法，云妇人月信初止后一日、三日、五日，值男女旺相日，阳日阳时交合，有子多男。若男女禀受皆壮，则多子，一有怯弱则少子，以此推之，理可概见焉。又妇人妊娠，男女之别，何也？按《颅囟经》云：阳盛发阴，当孕成男，六腑诸经，皆举其阳；阴盛发阳，当孕成女，六腑诸经，皆举其阴。巢氏《病源》云：三阳所会则生男，三阴所会则生女。葛洪《肘后方》云：男从父气，女从母气。《圣济经》云：天之德，地之气，阴阳之至和，相为流薄于一体。因气而左动则属阳，阳资之则成男。因气而右动则属阴，阴资之而成女。《易》

称乾道成男，坤道成女，此男女之别也。凡妊娠有疾，投以汤药，有伤胎破血者之忌何也？《内经》云：妇人重身，毒之奈何？岐伯答曰：有故无殒，衰其大半而已也。盖妊娠有疾，不可不投药也。必在医者审度疾势轻重，量度药性高下，处以中庸，不必多品，视其疾势已衰，药宜便止，则病去母安，子亦无损，复何惧于攻治哉？

凡妇人妊娠十月，其说见于古书有不同者多矣。按巢氏《病源论》：妇人妊娠，一月名始胚，足厥阴脉养之。二月名始膏，足少阳脉养之。三月名始胎，当此之时，血不流行，形象始化，未有定仪，见物而变。欲子端正庄严，可常令见贵人，不可见状貌丑恶人也。欲生男，宜操弓矢，乘牡马。欲生女，宜著珥珰，施环佩。欲子美好，玩白璧，观孔雀。欲子贤能，宜读诗书，务和雅，手心主养之。四月始受水精，以成血脉，手少阳脉养之。五月始受火精，以成其气，足太阴脉养之。六月始受金精，以成其筋，足阳明脉养之。七月始受木精，以成其骨，手太阴脉养之。八月始受土精，以成肤革，手阳明脉养之。九月始受石精，以成毛发，足少阴脉养之。十月五脏六腑关节人神皆备，此其大略也。又《五脏论》有称耆婆者论：一月如珠露，二月如桃花，三月男女分，四月形象具，五月筋骨成，六月毛发生，七月游其魂，儿能动左手，八月游其魄，儿能动右手，九月三转身，十月受气足。更有称张仲景者亦然。又《颅囟经》云：一月为胎胞精血凝也。二月为胎形成胚也。三月阳神为三魂。四月阴灵为七魄。五月五行分五脏也。六月六律定六腑也。七月精开窍通光明也。八月元神具降真灵也。九月宫室罗布，以定生人也。十月受气足，万象成也。今推究数说之理，如《五脏论》者，类皆浅陋不经，往往妄托其名。至于三藏佛书，且语涉怪诞，漫不可考。今按《颅囟经》三卷云：中古巫方所撰，隋人巢氏亦尝序之。今巢氏论妇人妊娠，乃不见言之。《圣济经·源化篇》亦独取《颅囟经》，更不言巢氏论者，何哉？《婴童宝鉴集》云：小儿方论，起自巫

方，黄帝云：吾不能察幼小，赖国有巫方能知小儿之寿夭耳。及观巢氏论小儿候亦云：中古有巫方，立小儿《颅囟经》以占寿夭，世所相传者，有少小方焉。巢氏论小儿则取于《颅囟经》，则是未尽其理，故不言之。若《圣济经》者，但取其文句，不若巢氏之论，其间有胎教之法，为可取。所以巢氏论妊娠至三月始胎之时，欲令见贵人庄严，若操弓矢、施环佩、观孔雀、读诗书之类，岂非胎教之理乎？尝试推巢氏所论妊娠脉养之理，若足厥阴肝脉也，足少阳胆脉也，为一脏腑之经，余皆如此。且四时之令，必始于春木，故十二经之养始于肝也，所以一月、二月，手心主心胞络脉也，手少阳三焦脉也，属火而夏旺。所以胎养在三月四月也，属手少阴心、手太阳小肠者，以君主之官，无为而尊也，足太阴脾脉也，足阳明胃脉也。属土而旺长夏，所以胎养而五月、六月。手太阴肺脉也，手阳明大肠脉也，属金而旺秋，所以养胎在七月、八月。足少阴肾脉也，属水而旺冬，所以养胎在九月。又况母之肾脏，系于胎，是母之真气，子之所赖也。至十月儿于母腹之中，受足诸脏气脉所养，然后待时而生。此论奥微而有至理，余书所论，皆不能及也。观此则知巢氏之论，世更有明之者，亦未有过于巢氏之论矣，余因述其说。

又曰：《王氏脉经》云，产育人伦，莫不爱重，今世希见论者。且谓夫妇配合，阴阳奇偶，乾道成男，坤道成女。天元一气，既已妊娠，自可将护胎息，无犯禁忌，生子必贤明寿考。今人嗜欲为乐，轻弃性命，反又房劳，如鸟兽御之亦有时。盖房劳，络脉满而经脉虚，运动之间，胎气亦随经络所损，难产、伤胎、堕子，皆从此得。然间有一降生，悖恶寿夭，则患胎惊，变生诸病难救疗，岂不痛哉！

又曰：妊娠脏腑筋脉濡滞，关节壅塞，切忌昼寝，不可等闲服药针灸、思虑、悲忧、惊恐。胎孕须要频频行步，宽缓日行三千步，用温水濯足，澡浴不可盆，防水气冲胎，可保无危。八九个月食葵菜，临产日饮粥饭，或烂煮雌鸡取汁，

煮温饱食，则气顺下，必易分娩，自然无病。饥渴气乏，大冷太热物损。

又云：孙真人大率妊娠唯在抑阴助阳，《素问》阴搏阳别，谓之有子。盖关前为阳，关后为阴，尺中之脉，按之搏手而不绝也，妊子也。妇人平居，阳气微盛无害，及其妊子，则方闭经隧养胎气。若阳盛搏之，则经血旺行，胎乃不固，《素问》阴虚阳搏，谓之崩，其抑阳助阴之方甚多。然胎前药唯恶群队，若阴阳交杂，别生他病，唯是内补丸佐之，使阳不至强，阴不至弱，阴阳调匀，有益胎嗣，此前人未尝论及。二味、熟干地黄四两酒浸，当归二两酒浸，将息以全人命，更得明医喻于人，幸莫大焉。

《气质生成章》云：具天地之性，集万物之灵，阴阳平均，气质完备，咸其自尔。然而奇偶异数，有衍有耗，刚柔异用，或强或羸，血营气卫，不能逃于消息盈虚之理，则禀质之初，讵可一概论耶。是以附赘垂疣，骈拇枝指，侏儒跛蹩，形气所赋有如此者。疮疡痈肿，聋盲喑哑，瘦瘰疲瘵，气形之病有如此者。然则胚胎造化之始，精遗气变之后，保卫辅翼，固有道矣。天有五气，各有所凑；地有五味，各有所入。所凑有节适，所入有度量，凡所畏忌，悉知戒慎，资物为养者，理固然也。故寝兴以时，出处以节，可以高明，可以周密，使雾露湿邪，不得乘间而入，因时为养者，理宜然也。故必调喜怒，寡嗜欲，作劳不妄，而气血从之，皆所以保摄妊娠，使诸邪不得干焉。苟为不然，方授受之时，一失调养，则内不足以为中之守，外不足以为身之强，气形弗克，而疾疢困之。若食兔缺唇，食犬无声，食杂鱼而生疮癣之属，皆以食物不戒之过也。心气大惊而癫疾，肾气不足而解颅，脾胃不和而羸瘦，心气虚乏而神不足之属，皆以气血不调之故也。诚能食饮知所戒，推而达之，五味无所伤；诚能于气血知所调，推而达之，邪气无所乘。兹乃生育相待而成者，故曰天不人，不因人。

妊娠之人有宿挟痼瘵，而后有娠，或有娠时，节适乖理，致生疾病，并令腑脏衰损，气力虚羸，令胎不长，故须服药去其疾病，盖其气血以扶养胎者也。妊娠将理无方，脾胃不足，饮食减退，不能行营卫、化精微、养冲任，故令胎脏内弱，子气不足，生化稍亏。巢元方谓：母病疗母，则胎安是也。若使脾胃和而能饮食，水谷化而运气血，则何虑胎气不长也？又云：人由受气至于有生，十二经脉迭相滋养。犹之物也，得寒温之正，土地之宜，无物不长。凡胎处胞中，或有萎燥者，盖由妊妇所禀怯弱，不足自周，阴阳血气偏系，非冷即热，胞胎失于滋利，所以萎燥而不长也。日月虽过，不能生育，亦有后时致失者，惟宜资母血气，俾阴阳调通，本末相应，则胎从而有养矣。又云：妊娠一月，谓之始形，二月谓之始膏，三月谓之始胎。当是之时，血脉不流，形象始化，男女于此，仪则未分，缘感而应，所以孕妇欲令见荣贵端正之人，不欲见伛偻侏儒之辈，及猿猴犬马，怪禽异兽，夜卧宜息心静虑，慎勿乱思，恐形异梦而感不祥。妊妇所以择食者，盖假五气五味生成五脏，气味各随所喜而归之。《阴阳应象论》曰：酸生肝，苦生心，甘生脾，辛生肺，咸生肾，此五脏假五味以生也。《六节藏象论》曰：臊气凑肝，焦气凑心，香气凑脾，腥气凑肺，腐气凑肾。此五脏假五气以成形也，若形藏未备，则随其不足，而孕妇必欲其气味食之。盖阳为气，阴为味，气化则精生，味化则形长，诚以人之生也。气本于天，形本于地，《内经》谓天食人以五气，地食人以五味，正此之谓。若夫天地既分，形质不完者，皆孕妇择食之时，不得其气味，故视斜觑短，偏瞥双盲，手挛足跛，腰伛背偻。此肝形之不备也。言迟语吃，或哑或聋，神气昏塞，此心形之不备也。胸背凸凹，舌短唇缺，此脾形之不备也。毫毛疏薄，发鬓秃落，或毫毛通白，皮肤偏赤，此肺形之不备也。毛发焦黄，形体黑小，五硬五软，数岁不能行，此肾形之不备也。由是孕妇择食，假其气味，生成五脏，一有不备，病辄随之，譬犹陶冶成器，一或苦窳，是水火之济不调，岂曰工之良哉。

方乌雌鸡汤治妊娠一月，名始胚。饮食精熟酸美受御，宜食大麦，毋食腥辛，是谓才正。妊娠一月，足厥阴脉养，不可针灸其经。足厥阴内属于肝，肝主筋及血，一月之时，血行痞涩，不为力事。寝必安静，无令恐畏。妊娠一月，阴阳新合为胎，寒多为痛，热多卒惊，举重腰痛，腹满胞急，卒有所下，当预安之，宜服。"[23]532

《奇效良方》："且妊娠胚胎，怀抱于此者，乃在母腹中之事，皆有经之可证也。所为妊者，食气于母，所以养其形，食味于母，所以养其精，滋育气味为本。故天之五气，地之五味，母既食之，而胎有食之，外则充乎形质，内则滋乎胎气，皆藉气味之养育也。""倘有奇偶之充耗，刚柔之强弱，荣卫之盈虚，一时所感，乃于气形禀赋之始，此皆冥默之中，禀于清者，其子聪明智慧，寿而且康。禀于浊者，愚痴不寿。"[13]516

《广嗣纪要·养胎》："妇人受胎之后，最宜调饮食，淡滋味，避寒暑，常得清纯和平之气以养其胎元完固，生子无疾。受胎之后，喜怒哀乐，莫敢不慎。"[14]84

《万氏育婴家秘·胎养以保其真》中："子在腹中，随母听闻。自妊娠之后，就要行坐端严，性情和悦，常处静室，多听美言，令人诵读诗书，陈说礼乐，耳不闻非言，目不观恶事。"[15]459

《医学正传》："先正所谓古者妇人妊子，寝不侧，座不边，立不跸，不食邪味等语，厥有旨哉。其余饮食男女养胎幼幼之法，必深得造化生生不息之意，故古人多寿考、儿少夭折者，即此之由也。尝见今有禀性温良之妇，有娠不嗜欲口，生子少病而痘疹亦稀，亦可以为师法矣。"[16]386

《古今医统大全·卷之八十五》："古人胎养、胎教之方，最为慎重。所以上古之人多寿、多贤良，良有以也，进之妇人，妊子既能如《列女传》所云矣，又要饮食清淡，饱饥适中，自然妊娠气清，身不受病，临产易生，子疾亦少。""夫至精才化，一气方凝，始受胞胎，渐成形质。子在腹中，随母听闻。自妊娠之后，则须行坐端严，情性和悦，常处静室，多听美言，聆人讲读诗书，陈

礼说乐。耳不听淫声，目不视恶色。如此则生子形容端正，忠孝贤明，此所谓因外象而内感也。昔太任妊文王，《列女传》之胎教，皆昭昭可考，是之谓也。或谓有妇双胎而生子者，何也？按古今方书，少有论及此者。亦惟巢氏云：阳施阴化，精气有余，故生双。"[17]761

《宜麟策·续篇》："娠子论云：至精才化，一气方凝，始受胞胎，渐成形质。子在腹中，随母听闻。自妊娠之后，则须行坐端严，性情和悦，常处静室，多听美言，令人讲读诗书，陈说礼乐，耳不闻非言，目不观恶事，如此则生男女，福寿敦厚，忠孝贤明。不然，则生男女，多鄙贱不寿而愚顽，此所谓外象而内感也。昔太妊怀文王，耳不听恶声，目不视恶色，口不出恶言，世传胎教之道，此之谓也。"

"徐之才曰：妊娠一月，名胎胚。饮食精熟，酸羹受御，宜食大麦，毋食腥辛，是谓才正。是月足厥阴脉养胎，不可针灸其经。足厥阴属肝，主筋及血。一月之时，血行痞涩，不为力事，寝必安静，无令恐畏。

妊娠二月，名始膏。毋食辛臊，居必静处，男子勿劳，百节皆痛，是为胎始。是月足少阳脉养胎，不可针灸其经。少阳属胆主精。二月之时，儿精成于胞里，当慎护之，勿惊动也。

妊娠三月，名始胎。此时未有定象，见物而化。欲生男者，操弓矢，欲生女者，弄珠玑，欲子美好，数视璧玉，欲子贤良，端坐清虚，是谓外象而内感者也。是月手心主脉养胎，不可针灸其经。属心。毋悲哀思虑惊动。

妊娠四月，始受水精以成血脉，食宜稻，宜鱼，是谓盛血气，以通耳目，而行经络。是月手少阳脉养胎，不可针灸其经。内输三焦。此时儿六腑顺成，当静形体。和心志，节饮食。

妊娠五月，始受火精以成其气，卧必晏起，沐浴浣衣，深其居处，厚其衣服，食稻粱，羹牛羊，和以茱萸，调以五味，是谓养气以定五脏。是月足太阴脉养胎，不可针灸其经。属脾。此时儿四肢皆成，毋太饥饱，毋食干燥，毋自炙热，

毋太劳倦。

妊娠六月，始受金精以成其筋，身欲小劳毋逸，出游于野，食宜鸷鸟猛兽之肉，是谓变腠理，纫筋，以养其力，以坚背膂。是月足阳明脉养胎，不可针灸其经。属胃，主口目。此时儿口目皆成，调五味，食甘美，毋太饱。

妊娠七月，始受水精以成其骨，劳身摇肢，毋使定止，动作屈伸，以运血气，居处必燥，饮食避寒，食稻粱以密腠理，是谓养骨而坚齿。是月手太阴脉养胎，不可针灸其经。属肺，主皮毛。此时儿皮毛已成，毋多言哭，毋洗浴，毋薄衣，毋饮冷。

妊娠八月，始受土精以成肤革，和心静息，无使气极，是谓密腠理而光泽颜色。是月手阳明脉养胎，不可针灸其经。属大肠，主九窍。此时儿九窍皆成，毋食燥物，毋辄失食，毋忍大便。

妊娠九月，始受石精以成皮毛，六腑百节，莫不毕备，饮醴食甘，缓带自持而待之，是谓养毛发，致才力。是月足少阴脉养胎，不可针灸其经。属肾，主续缕。此时儿脉络续缕皆成，毋处湿冷，无着炙衣。

妊娠十月，五脏俱备，六腑齐通，纳天地气于丹田，故使关节人神皆备，只俟时而生。是月足太阳脉养胎，不可针灸其经。属膀胱。宜服滑胎药。

张石顽曰：胎教之说，世都未谙。妊娠能遵而行之，不特无产难之虞，且生子鲜胎毒殇夭之患，诚为广嗣要旨，姑以大概陈之。妇人经后四十余日不转，即谨房室，慎起居，薄滋味，养性情，刻刻存心，与执持宝玉无异。举趾必徐，行立勿仰，坐不实其前阴，卧勿久偏一侧，弗举手攀高取物，勿擎手沐浴篦头，不可看异形，不可独处暗室，毋登高，毋临深，毋移重，毋磋跌，忌耽坐嗜卧，使气血凝滞。虽不可负重作劳，然须时时小役四体，则经络流动，胎息易于运动，腰腹渐粗。饮食不宜过饱，茶汤更须节省，大热大凉，总非所宜。犬羊蟹鳖等一切有毒之物，固宜切禁，即椒姜常用之品，亦须少尝。其豕肉醇酒

湿面之类，纵不能摒绝不食，亦不可恣啖。归精于胎，过于蕃长，致母临蓐难产。而子在胞中，禀质肥脆，襁褓必多羸困。即如沃壤之草木，移植墙土，枝叶得不凋秀乎？市交二月，即当满裹其腹。胎气渐长，仅可微松其束，切勿因其气急满闷而顿放之。在夏洗澡，须避热汤。冬时瘟寐，勿迫炉炭。其最甚者，尤在不节交合，淫火尽归其子，以酿痘疹疥癫之毒。然须妊娠禀性安静，不假强为，方遵实济。若强制以违其性，则郁火弥炽，此与恣情无禁者虽截然两途，而热归胎息则一。尝见有切于求嗣者，得孕即分处房帷，而子仍殁于痘，岂非强制，其火弥炽之明验乎？盖人之志欲匪一，苟未能超出寻常，又须曲体母情，适其自然之性，使子气安和，是即所谓胎教也。当知胎教原非一端，若怀子受惊则子多胎惊。怀子抱郁，则子多结核流注。怀子恐惧，则子多癫痫。怀子常起贪妄之念，则子多贪吝。怀子常挟愤之心，则子多暴狠。怀子常造绮语诡行，则子多诈伪。非但怀子之后，当检束身心，而经净交感，慎毋恣肆，以遗胎息之患。若大醉后媾精，精中多著酒湿，则子多不育。大怒后媾精，精中多挟怒火，即子多乖戾。大劳后媾精，精中不满真气，则子多孱弱。若夫热药助战，作意秘精，精中流行毒悍，则子多异疾。至于风雨雷电媾精，感触震气，则子多怪类。以此言之，则三元五腊，宜确遵禁戒，诞育自是不凡。宗祧重务，安得视为嬉戏哉？

《胎前节养篇》云：一除恼怒。凡受胎后切不可打骂人。盖气调则胎安，气逆则胎病。恼怒，则痞塞不顺肝气上冲，则呕吐衄血。脾肺受伤，肝气下注，则血崩带下，滑胎小产。欲生好子者，必须先养其气，气得其养，则生子性情和顺，有孝友之心，无乖戾之习，所谓和气致祥，一门有庆，无不由胎教得之。

二禁房劳。保胎以绝欲为第一要事，试观猫犬至微，尚知有孕不复交合，何况人为万物之灵，岂反不如之耶？所以妇人于经过一二日，交感之后，只宜分床独宿，清心静养，则临盆易生

易育,得子少病多寿。倘或房劳不慎,必致阴虚火旺,半产滑胎,可不谨欤?

三戒生冷。胎前喜食生冷,只因怀孕以后,多恼多气,不慎房劳,以致火旺口渴。殊不知生冷等物,岂能退血分之热?徒使脾胃受伤,疟疾痢疾,呕吐泄泻诸病,皆由此起。病则消耗精液,口渴愈甚。惟戒恼怒,慎房劳,服健脾补血之药,调理本原,可保平复。否则临产之虚脱,产后之绝证,断不免也。

四慎寒温。胎前感冒外邪,或染伤寒时证,郁热不解,往往小产堕胎,攸关性命。要知起居饮食,最宜调和。夏不登楼,宜著地气。夜不露坐,宜暖背腹。古人有言,不受寒自不发热,不伤风自不咳嗽。此为胎前紧要关头。

五服药饵。胎前产后,药能起死回生。世人鉴误治之害,遂言胎产不必服药,迷乱人意,以致关于调补,株守含忍,勉强临盆,诸证蜂起。若知接养有方,随时调治,其所安全母子者,药饵之功,正复不浅也。

六宜静养。胎前静养,乃第一妙法。不校是非,则气不伤矣。不争得失,则神不劳矣。心无嫉妒,则血自充矣。情无淫荡,则精自足矣。安间宁静,即是胎教。绍宗祧之重,承舅姑之欢,叶琴瑟之和,衍螽斯之庆。所以古人必先静养,无子者遵之,即能怀孕。怀孕者遵之,即为易育。静养所关,岂不大哉?

《保生辑要》云:孕妇切忌倾跌,怀子之初,胎元未固,一遭磋跌,多致损堕。至月分已多,儿神识初生,魄魂怯弱,母身倾跌,儿在母腹,如山崩地陷,神惊气乱,无论胎堕子母不保,即幸而生育,其子必有胎惊夭折之虞,可不慎哉?

《护生编》云:凡觉受妊,不可抬手洗头,不可曲身洗足,不可热汤多洗下体,易致窍开胎堕。初受胎及临月,尤宜禁戒。关系不小也。

月令:先雷三日,奋木铎以令兆民。曰雷将发声,有不戒其容止者,生子不备,必有凶灾。是可知民生,垂疣枝指,朦聋暗哑,侏儒跛躄,形体不备者,其来有故矣。圣人早戒于生身受气

之初,后人征验于凝质象形之际,所谓胎肖之说,其言岂不可信哉?《霏雪录》云:矾昌高八舍家,轩墀间畜龟,数年生育至百余,其家产子四五人,皆龟胸伛偻。至正末,越有夫妇二人,于大善寺金刚神侧,缚苇而居,其妇产一子,首两肉角,鼻孔昂缩,类所谓夜叉形,陈白云家,篱落间植决明,家人摘以下茶,生三子,皆短而跛,而王氏女甥亦跛,予皆识之。会稽民朱氏,一子亦然,其家亦多种之,悉拔去。《胎养保真论》云:吾见鄙俗妇人,怀胎时看搬傀儡,装神像,舞猴戏者,后生子貌多肖之。《便产须知》云:孕妇应避宰杀凶残之事,不见残废秽毒之人。种种琐言,其旨衷于圣训,可忽乎哉?盖胎元化始,未有定仪,如鉴纳形,有感随象,自然之理也。

《便产须知》云:不利嗣息,动必成灾。虽邻家自家,修造动土,犯其胎气,令子破形损命。刀犯者形必伤,泥犯者窍必壅,打击者色青黯,系缚者相拘挛等说,此为术者妄言,百无一验,必不可信,惟修造兴工,下椿动土,皆非娠妇所宜见,谨避之可也。

《乾坤秘窍》云:古人有转女为男之法。夫男女媾精,阳胜成男,阴胜成女,气以成形,岂有法焉?可以人力转变之哉?其法于始觉有娠之时,以斧仰置孕妇床下,弗令知之,则生男。又为之说曰:如不信,待鸡抱卵时,置斧窠中,则一窠尽雄。又法取弓弩弦缚孕妇腰下,满百日去之。又法三月以前,或取雄鸡尾尖上长毛三茎,或取夫发及手足甲,潜安妇人卧席下,弗令知之。又法带雄黄袋,或佩宜男草。是琐琐者,岂竟能夺造化之功哉?此难凭信者也。然而术不足信,理有可凭,转女为男,实有良法。人能方寸之地,刻刻栽培,积功累行,则阳长阴消,阴从阳化,不弄瓦而弄璋,有断断然者,则人定可胜天,特恐人之不能自蓄其德耳。"[24]16

《济生集·卷一》:"胎教之说,未谙者,多妊娠能遵而行之,不特无产难之虞。且生子鲜胎毒殇夭之患,诚为广嗣要旨,姑以大概陈之。妇人经后四十余日不转,即谨房室,慎起居,薄滋

味，养性情，刻刻存心与执持宝玉，无异举趾，必徐行立，勿仰坐，不实其前阴，卧不久偏一侧，不得耽坐嗜卧，致气血凝滞。虽不可负重作劳，然须时时小役，四体则经络流动，胎息易于动运，腰腹渐粗，饮食不宜过饱，茶汤更须节省，大热大凉总非所宜，犬、羊、蟹、鳖、鳗、鳝等，一切有毒之物，固宜切禁。即椒、姜常用之品，亦须少尝。其猪肉酒曲之类，总不能屏绝不食，亦不可恣啖。归精于胎，过于蕃长致临产为难。且子在胞中，禀质肥脆，襁褓必多羸困，譬如沃壤肥盛之草木，移植于脊土，枝叶得不凋萎乎。甫交三月，即当用布满裹腰腹，胎气渐长，仅可微松其束，切勿因其气急满闷而顿放之。在夏澡洗须避热汤，冬时寤寐勿近炉炭。其最甚者，尤在不节交合，淫火尽归其子，以酿痘疹、疥癞之毒。若怀子受惊，则子多胎惊。怀子抱郁，则子多结核、流注。怀子恐惧，则子多癫痫。怀子常起贪妄之念，则子多贪吝。怀子常挟愤怒之心，则子多暴狠。怀子常造绮语诡行，则子多诈伪。非但怀子之后，常宜检束身心，而经净交感慎勿恣肆，以遗胎息之患。若大醉后媾精，精中多着酒湿，则子多不育。大怒后媾精，精中多挟怒火，则子多乖戾。大劳后媾精，精中不满真气，则子多屡弱。若夫热药助战，作意秘精，精中流行毒悍，则子多异疾。至于风雨雷电媾精，感触震气，则子多怪类。以此言之，则三元五腊宜确遵禁戒，宗桃重务，安可视为嬉戏哉。

《保元论》云：妇人怀孕，常令乐意运动气血安养胎元，早当绝欲，节调饮食，内远七情，外避六淫，性宜静而不宜躁，体宜动而不宜逸，味宜凉而不宜热，食宜暖而不宜寒，毋久立久坐，毋久行久卧，又宜却除一切肥甘，以及煎炒炙煿油腻、辛辣、水果、生冷、兔、鸽异味及无鳞等鱼，能照避忌□，无胎漏下血，子肿、子痫、子悬等异症，以及横生、逆产、胎伤腹中之患。且生后亦无胎热、胎寒、胎肥、胎怯、胎惊、胎毒之症，遗累小儿。常见禀性温良之妇，有孕而少嗜欲，生子少病。而痘疮亦稀，此其验也。"

《大同书·去家界为天民、人本院》："昔之人孔子乎，渊渊深思，盖知之矣，故反本溯源，立胎教之义，教之于未成形质以前。令人人如此，普天如此，则禀气之先，孕灵之始，已无从染恶浊矣，源既清矣，流自不浊。必如是乃可至性善，乃可至太平。惜时未至大同，不能人人遽行之也。""有孕之妇入院后，自以高洁、寡欲、学道、养身为正谊，虽许其与男子往还，若其交合宜否，随时由医生考验。生产之道与交合之事碍否，及与一男之交合若众男之交会碍否，或定以月数，或限以人数，务令于胎元无损，乃许符之，否则应公议加以禁限，以保人元胎本。""凡入院之孕妇，皆当号为众母，赠以宝星，所在礼貌，皆尊异于众焉。盖大同之世无他尊，惟为师、为长、为母耳。而师长无苦母有苦，故尤宜尊崇其位，在大师大长之下而在寻常众师众长之上。"[19]193

《中医名词术语精华辞典》："古人认为胎儿在母体中能受孕妇言行的感化，所以孕妇必须谨守礼仪，给胎儿以良好的影响，名为胎教。并提出了孕期有关行为、摄养、起居各方面之注意事项。如除烦恼、禁房劳、戒生冷、慎寒温、服药饵、宜静养等节养方法，以达到保证孕妇身体健康，预防胎儿发育不良，以及防止坠胎、小产、难产等目的。"[20]764

《中医大辞典》："古人对孕期提出的有关摄养、起居等注意事项，以达到保证孕妇身体健康，预防胎儿发育不良，及防止坠胎、小产、难产等目的。如胎前节养六条：① 除烦恼；② 禁房劳；③ 戒生冷；④ 慎寒温；⑤ 服药饵；⑥ 宜静养。有关胎教的学说，古人还认为胎儿在母体中能够受孕妇的情绪和言行所感化，所以孕妇的言动必须谨守礼仪，心情保持恬静舒畅，给胎儿以良好的影响。"[21]84

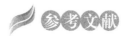

[ 1 ] 贾谊. 新书[M]. 哈尔滨：黑龙江人民出版社，2003：

305.

[ 2 ] 韩婴.韩诗外传[M].长春:吉林大学出版社,1992：76.

[ 3 ] 高明.大戴礼记今注今译[M].台北:台湾商务印书馆,1978：91.

[ 4 ] 刘向.列女传[M].南京:江苏古籍出版社,2003：39.

[ 5 ] 王充.论衡[M].上海:上海人民出版社,1974：27.

[ 6 ] 祝鸿杰.博物志译注[M].贵阳:贵州人民出版社.1990：233.

[ 7 ] 颜之推.颜氏家训[M].天津:天津古籍出版社,1995：4.

[ 8 ] 巢元方.诸病源候论[M].沈阳:辽宁科学技术出版社,1997：193.

[ 9 ] 孙思邈.备急千金要方[M].北京:人民卫生出版社,1982：20.

[10] 诸子续编十.女孝经[M].成都:四川人民出版社.1998：596.

[11] 陈自明.妇人大全良方[M].北京:人民卫生出版社,1992：303.

[12] 朱震亨.格致余论[M].天津:天津科学技术出版社,2000：10.

[13] 董宿.奇效良方[M].北京:中国中医药出版社,1995：516.

[14] 万全.广嗣纪要[M].上海:上海科学技术出版社,

2000：84.

[15] 万全.万密斋医学全书[M].北京:中国中医药出版社,2015：459.

[16] 虞抟.医学正传[M].北京:人民卫生出版社,1956：386.

[17] 徐春甫.古今医统[M].北京:人民卫生出版社,1991：761.

[18] 陈梦雷.古今图书集成:医部全录(第10册)[M].北京:人民卫生出版社,1991：1.

[19] 康有为.大同书[M].北京:中华书局,2012：193.

[20] 李经纬,余瀛鳌,蔡景峰.中医名词术语精华辞典[M].天津:天津科学技术出版社,1996：764.

[21] 李经纬,余瀛鳌,蔡景峰,等.中医大辞典[M].北京:人民卫生出版社,1995：1132.

[22] 刘昉.幼幼新书[M].北京:人民卫生出版社,1987：84.

[23] 朱橚.普济方[M].北京:人民卫生出版社,1959：532.

[24] 汪和鼎.珍本医书集成.宜麟策[M].上海:上海科学技术出版社,1986：16.

（卞雅莉）

5·054

# 养 生

yǎng shēng

## 一、规范名

【汉文名】养生。

【英文名】health maintenance。

【注释】根据生命运动规律,调养身心,以减少疾病、增进健康、延年益寿的保健方法及各种保健活动的总称。

## 二、定名依据

"养生"一词,最早见于战国时期著作《庄子》,意为摄养身心使长寿的方法。此前在《老子》中有"摄生"一词与之义同,《庄子》中另有"卫生"与"养生"同。"养生"在后世文献中语义略有改变。

秦汉以降,养生文献增多,表达摄养身心的词也相应增加。汉代的《论衡》《金匮要略》,南朝《宋书》,宋元时代的《博济方》《寿亲养老新书》《妇人良方大全》《世医得效方》等相继出现了"养性""调摄""摄养""保生""保养""调养""颐养"等词,但比"养生"的外延窄,不能全面概括摄养身心的概念。

现代相关著作,如辞书类著作《中医大辞典》《中医名词术语精华辞典》,新世纪全国高等中医药院校规划教材《中医养生学》(郭海英)和高等医药院校试用教材《中医养生学》(王玉川)都将"养生"作为规范术语。说明"养生"作为中国传统的保健方法及活动的规范名已成为共识。

我国 2005 年出版的全国科学技术名词审定委员会审定公布的《中医药学名词》以"养生"为规范名,但释义不够精准。

### 三、同义词

【曾称】"摄生"(《老子》);"卫生"(《庄子》);"养性"(《论衡》);"调摄"(《金匮要略》);"摄养"(《宋书》);"保生"(《博济方》);"保养"(《寿亲养老新书》);"调养"(《妇人大全良方》);"颐养"(《世医得效方》)。

### 四、源流考释

养生实践起源甚早。《庄子》杂篇[1]994 记载上古时期,人们在生存和发展的过程中,逐渐认识了自然界,择地而居,筑巢穴以避风寒,防野兽,存火种以照明、御寒、熟食的情况。在具体的养生方法上已经出现了用火治病的如灸、焫、熨等方法。甲骨文中已有"沐""浴"字,显示夏商时期,人们已经有卫生习惯。

春秋战国时期,养生实践活动丰富。《周礼》记载周代有专门管理饮食卫生的食医、婚嫁制度等。《礼记·内则》中记载了春秋战国时期的卫生、起居准则,敬老养老和优生优育、胎教政策。道家、儒家、法家的经典著作都有关于养生方法的阐述。

"养生"类词最早见于道家著作中,《老子》五十四章:"盖闻善摄生者,陆行不遇兕虎,入军不被甲兵,兕无所投其角,虎无所措其爪,兵无所容其刃。"[2]134 其中的"摄生"即摄养身心使长寿,是最早的养生术语,与"养生"义同。《庄子·养生主》:"吾闻庖丁之言,得养生焉。"[1]124 此例是"养生"的始见例,义为摄养身心使长寿的方法。另外,在《庄子》杂篇中有"卫生"[1]784,犹言养生。

养,本指供养。《说文·食部》:"养,供养也。"或引申为奉养、哺乳养育之义。《论语·为

政》:"是为能养。"朱熹集注:"谓饮食供养也。"《荀子·礼论》:"父能生之,不能养之。"杨倞注:"养,谓哺乳之也。"[3]374 或引申为保生活命,《六书故·工事三》:"养,食所以养生也。"生,本指出生、生长。《说文·生部》:"生,进也。象草木生出土上。"《广韵·庚韵》:"生,生长也。"《荀子·礼论》:"生,人之始也;死,人之终也。"[3]358 引申为使生命成活,《吕氏春秋·怀宠》:"能生死一人。"高诱注:"生,活也。"[4]149 "养"和"生"的义项都比较多,故"养生"成词后义项较多:① 指保养生命,维持生计。《潜夫论·思贤》:"夫生饭粳粱,旨酒甘醴,所以养生也。"[5]76 ② 指畜养生物。《后汉书·荀淑传》:"夏则火王,其精在天,温暖之气,养生百木,是其孝也。"[6]2051 ③ 指休养生息。《后汉书·荀淑传》:"国无游人,野无荒业,财不贾用,力不妄加,以周人事,是谓养生。"[6]2059 ④ 指生育。《史记·日者列传》:"而以义置数十百钱,病者或以愈,且死或以生,患或以免,事或以成,嫁子娶妇或以养生:此之为德,岂直数十百钱哉!嫁子娶妇或以养生。"[7]3219 ⑤ 或指摄养身心使长寿。《荀子·修身》:"扁善之度,以治气养生则后彭祖,以修身自名则配尧禹。"[3]21 "养""生"二词有一个共同的义项,即:使生命成活,"养生"组合成词后,义项众多,各义项有一个共同的语义特征,即:使生命存活。保生全命是人的立身之本,故摄养身心使长寿这个义项一直保留至今,并成为常用义项,其他义项则基本不用。

摄养身心,要合于自然、社会规律,才能保全生命,乃至长生不老,故"养生"的外延包括精神、道德、伦理、政治、生理等各方面的修养。"养生"既包括摄养身心使长寿的方法,也包括实践活动。此后的文献中,"养生"之后,各代的文献中出现的养性、调摄、摄养、保生、保养、调养、颐养等为摄养形体或者精神的实践活动,语义各有所偏,外延较窄。

秦汉时期,中医学理论体系建立,养生理论和中医学结合紧密。这一时期出现的养生术

语,有"养性",《论衡·道虚》:"物黄,人虽灌溉壅养,终不能青;发白,虽吞药养性,终不能黑。"[8]319 特指精神调养。有"调摄"《金匮要略·禽兽鱼虫禁忌并治》:"切见时人,不闲调摄,疾疢竞起。"[9]667 指形体的养护。

魏晋南北朝至隋唐时期,服饵、丹道养生比较盛行,出现了养生专著,如嵇康的《养生论》、陶弘景的《养生延命录》,都以"养生"命名。另外,养生术语有《宋书·王微传》:"自此始信摄养有征,故门冬昌术,随时参进。"[10]1694 指形体的养护。

宋金元时期,医书的整理成效卓著,医学流派产生,使养生理论和养生方法更加丰富,养生专著较多,周守忠的《养生类纂》及《养生月览》、姚称的《摄生月令》等直接以"养生""摄生"命名。此外,养生术语有"保生",《博济方》卷一:"保生延寿"[11]11 指形体养护。有"保养",《寿亲养老新书·保养》:"安乐之道,惟善保养者得之。"[12]55 指形体养护。有"调养",《妇人大全良方》:"一失调养,则内不足以为中之守,外不足以为身之强,气形弗充,而疾疢因之。"[13]208 指形体养护。有"颐养",《世医得效方·服食法》:"但解施泄以生育,不知固秘以颐养,故有服饵方焉。"[14]331 指形体养护。

明清以降,养生文献虽然不断涌现,但是没有产生新的养生术语。

《中医大辞典》《中医名词术语精华辞典》和郭海英及王玉川主编的两部高等中医药院校教材《中医养生学》都将"养生"作为规范术语,但释义不够规范。如《中医大辞典》:"研究增强体质,预防疾病,以达到延年益寿的理论和方法。"[15]1315 王玉川主编的高等医药院校试用教材《中医养生学》将"养生"界定为:"根据生命发展的规律,采取能够保养身体,减少疾病,增进健康,延年益寿的手段,所进行的保健活动。"[16]1 郭海英主编的新世纪全国高等中医药院校规划教材《中医养生学》:"养生就是采取措施保养生命,提高生命质量,延长寿命的行

为。"[17]1

2005 年出版的由全国科学技术名词审定委员会审定公布的《中医药学名词》将养生定义为:"根据中医理论,运用调神、导引、四时调摄、食养、药养等方法的中国传统保健方法。"[18]244 根据"养生"一词在历代文献中的使用情况看,这个定义对养生概念的内涵和外延界定不妥,且语义不完整。一是养生活动起源甚早,道家早有成熟的养生方法和理论,养生的内涵不局限于中医理论指导;二是养生的外延既包括理论方法,也包括实践活动,不能将养生活动排除在外;三是表述上,以"……方法"直接修饰"……方法",缺乏目的项,语义不完整。建议修改为:"根据生命运动规律,调养身心,以减少疾病、增进健康、延年益寿的保健方法及各种保健活动的总称。"

总之,《老子》中的"摄生"与《庄子》杂篇中的"卫生"与"养生"为同一概念,是"养生"的曾称。"养生"一词的外延包括形体和精神摄养的方法以及实践活动,在历代文献中使用频率较高,很多养生类著作以"养生"命名。秦汉以后出现的"养性"(《论衡》)、"调摄"(《金匮要略》)、"摄养"(《宋书》)、"保生"(《博济方》)、"保养"(《寿亲养老新书》)、"调养"(《妇人大全良方》)、"颐养"(《世医得效方》),虽然外延没有"养生"广,但也表达养生概念,是"养生"的曾称。

## 五、文献辑录

《周礼·天官冢宰》:"医师掌医之政令,聚毒药以共医事。凡邦之有疾病者、疕疡者造焉,则使医分而治之……食医掌和王之六食、六饮、六膳、百羞、百酱、八珍之齐。"[19]8

"地官司徒":"男三十而取,女二十而嫁。"[19]25

《老子》五十四章:"盖闻善摄生者,陆行不遇兕虎,入军不被甲兵,兕无所投其角,虎无所措其爪,兵无所容其刃。"[2]134

《庄子·养生主》:"吾闻庖丁之言,得养生

焉。"[1]124

"杂篇·庚桑楚":"若趎之闻大道,譬犹饮药以加病也。趎愿闻卫生之经而已矣。"[1]784

"杂篇·盗跖":"古者禽兽多而人少,于是民皆巢居以避之,昼拾橡栗,暮栖木上,故命之曰有巢氏之民。古者民不知衣服,夏多积薪,冬则炀之,故命之曰知生之民。"[1]994

《礼记·内则》:"凡内外,鸡初鸣,咸盥漱,衣服,敛枕簟,洒扫室堂及庭,布席,各从其事、孺子蚤寝,晏起,唯所欲,食无时……父母唾洟不见,冠带垢,和灰请漱;衣裳垢,和灰请浣;衣裳绽裂,纫箴请补缀。五日则燂汤请浴,三日具沐。其间面垢,燂潘清靧,足垢,燂汤请洗。"[20]93

"曾子曰:孝子之养老也,乐其心不违其志;乐其耳目,安其寝处,以其饮食忠养之,孝子之身终。"[20]98"妻将生子,及月辰,居侧室,夫使人再问之。"[20]99

《素问·上古天真论》:"夫上古圣人之教下也,皆谓之虚邪贼风,避之有时,恬淡虚无,真气从之,精神内守,病安从来。是以志闲而少欲,心安而不惧,形劳而不倦,气从以顺,各从其欲,皆得所愿。故美其食,任其服,乐其俗,高下不相慕,其民故曰朴。是以嗜欲不能劳其目,淫邪不能惑其心,愚智贤不肖,不惧于物,故合于道。所以能年皆度百岁而动作不衰者,以其德全不危也。"[21]5

《论衡·道虚》:"物黄,人虽灌溉壅养,终不能青;发白,虽吞药养性,终不能黑。"[8]319

《金匮要略·禽兽鱼虫禁忌并治》:"凡饮食滋味,以养于生,食之有妨,反能为害。自非服药炼液,焉能不饮食乎。切见时人,不闲调摄,疾疢竞起。若不因食而生,苟全其生,须知切忌者矣。所食之味,有与病相宜,有与身为害,若得宜则益体,害则成疾,以此致危,例皆难疗。"[9]667

《抱朴子·微旨》:"凡养生者,欲令多闻而体要,博见而善择,偏修一事,不足必赖矣。"[22]113

《宋书·王微传》:"至于生平好服上药,起

年十二时病虚耳。所撰服食方中,粗言之矣。自此始信摄养有征,故门冬昌术,随时参进。寒温相补,欲以扶护危羸,见冀白首。"[10]1694

《晋书·嵇康传》:"常修养性服食之事,弹琴咏诗,自足于怀。以为神仙禀之自然,非积学所得,至于导养得理,则安期彭祖之伦可及,乃著《养生论》。"[23]1369

《博济方》卷一:"草还丹 治风顺气,调利三焦,明耳目,益真元,壮筋骨,驻颜容,保生延寿。"[11]11

《寿亲养老新书·保养》:"安乐之道,惟善保养者得之。孟子曰:我善养吾浩然之气。太乙真人曰:一者少言语养内气,二者戒色欲养精气,三者薄滋味养血气,四者咽精液养脏气,五者莫嗔怒养肝气,六者美饮食养胃气,七者少思虑养心气。人由气生,气由神住,养气全神,可得真道。凡在万形之中,所保者莫先于元气。摄养之道,莫若守中实内以陶和。捍护之方,须在闲日安不忘危。圣人预戒,老人尤不可不慎也。春秋冬夏,四时阴阳,生病起于过用。五脏受气盖有常分,不适其性而强云为用之,过耗是以病生。善养生者,保守真元,外邪客气不得而干之。"[12]55

《妇人大全良方》卷十:"苟为不然,方授受之时,一失调养,则内不足以为中之守,外不足以为身之强,气形弗充,而疾疢因之。"[13]208

《世医得效方·服食法》:"凡人春服小续命汤五剂,及诸补散各一剂。夏大热,则服肾沥汤三剂。秋服黄芪等丸一两剂。冬服药酒两三剂。立春日则止。此法终身常尔,则百病不生矣。俗人见浅,但知钩吻之杀人,不信黄精之益寿;但识五谷之疗饥,不知百药之济命;但解施泄以生育,不知固秘以颐养,故有服饵方焉。"[14]331

《养生四要·养生总论》:"养生之道,只要不思声色,不思胜负,不思得失,不思荣辱,心无烦恼,形无劳倦,而兼之以导引,助之以服饵,未有不长生者也。"[24]76

《寿世保元·饮食》:"善养生者养内,不善

养生者养外。养内者，以恬脏腑，调顺血脉，使一身之气流行冲和，百病不作；养外者，恣口腹之欲，极滋味之美，穷饮食之乐，虽肌体充腴，容色悦泽，而酷烈之气，内蚀脏腑，精神虚矣，安能保合太和，以臻遐龄。"[25]124

 参考文献

[1] [清]郭庆藩.庄子集释[M].王孝鱼点校.北京：中华书局，1961：124，784，994.

[2] [魏]王弼注.老子道德经校释[M].楼宇烈校释.北京：中华书局，2008：134.

[3] [清]王先谦.荀子集解[M].北京：中华书局，1988：21，358，374.

[4] [汉]高诱注.吕氏春秋[M].上海：上海古籍出版社，2014：149.

[5] [汉]王符著.[清]汪继培笺.潜夫论笺校正[M].彭铎校正.北京：中华书局，1985：76.

[6] [刘宋]范晔.后汉书[M].北京：中华书局，1965：2051，2059.

[7] [汉]司马迁.史记[M].北京：中华书局，1982：3219.

[8] 黄晖.论衡校释[M].北京：中华书局，1990：319.

[9] 南京中医学院金匮教研组.金匮要略译释[M].南京：江苏人民出版社，1959：667.

[10] [梁]沈约.宋书[M].北京：中华书局，1974：1694.

[11] [宋]王衮.博济方[M].王振国，宋咏梅点校.上海：上海科学技术出版社，2003：11.

[12] [宋]陈直著.[元]邹铉增续.寿亲养老新书[M].张成博点校.天津：天津科学技术出版社，2003：55.

[13] [宋]陈自明.妇人大全良方[M].北京：中国中医药出版社，2007：208.

[14] [元]危亦林.世医得效方[M].王育学等校注.北京：中国中医药出版社，1996：331.

[15] 李经纬，余瀛鳌，蔡景峰，等.中医大辞典[M].北京：人民卫生出版社，2013：1315.

[16] 王玉川.中医养生学[M].上海：上海科学技术出版社，1992：1.

[17] 郭海英.中医养生学[M].北京：中国中医药出版社，2009：1.

[18] 中医药学名词审定委员会.中医药学名词[M].北京：科学出版社，2005：244.

[19] 未著撰人.周礼[M].崔高维校点.沈阳：辽宁教育出版社，1997：8，25.

[20] 未著撰人.礼记[M].崔高维校点.沈阳：辽宁教育出版社，2000：93，94，98，99.

[21] 郭霭春.黄帝内经素问校注[M].北京：人民卫生出版社，2013：5.

[22] 王明.抱朴子内篇校释[M].北京：中华书局，1980：113.

[23] [唐]房玄龄.晋书[M].北京：中华书局，1974：1369.

[24] [明]万全.养生四要[M].北京：中国中医药出版社，2016：76.

[25] [明]龚延贤.寿世保元[M].太原：山西科学技术出版社，2006：124.

（范崇峰）

5·055

## 健 康

jiàn kāng

### 一、规范名

【中文名】健康。

【英文名】health。

【注释】人体正常的生理、心理活动与自然、社会相适应所呈现的稳定有序状态。

### 二、定名依据

上古时期，人们对健康概念已有非常全面的理解。《尚书·洪范》记载了周武王与箕子讨论的"五福"和"六极"便是对人的生命质量的评价体系。"健"和"康"这两个词在先秦文献中都已经出现了，而"健康"成词始见于明代徐春甫的《老老余编》。

健康概念的名称和内涵从古到今经历了较大变化。健康概念有广义和狭义之分。"五福"是中国传统文化对广义健康的论述，有生理、物质、心理、道德、年寿等方面的规约，即身体健康、物质丰富、心情安乐、品德高尚、终其天命五条齐备称为五福,与现代的生物—心理—社会医学模式有异曲同工之妙。上古时期,狭义的健康,用"寿"表达,在《内经》中健康之人称为"平人",用"平"指身体健康。汉代以后文献中用"壮健""伉健""康强""强健""康健""康强""平健"等词表达生理的正常有序态。"健康"一词出现后,本亦指生理的正常有序态,但随着人们对健康概念认识的不断深入,"健康"一词的内涵从生理的稳定有序态扩大到生理、心理活动与自然和社会相适应的稳定有序态。

《卫生学大辞典》《中国卫生管理辞典》《医学人文科学词汇精解》等都收有"健康"词条。现代文献约定俗成,将"健康"看作表达"人体正常的生理、心理活动与自然、社会相适应所呈现的稳定有序状态"的常用术语。

## 三、同义词

【曾称】"寿"(《尚书》);"平"(《内经》);"壮健"(《史记》);"伉健"(《汉书》);"康强"(《中阿含经》);"平健"(《佛本行集经》);"康健"(《比丘尼传·集善寺慧绪尼传》);"强健"(《宋书》);"健壮"(《元史》)。

## 四、源流考释

从历代文献来看,人们对健康的理解,以身体健康为本,其他为次,故约定俗成以身体强健无病为健康。"健康"一词出现之前,不同文献,不同时代都各有表达健康概念的词语。

上古时期,文献中用"寿"表示健康。《尚书·洪范》:"一曰寿,二曰富,三曰康宁,四曰攸好德,五曰考终命。"[1]174 五福之首为"寿"。《说文》:"寿,久也。"表示生命长久。那么身体健康是生命长久的前提,故"寿"含有身体健康之义。五福中,"考终命"表示生命长久,《说文》:"考,老也。"终命,乃指尽天年而终,故"寿"在五福中是指身体健康,而不是生命长久。又如《素问·灵兰秘典论》:"故主明则下安,以此养生则寿。"[2]97

秦汉时期,中医理论体系已经建立,对人体生命机制有比较深刻的认识,《内经》中用"平"来表示人体的健康态。中医认为人体阴阳、血脉调和则为健康态,这种状态称之为"平"。《素问·三部九候论》:"必先度其形之肥瘦,以调其气之虚实,实则写之,虚则补之。必先去其血脉而后调之,无问其病,以平为期。"血气运行正常稳定有序的人称为"平人"。气血运行的失序态称为"不平","平"是中医学理论体系中表示身体气血运行正常的一个术语。"平"虽然表人体生理活动的有序稳定态,但是作为一个中医学的专业用语在一般文献中很少使用。随着汉语双音节化速度加快,在一般文献中,出现了双音节词表示身体健康、强壮。如《史记》中使用"壮健",《汉书》中使用"伉健"形容人的身体健康。这两个词和"平"相比,除了表示人体生理活动的稳定有序(无病)外,还突出了有力的特点。这两个词在史书中使用较多,多用来形容战士。

汉代佛教传入中国,魏晋至唐佛教经典被大量翻译,佛教文化迅速普及。佛经中也有一套生命保养的理论体系,故这一时期健康类词相应较多。晋代的汉译佛经《中阿含经》:"世尊在王舍城受夏坐,圣体康强,安快无病,起居轻便,气力如常耶?"[3]456 使用"康强"表示身体的无病状态。这个词在汉译佛经和中土文献中使用较多,直至清代"康强"还是用来表示身体健康的常用词。南朝齐的《比丘尼传·集善寺慧绪尼传》:"时体中甚康健,出寺月余,便云病。"[4]944 使用了"康健"一词,表示人的无病状态。这个词与《汉书》中的"伉健"语源相同。《宋书·江智渊传》:"大将虽不须筋力,军中犹宜强健。"[5]1611"强健"与"伉健""壮健"义同。隋代的《佛本行集经》:"平健之时,不知不觉,一朝痛切,宛转呻吟。"[6]764"平健"在佛经中表示人的无病状态,使用了中医学术语"平"作语素,明显融入了中医的健康概念。

宋金元时期产生的新词不多,《元史·兵制

志》："虽所管军不及五百，其家富强子弟健壮者，亦出秃鲁花一名，马匹、牛具、种田人同。"[7]2371 "健壮"与"壮健"义同，具有无病和有力两个义素。

明代"健康"一词出现。《老老余编》："令人不老，面色光泽，精神健康。""健康"与"康健"义同，也是表示人的无病状态。清代起"健康"已经广泛应用，并逐渐替代"康健"，清代的小说《施公案》《南朝秘史》《八仙得道》等口语化作品中都有使用。民国开始，"健康"成为表示身体健康的常用词。《急救广生集·受孕》："常人身体健康，气血充足，皆由脾胃调和，饮食有节。若怀孕妇人，脾胃尤为紧要。"[8]109 现代汉语中，"健康"一词的应用范围扩大，可表示各种正常稳定有序态，如心理健康、文化教育的健康发展等。

健，意为有力，勇猛。《易·乾·象传》："天行健，君子以自强不息。"孔颖达疏："健者，强壮之名。"《汉书·天水郡志》"勇士"，颜师古注："即今土俗呼为健士者也。隋室之初避太子讳，因而遂改。"[10]243 "勇士"因避隋太子杨勇讳，改称健士。说明勇、健义同。

康，有安乐之义。《尔雅·释诂上》："乐也。"邢昺疏："康者，安乐也。"《尔雅·释诂下》："康，静也。"又《尔雅·释诂下》："宁，安也。"安、乐、静是心理的主观感受，康指心情安乐宁静。康还有昌盛、通达之义。《释名·释道》："五达曰康。康，昌也；昌，盛也。车步并列并用之，言充盛也。"《尔雅·释宫》："一达谓之道路，二达谓之歧旁，三达谓之剧旁，四达谓之衢，五达谓之康，六达谓之庄，七达谓之剧骖，八达谓之崇期，九达谓之逵。"

"健"表示身体强壮有力，是生理活动的稳定有序态，"康"表示心理安乐，社会人际关系畅达，是心理活动和社会人际关系的稳定有序态，"健""康"最先组合成"康健"，主要表生理活动稳定有序，组合成"健康"之后，既可表生理活动稳定有序，也可表生理、心理活动以及社会人际关系的稳定有序。中华人民共和国成立后，"健康"的使用范围逐渐扩大到社会、政治、文化方面，用于形容发展稳定有序。

目前各种辞书对健康的定义，基本上都是依照《世界卫生组织宪章》对健康的诠释。

《中国卫生管理词典》："1948 年 WHO 宪章中给健康下的定义是：'健康是指在精神上、躯体上和社会上的完满状态，而不仅仅是没有疾病和衰弱的状态。'近来 WHO 又提出了健康的新标准：人除了身体健康外，还应包括心理健康和社会交往方面的健康。"WHO 宪章没有对"精神上、躯体上和社会上的完满状态进行界定"，定义含糊，所以要不断地补充说明，使用这个定义时，也需要做进一步诠释。

《卫生学大辞典》："较普遍接受的健康定义如下：健康是身体、精神和社会三方面均处于完美的状态，不限于无病和虚弱。此定义说明健康不仅是个体身体和精神的健康，还包括社会环境的健康。有关精神健康包括心理健康、道德、健康的行为和生活方式等。另外的定义：健康是个人或群体应付各种生活环境的能力处于最适水平的一种动态平衡状态。"这个定义也是在 WHO 宪章健康定义的基础上进一步完善而成的。此外，一个词条两个定义，也说明对健康的界定不够精准。

《医学人文科学词汇精解》："指人体正常的生理、心理活动和良好的社会适应性所呈现的稳定有序状态。"这个定义对健康状态有比较科学、完整的阐释，也符合 WHO 宪章对健康的诠释，但是忽略了人体与自然界的互动状态。

## 五、文献辑录

《素问·三部九候论》："必先度其形之肥瘦，以调其气之虚实，实则写之，虚则补之。必先去其血脉而后调之，无问其病，以平为期。"[3]97

"平人气象论"："人一呼脉再动，一吸脉亦再动，呼吸定息脉五动，闰以太息，命曰平人。平人者不病也。"[3]42

"通评虚实论"："黄疸暴痛，癫狂厥狂，久逆之所生也。五藏不平，六府闭塞之所生也。"[3]59

《史记·田叔列传》："仁以壮健为卫将军舍人，数从击匈奴。"[11]2778

《汉书·宣帝本纪》："选郡国吏三百石伉健习骑射者，皆从军。"颜师古注："伉，强也。"[11]243

《中阿含经》："世尊在王舍城受夏坐，圣体康强，安快无病，起居轻便，气力如常耶？"[3]456

《比丘尼传·集善寺慧绪尼传》："时体中甚康健，出寺月余，便云病。"[4]944

《佛本行集经》："平健之时，不知不觉，一朝痛切，宛转呻吟。"[6]764

《梁书·沈约传》："若天假其年，还得平健，才力所堪，唯思是策。"[12]236

《旧唐书·令狐彰传》："欲请替辞退，即日望稍瘳，冀得康强，荣归朝觐。"[13]3529

《金史·张行信传》："初至汴，父暐以御史大夫致仕，犹康健。"[7]2371

《元史·兵制志》："虽所管军不及五百，其家富强子弟健壮者，亦出秃鲁花一名，马匹、牛具、种田人同。"[14]2511

《急救广生集·受孕》："常人身体健康，气血充足，皆由脾胃调和，饮食有节。若怀孕妇人，脾胃尤为紧要。"[8]109

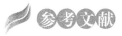

## 参考文献

[1] 尚书[M].张馨编.北京：中国文史出版社，2003：174.

[2] 不著撰人.黄帝内经素问[M].田代华整理.北京：人民卫生出版社，2005：42,59,97.

[3] [晋]僧伽提婆译.中阿含经：第1册[M]//大正新修大藏经.台北：新文丰出版公司，1980：456.

[4] [齐]释宝唱.比丘尼传：第50册[M]//大正新修大藏经.台北：新文丰出版公司，1980：944.

[5] [梁]沈约.宋书[M].北京：中华书局，1974：1611.

[6] [隋]阇那崛多译.佛本行集经：第3册[M]//大正新修大藏经.台北：新文丰出版公司，1980：764.

[7] [元]脱脱，等.金史[M].北京：中华书局，1975：2371.

[8] [清]程鹏程.急救广生集[M].北京：中国中医药出版社，1992：109.

[9] [清]阮元校刻.十三经注疏[M].北京：中华书局，2009：11.

[10] [汉]班固.汉书[M].北京：中华书局，1962：243.

[11] [汉]司马迁.史记[M].北京：中华书局，1959：2778.

[12] [唐]姚思廉.梁书[M].北京：中华书局，1973：236.

[13] [后晋]刘昫.旧唐书[M].北京：中华书局，1975：3529.

[14] [明]宋濂，等.元史[M].北京：中华书局，1976：2511.

（范崇峰）

5·056

# 推 拿

tuī ná

## 一、规范名

【汉文名】推拿。

【英文名】massage。

【注释】在中医理论指导下，在人体一定的部位或穴位上，运用各种手法和进行特定的肢体活动来防治疾病的一种医疗方法。

## 二、定名依据

"推拿"作为中医特色外治疗法，是指在中医理论指导下，在人体一定的部位或穴位上，运用各种手法和进行特定的肢体活动来防治疾病的一种医疗方法。从现存文献来看，"推拿"一词最早出现于明代张四维的《医门秘旨》。

《内经》记载的"按摩"，随着历史的发展，逐步演变为"推拿"，但当时的"按摩""推拿"与本术语概念却不完全相同。现今的"按摩""推拿"是手法医学的代名词，而内经时代的"按摩""推拿"只是一种治疗手法的名称。在当时对于不同的治疗手法有不同的名称如"按摩""按蹻"

"乔摩""案扤""折枝""摩挲"等。

1977年"推拿"一词成为国家对手法医学和手法临床分科的正式命名,中医院设有推拿科,中医学院开设推拿系或针灸推拿系。1993年7月1日国家卫生部根据《中华人民共和国国家标准·学科分类与代码》把按摩推拿术正式定名为按摩推拿学,简称推拿学。

2005年出版的由全国科学技术名词审定委员会公布的《中医药学名词》,工具书《中国医学百科全书》《中医大辞典》以及普通高等教育中医药类规划教材《推拿学》(王之虹)、《推拿学》(刘明军)等均以"推拿"作为规范名。

"推拿"在海外也较为普及,海外译名有"massage""tuina",而其中的"tuina"是以"推拿"发音直译而成。

我国2005年出版的全国科学技术名词审定委员会审定公布的《中医药学名词》已以"推拿"作为规范名。

### 三、同义词

【曾称】"按摩"(《内经》)。

### 四、源流考释

"推拿"一词虽最早出现于明代,而"按摩"在《内经》时代就已有记载,在清代以后"推拿"和"按摩"在医籍中的出现开始混淆。推拿在其起源、发展、演变的不同阶段,称呼纷杂,其古称有案扤、折枝、扶形、摩挲、按跷、乔摩、矫摩等。推拿属于中医外治法的范畴,具有疏通经络、滑利关节、促进气血运行,增强人体抗病能力的作用。推拿常用的手法有:按、摩、推、拿、揉、掐、搓、摇、搀、抖等。

《内经》中有关"按摩"的记载,如《素问·血气形志》中:"形数惊恐,经络不通……治之以按摩醪药。"[1]245《素问·异法方宜论》中有关"按"的记载:"中央者,其地平以湿,天地所以生万物也众,其民食杂而不劳,故其病多痿厥寒热,其治……按。"[1]127唐代王冰注:"按,抑按皮肉,谓

捷举手足。"明代吴昆注:"按,手按也。"其中的"按"即中医外治手法之一,"按摩"为最早有关推拿术语的记载。

《汉书·艺文志》载有《黄帝岐伯按摩》十卷,被公认为我国最早的按摩推拿专著,此时按摩并非手法医学的代名词,对不同的手法治疗有不同的名称,如:按摩、案扤、乔摩、折枝、按跷、抑搔、摩挲等。

晋代葛洪《肘后备急方》涉及的按摩推拿手法有摩、抑按、捋、抄举、拈脊骨皮、爪、抓等法,用于治疗内科急症、外科、儿科疾病。《肘后备急方·治卒腹痛方》中记载:"使病人伏卧,一人跨上两手抄举其腹,令病人自纵,重轻举抄之。令去床三尺许,便放之。如此二七度止。拈取其脊骨皮,深取痛引之,从龟尾至顶乃止。未愈更为之。"[2]24这里的拈取骨皮法,即为后世冠名的"捏脊法",在小儿推拿领域得到广泛运用。另外,葛洪还介绍了抓腹法治卒腹痛:"令卧,枕高一尺许,拄膝,使腹皮蹙,气入胸,令人抓其脐上三寸,便愈。能干咽吞气数十遍者,弥佳。此方亦治心痛,此即伏气。"[2]24其中包括了"摩、捋、抑按"三种手法。《肘后备急方·治痈疽妒乳诸毒肿方》载:"若风肿多痒,按之随手起,或隐疹方。但令痛以手摩捋,抑按,日数度,自消。"[2]92此处所述抓法即现今推拿学中的拿法,脐上三寸为建里穴,抓拿该穴治疗脘腹疼痛。

隋唐时期官学按摩医学教育得以发展,《唐六典》:"按摩师一百二十人。"[3]338《旧唐书》记载:"按摩博士一人,从九品下。按摩师四人,按摩工十六人,按摩生十五人。按摩博士掌教按摩生消息一导引之法。"[4]1279隋唐设立按摩科,使按摩逐渐成了手法医学代名词。巢元方《诸病源候论·风病诸候》中:"养生方云:一手长舒,仰掌合掌,一手捉颏,挽之向外,一时极势二七。左右亦然。手不动,两向侧势,急挽之,二七。去颈骨急强,头风脑旋,喉痹,膊内冷注,偏风。"[5]111论述了自我导引按摩治疗颈项疼痛。《诸病源候论》中:"夫腕伤重者,为断皮肉、骨

髓,伤筋脉,皆是卒然致损,故血气隔绝,不能周荣,所以须善系缚,按摩导引,令其气血复也。"[5]196 论述了用按摩导引治疗手腕筋骨皮肉损伤。孙思邈的《千金方》中强调推拿具有保健和延缓衰老的作用,另外还提出许多按摩保健的具体方法,如《备急千金要方》中:"每食讫,以手摩面及腹,令津液通流。食毕,当行步踌躇,计使中数里来。行毕,使人以粉摩腹上数百遍,则食易消,大益人,令人能饮食,无百病。"[6]479《千金翼方》中:"非但老人须知服食将息节度,极须知调身按摩,摇动肢节,导引行气。行气之道,礼拜一日勿住,不得安于其处以致壅滞。故流水不腐,户枢不蠹,义在斯矣。"[7]329《外台秘要》丰富和发展了推拿按摩疗法,如《外台秘要·小儿误吞物方四首》记载:"又有一家女子六七岁许,患腹痛,其母与摩按之……真有刺处,按之儿亦不患针痛……摩之知耳。"[8]1022

宋代的《圣济总录》按摩篇是现存最早、最完整的按摩专论,其对手法作用的分析有划时代的意义。如:"大抵按摩法,每以开达抑遏为义。开达则壅蔽者以之发散,抑遏则剽悍者有所归宿……前所谓按之痛止,按之无益,按之痛甚,按之快然有如此者。夫可按不可按若是,则摩之所施,亦可以理推矣。养生法,凡小有不安,必按摩挼捺,令百节通利,邪气得泄。然则按摩有资于外,岂小补哉!摩之别法,必与药俱。"[9]183 其中有对按摩作用原理的概括,也将以手法为主的按和以药物手法兼用的摩进行了区别。

"推拿"一词最早的记载,见于明代张四维《医门秘旨》。该书成书于公元1576年,不过出版时间是在公元1582年之后。由于此书在国内已经失传,今日本宫内厅书陵部藏有万历同安恒德堂刊本。明末,"推拿"一词开始出现在儿科临床治疗的相关文献中,经历了明代的基奠,明末清初小儿推拿理论技术操作形成。从此涌现出大量的儿科推拿文献,刊印了一批推拿专著。"推拿"始见于明代万全的《幼科发

挥》,曰:"一小儿得真搐,予曰不治,彼家请一推拿法者掐之,其儿护痛,目瞪口动,一家尽喜……"[10]21 明代张介宾的《类经》成书于1624年,卷十二论治类"五方病治不同"篇中小字注:"导引,为摇筋骨,动肢节,以行气血也。按,捏按也。跷,即阳跷阴跷之义。盖谓推拏溪谷跷穴以除疾病也。"[11]342 此外,在《小儿推拿秘旨》[12]4《小儿推拿广意》[13]1《幼科推拿秘书》[14]26《医宗金鉴》[15]1936,1937《伤科汇纂》[16]18《厘正按摩要术》[17]11,13,15,17 等明清著作中把"按摩"改称为"推拿",这一名称的变化体现了推拿按摩疗法的发展和人们对手法认识的提高。按摩这一名称被推拿所取代的主要原因是手法不断的完善,分类日趋合理,概念需要更加明确,按摩改称推拿标志着推拿发展史上的一个很大的飞跃。

现代有关著作均以"推拿"作为规范名,如《中医药学名词》[18]243《中国医学百科全书·中医学》[19]32《中医大辞典》[20]1557《中医辞海》[21]1267《推拿学》(王之虹)[22]1、《推拿学》(刘明军)[23]6 等。同时将"按摩"作为同义词,如《中医大辞典》中:"推拿:①即按摩,古称按跷,是医生用手或上肢协助病人进行被动运动的一种医疗方法。具有调和气血,疏通经络,促进新陈代谢,提高抗病能力,改善局部血液循环和营养状态等作用……②正骨八法之一。包括推法和拿法……"[20]1557

总之,推拿、按摩都是中国古代手法医学中的主要手法。明末之前,按摩为手法医学代名词,但随着手法形式的丰富,理论的完善,推拿渐渐取代了按摩。但推拿开始不等同于按摩,早期的推拿只是按摩所代表的中国古代手法医学的一个分支。从命名上,由按摩改称推拿并不能体现手法的丰富,其改称的实质另有原因。从上述的起源与发展来看,"推拿"一词开始用于称呼小儿临床治疗手法,早期是古代手法医学按摩的一个分支。但随着小儿推拿的普及,建立起了更加完善的推拿理论体系,也使推拿

代替按摩成为手法医学的新代名词。

## 五、文献辑录

《黄帝内经素问·异法方宜论》："中央者，其地平以湿，天地所以生万物也众，其民食杂而不劳，故其病多痿厥寒热，其治宜导引按跷，故导引按跷者，亦从中央出也。"[1]127

"血气形志"："形数惊恐，经络不通，病生于不仁，治之以按摩醪药。"[1]245

《肘后备急方》卷一："使病人伏卧，一人跨上两手抄举其腹，令病人自纵，重轻举抄之。令去床三尺许，便放之。如此二七度止。拈取其脊骨皮，深取痛引之，从龟尾至顶乃止。未愈更为之。""令卧，枕高一尺许，挂膝，使腹皮蹙，气入胸，令人抓其脐上三寸，便愈。能干咽吞气数十遍者，弥佳。此方亦治心痛，此即伏气。"[2]24

卷五："若风肿多痒，按之随手起，或隐疹方。但令痛以手摩捋，抑按，日数度，自消。"[2]92

《唐六典》卷十一："按摩师一百二十人"[3]338

《旧唐书·职官志》："按摩博士一人，从九品下。按摩师四人，按摩工十六人，按摩生十五人。按摩博士掌教按摩生消息一导引之法。"[4]1279

《诸病源候论·风病诸候》："养生方云：一手长舒，仰掌合掌，一手捉颏，挽之向外，一时极势二七。左右亦然。手不动，两向侧势，急挽之，二七。去颈骨急强，头风脑旋，喉痹，髆内冷注，偏风。"[5]111

"腕伤病诸候"："夫腕伤重者，为断皮肉、骨髓，伤筋脉，皆是卒然致损，故血气隔绝，不能周荣，所以须善系缚，按摩导引，令其气血复也。"[5]196

《备急千金要方·养性》："每食讫，以手摩面及腹，令津液通流。食毕，当行步踌躇，计使中数里来。行毕，使人以粉摩腹上数百遍，则食易消，大益人，令人能饮食，无百病。"[6]479

《千金翼方·养性》："非但老人须知服食将息节度，极须知调身按摩，摇动肢节，导引行气。

行气之道，礼拜一日勿住，不得安于其处以致壅滞。故流水不腐，户枢不蠹，义在斯矣。"[7]329

《外台秘要·小儿误吞物方四首》："又有一家女子六七岁许，患腹痛，其母与摩按之……真有刺处，按之儿亦不患针痛……摩之知耳。"[8]1022

《圣济总录·治法》："大抵按摩法，每以开达抑遏为义。开达则壅蔽者以之发散，抑遏则剽悍者有所归宿……前所谓按之痛止，按之无益，按之痛甚，按之快然有如此者。夫可按不可按若是，则摩之所施，亦可以理推矣。养生法，凡小有不安，必按摩挼捺，令百节通利，邪气得泄。然则按摩有资于外，岂小补哉！摩之别法，必与药俱。"[9]183

《幼科发挥·慢惊有三因》："一小儿得真搐，予曰不治，彼家请一推拿法者掐之，其儿护痛，目瞪口动，一家尽喜。再观儿斜视，彼曰看娘；儿口开张，彼曰寻娘乳吃。予叹曰：误矣，观子转睛，谓之看娘，急口张开，谓之寻乳，皆死证也。其夜儿果死。"[10]21

《类经·论治类》："导引，为摇筋骨，动肢节，以行气血也。按，捏按也。跷，即阳跷阴跷之义。盖谓推拏溪谷跷穴以除疾病也。"[11]342

《小儿推拿秘旨·自叙》："余曰：养育小儿，难事也……盖因体骨未全，血气未定，脏腑薄弱，汤药难施。一有吐泄、惊风、痰喘、咳嗽诸症，误投药饵，为害不浅。惟推拿一法，相传上帝命九天玄女，按小儿五脏六腑经络，贯串血道。因其寒热温凉，用夫推拿补泄。一有疾病，即可医治，手到病除，效验立见，洵保赤之良法也。"[12]4

《小儿推拿广意·总论》："夫人之籍以为生者，阴阳二气也。阴阳顺行，则消长自然，神清气爽；阴阳逆行，则往来失序，百病生焉……则推拿一道，真能操造化夺天功矣，岂不神钦！然治当分六阴六阳，男左女右，外呼内应……惊有缓急生死之症，法有捏推拿做之功，先须寻筋推察，次用灯火按穴而行……"[13]1

《幼科推拿秘书·穴象手法》："小儿周身穴道,推拿左右相同……急惊推拿宜泄,痰火一时相攻……慢惊推拿须补,自外而内相从……年逾二八长大,推拿费力支持。"[14]26

《医宗金鉴·正骨心法要旨》："按摩法:按者,谓以手往下抑之也。摩者,谓徐徐揉摩之也……宜用按摩法,按其经络,以通郁闭之气……"[15]1936"推拿法:推者,谓以手推之,使还旧处也。拿者,或两手或一手捏定患处,酌其宜轻宜重,缓缓焉以复其位也……是伤虽平,而气血之流行未畅,不宜按整端提等法,惟宜推拿,以通经络气血也。"[15]1937

《伤科汇纂·凡例》："治跌闪折骨出臼,先用手法,按摩推拿,端提摸接,然后方可用器具夹缚,至用方药,又在后也。"[16]18

《厘正按摩要术·叙二》："按摩一法,北人常用之。曩在京师见直隶满洲人,往往饮啖后,或小有不适,辄用此法,云能消胀懑,舒经络,亦却病之良方也。南人专以治小儿,名曰推拿。"[17]11

"叙三"："唐有按摩生专科,今之推拿,实其遗法。顾习之者,皆妇人女子,未能尽推纳动伸之妙耳。吾郡张筱衫先生,负济世之志,肆力于医,近得周氏推拿书二册,系张君心樵属为厘正者……推拿家得此正传,亦不致遗殃幼小。"[17]13

"叙四"："后因事寓其家,见架上有《小儿推拿要诀》,翻阅一过,乃告推拿者,即按摩之异名也。"[17]15

"叙五"："后世失其传而易为推拿之说……国初龚云林《推拿全书》,图注不明,无门可入……因见族弟地山善推拿,立起沉疴,始则婴儿,继而男妇,治无不效……先生托族谊,寓其家,遍翻架上书,得《推拿秘诀》二册,归而录之……自首至末凡五阅,始悉此书乃明万历楚人周于蕃所著《推拿要诀》,付梓者三,但次序错乱,辞语鄙陋。"[17]17

《中医药学名词》："推拿:推法和拿法的统称。"[18]243

《中国医学百科全书·中医学》："推拿,是在人体体表上运用各种手法以及某些特定的肢体活动来防治疾病的中医外治法,具有疏通经络,滑利关节,调整脏腑气血的功能,增强人体抗病能力等作用。"[19]32

《中医大辞典》："推拿:① 即按摩,古称按跷,是医生用手或上肢协助病人进行被动运动的一种医疗方法。具有调和气血,疏通经络,促进新陈代谢,提高抗病能力,改善局部血液循环和营养状态等作用……② 正骨八法之一。包括推法和拿法……"[20]1557

《中医辞海》："推拿:① 中医治法。即按摩……② 正骨手法。即正骨八法中的两法……推拿法适用于骨折愈合期或其他疾患所致关节僵直,屈伸运动不利。"[21]1267

《推拿学》(王之虹):"推拿属于中医特色外治疗法,是指在中医理论指导下,在人体一定的部位或穴位上,运用各种手法和进行特定的肢体活动来防治疾病的一种医疗方法。"[22]1

《推拿学》(房敏):"推拿是中医学的一门外治法,是中医学伟大宝库的重要组成部分。推拿的防治手段主要是手法治疗和功法训练。"[23]6

参考文献

[1] 南京中医药大学.黄帝内经素问译释[M].上海:上海科学技术出版社,1997:127,245.

[2] [晋]葛洪.肘后备急方[M].北京:人民卫生出版社,1956:24,92.

[3] [唐]张九龄,等.唐六典全译[M].兰州:甘肃人民出版社,1997:338.

[4] [后晋]刘昫.旧唐书[M].北京:中华书局,1999:1279.

[5] [隋]巢元方.诸病源候论[M].北京:人民卫生出版社,1955:111,196.

[6] [唐]孙思邈.备急千金要方[M].北京:人民卫生出版社,1982:479.

[7] [唐]孙思邈.千金翼方校释[M].北京:人民卫生出版社,2014:329.

[8] [唐]王焘.外台秘要[M].北京:人民卫生出版社,1982:1022.

[9] [宋]赵佶.圣济总录[M].北京:人民卫生出版社,

1962：183.

[10] ［明］万全.幼科发挥[M].北京：中医古籍出版社，1997：21.

[11] ［明］张介宾.类经[M].北京：人民卫生出版社，1965：342.

[12] ［清］龚云林.小儿推拿秘旨[M].天津：天津科学技术出版社，2003：4.

[13] ［清］熊应雄.小儿推拿广意[M].北京：人民卫生出版社，1956：1.

[14] ［清］骆如龙.幼科推拿秘书[M].北京：中国医药科技出版社，2012：26.

[15] ［清］吴谦.医宗金鉴[M].北京：人民卫生出版社，2006：1936，1937.

[16] ［清］胡延光.伤科汇纂[M].北京：人民卫生出版社，2006：18.

[17] ［清］张振鋆.厘正按摩要术[M].北京：人民卫生出

版社，2007：11，13，15，17.

[18] 中医药学名词审定委员会.中医药学名词[M].北京：科学出版社，2005：243.

[19] 《中医学》编辑委员会.中医学[M]//钱信忠.中国医学百科全书.上海：上海科学技术出版社，1997：32.

[20] 李经纬，余瀛鳌，蔡景峰，等.中医大辞典[M].北京：人民卫生出版社，1995：1557.

[21] 袁钟.中医辞海[M].北京：中国医药科技出版社，1999：1267.

[22] 王之虹.推拿学[M].北京：高等教育出版社，2013：1.

[23] 房敏.推拿学[M].北京：人民卫生出版社，2012：6.

（王宇航　谢舟煜）

# 康复

kāng fù

## 一、规范名

【汉文名】康复。

【英文名】rehabilitation。

【注释】根据中医康复学理论，运用药物和非药物方法，促使残疾者机体结构、功能和心理的恢复。

## 二、定名依据

《黄帝内经素问》之"异法方宜论""五常政大论""血气形志"等篇中已具有"康复"的概念雏形，提出康复的通则及关于应用导引、按跷、熨等进行功能康复的理论论述。医学文献中，"康复"一词首见于明代龚廷贤《万病回春·后序》。后世诸多医学文献中均有"康复"一词的出现，但主要是指疾病的治愈和恢复、精神情志的康复及正气的复原，概念与本术语"康复"不完全相同。

"康复"作为现代中医医学术语名称，其概念的确立在20世纪80年代以后。随着西方现代康复医学理论、技术和经验的大量引进以及现代康复医学学科在我国的基本确立，中医开始系统发掘、整理和研究中国传统的康复医学理论、技术和治疗方法，"康复"的概念内涵发生变化，并形成了中医康复学这门新兴的综合性学科。1984年出版的《康复医学》一书中已有"中国传统的康复医学"专章。1986年，由郭子光、张子游合著了我国第一部中医康复学专著《中医康复学》。随后"中医康复学"教材相继出版，全国中医药院校也陆续开展"中医康复学"课程建设与教学。由此，中医学中"康复"的概念逐渐明确，它是运用中医学的基本理论和方法以及有关技术，使机体功能衰退或障碍者的潜在能力和残存功能得到充分发挥，其对象是由于损伤、各种急慢性疾病、老龄化带来的功能障碍以及先天发育障碍的残疾者，其目的在于减轻或消除因病残带来的身心健康，以恢复功能，重返社会。

现代相关著作,如《中国医学百科全书·康复医学》《中国传统康复医学》《中国康复医学》,教材类《中医康复学》《中西医结合康复学》等均以"康复"作为规范名。同时,已经广泛应用于中医药学文献的标引和检索的《中国中医药学主题词表》也以"康复"作为正式主题词,这些均说明"康复"这一规范名已成为共识。而作为一个医学学科门类,"中医康复学"亦成为规范名称。

2005 年出版的经全国科学技术名词审定委员会审定公布的《中医药学名词》已以"康复"作为规范名。

### 三、同义词

未见。

### 四、源流考释

"康复"概念的确立虽然较晚,且中医康复学的专书很少,但中医古籍中仍记载了大量有关中医康复的内容,不仅有较为完整、独特的康复理论,而且还有行之有效、简便易行的各种治疗方法,如针灸、气功、按摩推拿、体育锻炼、饮食、药物、心理治疗等。

《内经》中已具有"康复"的概念雏形,提出康复的通则及关于应用导引、按跷、熨等进行功能康复的理论论述。《素问·四气调神大论》曰:"春三月……夜卧早起,广步于庭……夏三月……夜卧早起……秋三月……早卧早起,与鸡俱兴,使志安宁……冬三月……早卧晚起,必待日光……逆之则灾害生,从之则苛疾不起。"[1]11 认为生活安排必须适应四季气候与周围环境,否则就不能长寿或康复。《素问·异法方宜论》曰:"其病多痿厥寒热,其治宜导引按跷。"[1]103 针对"痿厥"这一类肌肉挛缩,甚至瘫痪的患者,提出了采用导引、按跷等方法来促进功能的康复,并总结出"杂合以治,各得其所宜"[1]104 的康复治疗原则。《素问·血气形志》曰:"病生于筋,治之以熨引。"[1]202 "形数惊恐,经

络不通,病生于不仁,治之以按摩醪药。"[1]202 提出对筋伤、肢体麻木的患者,采用熨引、按摩醪药等方法来康复。《素问·五常政大论》提出"久病"而"不康","病去而瘠"者,当"复其下足,与众齐同,养之和之,静以待时,谨守其气,无使倾移,其形乃彰,生气以长……必养必和,待其来复"[1]605,说明对于这种病程长,难以速愈者,应当安心调养,以求康复。

汉代张仲景在《伤寒杂病论》中专列"差后劳复"一篇,阐述了大病瘥后的药物康复以及饮食康复,是我国现存最早的有关药物与食物康复经验的专篇。如《伤寒论·辨阴阳易差后劳复病脉证并治》云:"病人脉已解,而日暮微烦。以病新差,人强与谷,脾胃气尚弱,不能消谷,故令微烦;损谷则愈。"[2]127 指出疾病初愈,当节制饮食以使身体康复。

晋代葛洪撰《肘后方》,经陶弘景予以补阙,其中记载了不少药物康复法及饮食康复法运用的实例。如《肘后备急方·卷四·治虚损羸瘦不堪劳动方第三十三》中就有"凡男女因积劳虚损,或大病后不复常……治之汤方:甘草二两……"[3]85 的记载。

隋代巢元方等所撰《诸病源候论》中记载了对一些慢性疾病或在疾病急性发作之后的康复原则,以及相关的体疗与气功等康复医疗。如《诸病源候论·卷一·风偏枯候》中指出:"宜温卧取汗,益其不足,损其有余,乃可复也。"[4]2 并列出若干气功与体育锻炼方法,与目前治疗中风后遗症的方法相仿。

宋代陈直编撰、元代邹铉续增的《寿亲养老新书》中,记载诸多与康复医疗有关的内容。如《寿亲养老新书·卷一·食治老人虚损羸瘦诸方》针对老人脏腑虚损羸瘦,提出雀儿粥方、骨汁煮饼方、羊肉粥方[5]31 等康复方。

明代龚廷贤《万病回春·叙云林志行经》云:"余请告就省,当时皇皇惊怖,赖云林诊摄救药,先君得以康复。"[6]494 这是"康复"一词首见于医学文献中。《万病回春·后序》又云:"复沉

潜诊视,植方投剂,获效如响,不旬日而渐离榻,又旬日而能履地,又旬日而康复如初。"[6]496 记载有一老人病残三十年,经治疗而"康复如初"。可见此时"康复"一词主要是针对伤病的痊愈和健康的恢复而言。

其后文献常见"康复"一词出现,如《证治准绳·杂病·疟》云:"愈后亦易康复,不烦调将。"[7]73《医宗必读·虚痨》:"虚倦异常,与独参汤饮之,三日而热减六七,服十全大补汤百余日,而康复如常。"[8]252《寓意草》:"平调二日,遂康复如初。"[9]51 不胜枚举,但其义主要是指恢复健康。

清代沈子复所著《养病庸言》中有许多中医康复学思想,其序言曰:"古者有文字时,即有治病书,厥后有养生家言。今于两家外,别出一途,命曰养病。"[10]1 虽未提及"康复"两字,但已明确该书与治病和养生不同。书中论及康复医疗的一般原则,列有康复措施20条,并且特别强调精神因素对恢复健康的意义,从心理医疗和日常生活起居两个方面对康复医学进行了发挥,反映了明清时期中医对康复医疗已有一定认识。

20世纪80年代以后,随着西方现代康复医学概念的进入,中国传统康复医学应运而生。1983年3月,卫生部批准筹建"中国康复医学研究会"。1984年12月,全国首届康复医学学术讨论会在石家庄召开,并成立康复医学教育、康复医学工程、中医和中西医结合三个专题委员会。1984年8月,第一部中西医结合的康复医学专书《康复医学》[11]1 出版,认为康复"在医学领域里,是指功能复原,针对疾病和损伤造成的功能障碍,使之尽可能地恢复正常或接近正常"[11]1,并单列"中国传统的康复医学"一章。由此,"康复"的概念内涵从古医籍中单一针对伤病的痊愈和健康的恢复慢慢发生变化,与现代康复医学的概念逐渐统一,并形成其独特内涵和理论体系。1988年,《中国医学百科全书·康复医学》[12]1《中国传统康复医学》[13]1 相继出版,对"康复"的定义进行阐释。此后,《中国康复医学》[14]1《中医康复学》[15]1《中西医结合康复学》[16]1 等专著和系列教材,以及《中医药学名词》[17]245 等,均以"康复"作为规范名。

## 五、文献辑录

《素问·四气调神大论》:"春三月,此谓发陈,天地俱生,万物以荣,夜卧早起,广步于庭,被发缓形,以使志生,生而勿杀,予而勿夺,赏而勿罚,此春气之应养生之道也。逆之则伤肝,夏为寒变,奉长者少。夏三月,此谓蕃秀,天地气交,万物华实,夜卧早起,无厌于日,使志无怒,使华英成秀,使气得泄,若所爱在外,此夏气之应养长之道也。逆之则伤心,秋为痎疟,奉收者少,冬至重病。秋三月,此谓容平,天气以急,地气以明,早卧早起,与鸡俱兴,使志安宁,以缓秋刑,收敛神气,使秋气平,无外其志,使肺气清,此秋气之应养收之道也。逆之则伤肺,冬为飧泄,奉藏者少。冬三月,此谓闭藏,水冰地坼,无扰乎阳,早卧晚起,必待日光,使志若伏若匿,若有私意,若已有得,去寒就温,无泄皮肤,使气亟夺,此冬气之应养藏之道也。逆之则伤肾,春为痿厥,奉生者少……逆之则灾害生,从之则苛疾不起。"[1]11

"异法方宜论":"其病多痿厥寒热,其治宜导引按蹻。"[1]103"杂合以治,各得其所宜。"[1]104

"血气形志":"形苦志乐,病生于筋,治之以熨引。""形数惊恐,经络不通,病生于不仁,治之以按摩醪药。"[1]202

"五常政大论":"帝曰:其久病者,有气从不康,病去而瘠者,奈何?岐伯曰:昭乎哉!圣人之问也。化不可代,时不可违。夫经络以通,血气以从,复其不足,与众齐同,养之和之,静以待时,谨守其气,无使倾移,其形乃彰,生气以长,命曰圣王。故《大要》曰,无代化,无违时,必养必和,待其来复,此之谓也。"[1]605

《伤寒论·辨阴阳易差后劳复病脉证并治》:"病人脉已解,而日暮微烦。以病新差,人强与谷,脾胃气尚弱,不能消谷,故令微烦;损谷则愈。"[2]127

《肘后备急方·卷四·治虚损羸瘦不堪劳动方第三十三》:"凡男女因积劳虚损,或大病后不复常,若四体沉滞,骨肉疼酸,吸吸少气,行动喘惙,或小腹拘急,腰背强痛,心中虚悸,咽干唇燥,面体少色,或饮食无味,阴阳废弱,悲忧惨戚,多卧少起,久者积年,轻者才百日,渐至瘦削,五脏气竭,则难可复振。治之汤方:甘草二两,桂三两,芍药四两,生姜五两(无者亦可用干姜),大枣二七枚,以水九升煮取三升,去滓,内饴八两,分三服,间日复作一剂。"[3]85

《诸病源候论·卷一·风偏枯候》:"风偏枯者,由血气偏虚,则腠理开,受于风湿,风湿客于半身,在分腠之间,使血气凝涩,不能润养,久不瘥,真气去,邪气独留,则成偏枯。其状半身不遂,肌肉偏枯,小而痛,言不变,智不乱是也。邪初在分腠之间,宜温卧取汗,益其不足,损其有余,乃可复也……其汤熨针石,别有正方,补养宣导,今附于后。"[4]2

《寿亲养老新书·卷一·食治老人虚损羸瘦诸方》:"食治老人脏腑虚损羸瘦,阳气乏弱,雀儿粥方。""食治老人虚损羸瘦,下焦久冷,眼昏耳聋,骨汁煮饼方。""食治老人虚损羸瘦,助阳壮筋骨,羊肉粥方。"[5]31

《万病回春·叙云林志行经》:"余请告就省,当时皇皇惊怖,赖云林诊摄救药,先君得以康复。"[6]494

"后序":"复沉潜诊视,植方投剂,获效如响,不旬日而渐离榻,又旬日而能履地,又旬日而康复如初。"[6]496

《证治准绳·杂病·疟》:"疟发已多遍,诸药未效,度无外邪及虚人患疟者,以人参、生姜各一两煎药汤,于发前二时,或发日五更,连进二服,无不愈者。愈后亦易康复,不烦调将。"[7]73

《医宗必读·虚痨》:"太宗伯董玄宰,乙卯春,有少妾吐血蒸嗽,先用清火,继用补中,俱不

见效,迎余治之。余曰:两尺沉实,少腹按之必痛,询之果然。此怒后蓄血,经年弗效,乃为蒸热,热甚而吐血,阴伤之甚也。乃与四物汤加郁金、桃仁、穿山甲、大黄少许,下黑血升余,少腹痛仍在。更以前药加大黄三钱,煎服,又下黑血块及如桃胶、蚬肉者三四升,腹痛乃止。虚倦异常,与独参汤饮之,三日而热减六七,服十全大补汤百余日,而康复如常。"[8]251

《寓意草·直叙王岵翁公祖病中垂危复安始末》:"气已出而不入,再加参术之腻阻,立断矣。惟有仲景旋覆代赭石一方,可收神功于百一。进一剂而哕势稍减,二剂加代赭石至五钱,哕遂大减,连连进粥,神清色亮,脉复体轻。再用参、苓、麦冬、木瓜、甘草,平调二日,遂康复如初。"[9]51

《养病庸言·序》:"古者有文字时,即有治病书,厥后有养生家言。今于两家外,别出一途,命曰养病,有异旨乎?曰:人曰与生俱,生曰与病俱,生可养,生而病,尤亟养焉,故其词从同。"[10]1

《康复医学》:"康复……在医学领域里,是指功能复原,针对疾病和损伤造成的功能障碍,使之尽可能地恢复正常或接近正常。"[11]1

《中国医学百科全书·康复医学》:"按世界卫生组织所下定义,康复是指综合地和协调地应用医学、社会、教育、职业等措施对残疾者进行训练或再训练,减轻致残因素造成的后果,以尽量提高其活动功能、改善生活自理能力、重新参加社会活动。"[12]1

《中国传统康复医学》:"在医学中,(康复)是指改善或恢复生理功能,即针对先天或后天(如疾病、损伤、衰老)各种因素造成的功能障碍,使之获得功能改善或恢复正常。"[13]1

《中国康复医学》:"康复用于现代医学领域,主要是指身心功能、职业能力和社会生活能力的恢复。"[14]1

《中医康复学》:"中医康复,是指采用精神调节、合理饮食、体育锻炼、针灸推拿、服用药物

以及沐浴、娱乐等各种措施，对先天或后天各种因素造成的机体功能衰退或障碍进行恢复，以提高或改善病残者的生命质量。"[15]1

《中西医结合康复学》："康复用于现代医学领域，主要是指身心功能、职业能力和社会生活能力的恢复。指综合地、协调地应用医学的、教育的、社会的、职业的各种方法，使病、伤、残者（包括先天性残疾）已经丧失的功能尽快地、尽最大可能地得到恢复和重建，使他们在体格上、精神上、社会上和经济上的能力得到尽可能的恢复，使他们重新走向生活、重新走向工作，重新走向社会。"[16]1

《中医药学名词》："康复……根据中医理论，运用药物和非药物方法，恢复残疾者的机体结构、功能和心理的传统医学方法。"[17]245

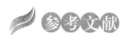 参考文献

［1］ 未著撰人.黄帝内经素问［M］.［唐］王冰注.［宋］林忆校正.影印本.北京：人民卫生出版社,2015：11 - 18,103,104,202,605.

［2］ ［汉］张机.伤寒论［M］.重庆市中医学会编注.重庆：重庆市人民出版社,1955：127.

［3］ ［晋］葛洪.肘后备急方［M］.影印本.北京：人民卫生出版社,1956：85.

［4］ ［隋］巢元方.诸病源候论［M］.影印本.北京：人民卫生出版社,1955：2.

［5］ ［宋］陈直.［元］邹铉增续.寿亲养老新书［M］.黄瑛整理.北京：人民卫生出版社,2007：31.

［6］ ［明］龚延贤.万病回春［M］.北京：人民卫生出版社,1984：494,496.

［7］ ［明］王肯堂.证治准绳［M］.倪和宪点校.北京：人民卫生出版社,2014：73.

［8］ ［明］李中梓.医宗必读［M］.郭霞珍,等整理.北京：人民卫生出版社,2006：252,251,252.

［9］ ［清］喻嘉言.寓意草［M］.上海：上海科学技术出版社,1959：51.

［10］ ［清］沈子复.养病庸言［M］.1900 年(清光绪二十六年)庚子刻本.南京：南京中医药大学图书馆：1.

［11］ 中国康复医学研究会.康复医学［M］.北京：人民卫生出版社,1984：1.

［12］ 陈仲武.康复医学［M］//钱信忠.中国医学百科全书.上海：上海科学技术出版社,1988：1.

［13］ 陈可冀.中国传统康复医学［M］.北京：人民卫生出版社,1988：1.

［14］ 卓大宏.中国康复医学［M］.北京：华夏出版社,1990：1.

［15］ 杜建,陈立典.中西医结合康复学［M］.北京：人民卫生出版社,2006：1.

［16］ 刘昭纯,郭海英.中医康复学［M］.北京：中国中医药出版社,2009：1.

［17］ 中医药学名词审定委员会.中医药学名词［M］.北京：科学出版社,2005：245.

（沈　劼　毛文静）

# 汉语拼音索引

# 总 索 引

（注：名词按汉语拼音顺次排列，名词前为该名词所在卷次及该名词或其同义词所在专论序码。）